JN028591

がん化学療法ケアガイド

第3版

治療開始前からはじめる
アセスメントとセルフケア支援

編集

濱口恵子
新東京病院

本山清美
静岡県立静岡がんセンター

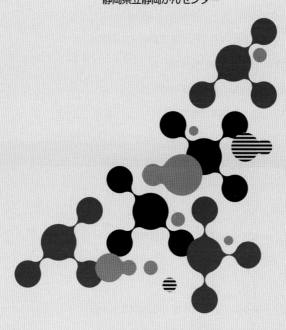

中山書店

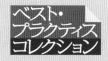

ベスト・
プラクティス
コレクション

●執筆者一覧

編集者

濱　口　恵　子　　新東京病院　がん看護専門看護師

本　山　清　美　　静岡県立静岡がんセンター　がん看護専門看護師

執筆者 (五十音順)

阿　部　啓　子　　(前) 静岡県立静岡がんセンター　チャイルド・ライフ・スペシャリスト

石　田　裕　二　　静岡県立静岡がんセンター小児科

稲　村　直　子　　国立がん研究センター中央病院　がん看護専門看護師

遠　藤　久　美　　静岡県立静岡がんセンター　がん看護専門看護師

小　澤　桂　子　　NTT東日本関東病院　がん看護専門看護師

川　地　香奈子　　JCHO東京新宿メディカルセンター　がん看護専門看護師

小　島　千恵美　　国立がん研究センター中央病院　がん化学療法看護認定看護師

小　山　富美子　　神戸市看護大学療養生活看護学領域　がん看護専門看護師

坂　下　智珠子　　北里大学病院　がん看護専門看護師

田　墨　恵　子　　大阪大学医学部附属病院　がん看護専門看護師

田　中　登　美　　奈良県立医科大学医学部看護学科　がん看護専門看護師

妻　木　浩　美　　静岡県立静岡がんセンター　摂食・嚥下障害看護認定看護師

寺　岡　和　美　　神奈川県立がんセンター　医療リンパドレナージセラピスト

長　崎　礼　子　　がん研究会有明病院　がん化学療法看護認定看護師

長谷川　久　巳　　虎の門病院　がん看護専門看護師

花　出　正　美　　がん研究会有明病院　がん看護専門看護師

濱　口　恵　子　　新東京病院　がん看護専門看護師

濱　本　千　春　　YMCA訪問看護ステーション・ピース　がん看護専門看護師

福　嶋　好　重　　横浜市立市民病院　リエゾン精神看護専門看護師

古　川　康　平　　静岡県立静岡がんセンター歯科口腔外科

朴　　　成　和　　国立がん研究センター中央病院消化管内科

本　山　清　美　　静岡県立静岡がんセンター　がん看護専門看護師

森　　　文　子　　国立がん研究センター中央病院　がん看護専門看護師

百合草　健圭志　　静岡県立静岡がんセンター歯科口腔外科

横　井　麻珠美　　がん研究会有明病院　がん化学療法看護認定看護師

渡　壁　晃　子　　彩都友紘会病院　がん看護専門看護師

渡　邉　眞　理　　横浜市立大学医学部看護学科　がん看護専門看護師

第3版を刊行するにあたって

本書初版が刊行された2007年当時，化学療法における看護師の役割の重要性が認識され始めましたが，化学療法看護の書籍は医師により編集・執筆されたものが少しあっただけでした．そのため，化学療法看護に必要な「医学的知識から具体的なアセスメント・ケア」までを専門看護師らが執筆した本書は，「斬新で画期的な書籍である」と絶賛されました．

改訂版が刊行された2012年当時は，抗がん薬や分子標的治療薬の開発による標準治療の変化，外来治療へのさらなる移行，経口抗がん薬の増加，副作用対策や曝露対策の向上という状況にあったため，新しい知見を追加するとともに，副作用対策や妊孕性，アピアランスケアなどの内容を充実させました．

このたび，第3版を刊行することになりました．

近年，抗がん薬や分子標的治療薬，免疫チェックポイント阻害薬などの免疫療法などが進化して，化学療法の標準治療がさらに大きく変化しました．また，化学療法による副作用も変化し，急性心筋炎などの循環器系や免疫関連の副作用（irAE）など，多様で複雑な重症化しやすい副作用も増えました．さらに外来化学療法や経口抗がん薬による治療が主流になっていることから，予定された化学療法を安全に，苦痛を少なくして最後まで継続するためには，患者さん自身が自分の病気や治療を理解し，セルフケアにより早期異常の発見・対処，副作用対策をすることが不可欠となり，意思決定支援やアドヒアランスを高めるケア，現実可能で具体的なセルフケア支援がますます重要になりました．また電話相談や外来での相談の第一対応は看護師であることが多いため，状況を見極めトリアージして他専門職と連携する看護師の役割は，化学療法の成功のカギを握っているといっても過言ではありません．そのため，看護師は患者さんにとって「納得できる最善とは何か？」を常に考え，個別性と全体性を考慮しつつ，患者さんの生活の視点から看護していくことが望まれます．

がんになっても，治療中であっても，治療が終わっても，その人らしく生きていけるような支援をするためには，化学療法が選択肢の一つになったときから継続的に，在宅・外来診察室・外来治療室・病棟などでケアする看護師たちが化学療法看護を駆使し，多専門職と連携することが求められます．

第3版は「AYA世代の患者に対するケア」「未成年のこどもをもつがん患者に対する支援」「分子標的治療薬の新たな副作用」「内服抗がん薬治療に対するケア」などを独立して項目にし，その他の内容も刷新しました．本書は，どこから読み始めても理解できるものです．第3版をケアに活かしていただき，患者・家族ケアの質の向上につなげていただけましたら幸いです．

2020年1月

編集者を代表して　濱　口　恵　子

はじめに
（初版）

　近年，がん化学療法は，治癒をめざす治療から症状緩和にいたるまで，あらゆるがん腫に対して幅広く行われている．また，新しい薬剤の開発や支持療法の進歩などにより，進行・終末期がん患者の治療としても行われる機会が増えていることから，がん治療においてがん化学療法はますます重要な位置を占めるようになっている．さらに，新たにがんと診断される人（罹患者）や，がんとともに生きている人（がん生存者・サバイバー），がんで死亡する人の数が，いずれも今後 1.5〜2 倍に増えると推測されていることから，がん専門病院の看護師でなくてもがん化学療法を受ける患者の看護に携わる機会はますます増えることが予測される．

　この数年の間に，がん化学療法を行う場は病棟から外来・在宅へ移行し，そのため医療者が直接患者に提供できるケアには時間的な限りがある．患者・家族が納得し安心して治療を受けられるようにするためには，患者が病気や治療を理解して副作用の予防・早期発見・対処ができるように患者教育やセルフケア支援を行うことが必要であり，看護師の役割がより重要になってくる．

　がん化学療法の看護は，治療が始まる前から始まる．患者が納得して治療を選択できるような意思決定支援，日常生活と治療を両立できるようなセルフケアを含めた副作用予防対策と精神的支援が必要である．これらが，治療による苦痛を少なくし，患者が安心して予定通りに治療を継続できることにつながる．また，がん化学療法は，抗がん剤の組み合わせや順序，投与量，投与時間などが厳密に管理されている．看護師は，レジメンを理解し，安全・確実な治療が実施できるように治療前からリスクアセスメントをしたうえでケアをしていくことが重要である．

　現在，がん化学療法看護に関する系統的な教育は，看護基礎教育や施設内の継続教育にも取り入れられることが少なく，看護師は試行錯誤しながら自助努力で学習しがん化学療法看護を実践している．

　本書では，がん化学療法を受ける患者に対して，看護師が果たす役割とそのケアの根拠となる知識を専門看護師が記述している．どこから読み始めても大丈夫である．本書を日々のケアに生かしていただき，患者のケアの質の向上につながれば幸いである．

　　平成 19 年 1 月

濱　口　恵　子
本　山　清　美

がん化学療法ケアガイド 第3版
CONTENTS

4章 がん化学療法を安全・確実・安楽に行うためのポイント

5章 がん化学療法の副作用とケア

6章　副作用以外の症状マネジメント

7章 外来がん化学療法における看護

おことわり：本書を読む前にお読みください

- 本書で「化学療法」と示されているものはすべて「がん化学療法」のことである.
- 近年は「薬物有害反応」「有害事象」という表現を用いることもあるが，一般的には「副作用」という言葉が使用されることが多いため，本書では「抗がん薬の投与によって患者にもたらされるあらゆる有害な反応や症状」という意味で「副作用」という言葉を用いる.
- 薬剤の一般名称は，臨床では省略して使われていることが多いため，本書では一部省略した形で表記している.

　本書に記載した「有害事象共通用語規準 v5.0　日本語訳 JCOG 版」は，日本臨床腫瘍研究グループ（JCOG）ホームページ http://www.jcog.jp/ より引用した.

　Grade 説明中の「；」は「または」を意味し，「−」は該当する Grade が定義されていないことを意味する.「MedDRA code」と英語表記，「検索上の注意」は割愛した.

1章

がん化学療法看護の
重要性

化学療法を受ける患者の看護とは何か

濱口恵子

がん治療における化学療法の重要性

日本人の2人に1人が生涯のうちにがんになる時代となり，新たにがんと診断される人は年間約100万人になった[1]．また1981年以降，がんは日本人の死因の第1位であり，死亡者の3人に1人はがんが原因である．その一方，いまやがんの5年相対生存率は62.1%，10年相対生存率は56.3%[2]というように，がんは慢性疾患に位置づけられるようになった．これは，がん治療が行われる期間が長期にわたることと，がんになっても患者が自分らしく生きる支援をすることの重要性を意味している．さらに，治療の場が入院から外来に移行していることから，患者自身ががん治療に参加し，セルフケアによりがん治療と日常生活を両立させることが不可欠となり，看護師に求められる役割はますます重要になっている．

日本ではがん対策基本法が定められ，がん医療の推進・均てん化が努められており，2017年には第3期がん対策推進基本計画が策定された．その全体目標に「患者本位のがん医療の実現～適切な医療を受けられる体制を充実させる～」が追加され，「分野別施策：がん医療の充実」として「がんの手術療法，放射線療法，薬物療法，免疫療法の充実」「チーム医療の推進」「支持療法の推進」などが掲げられており[3]，化学療法はがん医療において重要な位置を占めている．

化学療法の目的は，がんの「根治（治癒）」「生存期間の延長」「QOLの改善・維持」である．また，① 手術などの局所療法で根治できないがんや手術不能のがん，② 再発・転移がん，③ 高齢者や全身状態が低下している患者，さらに ④ 生存期間において手術と同等の効果が見込まれるがんにおいては，QOLの観点などから化学療法が選択されている．つまり，化学療法はあらゆるがん腫に対して，初期から終末期までのすべての時期に行われる．

化学療法を受ける患者の看護とは何か

がんは正常細胞の遺伝子の変異により発生する．そこで化学療法は，従来の細胞傷害性抗がん薬に加えて，がんの特徴をもつ部分だけに作用する分子標的治療薬，ホルモン療法薬，免疫療法薬（免疫チェックポイント阻害薬など）などの新薬が次々と開

発されて標準治療となり，支持療法も含めて進化し続けている．化学療法では，がんの部位（臓器）や組織型（例：扁平上皮がん，腺がん）だけでなく，変異遺伝子に特化した効果的な薬剤が選択される時代になった．また，分子標的治療薬や免疫チェックポイント阻害薬は，従来の細胞傷害性抗がん薬とは異なる副作用が発現することから，化学療法看護も変化し進化を続けている．

化学療法を受ける患者の看護の目標は，① 患者が納得し安心して，日常生活・社会生活と両立して治療を受けられるようにすること，② 安全・確実に，そして苦痛が少ない状況で，予定された治療を最後まで続けられるようにすること，③ がんであっても，治療中であっても，患者が自分らしく生きられるようにすることである．そのため，化学療法を受ける患者の看護は，患者ががんと診断され，化学療法を治療の選択肢の一つとして考慮されるときから始まる．つまり，① 患者の治療選択における意思決定支援，倫理的配慮と心理的ケア（**3章**，**6章**，**7章**）から始まり，化学療法が選択されたときは，② 化学療法のレジメンを理解したうえで，化学療法開始前の患者アセスメントとオリエンテーション，および副作用の予防対策（**1章**，**2章**，**4章**，**5章**），③ 安全で確実な薬剤管理と曝露対策（**4章**），④ 副作用に対する予防・早期発見・対処，つまり患者の安全確保と苦痛緩和（**5章**，**6章**），⑤ 治療の成果を把握したうえでの治療の継続・中止，治療方法の変更に関する患者の意思決定支援，療養場所の選択，倫理的配慮（**3章**，**7章**），⑥ 自分らしく生きるためのアピアランスケア，在宅療養や社会資源の活用（**5章**，**6章**，**7章**）を行う．

患者が納得・安心できる 意思決定支援と倫理的配慮

化学療法は根治や生存期間の延長，QOL の改善を目指せる可能性があるとはいえ，易感染や末梢神経障害などの副作用によるさまざまな苦痛や生活への支障，脱毛や手足症候群などによるボディイメージやセルフイメージの変容，妊孕性の問題，長期間の治療による学業・就労困難，家族内での役割遂行困難および人間関係の変化，経済的な問題などを伴い，患者の生活に大きな影響を及ぼす．

がん治療はエビデンスに基づいた標準治療はあるが，がんという「疾患」に関する医学的な観点での最善と，その人の「人生・価値観」という視点での最善は異なる場合がある．また，「現時点での最善」だけでなく「がん治療を終えた後の生活を視野に入れた最善」を考える必要がある．

そこで，化学療法の選択（開始，不開始，変更，中止）に関する意思決定においては，患者が納得できる最善とは何かを患者-家族-医療者間で検討する．そのためには，患者が自分の置かれた状況（病名や病状，今後の見通しなど），治療の選択肢と各々の特徴（利益と害，生活への影響，コスト，治療場所，治療期間，無治療の場合の見通しなど）の説明を受けて理解し，医療者に自分の価値観や生活状況などを伝え，患者-家族-医療者が対話に基づいて合意形成することが不可欠であり，看護師はそのプロセスを支援する．このプロセスそのものが，患者の治療への参加につながり，がん治療の継続や患者のセルフケア能力の獲得，アドヒアランスを高めることにつながる．また，この対話の積み重ねがアドバンス・ケア・プランニング，つまり患者が意思決

定をすることが難しくなったとしても，患者の意向を尊重した医療を行うことにつながっていく．

以上のことから，看護師自身も，患者の病気の理解（がんの組織型や遺伝子変異，進行度，病期など）と標準治療や支持療法などに関する知識をもち，患者がたどるプロセスを予測しながらケアしていくことが求められる．

がんという病名や病状などを説明されたとき，患者の通常の心理反応は[4,5]，① 衝撃（ショックや否認，絶望など）を受け，② その後，不安や抑うつ気分，不眠，食欲低下などを経験して日常生活に支障をきたすようになるが，③ おおよそ2〜4週間くらいで現実的な問題に直面できるようになったり，今までの活動が再開できたりして，それまでの生活に戻っていく（適応）といわれる．しかし，約10％ の人は軽度のうつ状況が遷延し，約5％ の人は精神科医などの専門家の支援や薬物治療が必要になる．そこで，病状説明がなされた後，心身ともに不安定であるこの時期に，患者にとって人生の質と長さを左右するともいうべき治療法の決定が求められるため，心理的ケアが不可欠である．しかもこれらのほとんどが外来で行われるため，患者の意思決定支援にあたっては，電話相談や対面相談などのシステムを整備し，外来看護師や薬剤師などを含む多職種チームにより支援するとともに，患者の状況に応じてがん相談支援センターやさまざまな支援団体などの窓口を紹介する．

なお，「再発・転移したこと」や，現在行われている治療が「増悪（progressive disease：PD）により継続できないこと」「がん病変への治療を控えたほうがいいこと（best supportive care：BSC）などのバッドニュースは，初めて病名や病状を説明されるのと同じくらい，またはそれ以上の衝撃をもたらすものである．

がん治療のプロセスは意思決定の連続であることを理解し，多職種で細やかな配慮をし支援していく（**3章**）．その際，患者に不利益と思われる治療を患者が希望する場合の対応や，患者と家族の意向の違いに対する調整などについての倫理的配慮を行う．

通常，「PS（performance status）3（日中50％ 以上は臥床または椅子に座っている状態）」以上であると化学療法の適応にならない．そこで，がんリハビリテーションなどにより患者をPS 0〜2の状態に維持するケアは，化学療法が治療の選択肢の一つになるという意味で意思決定支援につながる．

患者アセスメントに基づく副作用への対応とセルフケア支援

化学療法で使用される薬剤は一般薬に比べて効果および副作用の用量作用曲線が近接しており，効果が期待できる量を投与すると必然的に副作用が生じる（**2章**）．そのため，副作用対策は患者の QOL の維持に不可欠であり，化学療法の継続・完遂の可否に大きな影響を与える．

化学療法は1回限りの治療で効果が得られるものではなく，継続が必要であるため，治療に伴うさまざまな苦痛や日常生活動作の低下などにより途中で断念する状況になることは避けたい．そこで，患者や家族が病気や治療を理解し，患者が納得して治療を受けられるようにすること，副作用を予防・早期発見・対処するセルフケアやアドヒアランスを高めるケアを行うことが不可欠である．そのため，患者の生活の視点から個別的・全人的・継続的に患者を支える

ことが看護師に求められる.

　以下に，薬物動態・薬力学の観点からリスクアセスメントとその対応を述べる.

■薬剤の吸収の観点から

　経口投与など血管以外から投与された薬剤は，消化管などの投与部位から吸収され，循環血液に到達して全身に分布する．生体内利用率が低くなる場合には，吸収そのものが不良の場合と，消化管・肝臓における初回通過効果（小腸や肝臓などに存在する酵素による代謝）が大きい場合とがある.

　薬剤の吸収はさまざまな要因により影響を受ける．たとえば，経口抗がん薬使用の場合には，患者の食事内容（グレープフルーツジュースなど）やビタミン薬などのサプリメントの摂取，食事と抗がん薬内服との時間的関係，消化管手術の既往などによる消化管通過障害，オピオイドなどの薬剤による消化管運動障害，カルシウム拮抗薬など他剤と抗がん薬との相互作用などがある.

　経口抗がん薬が増えているなか，患者のアドヒアランスを高め，経口抗がん薬の内服方法や注意事項を正しく理解し実行できるようなセルフケア支援を行う.

■薬剤の分布の観点から

　薬剤が効果を現すためには，薬剤が受容体のある組織に移行（分布）する必要がある．血液中に入った薬剤は血漿蛋白（主としてアルブミン）と結合した結合型と結合していない非結合型（遊離型）となり，一般的には遊離型の薬剤が治療効果を現す．そのため蛋白に結合している割合（蛋白結合率）が大きな薬剤は，患者の血漿蛋白が低下すると遊離型の割合が増加し，抗がん薬の血中濃度が上昇して副作用が増強することが予測される．また，抗がん薬は腹水や胸水にも移行するため，腹水や胸水のある

患者は抗がん薬の排泄が遅延し，副作用が増強・遷延してしまうことがある．ゆえに，患者の血漿アルブミン値や肝機能，腹水・胸水・浮腫の有無・程度を把握し，リスクアセスメントに基づいて副作用を早期に発見し対処する必要がある.

■薬剤の代謝の観点から

　薬剤は一般的に代謝を受けることによって活性が減弱・消失するが，逆にフルオロウラシルやシクロホスファミドなどのように活性が高まるものもある．薬物代謝が行われるのは主として肝臓である．そこで肝機能障害のある患者や，代謝に影響のある薬剤を併用している患者の場合には，抗がん薬の薬物動態が変化して毒性が大きくなることがあるため注意を要する.

■薬剤の排泄の観点から

　薬剤は主として腎臓から尿中へ，または肝臓から胆汁中へ排泄される．そこで，腎機能低下や肝機能低下のある患者は，抗がん薬の排泄が遅れて，副作用が強く出る危険性がある．そのため，尿排泄される抗がん薬の場合は，輸液管理と時間尿量の把握により利尿薬を適正に使用し，尿量を確保することで抗がん薬の排泄を促す．また，化学療法に伴い酸性尿による結晶が腎排泄を障害しないように，尿pHを測定して必要に応じて炭酸水素ナトリウム（メイロン®）などの薬剤を使用して，尿をアルカリ性に保つように迅速に対処する．一方，胆汁から排泄される抗がん薬の場合は，便秘により体外への排泄が遅れないように，化学療法中は患者の排便コントロールが重要となる.

　以上のことから，看護師は患者に使用される抗がん薬がどの臓器で代謝・排泄されるのかを理解し，排尿および排便コントロールの意味を理解して細やかにケアする.

■抗がん薬の種類と副作用の発現時期

化学療法による副作用は，抗がん薬の種類により，また投与されてからの時期により，特徴的に発生するため，看護師は化学療法開始前に患者の身体状況，および患者の病気や治療に対する理解・取り組みの姿勢をアセスメントすることで，起こりうる患者の副作用やリスクを個別に予測し，先取りしたケアを行うことで副作用を予防し，早期発見・対処する（**2章，5章**）．たとえば，好中球減少の副作用は投与10～14日後に最大（nadir〈体内の血球数が最低値となる〉）になるものが多いというように，投与からの日数による副作用発現の特徴や，また，初回投与時に発生しやすいものと，ある程度，投与回数を重ねてから発生しやすいもの（総投与量と関連するもの）があることを理解する．そして「○レジメンの□クール目の△日目の患者であるか」を常に意識して，その時点，または今後生じやすい副作用を把握して，予防・早期発見・対処をする．

分子標的治療薬や免疫チェックポイント阻害薬の副作用は，従来の細胞傷害性抗がん薬による副作用とは異なり，自己免疫疾患様の副作用や循環器への副作用など**新たなタイプの副作用**が出現し，複雑化しており，対応に苦慮する．また，過敏症・アナフィラキシーショックなどのオンコロジーエマージェンシーに備えて，救急カートの準備と心構えが必要なことはいうまでもない．

なお，**血管外漏出**に対しては，抗がん薬により皮膚障害の程度が左右される．少量の漏れでも水疱性皮膚壊死を生じて難治性の潰瘍を起こしやすい「起壊死性抗がん薬（vesicant drugs）」の場合は，逆血を確かめながら血管外漏出を最大限予防し，万一漏れたときの対処を理解して管理する（**5章2**）．

骨髄抑制に対しては，化学療法開始前に感染源になりうるう歯や痔などの治療をすませ，歯磨き，うがいをはじめとする口腔ケアや清潔行動がとれるように，治療前から患者の生活習慣をアセスメントして患者指導を行う．また，**口腔粘膜炎や肛門周囲膿瘍**などは，化学療法による好中球減少で易感染状態と粘膜障害の両方が関与するので治療前から予防・対処する．口腔粘膜炎を発症した好中球減少の場合は，好中球減少だけの場合に比べて，敗血症になる相対リスクは高まり，生命の危険や治療継続困難の可能性が高くなる．しかも，口腔粘膜炎は疼痛や味覚障害，嚥下障害，これらに伴う食事量減少，栄養状態低下，生きる力の低下，会話困難による心理状態や人間関係に影響し，患者のQOLが著しく低下する．ゆえに，歯科医や歯科衛生士などの専門家と連携して，口腔ケアによる予防ケアや口腔粘膜炎発症後の口腔ケア，疼痛緩和ケアを積極的に行う（**4章4**）．

副作用の程度を把握するために有害事象共通用語規準（NCI-CTCAE：National Cancer Institute-Common Terminology Criteria for Adverse Events）などの共通の尺度で評価し（**5章**），多職種チームで情報を共有して副作用対策，苦痛緩和に努める．外来治療の患者に対しては，セルフモニタリングによってセルフケアができるよう支援する（**7章**）．

▶ 抗がん薬のレジメンを理解したうえでの安全で確実な薬剤管理と曝露対策

■正しい薬剤管理

医師が患者に適した治療計画を立てても，抗がん薬を実際に輸液（服薬）管理するの

は看護師である．化学療法は，レジメンで管理されており，前投薬などの併用薬や抗がん薬の組み合わせ，投与量，投与経路（経口，静脈内，動脈内，胸腔内，腹腔内，膀胱内，髄腔内，皮下など），投与順序，投与速度・時間，休薬期間などの投与スケジュールが厳密に規定されている．

薬剤には濃度依存（血中濃度の高さ）と時間依存（ある濃度以上の血中濃度を維持できている時間）の側面があり，どれだけ時間をかけて投与するのかにより，効果も副作用も異なる．ゆえに，看護師がレジメンを理解して，正確な薬剤管理をすることが，最大限の治療効果を得ることにつながり，患者にも医療者にも安全な治療を行うことができる．また，経口抗がん薬の場合は患者が正しく内服できるようにアドヒアランスを高め自己管理ができるように支援する．

抗がん薬の投与量は，体表面積などで決定されるため，看護師が測定する体重・身長は重要である（**2章**）.

■抗がん薬の曝露対策

抗がん薬は細胞毒性があり，変異原性や発がん性，催奇形性がある．そのため，医療者への抗がん薬曝露を防止するために，プライミングを含めた安全な抗がん薬の取り扱い方法や抗がん薬投与48時間以内における患者の尿・便・汗など排泄物の取り扱い方法を習得しておく（**4章**）.特に，シクロホスファミドは室温で揮発することから注意を要する．

▶ その人らしさを維持する援助（5章，7章）

第3期がん対策推進基本計画では，がん医療の目標として「尊厳を持って安心して暮らせる社会の構築～がんになっても自分らしく生きることのできる地域共生社会を実現する～」を掲げている[6]．がんであっても，治療中であっても，自分らしさを維持して安心して生活することは大切である．学業や就労支援，妊孕性温存，アピアランスケアによりボディイメージやセルフイメージの変容に対応したり，ときには新たな価値観や生活習慣を獲得したりすることも必要になる．また，日常生活を維持できるように訪問看護・訪問診療や社会資源の活用，治療ができなくなったときを見越して緩和ケア病棟などの療養場所の準備など，先取りしたケア，就労支援が必要である．

なお，第3期がん対策推進基本計画では「小児がん，AYA世代のがん，高齢者のがん」が重点項目に挙げられている．受験や就職，妊娠・出産などと重なりやすいAYA世代，そして加齢による身体状況や認知機能の問題がある高齢者に対して，患者の特徴を踏まえた配慮を行う．

▶ 多職種チームでのかかわり

化学療法を受ける患者に対して，各専門職が専門性を発揮して連携することが求められる．たとえば，化学療法の適応や目的（ゴール），ほかの治療法との比較については，腫瘍内科医（化学療法専門医）や外科医，放射線治療医，画像診断医，病理医らとほかの専門職によるキャンサーボード（がん治療に携わる専門職によるカンファレンス）などで検討する，あるいは，薬剤の安全・適正管理や服薬指導，副作用対策など

については薬剤師と，治療費などの経済的問題や療養場所の問題，就労支援などについては医療ソーシャルワーカー（MSW）と，食事の工夫や栄養については栄養士や栄養サポートチーム（NST）と，口腔ケアについては歯科医や口腔外科医，歯科衛生士，摂食・嚥下障害看護認定看護師と，病気や治療などに対する不安や抑うつについては精神科医や公認（臨床）心理師（士），がん看護専門看護師，精神看護専門看護師などと，病状の進行または治療の副作用による症状緩和については緩和ケア医やがん看護専門看護師，がん化学療法看護認定看護師，緩和ケア認定看護師，緩和ケアチームなどと，脱毛や皮膚乾燥に対しては帽子づくりや化粧の工夫などのアピアランスケアを行う専門職やボランティアなどのメンバーと，皮膚・粘膜障害によりストーマケアが困難

になった患者や臥床が長引き褥瘡ケアが必要になった患者には皮膚・排泄ケア（WOC）認定看護師などのWOCチームと，というように患者を取りまく専門家が連携することで，よりよいケアを行うことができる．その際，専門家や専門チームに丸投げするのではなく協働することで，病棟・外来・外来化学療法室・在宅ケアチームなどの看護師が化学療法看護の知識と技術を高め，チームの一員として役割を果たし，継続した個別的なケアを実践することが重要である．

看護師は患者に必要な職種や人をチームに招聘したり，患者や家族をチームのメンバーに引き入れたり，チームメンバーに対し患者の代弁・擁護を行ったりしながら，多職種チームを調整・推進する役割を担う．

●文献
1) 国立がんセンターがん情報サービス. がん登録・統計 最新がん統計.
   https://ganjoho.jp/reg_stat/statistics/stat/summary.html（2019年9月アクセス）
2) がんの統計編集委員会, 編. がんの統計〈2018年版〉. がん研究振興財団；2019. p.26, 33.
   https://ganjoho.jp/data/reg_stat/statistics/brochure/2018/cancer_statistics_2018.pdf
3) 厚生労働省. がん対策推進基本計画（第3期）. 平成29年10月. p.20-29.
   https://www.mhlw.go.jp/file/06-Seisakujouhou-10900000-Kenkoukyoku/0000196973.pdf
4) Holland JC, Rowland JH.（河野博臣, 濃沼信夫, 神代尚芳, 監訳）. サイコオンコロジー——がん患者のための総合医療（2）. メディサイエンス社；1993. p.3-11.
5) 国立がんセンターがん情報サービス. 一般の方向けサイト 生活・療養 がんと心.
   http://ganjoho.jp/public/support/mental_care/mc01.html
6) 前掲書3）. p.3.

副作用を最小限にするための
セルフケア支援

本山清美

患者のセルフケア能力を引き出す看護の重要性

　化学療法は，新規抗がん薬の開発や支持療法の進歩，診療報酬制度の改定，「QOLを重視した生活をしたい」という患者の意向などによって，治療は長期入院から短期入院，外来へと移行してきている．看護においても，患者自身が症状をマネジメントするために必要な知識・技術・サポートを提供する「症状マネジメントのための統合的アプローチ（IASM）」[1]や「患者の自律性を尊重するセルフケア支援」[2]，「患者の効果的なセルフケア行動を促進するケア」[3]などが注目され，患者のセルフケアが重視されるようになった．

　また，患者が積極的に治療方針の決定に参加し，その決定に従って治療を受けると

いうアドヒアランス[4]の考えが広まるなかで，治療を受ける患者にも，受け身の姿勢ではなく，主体的に治療に参加する姿勢がより必要とされている[5]．一方，患者の高齢化や一人暮らしにより家族や周囲のサポートが十分得られないなど，患者一人でセルフケアを行うことが難しいケースもみられるようになり，治療管理や生活面における支援も同時に検討していくことが求められている．

　ここでは，患者が安全かつ安楽に治療を受けるための看護の一つとして，副作用を最小限にするためのセルフケア支援について述べる．

患者のセルフケアを支援する看護師の役割

　副作用を最小限にするためには，治療前から患者が行うセルフケアを段階的に示し，看護師が支援することを伝えることが重要になる．副作用を最小限にするためのセルフケアと看護のポイントについて，5つのステップを示したものが表1である[6]．患者のセルフケアを支援する看護師として，特に重視してほしいことを4つに分けて解説する．

患者の一歩先を歩いて患者を誘導する

　看護師が患者の一歩先を歩くためには，患者に起こりうることを予測できなければならない．副作用による身体的変化だけではなく，生活の変化，家庭や社会での役割の変化，気持ちの揺れや不安，混乱といった精神的な変化などを含めた全体の予測が

表1 副作用を最小限にするためのセルフケア（5つのステップ）

ステップ	目的	患者が行うセルフケア	看護のポイント
ステップ1 治療内容と副作用を知る	治療に対する心構えをもつ	①治療目的を理解して，治療を受ける意味を考える ②治療内容（使用薬剤，投与方法，投与期間，副作用）を理解して，治療後の状態をイメージして心構えをもつ ③治療前から習慣化するセルフケアを実行する．副作用に備えて必要物品を準備する ④自分で症状評価をする必要性を認識し，医療者への報告・相談方法を頭に入れる ⑤治療後の生活の変化に対して，可能な調整を行う（家庭や仕事，社会での役割の調整，医療費や各種手当の申請など） ⑥今後の療養過程において，人に助けてもらうことも対処の一つと認識する ⑦治療と生活のバランスを維持できるように，気持ちをコントロールする方法を考える ⑧一度治療を受けると全体のイメージがつき，安心できる部分があることを頭に入れる ⑨治療中の自己管理や緊急時の受診，治療中の生活で不安があるときは，医療者に伝えて必要な支援を受ける	・治療目的を患者と共有して，治療の意味を患者が理解できるようにする ・治療に対し，患者は受け身の姿勢ではなく，主体的に治療を受ける姿勢をとることが症状コントロールや治療を継続していくうえで大切になることを伝える ・治療に関する教育資材は多職種で統一したものを用いる．患者の理解度に合わせて，理解しやすい言葉を加えたり，ポイントを蛍光ペンでマークしたりするなど工夫する ・副作用は，出現時期が早いものや，早期に対処が必要なものから説明する ・セルフケアは患者が行動に移せるように，具体的な言葉で示す ・一人で頑張らなくていいこと，他者のサポートを上手に活用してつらい時期を乗り越える必要性があることを伝える ・緊急受診（相談）の目安を説明する ・治療前に在宅医療や近医との連携，生活支援などの必要性を評価して調整する
ステップ2 自分の副作用の特徴を知る	副作用を客観的に評価する	①副作用を毎日記録する．記録忘れがないように，夕食後に書くなど時間を決めて実行する ②薬を内服した時間，内服後の症状の変化（評価）を記録する．記録を継続していくことで，症状や薬の評価ができるようになることを認識する．自分で気がついたことを一言メモとして残すなど自由に記載する ③副作用以外の症状（痛みや不眠，気持ちの落ち込みなど）があるときは記録して，副作用とともに評価する ④一人で評価することが難しいと感じたときは無理をして行わない．必要時，家族（支援者）に評価を一緒に行ってもらう，記録を代行してもらうなど協力を求める ⑤副作用が落ち着いたときに症状を評価する．「いつから○○の症状が○日間続き，つらい時期は○日目だった」「薬は○○を1日○回○日間使った」「薬を飲んで症状は軽くなっていた」という視点で行う．評価するなかで迷いや疑問に思うことは，メモをして医療者に報告・相談する	・副作用評価の記録用紙を用いて，患者とともに副作用の振り返りをする．患者ができていることを肯定的に評価する．患者の疑問や不安な点については，丁寧に評価を行い，患者が理解できるように説明する ・薬の使用について，患者の症状評価と照らし合わせ使用方法は適切だったか，改善点はあるのかを振り返る．薬の変更（追加薬，使用方法の変更など）について検討する ・患者が医師に適切に報告・相談できるように，伝え方の指導を行う ・患者が一人で評価することが難しい場合には，家族（支援者）に支援してもらえるように協力を依頼し，具体的な行動を示す ・疑問や不安に思うことは，医療者に相談できることを伝える

表1 副作用を最小限にするためのセルフケア（5つのステップ）（続き）

ステップ	目的	患者が行うセルフケア	看護のポイント
ステップ3 副作用の症状をコントロールできる方法を考える	副作用を最小限にする行動をとる	① 副作用を早期に緩和することが，症状を最小限に抑え，身体と心の負担を最小限にすることにつながることを認識する．軽い症状と感じても，つらく感じるときは我慢せず医療者に正直に伝える ② 薬は，症状を最小限にするために上手に活用するものという意識をもち，試してみる ③ 生活でのセルフケア（食事，睡眠，休息・活動のバランス，仕事の調整など）により，症状を緩和できることを頭に入れて行動する ④ 症状に合わせて生活を調整する．周囲の人に，つらいときはそのつど状況を伝えて理解を得る．治療中の自己管理や生活での不安，困っていることがあるときは医療者に伝えて必要な支援を受ける ⑤ 行った対策で効果がみられない場合，ほかの方法を試してみる ⑥ 治療当日の体調を万全にするために，治療日前から生活調整をし，リラックスして過ごすように心がける ⑦ 専門職種の支援を紹介されたら，試しに受けてみる．抵抗があるときは正直に伝える	• 副作用を最小限にするために，医療者も一緒に取り組むことを伝える • 症状の評価とともに，症状に対する患者の思いや考えを傾聴し，不安や悩み，つらさがないかを確認する • 症状コントロールで薬が処方されるときに，医師から患者が調整することの許可があるときは，調整する判断ができるよう具体的に説明する • 生活行動において間違った判断で症状に影響していることはないかを丁寧にアセスメントする • 患者一人で副作用に対処することが難しい場合には，家族（支援者）の支援が受けられるように指導や支援を行う．在宅支援や福祉サービスの導入が必要な場合は早期に調整する • 患者に合う対処方法が見つかるまで，あきらめない姿勢を示し，患者と家族（支援者）とともに方法を検討する • 患者の状況に合わせて，医師，薬剤師，栄養士，臨床心理士，認定・専門看護師などの専門職種の支援が受けられるように調整する
ステップ4 気持ちのコントロールをする	気持ちを切り替えて治療を受ける	① 治療を受ける過程において，身体と心のバランスを保つことが大切になることを認識する ② 症状が落ちついているときは，気分転換となる行動をとり，病気や治療から短時間でも気持ちを解き放ち切り替える ③ 不安やつらいと感じる気持ちは特別ではないこと，治療中の気持ちの揺れやネガティブな感情も正常な反応であることを認識する．人に話したり，涙を流したりすることも対処方法の一つであることを理解する ④ 話すことで気持ちが楽になれると感じられる人（家族，友人，知人，支援者，医療者など）に，思いを伝えてみる ⑤ つらい気持ちのときは，我慢しないで医療者に相談する．専門的な治療やケアが必要なときは，早期に治療やケアを受けて気持ちを楽にするようにする	• 身体と心の両面において，医療者が支援していくことを伝える．つらいときはいつでも医療者に相談できることを伝える • 治療の過程において，笑ったり楽しんだり，自分らしくときを過ごす時間が気持ちの安定につながり，必要な時間になることを説明する • 患者の言動や家族（支援者）からの情報のなかで，患者の精神面でのSOSを早めにキャッチして状況を確認する • 心の状況に応じて，専門職種（腫瘍精神科医師や心理療法士，認定・専門看護師など）につなぐ • 家族が強い不安やつらさを感じている場合は，個別に対応して支援する．一人の家族に負担がかかりすぎないように，家族間のサポート体制をつくれるように声をかける

表1　副作用を最小限にするためのセルフケア（5つのステップ）（続き）

ステップ	目的	患者が行うセルフケア	看護のポイント
ステップ5 副作用と対処方法を評価する	副作用に対処できるという感覚をもつ	①治療終了後の副作用が落ち着いたときに，副作用とセルフケアを振り返る ②自分が行ったことで症状コントロールに結びついたものは，自分の力として肯定的に評価する．症状コントロールがさらに必要なものは何かを考える ③自分で振り返った評価を医療者に伝えて，医療者の評価と照らし合わせる．自分が行ったことで，難しかった点や改善が必要と思われる点は正直に伝えて，対策を医療者とともに検討する ④在宅医療や近医の受診，生活支援を受けた場合は，適切だったかを評価する ⑤1回の治療が終わるたびに，頑張った自分を認めて「よく頑張った」とねぎらう ⑥助けてくれた人たちに感謝の言葉を伝える ⑦次の治療に向けて目標を立て，医療者に伝える．「○○（症状）のつらさを軽減したい」「○○（薬）を上手に使って症状を軽くしたい」「仕事の時間調整をして，つらい時期を乗り越えたい」「症状が落ち着いたら○○（気分転換）をする」など	・5つのステップを患者とともに振り返る．患者の自己評価を聴取しながら，医療者の評価と同じ部分を伝え，患者ができていたことを評価する ・副作用に対する患者の思いや考えを確認しながら，セルフケアで継続したい点，難しいと感じた点，改善が必要な点を患者とともに整理する ・難しいと感じた点や改善が必要な点については，原因や影響していたことを分析して対策を検討する ・振り返りをするなかで，患者が無意識に行っていたセルフケアは，言葉にして評価する ・在宅医療や近医との連携，生活支援を受けていた場合は，患者とともに評価する ・患者がさまざまな思いを抱えながら，主体的に治療を受けてきたことを肯定的に評価する ・家族（支援者）の支援があった場合は，支援内容を言葉にして評価する．支援方法で改善点がある場合は，対策を具体的に伝える ・次の治療に対する患者の思いや考えを確認する．患者が言葉にした目標を支持する

（本山清美．副作用を最小限にするためのセルフケア．本山清美，遠藤久美，編．がん化学療法看護ポケットナビ．中山書店；2011．p.37-39 より改変）

求められる．それらの変化を予測するためには，まず治療によって生じる一般的な変化を理解している必要がある．そして，患者個々の特徴を丁寧にアセスメントして，起こりうるさまざまな変化を予測できることが重要になる．この予測が，副作用を予防し，症状を最小限にするための対策につながっていく．

　一般的な変化を理解するときは，100％生じる副作用以外は個人差があることを念頭におき，患者の状況を把握していかなければならない．また，患者の苦痛や不安を

アセスメントするときに，患者の立場になって予測することがあるが，事実と異なることがあるため，必ず患者や家族（支援者）と面談して，患者や家族（支援者）の言葉から現状を確認することが必要である．この現状確認が，患者のニーズに合った支援につながる．

　また，患者の状況をアセスメントするときに，その時点の状況だけではなく，その前後の状況も分析する必要がある．たとえば，治療を継続しているときの副作用をアセスメントする場合は，初回治療の状況か

ら丁寧に分析する．副作用の程度が増強したり，出現期間が長くなっていたり，生活に影響が出ていたり，治療への意欲が低下していたりしていないかをみることが大切である．患者に起こっている小さな変化を見逃さず，すぐに対処することが，副作用を最小限にする鍵となる．そして，以前の状況との丁寧な比較が，その後の状況を予測した支援につながっていく．

治療に関する患者教育資材の活用と在宅での自己管理支援

副作用を最小限にするためのセルフケア（5つのステップ）は，治療内容と副作用を知ることから始まる（表1）．患者の理解を深めるために，治療や副作用に関する説明文書やパンフレット，副作用評価の記録用紙などを作成して，それらを活用しながら説明することが必要である．説明文書やパンフレット，記録用紙の一例を図1〜5に示す．

これらの資材を有効活用するためには，患者に手渡して終わりにするのではなく，重要な部分は蛍光ペンでマーカーを引いて繰り返し読んでもらうようにしたり，患者の疑問や質問に答えながら患者の理解が深まるように説明したりすることが重要である．患者の理解度に応じて，理解しやすい言葉を用いたり，書き加えたりしながら，患者の反応を観て調整する．また，患者が記録する副作用評価の記録用紙（図4）については，医療者が必ず内容を確認して，患者とともに評価することが必要である．この行為が，副作用の正しい評価や患者の評価能力の向上，患者のセルフケアに対する意欲の維持につながる．

外来治療の場合，自己管理が難しく訪問看護を導入して連携をとることがある．訪問看護師と治療に関する患者教育資材を共有し，統一したケアや指導が提供できるようにする．治療の当日もしくは翌日には，実施した治療内容や支持療法，指導や支援した内容，患者の反応，家族（支援者）の状況などについて情報提供する．特に，どのような状況のときに緊急受診が必要になるかについては，治療や副作用の特徴に合わせて正確に伝えることが重要である．自宅が遠方の場合は，緊急時の受診先について治療前に医師と相談しておく．近くの医療施設と連携する場合には，情報共有の方法を事前に決めておくことも必要である．

生活支援として，ケアマネジャーやヘルパーなどが自宅に入る場合には，治療内容と支援するときの注意点を理解できるように情報提供する．入院から外来に移行する場合には，退院支援の必要性を評価し，必要時に地域の医療福祉の職種を含めた多職種カンファレンスを開催して，退院後の支援体制を明確にする．入院時から患者と家族の状況をアセスメントして，支援体制を迅速に調整していくことが患者と家族の安心につながる．

患者が実践できるセルフケアの方法を具体的に提示する

患者にセルフケアの説明を行うときには，なぜその行為が必要になるのかをわかりやすく伝える．患者がその必要性を理解して，自分で行うことに納得できていることがセルフケアの継続に必要である．また，患者が行うセルフケアは，患者の生活習慣や行動スタイル，治療や副作用に対する受け止め方，周囲のサポートなどから影響を受けやすい．患者の状況を理解したうえで，実践できそうな方法を患者とともに検討する．また，患者のセルフケアを一つずつ評価し

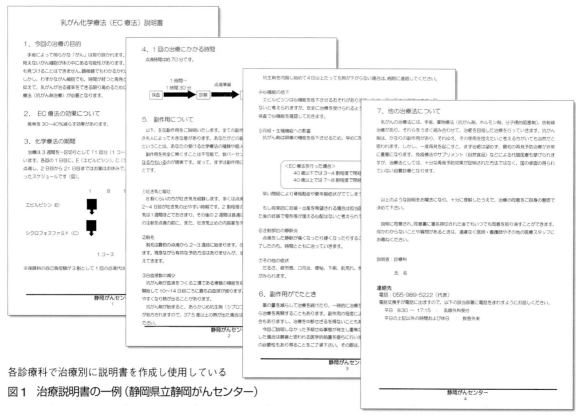

各診療科で治療別に説明書を作成し使用している

図1　治療説明書の一例（静岡県立静岡がんセンター）

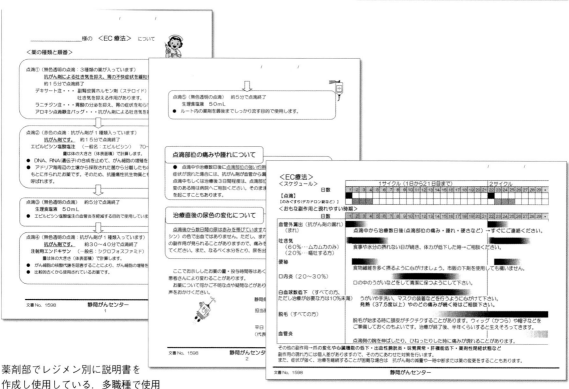

薬剤部でレジメン別に説明書を
作成し使用している．多職種で使用

図2　治療のレジメン別のパンフレットの一例（静岡県立静岡がんセンター）

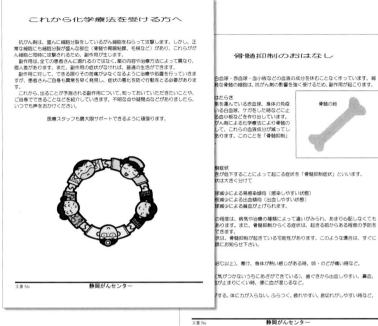

看護師が 17 の副作用について個別にまとめている. 多職種で使用

図3 副作用のセルフケアに関するパンフレットの一例（静岡県立静岡がんセンター）

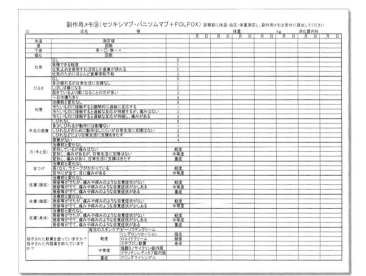

National Cancer Institute-Common Toxicity Criteria（NCI-CTC）をベースにして作成した副作用経過記録用紙. 多職種で使用

図4 患者が記録する副作用評価の記録用紙の一例（静岡県立静岡がんセンター）

Numeric Rating Scale（NRS）方式で「0：痛みがない」から「10：最悪な痛み」を両端として痛みのレベルの数字に印をつける形になっている

図5 患者が記録する疼痛評価の記録用紙の一例（静岡県立静岡がんセンター）

15

ながら次のステップに進めるように支援していくことが必要である．患者が実践できないときは，患者と一緒に原因を分析して，患者の自尊心に配慮しながら実践できる方法に変えていくことが大切である．

セルフケアの方法は，具体的な実践方法として案を出す．たとえば，悪心や食欲不振時に食事を調整するというセルフケアでは，食事内容（食材や献立，調理方法）や食事方法（分食や間食，1回量），食事時間，食事場所，食事の温度，食器，食材購入者や調理者，食器の後片づけ方法などについて検討する．また，薬を使う場合は薬の飲み方と効果の評価方法，薬の調整方法を説明する．患者に必要な箇所について具体案を提示し，検討していくことが必要である．患者一人で実践することが困難な場合は，家族（支援者）に担ってもらう部分をアセスメントして，患者の同意を得て支援体制をつくる．

患者が高齢で一人暮らしの場合には，内服薬の管理や生活の支援を誰がいつ具体的にどう行うか，訪問看護師やヘルパーの支援を週何回依頼するか，近くの医療施設との連携は必要かなど，リスクを予測したうえで，安全かつ安楽に治療が受けられるように体制を調整していくことが必要である．

同居の家族がいる場合，患者が家族に遠慮して助けてほしいことや，やめてほしいことがあっても言えず，ストレスを抱えていることがある．治療開始前の患者指導の際に，家族にも同席してもらい，副作用と対処方法を理解してもらうのと同時に，家族がサポートする部分を明確に伝える．また，治療中は，症状に応じて患者の気持ちに揺れが生じる可能性があること，つらい気持ちを傾聴するだけでも気持ちが楽になることがあること，お互いにオープンに気

持ちを共有しそのつど気になる点を解決していくことが必要になることなどを伝えておくと，家族にとっても支援の心構えになる．

一人の家族に負荷がかかりすぎないように，家族間のサポート体制をアセスメントしながら，家族が負担なく行える方法を患者の同意を得て実践していけるようにしていくことが重要である．

患者のもつ力を信じて，患者が乗り越える過程を支援する

患者が副作用を最小限にするセルフケアを実施していくために，看護師は患者自身のもつ力を信じることが必要である．患者によって，セルフケア能力やセルフケアを行う意欲に違いがあり，そのときに発揮できる力にも違いがある．しかし，患者を支援する看護師が，患者の内に潜む力を信じて，その力を引き出せるようにかかわることが，セルフケア支援の第一歩である．

患者のもつ力を引き出すためには，まず患者のおかれている状況を理解して，患者の思いを共有していくことから始める．患者がどうしたいのか，どういう状況になることを望んでいるのか，医療者や家族に対する希望や要望は何かなど，患者のありのままの声を傾聴する．患者の思いや考えを尊重しながら，これから患者自身がどうしていけばいいのかを，ともに検討していくことが大切である．

また，セルフケアは，患者の主体性が重要になるが，その主体性を支えるものは，「医療者が必ず助ける」という保証である．患者がセルフケアを難しいと感じたときや，困ったとき，不安に思ったときに，いつでも医療者の支援が受けられることを繰り返し伝えていくことが重要である．その保証

が患者の安心感につながり，長い治療過程のなかで患者が主体性を維持していく力になる．

治療過程のなかで，患者がつらい局面を乗り越えたときは，そのつど患者が乗り越えたことを言葉に出して評価し，乗り越える力があることを実感してもらうことが重要である．他者から評価を受けることで，患者は自分自身のもつ力に気づくことができる．「自分にも力がある」という気づきが，次の局面に臨む力になる．

患者のセルフケアを支援する看護師は，患者の一歩先を歩く存在であることを前述したが，患者を支援する看護師もまた人間であり，いつでも完全な正しい答えが出せるとは限らない．答えがすぐに出せないときは，患者とともに悩み考える時間をもつことが必要なときもある．看護師が真剣に問題に向き合い，ともに考えているということが患者に伝わることも重要なケアの一つであると考える．

● 文献

1) ラーソンPJ（和泉成子，訳）. Symptom Management—看護婦の役割と責任. ラーソンPJ, 内布敦子，ほか，編. Symptom Management—患者主体の症状マネジメントの概念と臨床応用. 日本看護協会出版会；1998. p.35-43.
2) 足利幸乃. がん化学療法におけるセルフケア支援のポイント. 看護学雑誌 2003；67(10)：956.
3) 飯野京子. 副作用の予防・対処，インフォームド・コンセントのサポート，セルフケアの促進. 月刊ナーシング 2003；23(7)：75.
4) 日本薬学会. アドヒアランス 薬学用語解説. http://www.pharm.or.jp/dictionary
5) 本山清美. 外来で化学療法を受けている患者と家族の教育的支援. がん看護 2004；9(4)：310.
6) 本山清美. 副作用を最小限にするためのセルフケア. 本山清美, 遠藤久美, 編. がん化学療法看護ポケットナビ. 中山書店；2011. p.37-39.

● 参考文献

● 本山清美. 抗がん剤の副作用を減らす工夫. 静岡県立静岡がんセンター公開講座—安心して受けるがん医療—最前線の現場から. 静岡新聞3月15日. 2006.
● 福田治彦, 西條長宏. NCI-CTC日本語訳JCOG版—第2版について. 癌と化学療法 2001；28(13)：1993-2027.
● Williams SA, Schreier AM. The effect of education in managing side effects in woman receiving chemotherapy for treatment of breast cancer. Oncol Nurs Forum 2004；31(1)：16-23.
● Dodd MJ. Self-care and patient and/family teaching. In：Yarbo CH, Frogge MH, Goodman M, eds. Cancer Symptom Management 2nd ed. Jones & Bartlett Publishers；1999. p.20-29.

2章

がん化学療法の理解

化学療法の基礎知識

遠藤久美

化学療法の特徴

　化学療法は，「抗がん薬」の投与によってがん細胞の増殖や腫瘍の増大を阻止する治療方法で，全身的な効果が期待できる．しかし，細胞傷害性抗がん薬はがん細胞と一緒に正常細胞も攻撃してしまうこと，当初，副作用が少ないと考えられていた分子標的治療薬においても，特有の副作用が出現することから，効果を望むためにはある程度の副作用の覚悟が必要な治療方法でもある．

　治療効果を最大限に得るためには，がん細胞増殖のメカニズムを考慮した投与方法を行う必要がある．一定量の抗がん薬で殺すことができるがん細胞は限られているため，1回の投与だけでは，がん細胞が生き残って再び増殖し，腫瘍が増大してしまう．したがって，がん細胞の数を減らしていくためには，抗がん薬を継続的に反復して投与する必要がある（**図1**）．さらに，さまざまな性質のがん細胞を一気に攻撃することや，それにより耐性細胞*の出現を最小限にすること，抗がん薬同士の相互作用に

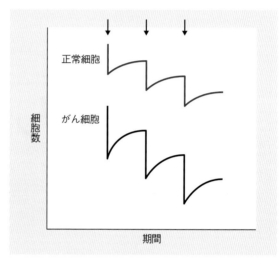

矢印は抗がん薬投与を示す．抗がん薬の効果ががん細胞増殖能よりも高いと，がんは縮小する

図1　抗がん薬の投与と細胞増殖の関係モデル

より効果を増強させること，副作用を分散させること[1]，などを目的として多剤併用療法が行われることが多いのも化学療法の特徴である．

---

*耐性細胞：薬剤に対する抵抗性を有し，薬剤が効かない（効きにくい）細胞．

化学療法の目的と有効性

　化学療法の目的は，大別すると ① 治癒，② 延命（生存期間の延長），③ 症状緩和・

QOL の向上，である．これらの目的を達成するために，局所治療である外科療法や

表1　化学療法の目的

- 治癒
- 延命（生存期間の延長）
- 症状緩和・QOL の向上
- 局所治療後の再発予防目的
  - 例：術後補助療法（adjuvant chemotherapy）
- 局所治療前の腫瘍縮小目的，down staging 目的
  - 例：術前補助療法（neoadjuvant chemotherapy）
- 局所治療併用による抗腫瘍効果の向上
  - 例：化学放射線療法（CRT）

表2　各種悪性腫瘍に対するがん薬物療法の有効性

A 群：治癒が期待できる	急性リンパ性白血病，Hodgkin リンパ腫，非 Hodgkin リンパ腫（中・高悪性度），胚細胞腫瘍，絨毛がん
B 群：症状緩和や延命の効果が十分に期待できる*	卵巣がん，小細胞肺がん，非小細胞肺がん，大腸がん，多発性骨髄腫，慢性骨髄性白血病，慢性リンパ性白血病，非 Hodgkin リンパ腫（低悪性度），胃がん，膀胱がん
C 群：延命効果・症状緩和が期待できる*	骨肉腫，軟部組織腫瘍，頭頸部がん，食道がん，子宮がん，腎がん，肝がん，胆道がん，膵がん，脳腫瘍，甲状腺がん

＊：B 群は薬物療法による治癒は難しいが，予後の延長が認められかつ 50％ 以上の奏効割合が期待できるがん種が含まれている．薬物療法の効果がそれ以下のがん種は C 群に含まれているが，同じがん種でもサブタイプにより薬物療法の有効性は異なる

（国立がんセンター内科レジデント，編．がん診療レジデントマニュアル 第 7 版．医学書院；2016．p.24 より引用）

放射線療法と組み合わせて治療が行われることもある（表1）．また，化学療法の有効性はがんの種類によって異なることがわかっており，化学療法を適応するかどうかの判断材料となる（表2）[2]．

　看護師は，患者がどのような目的で化学療法を受けているのかをまず把握しておく必要がある．また，その患者のがんの種類に対する化学療法の有効性を知り，どれぐらいの効果が期待できるのかを理解しておくことも重要である．同じ治療であっても患者によって目的が異なる場合があり，また同じ患者であっても病期によって目的は異なってくるからである．

化学放射線療法

　放射線療法に化学療法を併用させる治療方法を化学放射線療法（chemoradiotherapy：CRT）という．その目的としては，① 化学療法の増感作用をもって放射線療法単独よりも奏効率を高める，② 放射線療法によって局所制御を行うとともに，化学療法で微視的な遠隔転移を抑制するという 2 点が挙げられる[3]．化学放射線療法が有用とされているがん種には，肺がん，食道がん，非ホジキンリンパ腫，子宮頸がん，頭頸部がん，肛門管がんがある[4]．

抗がん薬の投与経路

　化学療法は全身への効果をねらって行われることが多いため，抗がん薬は全身に作用するように投与されることがほとんどである．しかし，局所のがん細胞の増殖を阻止する目的や全身化学療法に特有の副作用を軽減する目的で，体腔内や転移巣への抗

表3 抗がん薬の投与経路

投与経路		特徴
経静脈投与	末梢静脈	最も一般的な投与方法. 末梢静脈に留置針を挿入し, 抗がん薬のワンショット投与や比較的短時間の点滴投与が行われる
	中心静脈	長時間持続的に投与が必要な場合などに選択される. 体外式の中心静脈カテーテルからの投与や皮下埋め込み式中心静脈リザーバーを用いた投与が行われる
経口投与		最も簡便な投与方法である. 分子標的治療薬（低分子薬）は経口薬が比較的多い
胸腔内投与		がん性胸水・がん性胸膜炎などの場合に行われる
腹腔内投与		がん性腹膜炎などの場合に行われる
髄腔内投与		急性リンパ性白血病の治療やがん性髄膜炎などの場合に行われる
選択的動脈内投与		肝細胞がん, 頭頸部がん, 脳腫瘍などの場合に行われる. 皮下埋め込み式動脈ポートを用いて行われることもある

がん薬の局所投与も行われている. 全身的な投与方法には経口投与や経静脈投与があり, 局所投与にはそれぞれの目的に応じた投与経路が選択される (表3).

抗がん薬の投与量は, 体表面積あたりで決められていることが多いが, 同じ抗がん薬であっても投与経路によって投与量が大きく異なることがある. したがって, 使用する抗がん薬の投与経路をしっかりと把握しておくことが必要となる. また, 抗がん薬を局所投与する際にはカテーテル操作が必要になる場合が多く, 全身投与の場合でも抗がん薬の種類によっては特殊な点滴ルートや器具が必要になることがある. 適切な量の抗がん薬を適切な方法で投与することは, 化学療法を行ううえでの基本である.

化学療法の効果判定

患者に行われている化学療法の目的や有効性を理解しておくのと同様に, 行われた化学療法の効果がどうであったかについても把握しておく必要がある. 化学療法の効果判定は, 奏効率, 生存期間, QOL, 腫瘍縮小効果などをもとに行われる. 治療の目的は達成されたのかどうか, 特に症状緩和やQOLの向上などについては看護師の視点でも確認する必要があるだろう.

生存率・生存期間

生存率や生存期間は, 化学療法の効果を判定するための最も重要な指標となる. 生存率は, 診断日あるいは治療開始日から一定の期間後に生存している人の割合を示したものであり, がんの治癒の目安となっている5年生存率がよく用いられている (図2). しかし, 化学療法の場合は治癒目的のがんの種類は限られているため, 5年ではなく1年あるいは2年生存率で治療効果の判定を行う場合も多い. さらに固形がんで治癒以外を目的とした化学療法であると年単位の予後も難しい場合がある. そのため生存率ではなく, 治療を受けた全症例中50%の人が生存している期間を示す「生存

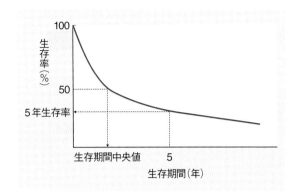

図2　5年生存率と生存期間中央値（生存率推移は架空）

期間中央値（median survival time：MST）」で治療効果を判定することも行われている.

QOL

　化学療法は，単独での治療効果として治癒や生存期間の延長を期待できるがんの種類が限られている治療方法である. したがって治癒や生存期間の延長が望めない場合には，治療を行うことで患者の苦痛症状が緩和しQOLが向上するかどうかは治療効果判定の重要な指標となる. 生存期間が同等であれば，副作用の出現率がより少ない治療方法や，外来治療が可能，または治療に要するコストがより少ない治療方法が検討されるようになってきている. QOLを測定するためのスケール（FACT〈Functional Assessment of Cancer Therapy〉，SF36〈the Medical Outcomes Study ［MOS］36-Item Short-Form Health Survey〉）などを用い，治療の前後でどう変化したのかなどを検討することも行われている. 日常のケアにおいては，治療を行ったことでその患者の症状は緩和されたのか，QOLは向上したのか，という視点をもつことが重要となる.

腫瘍縮小効果

　固形がんの場合は，治療により腫瘍の大きさがどれだけ縮小したかどうかが治療効果を判定する基準の一つとなっており，現在は固形がんの治療効果判定のための新ガイドライン（RECISTガイドライン）改訂版[5]に沿って判定が行われることが多い. RECISTガイドラインでは，病変を標的病変（測定可能な病変を最大5個まで選択し，腫瘍病変の最長径〈リンパ節病変は短径〉の和を算出），非標的病変（標的病変以外の小病変および胸水・腹水・心嚢水，皮膚や肺のリンパ管症，炎症性乳がん，軟膜髄膜病変，造骨性骨病変などの測定不能病変）に分類しており，標的病変，非標的病変それぞれに対する効果と新病変の有無を併せた総合効果を判定するようになっている. 総合効果は，完全奏効（Complete Response：CR），部分奏効（Partial Response：PR），安定（Stable Disease：SD），進行（Progressive Disease：PD）の4段階に分かれており，全症例中のCRとPRを足したものの割合が奏効率（response rate）となる（表4）[5].

　血液腫瘍の場合には腫瘍の大きさを測定できるような病変がない場合も多いため，体内の残存腫瘍細胞の有無が効果判定基準の一つになる. 急性白血病の場合，従来，骨髄穿刺を行ってその塗抹標本を検鏡して腫瘍細胞がみられない状態を寛解として扱ってきた. これを「血液学的寛解」とよぶが，近年では分子生物学的検査の発達に伴い腫瘍特異的な遺伝子をPCR法で検出するなど，きわめて高感度の検査を行うことができるようになっており，これらの手法を用いても残存腫瘍が検出できないレベルを「分子

抗がん薬の作用メカニズムと副作用メカニズム

遠藤久美

抗がん薬の作用

抗がん薬は，がん細胞の増殖や腫瘍の増大を阻止する作用をもつ薬剤であり，① 細胞傷害性抗がん薬，② 分子標的治療薬（免疫チェックポイント阻害薬を含む），③ホルモン療法薬などがある．

細胞傷害性抗がん薬

細胞傷害性抗がん薬は，細胞内の DNA や RNA などの合成やその機能を障害したり，細胞内の器官や生体膜の形成を阻害したりすることによって，細胞の分裂を阻止し，がん細胞の増殖を抑制する作用をもつ．

細胞の増殖や複製は，「細胞周期（cell cycle）」に則って行われており（**図1**），細胞傷害性抗がん薬はこの細胞周期のさまざまな期に影響を与えている．正常細胞の細胞周期は，以下のような期に分けられる[1]．

- G1 期（Gap1）：DNA の産生に必要な酵素や RNA が形成される時期．
- S 期：DNA が合成される時期．
- G2 期（Gap2）：蛋白質や RNA が合成され，細胞分裂に向けて準備が行われる時期．
- M 期：細胞が分裂し，2つの娘細胞に分かれる時期．
- G0 期：細胞周期に再び戻るまでの休止期．

細胞傷害性抗がん薬には，細胞周期の特定の期にいる細胞に作用する薬剤（細胞周期特異的抗がん薬）と，すべての細胞周期に作用する薬剤（細胞周期非特異的抗がん薬）がある．抗がん薬が細胞周期のどの時期の細胞に効果があるかによって，その投与方法（持続投与か短時間投与か）が異なる場合があるため，細胞周期と抗がん薬の作用点を理解しておくことは重要である．

作用メカニズムによる細胞傷害性抗がん薬の分類（表1，図2）

■アルキル化薬

薬剤の分子内にアルキル基（R-CH2⁻）を有しており，これが生体側の蛋白や核酸の一部と結合することでその生物的活性を

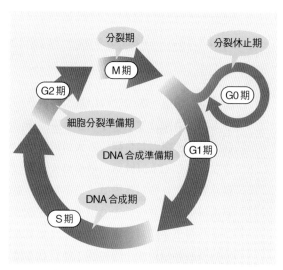

図1 細胞周期

分裂期　　分裂休止期

M期

G2期　　　G0期

細胞分裂準備期

DNA合成準備期　G1期

DNA合成期

S期

表1　主な細胞傷害性抗がん薬の作用メカニズムによる分類

分類名		一般名	商品名（例）
アルキル化薬	マスタード類	シクロホスファミド（CPA，CPM）	エンドキサン®
		イホスファミド（IFM）	イホマイド®
		メルファラン（L-PAM）	アルケラン®
		ブスルファン（BUS）	マブリン®，ブスルフェクス®
		ベンダムスチン	トレアキシン®（代謝拮抗作用も併せもつ）
	ニトロソウレア類	ニムスチン（ACNU）	ニドラン®
		ラニムスチン（MCNU）	サイメリン®
	そのほか	ダカルバジン（DTIC）	ダカルバジン®
		プロカルバジン（PCZ）	塩酸プロカルバジン®
		テモゾロミド（TMZ）	テモダール®
白金製剤		シスプラチン（CDDP，DDP）	ランダ®，ブリプラチン®，アイエーコール®
		カルボプラチン（CBDCA）	パラプラチン®
		ネダプラチン（254-S）	アクプラ®
		オキサリプラチン（L-OHP）	エルプラット®
代謝拮抗薬	葉酸代謝拮抗薬	メトトレキサート（MTX）	メソトレキセート®
		ペメトレキセド（PEM）	アリムタ®
		プララトレキサート	ジフォルタ®
	ピリミジン代謝拮抗薬	フルオロウラシル（5-FU）	5-FU®
		ドキシフルリジン（5′-DFUR）	フルツロン®
		カペシタビン	ゼローダ®
		テガフール（FT，TGF）	フトラフール®
		テガフール・ウラシル	ユーエフティ®
		テガフール・ギメラシル・オテラシルカリウム（S-1）	ティーエスワン®
		シタラビン（Ara-C）	キロサイド®
		エノシタビン（BH-AC）	サンラビン®
		ゲムシタビン（GEM）	ジェムザール®
		メルカプトプリン（6-MP）	ロイケリン®
		フルダラビン（F-ara-A）	フルダラ®
		ペントスタチン（DCF）	コホリン®
		クラドリビン（2-CdA）	ロイスタチン®
	そのほか	ヒドロキシカルバミド（HU）	ハイドレア®
		L-アスパラギナーゼ（L-ASP）	ロイナーゼ®
		アザシチジン	ビダーザ®
		トリフルリジン・チピラシル	ロンサーフ®
抗がん性抗生物質		マイトマイシンC（MMC）	マイトマイシン®
		アクチノマイシンD（ACT-D，ACD）	コスメゲン®
		ブレオマイシン（BLM）	ブレオ®
		ペプロマイシン（PEP）	ペプレオ®

表1　主な細胞傷害性抗がん薬の作用メカニズムによる分類（続き）

分類名		一般名	商品名（例）
微小管阻害薬	ビンカアルカロイド系	ビンクリスチン（VCR）	オンコビン®
		ビンブラスチン（VLB）	エクザール®
		ビンデシン（VDS）	フィルデシン®
		ビノレルビン（VNR）	ナベルビン®
	タキサン系	パクリタキセル（PTX）	タキソール®
		パクリタキセル（アルブミン結合）（nab-PTX）	アブラキサン®
		ドセタキセル（DTX）	タキソテール®，ワンタキソテール®
		カバジタキセル	ジェブタナ®
	そのほか	エリブリン	ハラヴェン®
トポイソメラーゼ阻害薬	トポイソメラーゼⅠ阻害薬	イリノテカン（CPT-11）	トポテシン®，カンプト®
		ノギテカン（NGT）	ハイカムチン®
	トポイソメラーゼⅡ阻害薬	ドキソルビシン（DXR）	アドリアシン®
		ドキソルビシン（DDS製剤）（DXR）	ドキシル®
		ダウノルビシン（DNR，DM）	ダウノマイシン®
		ピラルビシン（THP）	テラルビシン®，ピノルビン®
		エピルビシン（EPI）	ファルモルビシン®，ファルモルビシンRTU®
		イダルビシン（IDR）	イダマイシン®
		アクラルビシン（ACR，ACM）	アクラシノン®
		アムルビシン（AMR）	カルセド®
		ミトキサントロン（MIT）	ノバントロン®
		エトポシド（VP-16）	ラステット®，ベプシド®
そのほか		トラベクテジン	ヨンデリス®

阻害する作用をもっている．細胞が分裂するときには，DNAの二重鎖が解けて一重鎖となり，対応する塩基が組み立てられることによってDNAの複製が行われる．しかし，アルキル化薬はDNAの二重鎖のあいだに異常な結合を起こし，DNAの複製を阻害するとともにDNAそのものにも傷害を与える．がん細胞が分裂して増殖しようとする際には，アルキル化薬が結合した場所でDNAがちぎれてしまい，がん細胞は死滅する．

　アルキル化薬はすでにでき上がっているDNAやRNAにも作用するため，細胞周期非特異的抗がん薬で，分裂周期にないG0期の細胞にも作用すると考えられている．また，DNAそのものを傷害するため，催奇形性や発がんの可能性がある．

■白金製剤

　分子内に白金（プラチナ）を含む薬剤であり，アルキル化薬と作用機序は同様である．白金錯体がDNAの二重鎖間で架橋形成することによりDNA合成を阻害し，がん細胞を死滅させる．

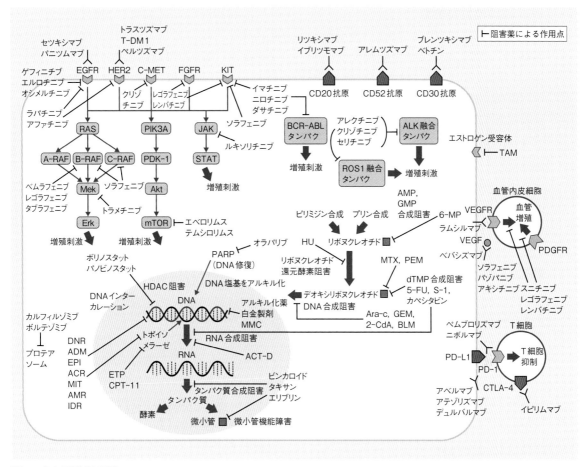

図2　主な悪性腫瘍薬

（国立がんセンター内科レジデント，編. がん診療レジデントマニュアル 第8版. 医学書院；2019. p.10-11 より引用）

DNR：ダウノルビシン，ADM：アドリアマイシン，EPI：エピルビシン，ACR：アクラルビシン，MIT：ミトキサントロン，AMR：アムルビシン，IDR：イダルビシン，ETP：エトポシド，CPT-11：イリノテカン，MMC：マイトマイシン C，ACT-D：アクチノマイシン D，TAM：タモキシフェンクエン，6-MP：メルカプトプリン，HU：ヒドロキシカルバミド，MTX：メソトレキサート，PEM：ペメトレキセドナトリウム，5-FU：フルオロウラシル，S-1：テガフール/ギメラシル/オテラシル，Ara-C：シタラビン，GEM：ゲムシタビン，2-CdA：クラドリビン，BLM：ブレオマイシン

■代謝拮抗薬

代謝拮抗薬は，細胞の核酸を合成するために必要な代謝物と似た構造や機能をもつことにより，抗腫瘍効果を発揮する．つまり，細胞の正常な代謝物と似ているために間違われて細胞に取り込まれ，核酸の合成に必要な酵素の働きを阻害し，結果的に DNA の合成が阻害されることによって細胞は死滅する．

代謝拮抗薬の作用点は DNA 合成阻害にあるため，その効果は DNA が合成される S 期に特異的に発揮される．したがって，薬剤の効果がより多くのがん細胞に発揮されるようにするために，代謝拮抗薬は長時間，持続的に投与する場合が多い．代謝拮抗薬の代表的なものとしては，葉酸拮抗薬，ピリミジン拮抗薬，プリン拮抗薬がある．

葉酸代謝拮抗薬：葉酸欠乏状態を起こすことによってチミンやプリンなどの生合成を抑制し，その結果 DNA の合成を阻害する．

ピリミジン代謝拮抗薬：チミジン酸合成酵素と結合することによって核酸を構成する塩基の一つであるチミジン酸が欠乏し，DNA合成を阻害する．また，直接RNA中に取り込まれて異常なリボ核酸をつくり，細胞傷害性を発揮するともいわれる．

プリン代謝拮抗薬：核酸などの重要な構成成分であるプリン塩基と似た構造をもっており，正常物質と結合してその代謝反応を阻害したり，直接核酸に取り込まれ異常な核酸をつくったりすることによって細胞を死滅させる作用をもつ．

■抗がん性抗生物質

細菌に対して選択的に効果を発揮する抗生物質のように，がん細胞に対しても選択的に働く抗生物質があるのではないかという考えのもとに研究開発されたものである．核酸の機能や合成に障害をもたらすことで抗腫瘍効果を発揮する．代表的な抗がん性抗生物質であるアントラサイクリン系は，二重鎖DNAの塩基対の中にはまりこみ，DNAやRNAの合成を阻害する．また，DNA鎖を切断することによって細胞傷害性を示す薬剤もある．

■微小管阻害薬

微小管阻害薬は細胞分裂に重要な微小管の働きを阻害することによって，がん細胞を死滅させる．微小管は神経細胞の働きにも重要な役割を果たすため，副作用として神経障害が起こることが多い特徴をもつ．微小管に対する作用の違いによりビンカアルカロイド系とタキサン系に分類される．

ビンカアルカロイド系：キョウチクトウ科のツルニチニチ草からの抽出物由来の薬剤であり，微小管の伸長を阻害することにより，有糸分裂中期で細胞分裂を停止させ，細胞傷害性を発揮する．

タキサン系：微小管を極度に安定させ，その解離を阻害することにより細胞分裂を停止させる．

そのほか（エリブリン）：海綿動物に含まれる物質をもとに合成した薬剤であり，微小管の重合を阻害し伸長を抑制することで細胞分裂を停止させる．

■トポイソメラーゼ阻害薬

DNAの転写，複製，修復の際に，その立体構造を調節する働きをもつ酵素（トポイソメラーゼ）を阻害することにより，がん細胞の分裂を阻害する．DNA二本鎖の一方だけを切断するI型と，2本とも切断するII型に分類される．

分子標的治療薬

近年，がんの発生や増殖に関して分子レベル，遺伝子レベルでの解明が進んでいる．そのなかで，がん細胞の生物学的な特徴を示す分子を見つけ，その分子を標的として治療を行おうというのが分子標的治療である．細胞傷害性抗がん薬の作用機序や標的分子はその効果がわかってから後づけで解明されるのに対し，分子標的治療薬はあらかじめ標的分子を定め，その分子への作用を目的としてつくられる薬剤である．

分子標的治療薬の標的分子には増殖因子受容体やシグナル伝達物質などがあり，効果は腫瘍細胞にそれらの標的があるかないかによって決まる．したがって，特異的な標的分子をもつ限られた腫瘍に対しての効果は劇的な場合も多いが，その標的分子をもたない腫瘍に投与しても全く効果がないということになる．

分子標的治療薬の分類

現在臨床応用されている分子標的治療薬

は，その形態や構造面から「抗体薬」と「低分子薬」に分類されることが多い．主な分子標的治療薬を**表2〜3**に示す．

■抗体薬[2]

抗体薬は低分子薬に比べて分子量が大きく細胞膜を通過できないため，細胞外の標的分子をターゲットとしている．半減期が長いため数週間に1回の投与でも効果が得られるという利点があるが，注射薬に限られるという限界がある．また，当初はマウス型抗体薬が開発されたが，アナフィラキシー反応が強いことやヒトに投与した場合の半減期が短いことから，現在ではマウス抗体の一部，あるいはすべてをヒト抗体に置き換えたキメラ型抗体薬，ヒト化型抗体薬，ヒト型抗体薬が開発され，使用されている．抗体薬の作用機序による種類としては，VEGF（血管内皮増殖因子）・VEGFR（血管内皮細胞増殖因子受容体）阻害薬，HER2（ヒト上皮成長因子受容体2型）・EGFR（上皮成長因子受容体）阻害薬，抗CD抗体薬，抗CCR4抗体薬などがある．

VEGF・VEGFR阻害薬：がん細胞は，自ら血管をつくり栄養を確保することで増殖する特徴をもっている．血管をつくるために血管増殖因子を出し，周囲から血管をよび寄せることを「血管新生」というが，この血管新生のプロセスを阻害する薬剤がVEGF・VEGFR阻害薬である．VEGF阻害薬は細胞外でVEGFと特異的に結合することにより，血管内皮細胞上のVEGFRとの結合を阻害する．その作用によって血管内皮細胞の増殖による血管新生を阻害し，結果，がん細胞は栄養が得られず死滅する．またVEGF阻害薬は，がん細胞がつくり出した腫瘍血管の異常を正常化させることにより抗がん薬の到達性を向上させる作用ももっており，ほかの抗がん薬と併用する

ことで高い抗腫瘍効果を示すと考えられている．VEGFR阻害薬は，VEGFRと特異的に結合することによって，VEGFのVEGFRへの結合を阻害し抗腫瘍効果を発揮する．

HER2・EGFR阻害薬：細胞膜上にある増殖因子受容体と特異的に結合し，細胞内への増殖シグナルを抑制することによって抗腫瘍効果を示す．細胞膜上の増殖因子受容体にはHERファミリーとよばれるEGFR（HER1〈上皮成長因子受容体〉）やHER2（ヒト上皮成長因子受容体2型）がある．EGFR阻害薬の場合には細胞外でEGF（上皮成長因子）が細胞膜上のEGFRと結合するのを阻害する．HER2阻害薬の場合は，HER2受容体に結合することによる細胞増殖シグナル抑制効果だけでなく，結合した抗体薬に免疫細胞が集まり細胞を傷害する「抗体依存性細胞介在性細胞傷害作用（ADCC）」による抗腫瘍効果ももっている．

抗CD抗体薬：細胞膜上にある細胞特異的な分化抗原を標的とし，抗体薬が特異的な抗原に結合することで標的とする細胞を識別し，補体や免疫細胞あるいは抗体薬に結合された放射性物質や抗がん薬によって細胞を傷害する作用をもつ．標的となる分化抗原にはCD20，CD22，CD30，CD33，CD38，CD52などがある．補体や免疫細胞による細胞傷害作用には，抗体薬が細胞表面上の分化抗原に結合した後，その結合した抗体薬に補体成分が結合して補体を活性化させ結合した細胞の溶解を起こす「補体依存性細胞傷害作用（CDC）」と細胞表面に結合した抗体薬に免疫細胞のナチュラルキラー細胞やマクロファージが結合することで結合した細胞を破壊するADCCがある．

抗CCR4抗体薬：CCR4（CCケモカイン

表2 主な分子標的治療薬（抗体薬）

種類	抗体の種類	薬剤名（商品名）	使用前に必要あるいは考慮すべき検査と結果	
VEGF・VEGFR阻害薬	ヒト化型モノクローナル抗体	ベバシズマブ（アバスチン®）	特になし	
	ヒト型モノクローナル抗体	ラムシルマブ（サイラムザ®）	特になし	
	遺伝子組み換え蛋白質	アフリベルセプト ベータ（ザルトラップ®）	特になし	
HER2阻害薬	ヒト化型モノクローナル抗体	トラスツズマブ（ハーセプチン®）	•HER2蛋白質免疫組織染色にて3+ •免疫組織染色で2+の場合にはHER2遺伝子の増幅検査（FISH法）で陽性を確認	
	ヒト化型モノクローナル抗体	ペルツズマブ（パージェタ®）	特になし	
	ヒト化型モノクローナル抗体（チューブリン重合阻害薬複合体）	トラスツズマブ エムタンシン（カドサイラ®）	特になし	
EGFR阻害薬	キメラ型モノクローナル抗体	セツキシマブ（アービタックス®）	•EGFR蛋白質の免疫組織染色で陽性 •*KRAS*遺伝子検査で野性型	
	ヒト型モノクローナル抗体	パニツムマブ（ベクティビックス®）	*KRAS*遺伝子検査で野性型	

	対象疾患	標的分子	主な副作用症状
	・治癒切除不能な進行・再発の結腸・直腸がん ・扁平上皮がんを除く切除不能な進行・再発の非小細胞肺がん ・卵巣がん ・進行または再発の子宮頸がん ・手術不能または再発乳がん ・悪性神経膠腫	VEGF	・高頻度（国内）：好中球減少，白血球減少，出血 ・重大：ショック，アナフィラキシー，消化管穿孔，瘻孔 ・要注意：高血圧，蛋白尿，創傷治癒遅延
	・治癒切除不能な進行・再発の胃がん ・治癒切除不能な進行・再発の結腸・直腸がん ・切除不能な進行・再発の非小細胞肺がん ・化学療法後に増悪した血清 AFP 値が 400 ng/mL 以上の切除不能な肝細胞がん	VEGFR-2	・高頻度（国外：治癒切除不能な進行・再発の胃がんの場合）：腹痛，高血圧，下痢 ・重大：動脈血栓塞栓症，静脈血栓塞栓症，インフュージョンリアクション，消化管穿孔 ・要注意：出血，蛋白尿，創傷治癒障害
	治癒切除不能な進行・再発の結腸・直腸がん	VEGF-A, VEGF-B, PIGF	・高頻度（国内）：好中球減少症，食欲減退，下痢 ・重大：出血，消化管穿孔，瘻孔 ・要注意：高血圧，蛋白尿，インフュージョンリアクション，創傷治癒遅延
	・HER2 過剰発現が確認された乳がん ・HER2 過剰発現が確認された治癒切除不能な進行・再発の胃がん	HER2	・高頻度（国内外：HER2 過剰発現が確認された転移性乳がんの場合）：発熱，悪寒 ・重大：心障害，インフュージョンリアクション，間質性肺炎，肺障害 ・要注意：－
	HER2 陽性の乳がん	HER2	・高頻度（国内外：HER2 陽性の早期乳がんの術後患者でトラスツズマブ併用の場合）：下痢，発疹，疲労 ・重大：好中球減少症，白血球減少症，インフュージョンリアクション（悪寒，発熱など），アナフィラキシー，過敏症 ・要注意：－
	HER2 陽性の手術不能または再発乳がん	HER2	・高頻度（国内：HER2 陽性の手術不能または再発乳がんの場合）：倦怠感，鼻出血 ・重大：間質性肺疾患，心障害，過敏症 ・要注意：発熱，インフュージョンリアクション，肝機能障害，血小板減少
	・RAS 遺伝子野生型の治癒切除不能な進行・再発の結腸・直腸がん ・頭頸部がん	EGFR	・高頻度（国内）：ざ瘡，皮膚乾燥，発疹 ・重大：重度のインフュージョンリアクション，重度の皮膚症状，間質性肺疾患 ・要注意：下痢，低マグネシウム血症，爪囲炎
	KRAS 遺伝子野生型の治癒切除不能な進行・再発の結腸・直腸がん	EGFR	・高頻度（国内）：ざ瘡様皮膚炎，爪囲炎，皮膚乾燥 ・重大：重度の皮膚障害，間質性肺疾患（間質性肺炎，肺線維症，肺臓炎，肺浸潤），重度のインフュージョンリアクション ・要注意：低マグネシウム血症

表2 主な分子標的治療薬（抗体薬）（続き）

種類	抗体の種類	薬剤名（商品名）	使用前に必要あるいは考慮すべき検査と結果	
抗 CD20 抗体薬	キメラ型モノクローナル抗体	リツキシマブ（リツキサン®）＊10 mg/mL の場合	免疫組織染色で CD20 抗原陽性	
	ヒト型モノクローナル抗体	オファツムマブ（アーゼラ®）	フローサイトメトリー法などの検査で CD20 抗原陽性	
	ヒト化型モノクローナル抗体	オビヌツズマブ（ガザイバ®）	フローサイトメトリー法などの検査で CD20 抗原陽性	
	マウス型モノクローナル抗体（放射線同位元素結合）	イブリツモマブ チウキセタン（ゼヴァリン® イットリウム〈90Y〉）	免疫組織染色で CD20 抗原陽性	
抗 CD22 抗体薬	ヒト化型モノクローナル抗体（抗腫瘍性抗生物質結合）	イノツズマブ オゾガマイシン（ベスポンサ®）	フローサイトメトリー法などの検査で CD22 抗原陽性	
抗 CD30 抗体薬	キメラ型モノクローナル抗体（微小管阻害薬結合）	ブレンツキシマブ ベドチン（アドセトリス®）	免疫組織染色で CD30 抗原陽性	
抗 CD33 抗体薬	ヒト化型モノクローナル抗体（抗腫瘍性抗生物質結合）	ゲムツズマブ オゾガマイシン（マイロターグ®）	免疫組織染色で CD33 抗原陽性	

	対象疾患	標的分子	主な副作用症状
	• CD20 陽性の B 細胞性非ホジキンリンパ腫 • 免疫抑制状態下の CD20 陽性の B 細胞性リンパ増殖性疾患 • ヴェゲナ肉芽腫症，顕微鏡的多発血管炎 • 難治性のネフローゼ症候群（頻回再発型あるいはステロイド依存性を示す場合） • 慢性特発性血小板減少性紫斑病 • 腎移植，肝移植の ABO 血液型不適合移植における抗体関連型拒絶反応の抑制 • ^{111}In および ^{90}Y イブリツモマブ チウキセタン（遺伝子組換え）注射液投与の前投与	CD20	• 高頻度：インフュージョンリアクション（症状：発熱，悪寒，悪心，頭痛，疼痛，掻痒，発疹，咳，虚脱感，血管浮腫など），白血球減少，好中球減少（国内：CD20 陽性の B 細胞性非ホジキンリンパ腫の場合でインフュージョンリアクション症状以外の症状） • 重大：アナフィラキシー様症状，肺障害，心障害，腫瘍崩壊症候群，B 型肝炎ウイルスによる劇症肝炎，肝炎の増悪 • 要注意：―
	再発または難治性の CD20 陽性の慢性リンパ性白血病	CD20	• 高頻度（海外）：インフュージョンリアクション，感染症，白血球減少 • 重大：インフュージョンリアクション，腫瘍崩壊症候群，進行性多巣性白質脳症 • 要注意：B 型肝炎ウイルスによる劇症肝炎，肝炎の増悪
	CD20 陽性の濾胞性リンパ腫	CD20	• 高頻度（国内外：未治療の CD20 陽性低悪性度非ホジキンリンパ腫のうち，濾胞性リンパ腫患者の安全性評価対象者の場合）：インフュージョンリアクション，好中球減少，悪心 • 重大：インフュージョンリアクション，腫瘍崩壊症候群，好中球減少，白血球減少 • 要注意：感染症，B 型肝炎ウイルスによる劇症肝炎，肝炎の増悪，心障害
	CD20 陽性の再発または難治性の低悪性度 B 細胞性非ホジキンリンパ腫，マントル細胞リンパ腫	CD20	• 高頻度（国内：^{111}In および ^{90}Y イブリツモマブ チウキセタン注射液投与の場合）：倦怠感，頭痛，便秘，口内炎，発熱 • 重大：骨髄抑制，重篤な皮膚障害，感染症 • 要注意：―
	再発または難治性の CD22 陽性の急性リンパ性白血病	CD22	• 高頻度（国内外）：好中球減少，血小板減少，白血球減少 • 重大：肝障害，骨髄抑制，感染症 • 要注意：インフュージョンリアクション
	• 未治療の CD30 陽性のホジキンリンパ腫 • 再発または難治性の CD30 陽性のホジキンリンパ腫および未分化大細胞リンパ腫	CD30	• 高頻度（国内：未治療の CD30 陽性のホジキンリンパ腫で，ドキソルビシン，ビンブラスチンおよびダカルバジンを併用した場合）：好中球減少症，悪心，便秘 • 重大：末梢神経障害，感染症，進行性多巣性白質脳症 • 要注意：インフュージョンリアクション
	再発または難治性の CD33 陽性の急性骨髄性白血病	CD33	• 高頻度（国内）：発熱性好中球減少症，血小板減少，発熱 • 重大：インフュージョンリアクション，重篤な過敏症，血液障害（骨髄抑制など） • 要注意：肝障害，感染症，肺障害

表2 主な分子標的治療薬（抗体薬）（続き）

種類	抗体の種類	薬剤名（商品名）	使用前に必要あるいは考慮すべき検査と結果	
抗 CD38 抗体薬	ヒト型モノクローナル抗体	ダラツムマブ（ダラザレックス®）	特になし	
抗 CD52 抗体薬	ヒト化型モノクローナル抗体	アレムツズマブ（マブキャンパス®）	特になし	
抗 CCR4 抗体薬	ヒト化型モノクローナル抗体	モガムリズマブ（ポテリジオ®）	成人T細胞白血病リンパ腫（ATL），末梢性T細胞リンパ腫（PTCL）の場合，フローサイトメトリーまたは免疫組織染色でCCR4抗原陽性	
抗 SLAMF7 抗体薬	ヒト化型モノクローナル抗体	エロツズマブ（エムプリシティ®）	特になし	

「主な副作用症状」については原則，添付文書の副作用から，「高頻度」は頻度が高い順に3つ，「重大」は掲載順に3つを明記（一部改変あり）（2019年10月アクセス）．「要注意」は臨床の看護で注目すべきもの，その薬剤に特徴的で比較的頻度が多いもの，減量基準の指標になっているものをあげている

表3 主な分子標的治療薬（低分子薬，ほか）

作用機序による分類	一般名（商品名）	必要あるいは考慮すべき検査と結果	対象疾患および療法	
VEGFR 阻害薬	アキシチニブ（インライタ®）	特になし	根治切除不能または転移性の腎細胞がん	
HER2 阻害薬	ラパチニブ（タイケルブ®）	・HER2 蛋白質免疫組織染色で3+ ・免疫組織染色で2+の場合，*HER2* 遺伝子の増幅検査（FISH法）で陽性	HER2 過剰発現が確認された手術不能または再発乳がん	
EGFR チロシンキナーゼ阻害薬	ゲフィチニブ（イレッサ®）	*EGFR* 遺伝子検査で変異あり	*EGFR* 遺伝子変異陽性の手術不能または再発非小細胞肺がん	
	エルロチニブ（タルセバ®）＊25 mg，100 mg の場合	*EGFR* 遺伝子検査で変異あり	・切除不能な再発・進行性で，がん化学療法施行後に増悪した非小細胞肺がん ・*EGFR* 遺伝子変異陽性の切除不能な再発・進行性で，がん化学療法未治療の非小細胞肺がん ・治癒切除不能な膵がん	

対象疾患	標的分子	主な副作用症状
多発性骨髄腫	CD38	• 高頻度（国内外：造血幹細胞移植の適応とならない末治療の多発性骨髄腫で，ダラツムマブ，ボルテゾミブ，メルファラン，プレドニゾロンを併用した場合）：インフュージョンリアクション，好中球減少，血小板減少 • 重大：インフュージョンリアクション，骨髄抑制，感染症 • 要注意：－
再発または難治性の慢性リンパ性白血病	CD52	• 高頻度（国外）：悪寒，発熱，悪心 • 重大：顆粒球減少症，無顆粒球症，単球減少，汎血球減少，好中球減少，白血球減少，血小板減少，貧血，骨髄機能不全，インフュージョンリアクション，感染症 • 要注意：心障害，低血圧
• CCR4 陽性の ATL • 再発または難治性の CCR4 陽性の PTCL • 再発または難治性の皮膚 T 細胞性リンパ腫	CCR4	• 高頻度（国内）：リンパ球減少，インフュージョンリアクション，発熱 • 重大：インフュージョンリアクション，重度の皮膚障害，感染症 • 要注意：肝機能障害
再発または難治性の多発性骨髄腫	SLAMF7	• 高頻度（国内外：レナリドミドおよびデキサメタゾンを併用した場合）：疲労，好中球減少，下痢 • 重大：インフュージョンリアクション，感染症，リンパ球減少 • 要注意：－

（添付文書，インタビューフォーム，石川和宏．分子標的抗がん薬の特徴とメカニズム．絵でまるわかり 分子標的抗がん薬．南山堂；2016．p.22-42 などを参考にして作成）

標的分子	主な副作用症状
VEGFR1〜3	• 高頻度：下痢，高血圧，疲労 • 重大：高血圧・高血圧クリーゼ，動脈血栓塞栓症，静脈血栓塞栓症 • 要注意：手足症候群
EGFR，HER2	• 高頻度：下痢，発疹（ざ瘡様皮膚炎を含む），口内炎 • 重大：肝機能障害，間質性肺疾患，心障害 • 要注意：爪の障害
EGFR など	• 高頻度：発疹，肝機能異常，下痢 • 重大：急性肺障害，間質性肺炎，重度の下痢，脱水 • 要注意：－
EGFR	• 高頻度（非小細胞肺がん〈二次治療以降〉の場合）：ざ瘡様皮疹などの発疹，下痢 • 重大：間質性肺疾患，肝炎，肝不全，肝機能障害，重度の下痢 • 要注意：爪の障害

表3 主な分子標的治療薬（低分子薬, ほか）（続き）

作用機序による分類	一般名（商品名）	必要あるいは考慮すべき検査と結果	対象疾患および療法	
EGFR チロシンキナーゼ阻害薬	アファチニブ（ジオトリフ®）	*EGFR* 遺伝子検査で変異あり	*EGFR* 遺伝子変異陽性の手術不能または再発非小細胞肺がん	
	オシメルチニブ（タグリッソ®）	*EGFR* 遺伝子検査で変異あり	*EGFR* 遺伝子変異陽性の手術不能または再発非小細胞肺がん	
	ダコミチニブ（ビジンプロ®）	*EGFR* 遺伝子検査で変異あり	*EGFR* 遺伝子変異陽性の手術不能または再発非小細胞肺がん	
BCR-ABL チロシンキナーゼ阻害薬	イマチニブ（グリベック®）	• 慢性骨髄性白血病：染色体あるいは遺伝子検査で診断 • 消化管間質腫瘍：免疫組織染色で KIT（CD 117）陽性 • フィラデルフィア染色体陽性急性リンパ性白血病：染色体検査でフィラデルフィア染色体陽性 • *BCR-ABL* キメラ遺伝子検査（FISH 法）で陽性	• 慢性骨髄性白血病 • KIT（CD117）陽性消化管間質腫瘍 • フィラデルフィア染色体陽性急性リンパ性白血病 • FIP1L1-PDGFRα 陽性の好酸球増多症候群, 慢性好酸球性白血病	
	ニロチニブ（タシグナ®）	染色体検査あるいは遺伝子検査で慢性骨髄性白血病の診断	慢性期または移行期の慢性骨髄性白血病	
	ボスチニブ（ボシュリフ®）	染色体検査あるいは遺伝子検査で慢性骨髄性白血病の診断	前治療薬に抵抗性または不耐容の慢性骨髄性白血病	
	ポナチニブ（アイクルシグ®）	染色体検査あるいは遺伝子検査で慢性骨髄性白血病またはフィラデルフィア染色体陽性急性リンパ性白血病の診断	• 前治療薬に抵抗性または不耐容の慢性骨髄性白血病 • フィラデルフィア染色体陽性急性リンパ性白血病	
ALK 阻害薬	クリゾチニブ（ザーコリ®）	*ALK* 融合遺伝子検査で陽性あるいは *ROS1* 融合遺伝子検査で陽性	• *ALK* 融合遺伝子陽性の切除不能な進行・再発の非小細胞肺がん • *ROS1* 融合遺伝子陽性の切除不能な進行・再発の非小細胞肺がん	
	アレクチニブ（アレセンサ®）	*ALK* 融合遺伝子検査で陽性	*ALK* 融合遺伝子陽性の切除不能な進行・再発の非小細胞肺がん	
	セリチニブ（ジカディア®）	*ALK* 融合遺伝子検査で陽性	*ALK* 融合遺伝子陽性の切除不能な進行・再発の非小細胞肺がん	

標的分子	主な副作用症状
EGFR，HER2，ErbB4	• 高頻度（国内：化学療法既治療の非小細胞肺がんの場合）：下痢，発疹，爪囲炎 • 重大：間質性肺疾患，重度の下痢，重度の皮膚障害 • 要注意：ー
EGFR	• 高頻度（国内外：EGFR チロシンキナーゼ阻害薬による治療後に病勢進行した EGFRT790M 変異陽性の切除不能な進行・再発の非小細胞肺がんの場合）：発疹・ざ瘡など，下痢，爪の障害（爪囲炎を含む） • 重大：間質性肺疾患，QT 間隔延長，血小板減少，好中球減少，白血球減少，貧血 • 要注意：ー
EGFR	• 高頻度（国内外：化学療法歴のない EGFR 遺伝子変異陽性の切除不能な進行・再発の非小細胞肺がんの場合）：下痢，爪囲炎，口内炎（口腔内潰瘍形成，アフタ性潰瘍など） • 重大：間質性肺疾患，重度の下痢，重度の皮膚障害 • 要注意：ー
BCR-ABL，v-ABL，c-ABL，PDGFR，KIT	• 高頻度（国内：慢性期，移行期および急性期慢性骨髄性白血病の場合）：嘔気，好中球減少症，血小板減少症 • 重大：骨髄抑制，出血（脳出血，硬膜下出血），消化管出血，胃前庭部毛細血管拡張症（GAVE） • 要注意：肝機能障害
BCR-ABL，PDGFR，c-KIT	• 高頻度（国内外：初発の慢性期の慢性骨髄性白血病〈成人〉）：発疹，頭痛，血小板減少症 • 重大：骨髄抑制，QT 間隔延長，心筋梗塞，狭心症，心不全 • 要注意：ー
BCR-ABL，Src	• 高頻度（国内）：下痢，発疹，ALT（GPT）上昇 • 重大：肝炎，肝機能障害，重度の下痢，骨髄抑制 • 要注意：ー
BCR-ABL	• 高頻度（国内：前治療薬に抵抗性または不耐容の慢性骨髄性白血病および再発または難治性のフィラデルフィア染色体陽性急性リンパ性白血病の場合）：発熱，血小板数減少，高血圧 • 重大：冠動脈疾患，脳血管障害，末梢動脈閉塞性疾患 • 要注意：ー
ALK，ROS1，c-Met/HGFR，RON	• 高頻度（国内外）：視覚障害，悪心，下痢 • 重大：間質性肺疾患，劇症肝炎，肝不全，肝機能障害，QT 間隔延長，徐脈 • 要注意：ー
ALK	• 高頻度（国内）：便秘，味覚異常，発疹 • 重大：間質性肺疾患，肝機能障害，好中球減少，白血球減少 • 要注意：ー
ALK	• 高頻度（国内外：クリゾチニブに抵抗性または不耐容の ALK 融合遺伝子陽性の切除不能な進行・再発の非小細胞肺がんの場合）：悪心，下痢，嘔吐 • 重大：間質性肺疾患，肝機能障害，QT 間隔延長，徐脈 • 要注意：高血糖

表3 主な分子標的治療薬（低分子薬，ほか）（続き）

作用機序による分類	一般名（商品名）	必要あるいは考慮すべき検査と結果	対象疾患および療法	
ALK阻害薬	ロルラチニブ（ローブレナ®）	ALK融合遺伝子検査で陽性	ALKチロシンキナーゼ阻害薬に抵抗性または不耐容のALK融合遺伝子陽性の切除不能な進行・再発の非小細胞肺がん	
マルチキナーゼ阻害薬	ダサチニブ（スプリセル®）	・慢性骨髄性白血病：染色体検査あるいは遺伝子検査で診断 ・フィラデルフィア染色体陽性急性リンパ性白血病：染色体検査でフィラデルフィア染色体陽性 ・BCR-ABLキメラ遺伝子検査（FISH法）で陽性	・慢性骨髄性白血病 ・再発または難治性のフィラデルフィア染色体陽性急性リンパ性白血病	
	スニチニブ（スーテント®）	特になし	・イマチニブ抵抗性の消化管間質腫瘍 ・根治切除不能または転移性の腎細胞がん ・膵神経内分泌腫瘍	
	ソラフェニブ（ネクサバール®）	特になし	・根治切除不能または転移性の腎細胞がん ・切除不能な肝細胞がん ・根治切除不能な甲状腺がん	
	レンバチニブ（レンビマ®）	特になし	・根治切除不能な甲状腺がん ・切除不能な肝細胞がん（レンビマ®4 mgの場合）	
	パゾパニブ（ヴォトリエント®）	特になし	・悪性軟部腫瘍 ・根治切除不能または転移性の腎細胞がん	
	レゴラフェニブ（スチバーガ®）	特になし	・治癒切除不能な進行・再発の結腸・直腸がん ・がん化学療法後に増悪した消化管間質腫瘍 ・がん化学療法後に増悪した切除不能な肝細胞がん	
シグナル伝達阻害薬	ベムラフェニブ（ゼルボラフ®）	承認された体外診断薬を用いた検査で，BRAF遺伝子変異を確認	BRAF遺伝子変異を有する根治切除不能な悪性黒色腫	
	ダブラフェニブ（タフィンラー®）	承認された体外診断薬を用いた検査で，BRAF遺伝子変異を確認	・BRAF遺伝子変異を有する悪性黒色腫 ・BRAF遺伝子変異を有する切除不能な進行・再発の非小細胞肺がん	
	エンコラフェニブ（ビラフトビ®）	承認された体外診断薬を用いた検査で，BRAF遺伝子変異を確認	BRAF遺伝子変異を有する根治切除不能な悪性黒色腫	

標的分子	主な副作用症状
ALK	• 高頻度（国内外：*ALK* 融合遺伝子陽性または *ROS1* 融合遺伝子陽性の切除不能な進行・再発非小細胞肺がんの場合）:，高コレステロール血症，高トリグリセリド血症，浮腫 • 重大：間質性肺疾患，QT 間隔延長，中枢神経系障害 • 要注意：末梢性ニューロパチー
BCR-ABL, PDGFR, c-KIT, SRC ファミリーキナーゼ，エフリン EPHA2 受容体	• 高頻度（国内外：初発の慢性期慢性骨髄性白血病）:下痢，頭痛，胸水 • 重大：骨髄抑制，出血（脳出血・硬膜下出血，消化管出血），体液貯留（胸水，肺水腫，心嚢液貯留，腹水，全身性浮腫など） • 要注意：—
VEGFR1〜3, PDGFRα・β, KIT, CSF-1R, FLT3, RET など	• 高頻度（国内）:血小板減少，好中球減少，白血球減少 • 重大：骨髄抑制，感染症，高血圧 • 要注意：手足症候群，下痢，口内炎
C-Raf, B-Raf, FLT-3, PDGFR, VEGFR, c-KIT など	• 高頻度（国内）:腎細胞がん，肝細胞がん，分化型甲状腺がんならびに甲状腺未分化がんおよび甲状腺髄様がんの場合）:手足症候群，脱毛，下痢 • 重大：手足症候群，中毒性表皮壊死融解症（TEN），ケラトアカントーマ，皮膚有棘細胞がん • 要注意：出血，高血圧，口内炎
VEGFR1〜3, FGFR1〜4, PDGFRα, KIT, RET など	• 高頻度（国内外：放射性ヨウ素治療抵抗性・難治性の分化型甲状腺がんの場合）:高血圧，下痢，食欲減退 • 重大：高血圧，出血，動脈血栓塞栓症 • 要注意：手足症候群，蛋白尿，肝障害
VEGFR1〜3, PDGFRα・β, c-KIT	• 高頻度（国内外：悪性軟部腫瘍の場合）:下痢，疲労，悪心 • 重大：肝不全，肝機能障害，高血圧，高血圧クリーゼ，心機能障害 • 要注意：手足症候群，毛髪変色
VEGFR1〜3, TIE2, PDGFR, FGFR, KIT, RET, RAF-1, BRAF など	• 高頻度（国内外：治癒切除不能な進行・再発の結腸・直腸がんの場合）:手足症候群，下痢，食欲減退 • 重大：手足症候群，中毒性表皮壊死融解症（TEN），皮膚粘膜眼症候群（Stevens-Johnson 症候群），劇症肝炎，肝不全，肝機能障害，黄疸，多形紅斑 • 要注意：高血圧，出血
BRAF V600E, V600D, V600R, V600K, V600G, V600M など	• 高頻度（国外）:発疹（湿疹，丘疹など），関節痛，光線過敏症 • 重大：有棘細胞がん，悪性腫瘍（二次発がん），アナフィラキシー，過敏症 • 要注意：QT 間隔延長
BRAF V600E, V600K および V600D など	• 高頻度（海外：BRAF V600E 変異を有する根治切除不能な悪性黒色腫の場合）:過角化，皮膚乳頭腫，脱毛症 • 重大：有棘細胞がん，悪性腫瘍（二次発がん），心障害 • 要注意：発熱
BRAF V600E など	• 高頻度（海外）:悪心，下痢，疲労 • 重大：皮膚悪性腫瘍，眼障害，心機能障害 • 要注意：手足症候群

表3 主な分子標的治療薬（低分子薬，ほか）（続き）

作用機序による分類	一般名（商品名）	必要あるいは考慮すべき検査と結果	対象疾患および療法	
シグナル伝達阻害薬	トラメチニブ（メキニスト®）	承認された体外診断薬を用いた検査で，*BRAF*遺伝子変異を確認	• *BRAF*遺伝子変異を有する悪性黒色腫 • *BRAF*遺伝子変異を有する切除不能な進行・再発の非小細胞肺がん	
	ビニメチニブ（メクトビ®）	承認された体外診断薬を用いた検査で，*BRAF*遺伝子変異を確認	*BRAF*遺伝子変異を有する根治切除不能な悪性黒色腫	
PARP阻害薬	オラパリブ（リムパーザ®）	• *BRCA*遺伝子変異陽性の卵巣がんにおける初回化学療法後の維持療法の場合：承認された体外診断薬などを用いた検査で，*BRCA*遺伝子変異を確認 • がん化学療法歴のある*BRCA*遺伝子変異陽性かつHER2陰性の手術不能または再発乳がんの場合：承認された体外診断薬などを用いた検査で，生殖細胞系列の*BRCA*遺伝子変異（病的変異または病的変異疑い）を確認	• 白金系抗悪性腫瘍薬感受性の再発卵巣がんにおける維持療法 • *BRCA*遺伝子変異陽性の卵巣がんにおける初回化学療法後の維持療法 • がん化学療法歴のある*BRCA*遺伝子変異陽性かつHER2陰性の手術不能または再発乳がん	
CDK4/6阻害薬	パルボシクリブ（イブランス®）	特になし	手術不能または再発乳がん（ホルモン受容体陽性かつHER2陰性）	
	アベマシクリブ（ベージニオ®）	特になし	ホルモン受容体陽性かつHER2陰性の手術不能または再発乳がん	
mTOR阻害薬	エベロリムス（アフィニトール®）※アフィニトール2.5, 5 mgの場合	特になし	• 根治切除不能または転移性の腎細胞がん • 神経内分泌腫瘍 • 手術不能または再発乳がん • 結節性硬化症	
	テムシロリムス（トーリセル®）	特になし	根治切除不能または転移性の腎細胞がん	
プロテアソーム阻害薬	ボルテゾミブ（ベルケイド®）	特になし	• 多発性骨髄腫 • マントル細胞リンパ腫 • 原発性マクログロブリン血症およびリンパ形質細胞リンパ腫	
	イキサゾミブ（ニンラーロ®）	特になし	再発または難治性の多発性骨髄腫	

「主な副作用症状」については原則，添付文書の副作用から，「高頻度」は頻度が高い順に3つ，「重大」は掲載順に3つを明記（一部改変あり）（2019年10月アクセス）．「要注意」は臨床の看護で注目すべきもの，その薬剤に特徴的で比較的頻度が多いもの，

	標的分子	主な副作用症状
	MEK1，MEK2 など	• 高頻度（海外：BRAF V600E/K 変異を有する根治切除不能な悪性黒色腫の場合）：発疹，下痢 • 重大：心障害，肝機能障害，間質性肺疾患 • 要注意：―
	MEK1，MEK2 など	• 高頻度（海外）：悪心，下痢，疲労 • 重大：眼障害，心機能障害，肝機能障害 • 要注意：―
	PARP	• 高頻度（国内外：BRCA 遺伝子変異陽性で白金系抗悪性腫瘍薬感受性の再発卵巣がんの場合）：悪心，貧血，疲労 • 重大：骨髄抑制，間質性肺疾患 • 要注意：―
	CDK4・6	• 高頻度（国内外：HR 陽性かつ HER2 陰性であり，進行乳がんに対して内分泌療法歴のない手術不能または再発閉経後乳がんの場合）：好中球減少症，白血球減少症，脱毛症 • 重大：骨髄抑制，間質性肺疾患 • 要注意：―
	CDK4・6	• 高頻度（国内外：ホルモン受容体陽性かつ HER2 陰性であり，内分泌療法歴のある手術不能または再発乳がんにフルベストラントを併用した場合）：下痢，好中球減少症，悪心 • 重大：肝機能障害，重度の下痢，骨髄抑制 • 要注意：間質性肺疾患
	mTOR	• 高頻度（国内外：転移性腎細胞がんの場合）：口内炎（口腔内潰瘍などを含む），発疹，貧血，疲労 • 重大：間質性肺疾患，感染症，腎不全 • 要注意：高血糖
	mTOR	• 高頻度（市販後特定使用成績調査）：口内炎，間質性肺疾患，血小板数減少 • 重大：間質性肺疾患，重度のインフュージョンリアクション，静脈血栓塞栓症（深部静脈血栓症，肺塞栓症など） • 要注意：高血糖，貧血
	プロテアソーム	• 高頻度（国内外：未治療の多発性骨髄腫患者を対象にダラツムマブ，メルファランおよびプレドニゾロンとの併用療法を検討した場合）：血小板減少，好中球減少，末梢性感覚ニューロパチー • 重大：肺障害，心障害，末梢神経障害 • 要注意：―
	プロテアソーム	• 高頻度（国内外：再発または難治性の多発性骨髄腫の場合，レナリドミドおよびデキサメタゾンを併用した場合）：下痢，好中球減少症，血小板減少症 • 重大：血小板減少症，重度の下痢，皮膚粘膜眼症候群（Stevens-Johnson 症候群） • 要注意：―

減量基準の指標になっているものをあげている
（添付文書，インタビューフォームなどを参考にして作成）

受容体4) は白血球の遊走に関与するケモカイン受容体で，成人T細胞白血病リンパ腫（ATL）では約90%の症例で発現している．抗CCR4抗体薬は細胞膜上でCCR4と特異的に結合し，ADCC活性により抗腫瘍効果を発揮する．抗CCR4抗体薬であるモガムリズマブ（ポテリジオ®）にはADCC活性を向上させる糖鎖修復技術が導入されている．

■ 低分子薬[3]

低分子薬は分子量が小さく，細胞内に取り込まれて細胞内の標的分子に作用する薬剤である．薬物代謝酵素の影響を受けるため，ほかの薬剤との相互作用に注意する必要があるが，経口薬も多く投与が簡便であるという利点がある．低分子薬には，HER2阻害薬，EGFRチロシンキナーゼ阻害薬，BCR-ABLチロシンキナーゼ阻害薬，ALK（未分化リンパ腫キナーゼ）阻害薬，マルチキナーゼ阻害薬，シグナル伝達阻害薬（BRAF・MEK阻害薬など），PARP（ポリアデノシン5'二リン酸〈ADP〉リボースポリメラーゼ）阻害薬，CDK（サイクリン依存性キナーゼ）4/6阻害薬，mTOR（哺乳類ラパマイシン標的蛋白質）およびプロテアソーム阻害薬などがある．

HER2阻害薬，EGFRチロシンキナーゼ阻害薬

細胞の増殖因子受容体である受容体型チロシンキナーゼはがん細胞の増殖に密接にかかわっている．受容体型チロシンキナーゼは細胞内のシグナル伝達に重要な役割を果たしており，シグナルが下流に伝わるためには細胞内のチロシンキナーゼのATP（アデノシン三リン酸）結合部位にATPが結合することが必要となる．HER2阻害薬は，HER2チロシンキナーゼのATP結合部位に結合することで細胞内のシグナル伝達を阻害し，がん細胞の増殖を抑制する．同じくEGFRチロシンキナーゼ阻害薬は，EGFRチロシンキナーゼのATP結合部位に結合することで抗腫瘍効果を発揮する．

BCR-ABLチロシンキナーゼ阻害薬

細胞質内に存在するBCR-ABLチロシンキナーゼのATP結合部位においてATPと競合することで阻害作用を示す．BCR-ABLチロシンキナーゼは，常に細胞増殖シグナルを活性化しているため，阻害作用により活性を抑制することで抗腫瘍効果につながる．

ALK阻害薬

肺がんの数%を占めるALK肺がんは，染色体の転座の結果生じたEML4-ALK遺伝子がその発生に関与している．ALK阻害薬は，EML4-ALK遺伝子から発生するALK蛋白のチロシンキナーゼのATP結合部位に競合的に結合し，チロシンキナーゼによる細胞増殖の活性化を阻害する．

マルチキナーゼ阻害薬

HER2阻害薬，EGFRチロシンキナーゼ阻害薬やBCR-ABLチロシンキナーゼ阻害薬は特定の標的分子に作用する薬剤であるが，細胞の増殖には多くのプロセスがあることや特定の分子を阻害してもほかの分子が代替作用をもってしまうことなどから，より高い抗腫瘍効果をねらった複数の分子を標的とする薬剤が開発されてきている．キナーゼは分子をリン酸化する酵素の総称であるが，特にいくつかのキナーゼを阻害する作用をもつ薬剤がマルチキナーゼ阻害薬といわれており，細胞増殖のシグナル抑制と血管新生阻害作用を併せもつ薬剤や複数のチロシンキナーゼを阻害する薬剤などがある．

シグナル伝達阻害薬（BRAF・MEK阻害薬など）

BRAFやMEKは細胞のシグナル伝達に関与する酵素の一つである．BRAF遺伝子の変異はがん細胞の発生や増殖に関

連しており，ＢＲＡＦ阻害薬は変異型 *BRAF* 遺伝子を特異的に阻害することにより，がん細胞の増殖シグナル伝達を抑制し抗腫瘍効果を発揮する．MEK阻害薬は腫瘍細胞の増殖に必須とされている酵素であるMEKの活性を選択的かつ可逆的に阻害することにより抗腫瘍効果を示す．

PARP阻害薬[4]：PARPはDNA損傷が1本鎖切断の場合に修復を行う．DNA損傷が2本鎖切断の場合には *BRCA* 遺伝子などが働いて修復が行われる．PARP阻害薬を投与することにより，PARPが阻害され1本鎖切断の修復が行われず複製の段階で2本鎖切断に至り，さらに *BRCA* 遺伝子変異があるがん細胞では2本鎖切断の修復も行われないため細胞死に至る．

CDK4/6阻害薬[5]：CDK4/6とサイクリンDの複合体は，細胞周期の制御において最も重要な因子の一つであり，Rb（網膜芽細胞腫）蛋白質のリン酸化を介して，G1期進行およびG1〜S期進行を促進する．乳がんをはじめとした腫瘍細胞の多くは，CDK4/6が過剰に活性化され，細胞増殖が制御できなくなっている．パルボシクリブはCDK4/6とサイクリンDの複合体の活性を阻害することでRbのリン酸化を抑制し，細胞周期におけるG1〜S期への移行を停止させることにより抗腫瘍効果を示す．

mTOR阻害薬およびプロテアソーム阻害薬：mTORは細胞内に存在し，細胞の増殖や分裂に欠かせない蛋白質の合成や血管新生に関与している蛋白質である．mTOR阻害薬は細胞内でmTORの活性を阻害することにより，蛋白質の合成や血管新生因子であるVEGFの産生の抑制，細胞増殖シグナルの抑制を行い，抗腫瘍効果を示す．

プロテアソームは細胞内において蛋白質を分解することで，細胞周期や遺伝子転写などに関与する蛋白質の機能を調節する役割をもっている．しかし，がん細胞においてはプロテアソームによって蛋白質が分解されると増殖を促進する因子が活性化されてしまうため，プロテアソームの活性を阻害することによって抗腫瘍効果をねらおうというのがプロテアソーム阻害薬である．

ホルモン療法薬

女性ホルモンの受容体陽性乳がんや前立腺がんなどのホルモン依存性腫瘍ではホルモン療法が行われる．

■乳がん

女性ホルモンであるエストロゲンの抑制により乳がん細胞の増殖を抑制することが目的となる．閉経前には卵胞からエストロゲンが分泌されているため，抗エストロゲン薬が用いられる．また下垂体の黄体化ホルモン放出ホルモン（LHRH）受容体への持続的な作用により受容体の減少（ダウン・レギュレーション）を起こし，下垂体からのゴナドトロピン（LH，FSH）の分泌やそれによる卵巣からのエストロゲンの分泌を抑制する作用をもつLHRHアナログ製剤が使用される．閉経後乳がんでは，抗エストロゲン薬や体内の脂肪組織内のアロマターゼがアンドロゲンによってエストロゲンに変換されることを阻害するアロマターゼ阻害薬が使用される．

■前立腺がん

男性ホルモンであるアンドロゲンの抑制をめざしてホルモン療法が行われる．前立腺内のアンドロゲン受容体に結合することでアンドロゲンの分泌を抑制する抗アンドロゲン薬や，下垂体のLHRH受容体に働きかけて精巣からのアンドロゲンの分泌を抑制するLHRHアナログ製剤が使用され

ている.

免疫チェックポイント阻害薬[6]

生体には，自然免疫や獲得免疫によりT細胞が活性化してがん細胞などを攻撃，排除する免疫機構が備わっている．しかし，がん細胞は活性化T細胞の不活化に関連する PD-L1（プログラム細胞死-リガンド1）を発現したり，Treg（制御性 T 細胞）を多数誘導したりすることで，T 細胞による攻撃を回避している．T 細胞を活性化したり抑制したりして免疫活性を制御する機構を「免疫チェックポイント」といい，がん細胞が有利に関与している免疫チェックポイントに対して阻害効果を有する薬剤を

表4 主な免疫チェックポイント阻害薬

作用機序による分類	一般名（商品名）	必要あるいは考慮が必要な検査	対象疾患および療法	
抗 PD-1 抗体	ニボルマブ（オプジーボ®）	特になし	• 悪性黒色腫 • 切除不能な進行・再発の非小細胞肺がん • 根治切除不能または転移性の腎細胞がん • 再発または難治性の古典的ホジキンリンパ腫 • 再発または遠隔転移を有する頭頸部がん • 化学療法後に増悪した治癒切除不能な進行・再発の胃がん • 化学療法後に増悪した切除不能な進行・再発の悪性胸膜中皮腫	
	ペムブロリズマブ（キイトルーダ®）	• 切除不能な進行・再発の非小細胞肺がん：承認された体外診断薬による検査により，PD-L1 の発現を確認 • 化学療法後に増悪した進行・再発の高頻度マイクロサテライト不安定性（MSI-High）を有する固形がん（標準的な治療が困難な場合に限る）：十分な経験を有する病理医または検査施設における検査により，MSI-High を確認	• 悪性黒色腫 • 切除不能な進行・再発の非小細胞肺がん • 再発または難治性の古典的ホジキンリンパ腫 • 化学療法後に増悪した根治切除不能な尿路上皮がん • 化学療法後に増悪した進行・再発の MSI-High を有する固形がん（標準的な治療が困難な場合に限る）	
抗 PD-L1 抗体	アベルマブ（バベンチオ®）	特になし	根治切除不能なメルケル細胞がん	
	アテゾリズマブ（テセントリク®）	特になし	• 切除不能な進行・再発の非小細胞肺がん • 進展型小細胞肺がん	
	デュルバルマブ（イミフィンジ®）	特になし	切除不能な局所進行の非小細胞肺がんにおける根治的化学放射線療法後の維持療法	
抗 CTLA-4 抗体	イピリムマブ（ヤーボイ®）	特になし	• 根治切除不能な悪性黒色腫 • 根治切除不能または転移性の腎細胞がん	

免疫チェックポイント阻害薬の副作用は発現すると重大となるものが多いため，免疫関連有害事象として特徴的な症状は重大な症状として記載している

免疫チェックポイント阻害薬という．標的分子の種類別に，抗 PD-1（プログラム細胞死 1 受容体）・PD-L1 抗体と抗 CTLA-4（ヒト細胞傷害性 T リンパ球抗原-4）抗体がある．主な免疫チェックポイント阻害薬を表 4 に示す．

■ 抗 PD-1・PD-L1 抗体

活性化 T 細胞上に発現する PD-1 が，がん細胞に発現する PD-L1 と結合することで T 細胞の活性は抑制される．抗 PD-1 抗体は T 細胞上の PD-1 と結合することで PD-1 と PD-L1 の結合を阻害し，T 細胞を再び活性化することで，抗腫瘍効果を発揮する．同様に抗 PD-L1 抗体はがん細胞上の PD-L1 抗体と結合することで，PD-1 と PD-L1 の結合を阻害する．

作用および標的分子	主な副作用症状
• 作用：抗 PD-1 モノクローナル抗体 • 標的分子：PD-1	• 高頻度（国内外：悪性黒色腫の場合）：疲労，掻痒症，下痢 • 重大：間質性肺疾患，重症筋無力症，心筋炎，筋炎，横紋筋融解症，大腸炎，小腸炎，重度の下痢
• 作用：抗 PD-1 モノクローナル抗体 • 標的分子：PD-1	• 高頻度（国内：悪性黒色腫）：掻痒症，斑状丘疹状皮疹および倦怠感 • 重大：間質性肺疾患，大腸炎，小腸炎，重度の下痢，皮膚粘膜眼症候群（Stevens-Johnson 症候群），多形紅斑
• 作用：抗 PD-L1 モノクローナル抗体 • 標的分子：PD-L1	• 高頻度（5% 以上）：肝機能障害，インフュージョンリアクション，悪心，下痢，疲労，無力症，肝機能障害，発疹，掻痒症，斑状丘疹状皮疹 • 重大：間質性肺疾患，膵炎，肝不全，肝機能障害，肝炎
• 作用：抗 PD-L1 モノクローナル抗体 • 標的分子：PD-L1	• 高頻度（国内外：白金製剤を含む化学療法歴のある切除不能な進行・再発の非小細胞肺がんの場合）：疲労，悪心，食欲減退 • 重大：間質性肺疾患，肝機能障害，肝炎，大腸炎，重度の下痢
• 作用：抗 PD-L1 モノクローナル抗体 • 標的分子：PD-L1	• 高頻度（国内外：白金系抗悪性腫瘍薬を用いた根治的化学放射線療法後に疾患進行が認められなかった切除不能な局所進行の非小細胞肺がんの場合）：発疹，甲状腺機能低下症，下痢 • 重大：間質性肺疾患（放射線性肺臓炎を含む），大腸炎，重度の下痢，甲状腺機能障害
• 作用：抗 CTLA-4 モノクローナル抗体 • 標的分子：CTLA-4	• 高頻度（国内：根治切除不能な悪性黒色腫）：発疹，発熱，AST（GOT）上昇，ALT（GPT）上昇 • 重大：大腸炎，消化管穿孔，重度の下痢，肝不全，肝機能障害

（添付文書を参考にして作成）

■抗 CTLA-4 抗体

CTLA-4 が活性化 T 細胞上に発現すると T 細胞の活性を阻害することがわかっており，抗 CTLA-4 抗体は T 細胞上の CTLA-4 と特異的に結合することで T 細胞が再び活性化され，抗腫瘍効果を示す．また，免疫応答を抑制する Treg 上に発現している CTLA-4 に結合することで，ADCC により Treg を減少させ，免疫抑制が解除されることで抗腫瘍効果を発揮する．

遺伝子検査を活用した治療

分子標的治療薬や免疫チェックポイント阻害薬はがん細胞の発生や増殖についての分子レベル，遺伝子レベルでの解明により開発が進んでいるが，それと同時に遺伝子変異の有無が薬剤の効果にも影響することがわかってきている．

分子標的治療薬

■抗体薬

EGFR 阻害薬である大腸がんに用いられているセツキシマブやパニツムマブは，細胞内のシグナル伝達因子の一つである *KRAS* 遺伝子に変異があると，EGFR を阻害しても細胞内の KRAS の活性化によりシグナル伝達が阻害されなくなるため，効果が消失するといわれている．*KRAS* 遺伝子変異を有する大腸がんは約 40％であり，EGFR 阻害薬は腫瘍組織の *KRAS* 遺伝子検査を行い変異がないことを確認してから投与する必要がある．

■低分子薬

EGFR チロシンキナーゼ阻害薬では，肺腺がんでの *EGFR* 遺伝子変異の有無が治療効果に大きく影響していることがわかっている．この遺伝子変異は細胞内のチロシンキナーゼの ATP 結合部位に変化を引き起こし，EGFR チロシンキナーゼ阻害薬を結合しやすくすることでより高い抗腫瘍効果をもたらすため，肺腺がんにおいては *EGFR* 遺伝子に変異がある場合，治療効果が高まる．また，変異型 *EGFR* 遺伝子はより強力なシグナルを下流に伝えることがわかっており，変異型 *EGFR* 遺伝子を有する腫瘍では，その増殖がより高度に EGFR シグナルに依存していることも高い治療効果に影響していると考えられている．日本人の肺腺がんでは 30〜40％，非喫煙者に限ると 60％に *EGFR* 遺伝子変異が認められ，*EGFR* 遺伝子検査で遺伝子変異の有無を確認してから治療選択が行われるようになった．

BCR-ABL チロシンキナーゼ阻害薬は，第 9 番染色体と第 22 番染色体が相互に転座し *ABL* 遺伝子と *BCR* 遺伝子が融合した *BCR-ABL* 遺伝子をもつ慢性骨髄性白血病や急性リンパ性白血病に対して抗腫瘍効果を発揮する．また，このような遺伝子（染色体）転座の結果生じる遺伝子として *EML4-ALK* 遺伝子が発見され，この遺伝子を発現する ALK 肺がんに ALK 阻害薬が使用されている．

免疫チェックポイント阻害薬

抗 PD-1 抗体であるペムブロリズマブは遺伝子変異の一種であるマイクロサテライト不安定性が高頻度にみられる MSI-High

が確認された進行・再発の固形がん患者への投与が承認されている.

遺伝子検査を受ける患者の意思決定支援

上記のように，分子標的治療薬や免疫チェックポイント阻害薬の効果には遺伝子変異の有無が大きく影響することがわかってきており，「患者個々の遺伝子情報から発がんに関与している遺伝子を特定し，その状況に適した治療法を選択するがんゲノム医療」[7]が国の施策のなかに位置づけられた.そしてその流れのなかで一度に多くの遺伝子をターゲットとして遺伝子解析を行える遺伝子パネル検査が，保険診療として認められるようになった.

しかし，検査をしても遺伝子変異が見つからない場合や，変異が見つかっても使用できる薬剤がない可能性があること，また偶発的に生殖細胞系列の遺伝子異常が見つかる可能性があることから，まず遺伝子検査を受けるかどうかの意思決定支援が必要となる.

検査結果が判明したあとには，遺伝子変異の有無により治療選択の幅や薬剤によっては得られる治療効果が大きく変わることになるため，遺伝子変異の有無が治療選択や治療効果にどのような影響をもたらすのかをよく理解したうえで患者の治療選択の意思決定支援を行う必要がある.

また，患者によっては遺伝子変異の有無がバッドニュースの一つにもなりうるため，ネガティブな遺伝子検査結果を聞いたあとの患者の心理面への援助も重要となる.さらに，生殖細胞系列の遺伝子異常に関する支援については，早期から遺伝カウンセラーなどへの連携も必要となる.

抗がん薬の副作用

抗がん薬，特に細胞傷害性抗がん薬は，がん細胞だけでなく正常細胞も傷害してしまうため，それが副作用として発現する.また，抗がん薬は一般薬と比べて，治療域と副作用域の用量が近く，治療域となる用量の幅が非常に狭いのも特徴である（図3）.

一方，分子標的治療薬では，がん細胞（がもっている特徴）に特異的に作用するため，細胞傷害性抗がん薬のように正常細胞を攻撃してしまうことによって起きる副作用は少ないと考えられていた.しかし，実際には消化器や肺，皮膚などの臓器毒性が出現しており，これらは標的分子ががん細胞だけでなく正常細胞にも少なからず存在していることが影響していると考えられている.したがって，抗がん薬による抗腫瘍効果を得るためにはある程度の副作用を覚悟する必要がある.

抗がん薬の副作用は患者にとって苦痛を伴うものであり，時には致死的となる場合がある.また，副作用のコントロール不良による投与量や投与回数の変更は，患者の生存期間やQOLにも影響する可能性がある.そのため，抗がん薬の副作用症状をいかにコントロールするかが，化学療法の成功の鍵を握っているといっても過言ではない.

代表的な副作用

一般的にがん細胞は正常細胞と比べて細

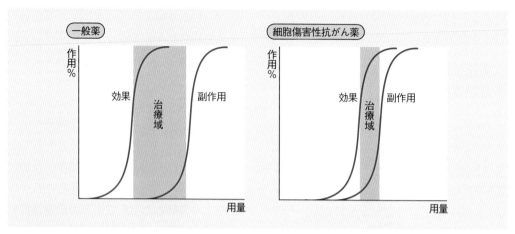

図3　一般薬と抗がん薬の効果と副作用の違い
(国立がん研究センター内科レジデント，編．がん診療レジデントマニュアル　第8版．医学書院；2019．p.18をもとに作成)

表5　細胞傷害性抗がん薬の主な副作用

種類	内容
血液毒性	白血球減少，好中球減少，血小板減少，貧血
消化器毒性	悪心・嘔吐，食欲不振，下痢，便秘
粘膜毒性	口内炎，口腔内潰瘍，食道炎，出血性膀胱炎
肺毒性	間質性肺炎，肺線維症
心毒性	心筋障害，心電図異常，不整脈，心不全
肝毒性	肝機能障害，肝壊死
腎毒性	腎機能障害，尿細管障害
神経毒性	末梢神経障害，中枢神経障害
皮膚毒性	角化，肥厚，色素沈着，発疹，爪床変化，蕁麻疹
脱毛	
過敏症	呼吸困難，血圧低下，血管性浮腫，蕁麻疹，顔面紅潮，紅斑，胸痛，頻脈
その他	性機能障害，二次発がん，血栓性静脈炎，血管外漏出，高カルシウム血症，倦怠感など

(山本　昇．副作用の概要．西條長宏，監．がん化学療法の副作用と対策．中外医学社；1998．p.4より引用)

胞周期の回転速度が速いといわれており，そのため抗がん薬の影響を受けやすい正常細胞も細胞周期の回転が速いものが多いと考えられている．白血球（特に好中球）や血小板，消化管粘膜，毛根，性腺などがそれにあたり，血液毒性や消化器毒性，脱毛などが細胞傷害性抗がん薬の一般的な副作用となる．しかし，抗がん薬の種類によって出現する副作用は大きく異なり，多種多

様である．細胞傷害性抗がん薬の代表的な副作用について表5に示す．

　分子標的治療薬の場合は，薬剤ごとに特徴があり，従来の細胞傷害性抗がん薬ではみられなかった副作用が出現する．各薬剤が標的とする分子が多く存在する組織や臓器に特徴的な副作用が出現することが多く，たとえばEGFRを標的とする薬剤の場合は皮膚障害が出現しやすく，血管新生を阻

表6 主な免疫関連有害事象

分類	有害事象の種類
皮膚障害	皮疹, 白斑, 乾癬
肺障害	間質性肺障害
肝・胆・膵障害	肝障害, 高アミラーゼ血症, 高リパーゼ血症, 自己免疫性肝炎, 胆管炎
胃腸障害	下痢, 腸炎, 悪心, 嘔吐, 腸穿孔
心血管系障害	心筋炎, 血管炎
腎障害	自己免疫性糸球体腎炎, 間質性腎障害
神経・筋・関節障害	自己免疫性脳炎, 無菌性髄膜炎, 脊髄炎, 脱髄性ニューロパチー（ギラン・バレー症候群, 慢性炎症性脱髄性ニューロパチー）, 重症筋無力症, 筋炎, リウマチ性多発筋痛症, 関節炎
内分泌障害	甲状腺機能低下症, 甲状腺機能亢進症, 副腎機能障害, 下垂体不全, 1型糖尿病, 低血圧症, 脱水, 低ナトリウム血症, 高カリウム血症
眼障害	ぶどう膜炎, 結膜炎, 上強膜炎
その他	血小板減少, 血友病A, 無顆粒球症, 溶血性貧血, 血球貪食症候群, サイトカイン放出症候（CRS）, インフュージョンリアクション

（日本臨床腫瘍学会, 編. 免疫チェックポイント阻害薬の副作用管理 総論. がん免疫療法ガイドライン第2版. 金原出版; 2019. p.23 より引用）

害する薬剤の場合は高血圧や出血など血管に関連する副作用症状が出現する. 各分子標的治療薬の代表的な副作用については表2〜3を参照されたい.

　免疫チェックポイント阻害薬はその作用が生体の免疫反応に関連することから, 副作用として全身と各臓器にTリンパ球浸潤を主体とした炎症反応に伴う免疫関連有害事象 (immune-related adverse event: irAE) が出現する[8]. 基本的に, あらゆる器官で炎症が起こる可能性があり, 特に頻度が高い臓器として皮膚, 消化管, 肺, 内分泌器官がある. また, まれではあるが, 重症筋無力症やギラン・バレー症候群などの神経系・骨格系の副作用もある[9]. 主な免疫関連有害事象を表6に示す.

　臨床試験の段階で認められた, それ以上その抗がん薬の投与量を増量できなかった理由となる副作用のことを「用量制限毒性 (dose limiting toxicity: DLT)」といい, 薬剤ごとに決められていることが多い. DLTはその抗がん薬に特徴的あるいは重大な副作用であるため把握しておく必要がある.

副作用の発現時期

　細胞傷害性抗がん薬による副作用の発現時期は, その発生機序 (メカニズム) によって異なり, 発現時期がある程度予測できる. 表7に主な副作用の発現時期を示す.

　分子標的治療薬の副作用の発現時期は, 特定の傾向のないものが多いが, 副作用や薬剤によってある程度, 発現時期が予測できるものもある (表8). 免疫チェックポイント阻害薬の副作用についても「いつでも起こりうることがあり, 予測できない」という覚悟で臨む必要がある. ただし, 皮疹は早くから現れる傾向にあり, 肝障害や内分泌系の異常は治療開始後, 数週間して

表7 細胞傷害性抗がん薬の主な副作用の出現時期

経過	副作用
投与日	アレルギー反応（過敏症），発熱，血管痛，血圧低下，悪心・嘔吐（急性）
2～3日	全身倦怠感，食欲不振，悪心・嘔吐（慢性）
7～14日	口内炎，食欲不振，骨髄抑制
14～28日	臓器障害（心，肝，腎など），膀胱炎，脱毛，神経障害，皮膚障害，色素沈着
2～6か月	肺線維症，うっ血性心不全
5～6年	二次発がん

（山本　昇．副作用の概要．西條長宏，監．がん化学療法の副作用と対策．中外医学社；1998．p.5 より引用）

から現れる傾向にある．また下痢などの消化器系の症状の出現はその中間である[10]．

副作用の判定基準

　抗がん薬の副作用は主観的なものが多く，客観的に評価することは難しいが，症状をコントロールするためには，その程度をきちんと把握することが重要である．客観的な評価を行うためには，患者と家族，医療者，支援者が共通の基準を用いて副作用症状の程度を評価することが望ましい．よく用いられている規準に，米国国立がん研究所が作成した CTCAE（Common Terminology Criteria for Adverse Events）の日本語訳がある．副作用症状の重症度を Grade 1（軽症），Grade 2（中等症），Grade 3（重症または医学的に重大であるが，ただちに生命をおびやかすものではない），Grade 4（生命を脅かす），Grade 5（AE〈有害事象〉による死亡）の5段階で評価するもので，Grade ごとに症状の説明が示されている．

遺伝子多型と抗がん薬の副作用

　遺伝子変異の有無により分子標的治療薬の効果に違いがあることは前述したが，遺伝子多型（野生型と異なる遺伝子の頻度が全体の1%以上の場合を遺伝子多型という）が抗がん薬の副作用に関連していることがわかってきている．関連する代表的な抗がん薬として，トポイソメラーゼ阻害薬のイリノテカンがある．イリノテカンは，体内で活性代謝物である SN-38 に変換されることによって抗腫瘍効果を発揮するが，この SN-38 を再び代謝して解毒する酵素である UGT1A1（肝 UDP-グルクロン酸転移酵素）に遺伝子多型（*UGT1A1*6* および *UGT1A1*28*）があると SN-38 の代謝が遅延し，血液毒性や下痢などの副作用が重篤になることがわかっている．UGT1A1 についてもあらかじめ遺伝子検査を行い，多型がある場合にはイリノテカンの投与量を減量するなどの対策がとられることもあり，副作用をコントロールするためにも患者の遺伝子情報とその意味を理解しておく必要がある．

表8 分子標的治療薬に特徴的な副作用の発現時期

■インフュージョンリアクション

薬剤名（商品名〈例〉）	発現時期
トラスツズマブ（ハーセプチン®）	・初回投与時の発現が多い ・投与中または投与開始後24時間以内の発現が多い
ペルツズマブ（パージェタ®）	・投与中または投与開始後24時間以内の発現が多い
トラスツズマブ エムタンシン（カドサイラ®）	・初期の投与時の発現が多い ・投与中または投与開始後24時間以内の発現が多い
セツキシマブ（アービタックス®）	・初回投与中または投与終了後1時間以内の発現が多い ・投与数時間後または2回目投与以降にも発現することがある
パニツムマブ（ベクティビックス®）	・初回投与時を含め，2回目投与以降にも発現することがある
ラムシルマブ（サイラムザ®）	・初回投与時を含め，2回目投与以降にも発現することがある
リツキシマブ（リツキサン®）	・初回投与中または投与開始後24時間以内の発現が多い ・再投与の初回投与後にも発現することがある
オファツムマブ（アーゼラ®）	・投与回数にかかわらず投与開始後3時間以内の発現が多く認められるが，それ以降の発現も報告されている ・約半数の患者で複数回の発現が報告されている．また，2回目投与以降に初めて発現した報告もある
オビヌツズマブ（ガザイバ®）	・初回投与中または投与開始後24時間以内の発現が多く認められるが，それ以降や2回目投与以降の発現も報告されている
イノツズマブ オゾガマイシン（ベスポンサ®）	・初回投与時の発現が多く認められるが，2回目投与以降の発現も報告されている
ブレンツキシマブ ベドチン（アドセトリス®）	・初回投与時だけでなく，2回目投与以降に初めて重度の発現をすることもある
ゲムツズマブ オゾガマイシン（マイロターグ®）	・投与開始後24時間以内の発現が多い
ダラツムマブ（ダラザレックス®）	・初回投与時の発現が多く認められるが，2回目投与以降の発現も報告されている
アレムツズマブ（マブキャンパス®）	・投与開始後1週間以内の発現が最も多い
モガムリズマブ（ポテリジオ®）	・初回投与後8時間以内の発現が多く認められるが，それ以降や2回目投与以降の発現も報告されている
テムシロリムス（トーリセル®）	・初回投与時だけでなく，2回目投与以降に初めて重度の発現をすることもある
エロツズマブ（エムプリシティ®）	・初回投与時の発現が多く認められるが，2回目投与以降の発現も報告されている

（添付文書およびインタビューフォームを参考にして作成）

■皮膚障害

皮膚障害の種類	発現時期
ざ瘡様皮疹	薬剤投与開始から約1週間後より出現
皮膚乾燥	薬剤投与開始から約4週間後より顕在化
爪囲炎	薬剤投与開始から約4〜8週間後に出現
手足症候群	薬剤投与開始から1〜4週間に多く出現

（延山嘉眞．がん分子標的薬の皮膚障害．日本臨牀 2017；75（9）：1409-1413 より表を作成）

■高血圧

薬剤名（商品名〈例〉）	発現時期
ベバシズマブ（アバスチン®）	発現時期と投与期間などとの関連については明確な傾向が得られていない
ラムシルマブ（サイラムザ®）	発現時期の中央値は 25～36 日
アフリベルセプト ベータ（ザルトラップ®）	投与開始後 6 週間以内の発現が多い
アキシチニブ（インライタ®）	発現時期の中央値は投与開始後 29 日
ソラフェニブ（ネクサバール®）	投与開始後 6 週間以内の発現が多い
スニチニブ（スーテント®）	投与開始後 28 日以内の発現が多い
レンバチニブ（レンビマ®）	初発までの期間の中央値（最小値，最大値）は全体で 16 日（1 日，392 日），日本人で 8 日（1 日，127 日）
パゾパニブ（ヴォトリエント®）	投与開始後 24 週間以内の発現が多い
レゴラフェニブ（スチバーガ®）	投与開始後 2 か月以内，特に投与開始後 1 か月以内の発現が多い

（薬剤の適正使用ガイドを参考にして作成）

■間質性肺炎

薬剤名（商品名〈例〉）	発現時期
エルロチニブ（タルセバ®）	開始後 4 週間以内が多く，なかでも 2 週間以内が最も多い
ソラフェニブ（ネクサバール®）	開始後 2～4 週が発症のピークだが 6 か月後に発症した例もあり
エベロリムス（アフィニトール®）	開始後 2～6 か月以内
テムシロリムス（トーリセル®）	発現時期の中央値は 8.0 週
ボルテゾミブ（ベルケイド®）	開始後 9 週間以内が多い

（會田有香，関根郁夫．分子標的薬による肺障害．日本臨牀 2017；75（9）：1419-1424 より表を作成）

◉文献
1) 大塚吉兵衛，安孫子宜光．細胞周期とその調節因子．医歯薬系学生のためのビジュアル生化学・分子生物学 改訂第2版．日本医事新報社；2003．p.100-101.
2) 石川和宏．分子標的抗がん薬の特徴とメカニズム．絵でまるわかり 分子標的抗がん薬．南山堂；2016．p.22-42.
3) 前掲書2）．p.44-81.
4) オラパリブ錠（リムパーザ®錠 100mg，150mg）医薬品インタビューフォーム．アストラゼネカ；2019．6改訂．
5) パルボシクリブカプセル（イブランス®カプセル 25mg，125mg）医薬品インタビューフォーム．ファイザー；2019．8改訂．
6) 前掲書2）．p.33-36.
7) 菅野かおり．がん薬物療法にかかわる看護師が知っておきたいがんゲノム医療とは ①がんゲノム医療の動向．がん看護 2018；23（5）：521-527.
8) 岡三喜男，黒瀬浩史．総論 ②がん免疫療法における有害事象に対する心構え．上田龍三，監．がん免疫療法ハンドブック．メディカルレビュー社；2016．p.70.
9) 佐藤隆美．副作用管理においておさえておくべきポイント．佐藤隆美，編．免疫チェックポイント阻害薬の治療・副作用管理．南山堂；2016．p.167.
10) 前掲書9）．p.169.

代表的なレジメンと主な副作用

遠藤久美

レジメンの理解

化学療法の「レジメン」とは，使用する薬剤の組み合わせや投与量，投与のスケジュールなどを記述した治療の計画書のことであり，「プロトコル」の同義語として用いられることも多い．

多剤併用療法の場合には，① 単独使用で有効とされているものを選ぶ（完全寛解が期待できる薬剤がより望ましい）② 異なる作用機序を有するものを選ぶ，③ 異なる副作用を有するものを選ぶ，④ できるだけ個々の薬剤における推奨投与量・スケジュールで投与する，⑤ できるだけ短い間隔で投与する，といった併用化学療法の際の抗悪性腫瘍薬選択の原則[1]に則って新しいレジメンが開発される．最小限の副作用で最大限の治療効果が得られることをめざしたレジメンとなっているため，使用する抗がん薬の投与量や投与の順番，投与時間，投与方法（持続投与かワンショットかなど）にも大きな意味があることが多い．

また，最近増えている経口抗がん薬についても投与量や内服のタイミング，休薬期間などが決められており，患者が自己管理できるように指導を行うためには，これらを十分に理解していることが求められる．さらに，がん種によっては化学療法に放射線療法を組み合わせることでより高い抗腫瘍効果をめざす場合もあり，その場合には放射線療法の線量や照射スケジュールの理解も必要となる．したがって，個々の抗がん薬に対する知識だけではなく，レジメンに関する十分な知識をもち，定められた投与方法やスケジュールに従って確実に治療を実施することが重要である．

経口抗がん薬

近年，投与方法が簡便であることや通院治療が可能になることなどの理由から経口抗がん薬の開発が進んでおり，特に分子標的治療薬の低分子薬では，ほとんどが経口薬となっている．しかし，経口薬は注射薬と比べて吸収や代謝の過程において，食事やほかの薬剤との相互作用を受けることが多く，内服のタイミングや併用薬に注意が必要になる．また薬剤やレジメンにより内服回数や内服期間，および休薬期間が異なるため，自宅での管理が複雑になる場合もある．患者の服薬コンプライアンスを高めるために，経口抗がん薬の投与量や内服のタイミング，投与スケジュールなどを十分理解したうえで服薬指導を行う必要がある．主な経口抗がん薬の用法・用量と服用のタイミング（食事との関連）についての注意点を**表1**に示す．相互作用があり併用に注意が必要な代表的薬剤として，薬物代謝

表1 主な経口抗がん薬の用法・用量と注意事項

	一般名（商品名）	用法・用量と服用タイミング（食事との関連）についての注意点
細胞傷害性抗がん薬	テガフール・ギメラシル・オテラシルカリウム配合（ティーエスワン®）	• 体表面積 1.25 m² 未満：40 mg/回，1.25〜1.5 m² 未満：50 mg/回，1.5 m² 以上：60 mg/回を 1 日 2 回服用 • 4 週間連日服用し，その後 2 週間休薬 • 空腹時投与では，抗腫瘍効果の減弱が起こることが予測されるため，食後投与とし，朝食および夕食後に服用
	カペシタビン（ゼローダ®）	• A 法（手術不能または再発乳がんの場合）：825 mg/m²/回を 1 日 2 回服用．3 週間連日服用し，その後 1 週間休薬 • B 法（手術不能または再発乳がん，結腸・直腸がんの術後補助化学療法の場合）：1,250 mg/m²/回を 1 日 2 回服用．2 週間連日服用し，その後 1 週間休薬 • C 法（胃がんで白金製剤との併用，治癒切除不能な進行・再発の結腸・直腸がんでほかの抗悪性腫瘍薬との併用の場合）：1,000 mg/m²/回を 1 日 2 回服用．2 週間連日服用し，その後 1 週間休薬 • D 法（直腸がんにおける補助化学療法で放射線療法と併用する場合）：825 mg/m²/回を 1 日 2 回服用．5 日間連日服用し，その後 2 日間休薬 • A 法，B 法，C 法，D 法ともに，朝食および夕食後 30 分以内に服用
	トリフルリジン・チピラシル（ロンサーフ®）	• 体表面積に合わせて，35〜75 mg/m²/回を 1 日 2 回服用 • 5 日間連日服用し，2 日間休薬．これを 2 回繰り返した後，2 週間休薬 • 空腹時に服用した場合，食後と比較して血中濃度の上昇が認められることから，空腹時を避け，朝食および夕食後に服用
	テモゾロミド（テモダール®）	• 初発の悪性神経膠腫：放射線療法との併用において，1 日 1 回 75 mg/m² を 6 週間連日服用し，4 週間休薬．その後，単独で 1 日 1 回 150 mg/m² を 5 日間連日服用し 23 日間休薬．次クールでは 200 mg/m²/回に増量できる • 再発の悪性神経膠腫：1 日 1 回 150 mg/m² を 5 日間連日服用し，23 日間休薬．次クールでは 200 mg/m²/回に増量できる • 再発または難治性のユーイング肉腫：イリノテカンとの併用において，1 日 1 回 100 mg/m² を 5 日間連日服用し，16 日間以上休薬 • 食後に服用した場合，血中濃度が低下するとの報告があり，空腹時の服用が望ましい
分子標的治療薬	ラパチニブ（タイケルブ®）	• カペシタビンとの併用：1 日 1 回 1,250 mg を連日服用 • アロマターゼ阻害薬との併用：1 日 1 回 1,500 mg を連日服用 • 食後に服用した場合，血中濃度が増加するとの報告があり，食事の影響を避けるため食事の 1 時間以上前または食後 1 時間以降に服用 • 併用するカペシタビンは朝・夕食後の服用であるため，同時服用しない，飲み間違えないなど，注意して管理する
	ゲフィチニブ（イレッサ®）	• 1 日 1 回 250 mg を連日服用 • 日本人の高齢者で無酸症が多いことが報告されており，低胃酸状態が持続する状態では，血中濃度が低下し作用が減弱するおそれがあるため，食後の服用が望ましい
	エルロチニブ（タルセバ®） ＊25 mg，100 mg の場合	• 非小細胞肺がん：1 日 1 回 150 mg を連日服用 • 治癒不能な膵がん：ゲムシタビンとの併用において，1 日 1 回 100 mg を連日服用 • 高脂肪食，高カロリー食の摂取後に服用した場合，血中濃度が増加するとの報告があり，食事の影響を避けるため食事の 1 時間以上前または食後 2 時間以降に服用

表1 主な経口抗がん薬の用法・用量と注意事項（続き）

一般名（商品名）		用法・用量と服用タイミング（食事との関連）についての注意点
分子標的治療薬	アファチニブ（ジオトリフ®）	• 1日1回40 mgを連日服用 • 空腹時に服用 • 食後に服用した場合，血中濃度が低下するとの報告があり，食事の影響を避けるため食事の1時間前から食後3時間までのあいだの服用は避ける
	オシメルチニブ（タグリッソ®）	• 1日1回80 mgを連日服用
	ダコミチニブ（ビジンプロ®）	• 1日1回45 mgを連日服用
	イマチニブ（グリベック®）	• 慢性骨髄性白血病：慢性期は1日1回400 mgを服用（600 mgまで増量可能），移行期または急性期は1日1回600 mgから開始（800 mg〈400 mg/回を1日2回〉まで増量可能） • KIT（CD117）陽性消化管間質腫瘍：1日1回400 mgを連日服用 • フィラデルフィア染色体陽性急性リンパ性白血病：1日1回600 mgを連日服用 • FIP1L1-PDGFRα陽性の好酸球増多症候群または慢性好酸球性白血病：1日1回100 mgを食後に連日服用（400 mgまで増量可能） • 消化管刺激作用を最低限に抑えるため，食後に多めの水で服用
	ニロチニブ（タシグナ®）	• 400 mg/回を1日2回，12時間ごとを目安に服用．ただし，初発の慢性期の慢性骨髄性白血病の場合には300 mg/回とする • 小児の場合，体表面積に合わせて，約230 mg/m²/回を1日2回，12時間ごとを目安に服用 • 食後に服用した場合，血中濃度が増加するとの報告があり，食事の影響を避けるため食事の1時間以上前または食後2時間以降に服用
	ボスチニブ（ボシュリフ®）	• 1日1回500 mgを連日服用（600 mgまで増量可能） • 食後に服用
	ポナチニブ（アイクルシグ®）	• 1日1回45 mgを連日服用
	クリゾチニブ（ザーコリ®）	• 250 mg/回を1日2回連日服用
	アレクチニブ（アレセンサ®）	• 300 mg/回を1日2回連日服用
	セリチニブ（ジカディア®）	• 1日1回450 mgを連日服用 • 食後に服用
	ロルラチニブ（ローブレナ®）	• 1日1回100 mgを連日服用
	ダサチニブ（スプリセル®）	• 慢性骨髄性白血病：慢性期は1日1回100 mgを連日服用（140 mgまで増量可能）．移行期または急性期は70 mg/回を1日2回連日服用（90 mg/回まで増量可能） • 再発または難治性のフィラデルフィア染色体陽性急性リンパ性白血病：70 mg/回を1日2回連日服用（90 mg/回まで増量可能） • 食後に服用
	スニチニブ（スーテント®）	• イマチニブ抵抗性の消化管間質腫瘍，根治切除不能または転移性の腎細胞がん：1日1回50 mgを4週間連日服用し，その後2週間休薬 • 膵神経内分泌腫瘍：1日1回37.5 mgを連日服用（50 mgまで増量可能）
	ソラフェニブ（ネクサバール®）	• 400 mg/回を1日2回連日服用 • 高脂肪食の摂取後に服用した場合，血中濃度が低下するとの報告があり，食事の影響を避けるため食事の1時間前から食後2時間までのあいだの服用は避ける

表1 主な経口抗がん薬の用法・用量と注意事項（続き）

	一般名（商品名）	用法・用量と服用タイミング（食事との関連）についての注意点
分子標的治療薬	レンバチニブ（レンビマ®）	• 根治切除不能な甲状腺がん：1日1回24 mgを連日服用 • 切除不能な肝細胞がん（本薬4 mgの場合のみ）：体重60 kg以上の場合は1日1回12 mg，体重60 kg未満の場合は1日1回8 mgを連日服用
	パゾパニブ（ヴォトリエント®）	• 1日1回800 mgを連日服用 • 食後に服用した場合，血中濃度が上昇するとの報告があり，食事の1時間以上前または食後2時間以降に服用
	レゴラフェニブ（スチバーガ®）	• 1日1回160 mgを3週間連日服用し，その後1週間休薬 • 空腹時に服用した場合，血中濃度の低下が認められることから，空腹時の服用を避ける，また高脂肪食摂取後に服用した場合も血中濃度の低下が認められることから，高脂肪食の摂取後の服用を避けることが望ましい
	ベムラフェニブ（ゼルボラフ®）	• 960 mg/回を1日2回連日服用 • 食後に服用した場合，血中濃度が増加するとの報告があり，食事の影響を避けるため食事の1時間前から食後2時間までのあいだの服用は避ける
	ダブラフェニブ（タフィンラー®）	• 悪性黒色腫：150 mg/回を1日2回連日服用．術後補助療法の場合にはトラメチニブと併用し，投与期間は12か月間まで • 非小細胞肺がん：トラメチニブとの併用において，150 mg/回を1日2回連日服用 • 空腹時に服用 • 食後に服用した場合，血中濃度が低下するとの報告があり，食事の影響を避けるため食事の1時間前から食後2時間までのあいだの服用は避ける
	エンコラフェニブ（ビラフトビ®）	• 1日1回450 mgを連日服用
	トラメチニブ（メキニスト®）	• ダブラフェニブとの併用において，1日1回2 mgを連日服用．術後補助療法の場合には投与期間は12か月間まで • 食後に服用した場合，血中濃度が低下するとの報告があり，食事の影響を避けるため食事の1時間前から食後2時間までのあいだの服用は避ける
	ビニメチニブ（メクトビ®）	• エンコラフェニブとの併用において，45 mg/回を1日2回連日服用
	オラパリブ（リムパーザ®）	• 300 mg/回を1日2回連日服用
	パルボシクリブ（イブランス®）	• 内分泌療法薬との併用において，1日1回125 mgを3週間連日服用し，その後1週間休薬 • 空腹時に投与した場合，著しく低い曝露量を示す被験者が認められたとの報告があり，食後に服用する
	アベマシクリブ（ベージニオ®）	• 内分泌療法薬との併用において，150 mg/回を1日2回連日服用
	エベロリムス（アフィニトール®） ＊錠の場合	• 腎細胞がん，神経内分泌腫瘍：1日1回10 mgを連日服用 • 手術不能または再発乳がん：内分泌療法薬との併用において，1日1回10 mgを連日服用 • 結節性硬化症に伴う腎血管筋脂肪腫：1日1回10 mgを連日服用 • 上記以外：1日1回3.0 mg/m²を連日服用 • 食後に服用した場合，血中濃度が低下するとの報告があり，食事の影響を避けるため食後または空腹時のいずれか一定の条件によって服用
	イキサゾミブ（ニンラーロ®）	• レナリドミドおよびデキサメタゾンとの併用において，1日1回4 mgを週1回，3週間（1，8および15日目）服用し，その後13日間休薬（16〜28日目） • 空腹時に服用 • 食後に服用した場合，血中濃度が低下するとの報告があり，食事の影響を避けるため食事の1時間前から食後2時間までのあいだの服用は避ける

（添付文書を参考にして作成）

酵素のチトクローム P450 の分子種の一つである CYP3A4 阻害薬や誘導薬がある．CYP3A4 阻害薬の代表的な薬剤にはフルコナゾール（ジフルカン®），ボリコナゾール（ブイフェンド®），イトラコナゾール（イトリゾール®）などのアゾール系抗真菌薬やエリスロマイシン（エリスロシン®），クラリスロマイシン（クラリス®）などのマクロライド系抗生物質などがあり，これらの薬剤と併用することで代謝が阻害され血中濃度が上昇し副作用が増強する可能性があるため注意が必要である．また CYP3A4 阻害作用をもつ食品としてグレープフルーツがあり，ジュースなど含有食品との併用を避ける必要がある薬剤の場合には服薬指導時に伝える必要がある．CYP3A4 誘導薬を併用すると代謝が促進することから，薬剤の効果が減弱する可能性があるため注意が必要であり，代表的薬剤にカルバマゼピン（テグレトール®），フェニトイン（アレビアチン®）などの抗てんかん薬やオメプラゾール（オメプラール®），ランソプラゾール（タケプロン®）などのプロトンポンプ阻害薬などがある．抑うつ症状などに効果があるとされ，サプリメントとして販売されているセイヨウオトギリソウ（セント・ジョーンズ・ワート）にも CYP3A4

誘導作用があり，併用を避けたほうがよい薬剤は複数あるため注意が必要である．

化学放射線療法

放射線増感効果があり化学放射線療法に頻用される代表的な抗がん薬には，フッ化ピリミジン系薬剤（フルオロウラシル〈5-FU®〉など）や白金製剤（シスプラチン〈ランダ®，ブリプラチン®など〉，カルボプラチン〈パラプラチン®など〉），分子標的治療薬ではセツキシマブ（アービタックス®）などがある．化学放射線療法が行われる目的や放射線を照射する臓器（組織）によって，放射線の線量や治療スケジュールが異なるため，治療目的は何か，総線量はいくつなのか，何分割で行われるのか，などを把握しておく必要がある．また，化学療法を放射線療法と同時に行うのか，放射線療法の治療前あるいは治療後に行うのかによって，抗がん薬の投与量は異なることが多い．放射線増感効果をねらって同時併用（concurrent；コンカレント）を行う場合も多いが，その場合は化学療法単独時よりも抗がん薬の投与量が少なくなるため，併用する抗がん薬の量にも注意が必要である．

▶ 抗がん薬やレジメンの理解を深めるために

次々と新しい薬剤や治療方法が開発される化学療法の分野においては，各抗がん薬やレジメンについての最新の情報を得ることが必須となる．各薬剤については，添付文書やそれを収載した「医薬品全集」などから情報を得ることができる．添付文書では，その薬剤の効能・効果（薬剤の効果が

認められている疾患），用法・用量と関連する使用上の注意（投与時の注意点など），併用禁忌や併用注意，副作用とその頻度，薬物動態，作用機序などを押さえておくとよい．また製薬会社が作成したより詳細な薬剤情報であるインタビューフォームや最新の情報を得るためには，医薬品医療機器

総合機構（Pharmaceuticals and Medical Devices Agency：PMDA）が管理する「医療用医薬品情報検索」（http://www.pmda.go.jp/PmdaSearch/iyakuSearch/）を参照されたい．この情報検索ページからは医薬品の承認情報や市販直後調査に関する情報も入手できる．

各疾患の標準レジメンを知るためには，疾患ごとのガイドラインを参考にするとよい．病期別，組織分類別，遺伝子変異の有無別などにより現時点での標準レジメンが示されていることが多い．また，初回治療（1st line）から次の治療（2nd line），その次の治療（3rd line）などアルゴリズムが示されているガイドラインもあり，患者が現在受けている治療の効果がなくなった場合，次にどのような治療を受けるのかを理解するのにも役立てることができる．ただ，ガイドラインはあくまでも指針であるため，すべての患者がガイドラインどおりに治療を受けるわけではない．標準治療ではない治療法が提示された場合には，必ずその理由を医師に確認し，その患者にとってよりよい治療であるのかどうかという視点で考えていくことが必要である．

押さえておくべきレジメンと主な副作用

現在行われることが多い各疾患の代表的なレジメンと主な副作用について表2に示す．これらは，現段階で標準的とされているものがほとんどであるが，新規抗がん薬の開発が目ざましい昨今においては，標準治療が短期間のうちに変更されていくことが予測される．

主な副作用については，レジメンの副作用としてデータがあるものは，そのなかで出現率が高いものや，特徴的で注意が必要なものについて記載した．レジメンの副作用としてデータがないものについては，個々の抗がん薬における副作用の出現率が高いものと，特徴的で注意が必要なものを併せて記載した．一般的に，併用する抗がん薬に共通の副作用がある場合には，その症状の程度が強く出現するといわれているため注意が必要となる．

化学放射線療法による副作用

放射線療法と化学療法を同時併用する場合には，抗腫瘍効果とともに副作用の増強が認められる．増強しやすい副作用症状には粘膜炎や骨髄抑制などがあり，特に頭頸部がんや食道がんでは，併用する抗がん薬による粘膜障害と放射線による粘膜炎が重なるため，口腔粘膜炎や食道炎が重度になることが多い．子宮頸がんや肛門管がんの場合には，照射野に大腸が含まれているため下痢を起こすことが多く，これも併用する抗がん薬によっては症状を増強させる可能性があるため注意を要する．また，肺がんのように胸部照射を行う場合には，重篤な肺臓炎を引き起こすリスクがあるゲムシタビン（ジェムザール®）やブレオマイシン（ブレオ®）といった抗がん薬の併用は禁忌である．

表2　各疾患の代表的なレジメンと主な副作用*

■乳がん

	レジメン名	使用されている抗がん薬名（商品名〈例〉）	過敏反応	白血球減少	ヘモグロビン減少	血小板減少	悪心・嘔吐	下痢	口内炎	心障害	肝機能障害	間質性肺炎	末梢神経障害	筋肉痛・関節痛	皮膚障害	爪甲障害	手足症候群	脱毛	静脈炎	浮腫	全身倦怠感	高血圧	出血
術前・術後補助化学療法	AC または EC	ドキソルビシン（アドリアシン®）またはエピルビシン（ファルモルビシン®）+シクロホスファミド（エンドキサン®）		●			●		●	●								●	●				
	FEC	フルオロウラシル（5-FU®）+エピルビシン（ファルモルビシン®）+シクロホスファミド（エンドキサン®）		●														●	●				
	PAC	パクリタキセル（タキソール®）	●	●	●								●	●				●					
	DOC	ドセタキセル（タキソテール®）	●	●									●	●	●			●		●	●		
	TC	ドセタキセル（タキソテール®）+シクロホスファミド（エンドキサン®）	●	●									●	●				●					
	HER	トラスツズマブ（ハーセプチン）	●							●													
転移・再発に対する治療（上記補助化学療法と重複するレジメンは除く）	DOC+PER+HER	ドセタキセル（タキソテール®）+ペルツズマブ（パージェタ®）+トラスツズマブ（ハーセプチン®）	●	●	●			●		●			●	●	●			●					
	T-DM1	トラスツズマブ エムタンシン（カドサイラ®）					●	●		●	●										●		
	LAP+CAP	ラパチニブ（タイケルブ）+カペシタビン（ゼローダ®）	●	●	●		●	●	●						●		●				●		
	LAP+HER	ラパチニブ（タイケルブ）+トラスツズマブ（ハーセプチン®）	●					●		●	●				●								
	エリブリン	エリブリン（ハラヴェン®）		●	●								●					●			●		
	ビノレルビン	ビノレルビン（ナベルビン®）		●															●				
	PAC+BV	パクリタキセル（タキソール®）+ベバシズマブ（アバスチン®）	●	●	●								●					●				●	●

■子宮頸がん

	レジメン名	使用されている抗がん薬名（商品名〈例〉）	過敏反応	白血球減少	ヘモグロビン減少	血小板減少	悪心・嘔吐	腎機能障害	末梢神経障害	筋肉痛・関節痛	脱毛	全身倦怠感
化学療法	TP	パクリタキセル（タキソール®）+シスプラチン（ランダ®）	●	●	●		●	●	●	●	●	●
	TC	パクリタキセル（タキソール®）+カルボプラチン（パラプラチン®）	●	●	●				●		●	
化学放射線療法（同時併用）	CDDP 単剤＋RT	シスプラチン（ランダ®）+放射線療法（全骨盤照射 45～50.4 Gy, 腔内照射 12～24 Gy）		●	●		●	●				●

表2 各疾患の代表的なレジメンと主な副作用*（続き）

■子宮体がん

	レジメン名	使用されている抗がん薬名（商品名〈例〉）	過敏反応	白血球減少	ヘモグロビン減少	血小板減少	悪心・嘔吐	口内炎	腎機能障害	末梢神経障害	筋肉痛・関節痛	心障害	脱毛	静脈炎	全身倦怠感
術後補助化学療法	AP	ドキソルビシン（アドリアシン®）＋シスプラチン（ランダ®）		●	●		●	●	●			●	●	●	●
再発に対する治療	AP	ドキソルビシン（アドリアシン®）＋シスプラチン（ランダ®）		●	●		●	●	●			●	●		●
	TC	パクリタキセル（タキソール®）＋カルボプラチン（パラプラチン®）	●	●						●	●		●		

■卵巣がん

	レジメン名	使用されている抗がん薬名（商品名〈例〉）	過敏反応	白血球減少	ヘモグロビン減少	血小板減少	悪心・嘔吐	下痢	口内炎	心障害	間質性肺炎	末梢神経障害	筋肉痛・関節痛	脱毛	爪甲障害	手足症候群	血管痛	浮腫	全身倦怠感	高血圧	出血
初回化学療法	TC±BV	パクリタキセル（タキソール®）＋カルボプラチン（パラプラチン®）±ベバシズマブ（アバスチン®）	●	●	●	●	●					●	●	●						●	●
	DC	ドセタキセル（タキソテール®）＋カルボプラチン（パラプラチン®）	●	●	●	●	●					●	●	●							
再発・再燃時の化学療法	CBDCA＋GEM±BV	カルボプラチン（パラプラチン®）＋ゲムシタビン（ジェムザール®）±ベバシズマブ（アバスチン®）		●	●	●	●				●								●	●	
	CBDCA＋PLD±BV	カルボプラチン（パラプラチン®）＋リポソーム化ドキソルビシン（ドキシル®）±ベバシズマブ（アバスチン®）	●	●	●	●	●		●							●				●	●
	CPT-11	イリノテカン（トポテシン®）		●	●	●	●	●													
	GEM	ゲムシタビン（ジェムザール®）		●	●	●	●				●								●		
	ノギテカン	ノギテカン（ハイカムチン®）		●	●	●	●												●		
	PLD	リポソーム化ドキソルビシン（ドキシル®）	●	●	●	●	●		●							●			●		

■小細胞肺がん

	レジメン名	使用されている抗がん薬名（商品名〈例〉）	白血球減少	ヘモグロビン減少	血小板減少	悪心・嘔吐	下痢	腎機能障害	脱毛	全身倦怠感
化学放射線療法（同時併用）（限局型に適用）	PE＋RT	シスプラチン（ランダ®）＋エトポシド（ベプシド®）＋加速過分割照射（1.5 Gy×2回/日で計45 Gy）	●	●		●		●	●	●
化学療法（進展型に適用）	IP	イリノテカン（カンプト®）＋シスプラチン（ランダ®）	●	●		●	●	●	●	●
	PE	シスプラチン（ランダ®）＋エトポシド（ベプシド®）	●	●		●		●	●	●
	CE	カルボプラチン（パラプラチン®）＋エトポシド（ベプシド®）	●	●	●	●			●	●
再発時の化学療法	AMR	アムルビシン（カルセド®）	●	●	●	●			●	●
	ノギテカン	ノギテカン（ハイカムチン®）	●	●	●				●	●

表2　各疾患の代表的なレジメンと主な副作用*（続き）

■ 非小細胞肺がん

	レジメン名	使用されている抗がん薬名（商品名〈例〉）	過敏反応	白血球減少	ヘモグロビン減少	血小板減少	悪心・嘔吐	下痢	口内炎	腎機能障害	間質性肺炎	肝機能障害	心機能障害	末梢神経障害	筋肉痛・関節痛	脱毛	皮膚障害	爪甲障害	色素沈着	静脈炎	血管痛	全身倦怠感	浮腫	高血圧	出血	内分泌障害	重症筋無力症・筋炎ほか	1型糖尿病
術後補助化学療法	CDDP＋VNR	シスプラチン（ランダ®）＋ビノレルビン（ナベルビン®）		●	●		●			●										●	●							
局所進行期（Stage ⅢA，ⅢB期）の化学放射線療法	CBDCA＋PAC＋RT	カルボプラチン（パラプラチン®）＋パクリタキセル（タキソール®）＋放射線療法（1日1回2 Gy×30回，計60 Gy）	●	●	●	●								●	●	●												
	CDDP＋DOC＋RT	シスプラチン（ランダ®）＋ドセタキセル（タキソテール®）＋放射線療法（1日1回2 Gy×30回，計60 Gy）	●	●	●		●							●		●						●	●					
進行期（StageⅢB，Ⅳ期）のEGFR遺伝子変異陽性	EGFRチロシンキナーゼ阻害薬	ゲフィチニブ（イレッサ®），エルロチニブ（タルセバ®），アファチニブ（ジオトリフ®），オシメルチニブ（タグリッソ®），ダコミチニブ（ビジンプロ）						●	●								●	●										
進行期（StageⅢB，Ⅳ期）のALK遺伝子転座変異陽性	ALK阻害薬	クリゾチニブ（ザーコリ®），アレクチニブ（アレセンサ®），セリチニブ（ジカディア®），ロルラチニブ（ローブレナ®）						●				●	●	●														
進行期（StageⅢB，Ⅳ期）の細胞傷害性化学療法	CDDP＋PEM ＊扁平上皮がん以外	シスプラチン（ランダ®）＋ペメトレキセド（アリムタ®）		●	●		●															●						
	CDDP＋GEM	シスプラチン（ランダ®）＋ゲムシタビン（ジェムザール®）		●	●	●	●			●	●											●	●					
	CDDP＋DOC	シスプラチン（ランダ®）＋ドセタキセル（タキソテール®）		●	●	●	●							●		●						●	●					
	CBDCA＋PAC	カルボプラチン（パラプラチン®）＋パクリタキセル（タキソール®）	●	●	●	●	●							●		●												
	CBDCA＋S-1	カルボプラチン（パラプラチン®）＋テガフール・ギメラシル・オテラシルカリウム配合（ティーエスワン®）		●	●	●	●	●											●									
	CBDCA＋PAC＋BV ＊扁平上皮がん以外	カルボプラチン（パラプラチン®）＋パクリタキセル（タキソール®）＋ベバシズマブ（アバスチン®）	●	●	●	●								●	●	●								●	●			
進行期（StageⅢB，Ⅳ期）の免疫チェックポイント阻害薬	抗PD-1抗体	ニボルマブ（オプジーボ®），ペムブロリズマブ（キイトルーダ®）						●			●	●					●									●	●	●
	抗PD-L1抗体	アテゾリズマブ（テセントリク®），デュルバルマブ（イミフィンジ®）									●															●	●	●
高齢者に対する治療	VNB	ビノレルビン（ナベルビン®）		●	●															●								
	DOC	ドセタキセル（タキソテール®）		●	●	●								●	●	●						●						
	GEM	ゲムシタビン（ジェムザール®）		●	●	●					●											●						

表2 各疾患の代表的なレジメンと主な副作用*（続き）

■頭頸部がん

	レジメン名	使用されている抗がん薬名（商品名〈例〉）	過敏反応	白血球減少	ヘモグロビン減少	赤血球減少	血小板減少	悪心・嘔吐	下痢	口内炎	腎機能障害	末梢神経障害	筋肉痛・関節痛	脱毛	皮膚障害	爪甲障害	全身倦怠感	浮腫
化学放射線療法（同時併用）	CDDP単剤＋RT	シスプラチン（ランダ®）＋放射線療法（60～70 Gy）		●	●			●			●						●	
	セツキシマブ＋RT	セツキシマブ（アービタックス®）＋放射線療法（70 Gy）	●							●					●	●		
化学療法	FP＋セツキシマブ	フルオロウラシル（5-FU®）＋シスプラチン（ランダ®）＋セツキシマブ（アービタックス®）	●	●		●		●		●					●	●		

■食道がん

	レジメン名	使用されている抗がん薬名（商品名〈例〉）	過敏反応	白血球減少	ヘモグロビン減少	赤血球減少	血小板減少	悪心・嘔吐	下痢	口内炎	腎機能障害	末梢神経障害	筋肉痛・関節痛	脱毛	爪甲障害	全身倦怠感	浮腫
術前補助化学療法	FP	フルオロウラシル（5-FU®）＋シスプラチン（ランダ®）		●		●		●	●	●						●	
化学放射線療法	FP＋RT	フルオロウラシル（5-FU®）＋シスプラチン（ランダ®）＋放射線療法（1回1.8 Gy×28回，計50.4 Gy）		●		●		●	●	●						●	
化学療法（根治不能例，二次治療）	FP	フルオロウラシル（5-FU®）＋シスプラチン（ランダ®）		●		●		●	●	●						●	
	DOC	ドセタキセル（タキソテール®）	●	●	●								●	●			●

■胃がん

	レジメン名	使用されている抗がん薬名（商品名〈例〉）	過敏反応	白血球減少	ヘモグロビン減少	血小板減少	悪心・嘔吐	下痢	口内炎	腎機能障害	心障害	末梢神経障害	筋肉痛・関節痛	脱毛	爪甲障害	手足症候群	色素沈着	全身倦怠感	浮腫	出血
術後補助化学療法	S-1	テガフール・ギメラシル・オテラシルカリウム配合（ティーエスワン®）	●	●	●	●	●	●	●								●		
	CapOX	カペシタビン（ゼローダ®）＋オキサリプラチン（エルプラット®）	●	●	●	●	●	●				●				●		●		
	SOX	テガフール・ギメラシル・オテラシルカリウム配合（ティーエスワン®）＋オキサリプラチン（エルプラット®）	●	●	●	●	●	●	●			●						●	●	
切除不能・再発例に対する治療	S-1＋CDDP	テガフール・ギメラシル・オテラシルカリウム配合（ティーエスワン®）＋シスプラチン（ランダ®）	●	●	●	●	●	●	●	●								●	
	CapOX	カペシタビン（ゼローダ®）＋オキサリプラチン（エルプラット®）	●	●	●	●	●	●				●				●		●		
	SOX	テガフール・ギメラシル・オテラシルカリウム配合（ティーエスワン®）＋オキサリプラチン（エルプラット®）	●	●	●	●	●	●	●			●						●	●	
	ゼローダ＋CDDP＋HER	カペシタビン（ゼローダ®）＋シスプラチン（ランダ®）＋トラスツズマブ（ハーセプチン®）	●	●	●	●	●	●								●		●		
	RAM＋PAC	ラムシルマブ（サイラムザ®）＋パクリタキセル（タキソール®）	●	●		●						●	●					●		●
	CPT-11	イリノテカン（カンプト®）		●			●	●						●						
	DOC	ドセタキセル（タキソテール®）	●	●								●	●	●				●	●	

表2　各疾患の代表的なレジメンと主な副作用*（続き）

■ 大腸がん

	レジメン名	使用されている抗がん薬名（商品名〈例〉）	過敏反応	白血球減少	ヘモグロビン減少	血小板減少	悪心・嘔吐	下痢	口内炎	末梢神経障害	脱毛	皮膚障害	爪甲障害	手足症候群	色素沈着	全身倦怠感	高血圧	出血
術後補助化学療法	カペシタビン	カペシタビン（ゼローダ®）		●	●		●	●	●					●				
	FOLFOX	オキサリプラチン（エルプラット®）＋フルオロウラシル（5-FU®）＋レボホリナートカルシウム（アイソボリン®）	●	●	●	●	●			●						●		
	CapOX	カペシタビン（ゼローダ®）＋オキサリプラチン（エルプラット®）	●	●	●	●	●	●	●					●		●		
Stage IV期および再発に対する治療	FOLFOX±BV	オキサリプラチン（エルプラット®）＋フルオロウラシル（5-FU®）＋レボホリナートカルシウム（アイソボリン®）±ベバシズマブ（アバスチン®）	●	●	●	●	●			●						●	●	●
	CapeOX±BV	カペシタビン（ゼローダ®）＋オキサリプラチン（エルプラット®）±ベバシズマブ（アバスチン®）	●	●	●	●	●	●	●					●			●	●
	SOX±BV	テガフール・ギメラシル・オテラシルカリウム配合（ティーエスワン®）＋オキサリプラチン（エルプラット®）±ベバシズマブ（アバスチン®）	●	●	●	●	●	●		●					●	●	●	●
	FOLFIRI±BV	イリノテカン（カンプト®）＋フルオロウラシル（5-FU®）＋レボホリナートカルシウム（アイソボリン®）＋ベバシズマブ（アバスチン®）		●	●	●	●	●			●						●	●
	IRIS	テガフール・ギメラシル・オテラシルカリウム配合（ティーエスワン®）＋イリノテカン（カンプト®）		●	●	●	●	●	●		●			●				
	セツキシマブ単独	セツキシマブ（アービタックス®）	●					●				●	●					
	パニツムマブ単独	パニツムマブ（ベクティビックス®）						●				●	●					
	イリノテカン＋セツキシマブ	イリノテカン（カンプト®）＋セツキシマブ（アービタックス®）	●	●	●	●	●	●			●	●						
	FOLFOX＋セツキシマブ	オキサリプラチン（エルプラット®）＋フルオロウラシル（5-FU®）＋レボホリナートカルシウム（アイソボリン®）＋セツキシマブ（アービタックス®）	●	●	●	●	●	●		●		●				●		
	FOLFOX＋パニツムマブ	オキサリプラチン（エルプラット®）＋フルオロウラシル（5-FU®）＋レボホリナートカルシウム（アイソボリン®）＋パニツムマブ（ベクティビックス®）	●	●	●	●	●	●		●		●				●		
	FOLFIRI＋セツキシマブ	イリノテカン（カンプト®）＋フルオロウラシル（5-FU®）＋レボホリナートカルシウム（アイソボリン®）＋セツキシマブ（アービタックス®）	●	●	●	●	●	●			●	●	●					
	FOLFIRI＋パニツムマブ	イリノテカン（カンプト®）＋フルオロウラシル（5-FU®）＋レボホリナートカルシウム（アイソボリン®）＋パニツムマブ（ベクティビックス®）		●	●	●	●	●			●	●	●					
	レゴラフェニブ	レゴラフェニブ（スチバーガ®）						●						●		●	●	●
	トリフルジン-チピラシル塩酸塩	トリフルジン・チピラシル（ロンサーフ®）		●	●	●	●	●								●		

表2 各疾患の代表的なレジメンと主な副作用*（続き）

■ 膵臓がん

	レジメン名	使用されている抗がん薬名（商品名〈例〉）	過敏反応	白血球減少	ヘモグロビン減少	血小板減少	悪心・嘔吐	下痢	口内炎	末梢神経障害	脱毛	皮膚障害	爪甲障害	手足症候群	色素沈着	全身倦怠感	間質性肺炎	血管痛
術後補助化学療法	GEM	ゲムシタビン（ジェムザール®）		●	●	●											●	●
	S-1	テガフール・ギメラシル・オテラシルカリウム配合（ティーエスワン®）		●			●	●	●						●			
遠隔転移，再発に対する全身化学療法	GEM+nabPAC	ゲムシタビン（ジェムザール®）+パクリタキセル・アルブミン懸濁型（アブラキサン®）		●	●	●	●			●	●					●		
	FOLFIRINOX	オキサリプラチン（エルプラット®）+イリノテカン（カンプト®）+フルオロウラシル（5-FU®）+レボホリナートカルシウム（アイソボリン®）	●	●	●	●	●	●	●	●	●							
	GEM＋エルロチニブ	ゲムシタビン（ジェムザール®）+エルロチニブ（タルセバ®）		●	●	●		●				●					●	●
	GEM	ゲムシタビン（ジェムザール®）		●	●	●											●	●
	S-1	テガフール・ギメラシル・オテラシルカリウム配合（ティーエスワン®）		●											●			

■ 泌尿器がん

	レジメン名	使用されている抗がん薬名（商品名〈例〉）	白血球減少	ヘモグロビン減少	血小板減少	悪心・嘔吐	下痢	口内炎	腎機能障害	肝機能障害	心障害	間質性肺炎	脱毛	毛髪・皮膚変色	皮膚障害	血管痛	全身倦怠感	発熱	高血圧	出血	感染症	高血糖	内分泌障害	重症筋無力症・筋炎ほか	1型糖尿病
切除不能膀胱がんに対する治療	CDDP+GEM	シスプラチン（ランダ®）+ゲムシタビン（ジェムザール®）	●	●	●	●		●	●			●					●	●							
	MVAC	メトトレキサート（メソトレキセート®）+ビンブラスチン（エクザール®）+ドキソルビシン（アドリアシン®）+シスプラチン（ランダ®）	●	●	●	●		●	●				●				●								
胚細胞腫瘍に対する治療	BEP	ブレオマイシン（ブレオ®）+エトポシド（ベプシド®）+シスプラチン（ランダ®）	●	●		●						●	●				●	●							
Stage IV期の腎細胞がんに対する治療	チロシンキナーゼ阻害薬	スニチニブ（スーテント®），パゾパニブ（ヴォトリエント®），ソラフェニブ（ネクサバール®），アキシチニブ（インライタ®）	●	●	●	●	●	●						●	●		●		●				●		
	mTOR阻害薬	テムシロリムス（トーリセル®），エベロリムス（アフィニトール®）						●			●				●		●				●	●			
	免疫チェックポイント阻害薬	ニボルマブ（オプジーボ®），イピリムマブ（ヤーボイ®）				●		●		●		●					●						●	●	●

表2 各疾患の代表的なレジメンと主な副作用*（続き）

■皮膚がん

	レジメン名	使用されている抗がん薬名（商品名〈例〉）	白血球減少	血小板減少	悪心・嘔吐	下痢	肝機能障害	間質性肺炎	関節痛・筋肉痛	皮膚障害	血管痛	全身倦怠感	発熱	内分泌障害	重症筋無力症・筋炎ほか	1型糖尿病	二次発がん
悪性黒色腫に対する治療	免疫チェックポイント阻害薬（抗PD-1抗体）	ニボルマブ（オプジーボ®），ペムブロリズマブ（キイトルーダ®）				●	●	●				●		●	●	●	
	免疫チェックポイント阻害薬（抗CTLA-4抗体）	イピリムマブ（ヤーボイ®）					●	●	●					●	●	●	
	分子標的治療薬	ダブラフェニブ（タフィンラー®），トラメチニブ（メキニスト®），ベムラフェニブ（ゼルボラフ®），ビニメチニブ（メクトビ®）			●	●	●		●	●		●	●				●
	細胞傷害性抗がん薬	ダカルバジン（ダカルバジン®）	●	●	●		●				●						
メルケル細胞がんに対する治療	免疫チェックポイント阻害薬（抗PD-1抗体）	アベルマブ（バベンチオ®）				●	●	●				●		●	●	●	

■悪性リンパ腫

	レジメン名	使用されている抗がん薬名（商品名〈例〉）	過敏反応	白血球減少	ヘモグロビン減少	血小板減少	悪心・嘔吐	便秘	口内炎	末梢神経障害	心障害	間質性肺炎	脱毛	静脈炎	血管痛	発熱	腫瘍崩壊症候群
ホジキンリンパ腫に対する治療	ABVD	ドキソルビシン（アドリアシン®）+ブレオマイシン（ブレオ®）+ビンブラスチン（エクザール®）+ダカルバジン（ダカルバジン®）		●	●	●	●					●	●	●	●	●	
	ブレンツキシマブ ベドチン	ブレンツキシマブ ベドチン（アドセトリス®）		●			●	●		●							
非ホジキンリンパ腫に対する治療	R-CHOP（CD20陽性B細胞性非ホジキンリンパ腫）	リツキシマブ（リツキサン®）+シクロホスファミド（エンドキサン®）+ドキソルビシン（アドリアシン®）+ビンクリスチン（オンコビン®）+プレドニゾロン（プレドニン®）	●	●	●	●	●	●		●			●	●			●
	RB（再発または難治性の低悪性度B細胞性非ホジキンリンパ腫およびマントル細胞リンパ腫）	リツキシマブ（リツキサン®）+ベンダムスチン（トレアキシン®）	●	●	●	●	●								●		

表2 各疾患の代表的なレジメンと主な副作用*（続き）

■多発性骨髄腫

	レジメン名	使用されている抗がん薬名 （商品名〈例〉）	過敏反応	白血球減少	血小板減少	悪心・嘔吐	便秘	下痢	間質性肺炎	心障害	末梢神経障害	関節痛・筋肉痛	皮膚障害	発熱	全身倦怠感
未治療の多発性骨髄腫 再発または難治性の多発性骨髄腫	VRd	ボルテゾミブ（ベルケイド®）＋レナリドミド（レブラミド®）＋デキサメタゾン（デカドロン®）		●	●	●		●			●	●	●	●	●
再発または難治性の多発性骨髄腫	DLd	ダラツムマブ（ダラザレックス®）＋レナリドミド（レブラミド®）＋デキサメタゾン（デカドロン®）	●	●	●			●							●
	DVd	ダラツムマブ（ダラザレックス®）＋ボルテゾミブ（ベルケイド®）＋デキサメタゾン（デカドロン®）	●	●	●	●	●	●	●	●	●	●	●	●	●

＊：固形がんを中心にし，放射線療法による副作用は除く．頻度が多い，および重大な副作用に「●」印をつけている
（岡元るみ子, 監. がん化学療法のレジメン44　やさしくまなべる BOOK. メディカ出版；2018，添付文書，インタビューフォームを参考にして作成）

抗がん薬の副作用と判断するために必要な知識

　化学療法を受けている患者には，抗がん薬による副作用だけでなく，原疾患による症状やその症状を軽減するために使用している薬剤の副作用，また，併存疾患などの治療による副作用も出現する可能性がある．したがって，出現している副作用が抗がん薬による副作用なのか原疾患による症状なのかなどをきちんと見極めたうえで対策を練る必要がある．投与している抗がん薬に出現しやすい副作用を知っておくことと，その副作用の発現機序を理解しておくことにより，抗がん薬の副作用かどうかの判断がつくことは多い．しかし，抗がん薬の副作用を含めた複数の原因から症状が出現している場合も多くあり，その場合は症状が増強しやすいため，より厳重な対策が必要となる．抗がん薬の代表的な副作用のうち，抗がん薬以外の原因でも出現することの多

い①悪心・嘔吐，②下痢・便秘，③口内炎について述べる．

悪心・嘔吐

　抗がん薬の副作用以外で悪心・嘔吐が出現する原因としては，主に消化器がんの場合の原疾患の増悪（消化管通過障害，腹膜播種の増悪による腸閉塞など），脳転移，消化管潰瘍，オピオイドの副作用などさまざまなものが考えられる．抗がん薬の副作用かどうかの判断は，抗がん薬の催吐性のレベルや，悪心・嘔吐の出現時期と持続期間などから行う．投与した抗がん薬の催吐性が低レベルであるのに悪心・嘔吐の症状が非常に強く出現する場合には，抗がん薬以外の原因を考える必要がある．また，催吐性が中等度から高度の抗がん薬であって

も，投与日から3日以上経ってから症状が出現していたり，10日〜2週間以上症状が続いたりする場合にも，ほかの原因がないかどうか調べてみる必要がある．

下痢・便秘

下痢・便秘も消化器がんの場合は原疾患による影響を受けやすい症状である．そのほかに，下痢の場合には下部消化管や骨盤内臓器に対する放射線照射によっても症状が出現する場合がある．放射線の総線量が30 Gy を超えており，抗がん薬による骨髄抑制期を脱してからも長期に下痢が持続する場合などは，抗がん薬よりも放射線療法による副作用の影響が強いと考える．また，制吐薬としてドパミン受容体拮抗薬（メトクロプラミド〈プリンペラン®〉，ドンペリドン〈ナウゼリン®〉など）を何度も使用した場合などにも下痢が出現することがあるため，原因の一つとして考える必要がある．便秘については，オピオイドを使用している場合にはその副作用が考えられ，また制吐薬として5-HT$_3$受容体拮抗薬（グラニセトロン〈カイトリル®〉など）を使用している場合にも症状が出現することがあるので，視野に入れておく必要がある．

口内炎

抗がん薬の副作用以外で口内炎が出現する原因としては，頭頸部がんや上部食道がんに対する放射線照射によるものが多いだろう．口腔内が照射野に含まれており，放射線の総線量が30 Gy を超えており，日に日に症状が増強してくるような場合には，放射線療法による粘膜障害を第一に考える．もちろん，口内炎の出現率が高い抗がん薬の投与を併用して行っている場合にはその影響もあるが，下痢と同様に，抗がん薬による骨髄抑制から回復しても口内炎が改善してこない場合には放射線療法の副作用が継続していると考える．

また，急性骨髄性白血病の一部では原疾患の増悪が口腔内病変として現れやすいことがあり，口内炎が抗がん薬の副作用ではなく白血病の口腔内浸潤である場合もあるため，治療効果の有無なども併せて判断していくことが必要となる．原疾患に対する抗がん薬投与が口内炎（口腔内病変）の改善につながるということもあるため，治療効果の有無なども併せて判断していくことが必要となる．

▶ 見逃すと危険な副作用

抗がん薬の副作用は，薬剤の影響がなくなることにより回復するもの（可逆性）がほとんどであるが，なかには不可逆性になるものや対処が遅れることで致死的になる副作用もある．その代表的なものとしては，① アナフィラキシーショック，② 発熱性好中球減少，③ 間質性肺炎などが挙げられる．ここでは「なぜこれらの副作用を見逃すと危険なのか」について述べる．

アナフィラキシーショック

薬剤などによる過敏症のうち，急性の全身性反応が起きることをアナフィラキシー

といい，それに血圧低下を伴う末梢循環不全が加わり危険な状態に陥ることをアナフィラキシーショックという[2]．アナフィラキシーショックは，対処が遅れることで呼吸停止や心停止につながり致死的となるため，初期の症状（皮膚の発疹や紅斑など）を見逃さずに早期の適切な対処が重要となる．

発熱性好中球減少

好中球減少はほとんどの抗がん薬で認められる副作用であり，好中球減少時には感染のリスクが高くなる．特に発熱性好中球減少（好中球が $1,000/mm^3$ 以下で 38.0℃ 以上の発熱を伴う）の場合には敗血症を合併する割合が高くなるため，致死的な状態

となる可能性がある．したがって，発熱性好中球減少を認めた場合には，科学的なガイドラインなどをもとにした適切な治療を早急に開始する必要がある．

間質性肺炎

副作用として「肺障害」をきたす抗がん薬はいくつかあるが，そのほとんどが間質性肺炎の型をとる．特に，EGFR 阻害薬や免疫チェックポイント阻害薬による急性肺障害・間質性肺炎は発症すると重篤化し，致死的となる可能性がある副作用の一つといえる．間質性肺炎に特徴的な初期症状を見逃さず，発症が疑われる場合には速やかに抗がん薬の投与を中止して適切な治療を行うなど，早期の対処が重要となる．

◉文献
1) 国立がん研究センター内科レジデント，編. がん診療レジデントマニュアル 第7版. 医学書院；2016. p.25.
2) 岡本智子. 過敏症―アナフィラキシーショック　インフュージョンリアクション. 月刊ナーシング 2006；26 (2)：63-66.

◉参考文献
• 小澤桂子，監. 最新がん化学療法と看護Q&A. 月刊ナーシング 2005；25 (13)：17-82.
• 古江　尚，編. 抗がん効果を高めるための実践・癌化学療法別副作用対策. メディカルレビュー社；2000.
• 箕輪良行，松井征男，監. 研修医・看護婦・薬剤師のためのまちがいのない抗癌剤の使い方―抗癌剤を毒薬にしないために. 三輪書店；2001.

3章

患者の意思決定に
対する支援

治療を受ける意思決定に対する医師からの支援

朴　成和

▶ 患者・家族への説明時の工夫

病状の説明の前に

　化学療法開始前には病状の説明が不可欠である．最近は，がん治療を行う病院を受診する前に患者自身が病名の告知を受けていることが多いが，自身の病状を正確に理解していることは多くない．漠然と「がん治療を行う病院でしっかり治療を受ければ治るだろう」と思っていたり，家族には厳しい説明がされているが患者自身には知らされておらず，家族から「本人には厳しい話をしないでほしい」と希望されたりすることもある．このような場合には，まず家族に対して，「化学療法の効果・副作用を直接受けるのは患者自身であり，また，治療はあくまでも患者が主役である．家族にできることはそのサポートであり，患者自身による意思決定が不可欠である」ということを理解してもらうことから始まる．その後，患者自身に対して，「ご自身の病気をどのように理解していますか？」という質問から始め，患者の理解と医療者が説明したい内容とのギャップを把握することが重要である．この手順は，できれば初診時に，遅くとも治療開始時までに行う．

病状の説明

　術後補助化学療法や，治癒を期待できるごく一部の疾患・病態を除いては，化学療法の対象となる症例は治癒することがきわめて難しい．まずは，手術，放射線療法などの局所療法では対処できないほどまでにがんが広がっており，全身治療である化学療法の適応であることを説明する．この時点で，患者がショックを受け，その後の説明が十分に理解できなくなるケースも少なくない．筆者は，「気持ちを落ち着けるために，少し時間をおいたほうがいいでしょう．しばらくしたらもう一度お呼びするので，待合室でお待ちください」と言って，30〜60分程度の間をおくようにしている．そして，このあいだに看護師などに様子をみて声をかけ，必要時は補助的説明をしてもらうと，その後の診察では，気持ちが落ち着き，しっかりと説明を聞くことができるようになる場合が多い．

化学療法についての一般的な説明

　次に，化学療法を受けるかどうかの意思決定をしてもらう段階に入るが，いきなり具体的な化学療法の内容を説明すると，情

報や選択肢が多すぎて一度に理解するのが困難なことが多い．そのため，まずは一般的な化学療法の目的，副作用，化学療法を受ける際の心構えなどについて，病態に応じた説明をすることが勧められる．筆者はまず，目の前の患者に対し，「治癒が困難な病気にかかったことは厳しい現実であるが，今すぐに死を迎えるわけではなく，これからの大切な時間をいかにつくっていくかが重要であり，そのために化学療法を含めた医療の役割を考えてもらいたい」と伝えている．次に，同じ病気・病態の患者における臨床試験などから得られたデータに基づいて化学療法の一般的な効果・副作用を説明する．また，効果・副作用には個人差があり，治療前には予測不可能なことを十分に理解してもらう．さらに，化学療法開始後にも効果・副作用に応じて，変更可能なことも伝えている．

このような一般的な説明の後に，次回外来までに「化学療法を受けるか否か（最終決定ではない）」について考えてもらうようにする．そのあいだに医師側はリスクアセスメントを行い，キャンサーボードなどのチーム内で推奨できる治療を検討することができる．最終の意思決定は，病態の把握，リスクに基づいて推奨される具体的な治療法について，選択肢を含めてそれぞれのメリット，デメリットを提示した後にも，行ってもらう．具体的な治療を説明した後にも即座に意思決定をしてもらうのではな

く，家族を含めて十分に考えることのできる時間をつくることが望まれる．筆者は，「次回外来までに抗がん薬治療を受けるかどうかお決めください．○○さんとご家族と同じ気持ちであるほうが望ましいのですが，万が一異なった場合には○○さんご自身の口からのお返事を第一優先いたします」と追加説明している．

しかし実際には，1回の説明で意思決定ができない場合も少なくない．上記の一般的な説明後の2回目の診察時に，患者が「まだ決められません」と回答した場合には，筆者は「では，もう1回だけ考える時間をつくります．次回は，抗がん薬治療を"受ける"，"受けない"のいずれかの明確なご返事をいただくことが望ましいのですが，抗がん薬治療は同意がなければ絶対にできませんので，次回も"迷っている"とご返事いただいた場合には，"抗がん薬をしない"と解釈しますよ．明確に"抗がん薬治療を受ける"とおっしゃれば，いつでも開始します」と追加している．こうすることによって，3回目には明確な回答を得られることが多い．患者だけに判断してもらうのではなく，明確でない回答に対して，医療者がどのように考えるかを提示することにより，患者の意思決定の手助けになると思われる．

以下に，化学療法の効果・副作用，治療選択などについての一般的な説明内容を記載する．

化学療法の効果・副作用, 治療選択などについての説明内容

化学療法の効果・副作用の個人差

化学療法の効果も，後述する副作用も個人差が大きく，治療開始前には個々の患者での効果や副作用を正確に予測できない．患者への説明の際には，これから示す数字は平均値（中央値）またはそれぞれの事象（腫瘍縮小，副作用）が起こる可能性（頻度）であることを明確にすべきである．

腫瘍縮小効果

延命効果については，たとえ治療終了後に振り返っても，治療しなかった場合と比べてどの程度延命できたかを知ることはできないのに対して，腫瘍縮小効果は，患者自身が治療前後で比較して知ることができる効果の指標である．

腫瘍縮小効果については，「正確ではありませんが，がんが半分以下になる確率を奏効率といいます」などと説明するが，あくまでも抗がん薬のパワーを示す指標の一つでしかないことを追加する．また，巨大な腫瘍のために症状を有する患者では腫瘍縮小によって症状が改善・消失することはあるが，無症状の患者では腫瘍縮小が得られても自覚的な効果が現れることはなく，腫瘍縮小効果のもつ意味が異なることにも注意すべきである．このように，症状を有する患者に対しては症状が軽減する可能性についても追加して説明することが重要である．

一方，血液疾患，頭頸部がん，食道がん，胚細胞腫，卵巣がんなどは，化学（放射線）療法により腫瘍が消失して治癒が得られる場合もある．筆者は患者に対して，治癒をめざした治療の場合には，たとえ副作用が強くても積極的に治療を受ける価値があることを了解してもらうようにしている．

延命効果

多くの化学療法の対象となる患者は治癒を得ることが難しく，化学療法は延命効果を期待して行われることが多い．延命効果は比較試験によって集団として示されるため，前述したように，個人レベルでは，たとえ治療終了後に振り返っても，どの程度延命できたかを知ることはできない．治療を受ける患者も，また治療を行う医療者も，良い方向にも悪い方向にも中央値よりかけ離れた結果が出る可能性は低いので，中央値をベースにして意思決定することが勧められる．実際には，予後を示す代表的な指標として，生存期間の中央値（median survival time：MST）を用いることが多い．

しかし，「あなたの生存期間の中央値は8か月前後です」などと，MSTを単独で用いるのは誤解を与える危険が大きい．MSTはあくまでも点推定値である．100人の患者を対象とした臨床試験で実際に得られたMSTがあてはまるのは1人のみであり，MSTより長い可能性も短い可能性も50％の確率となる目安でしかない．MSTのみではなく，たとえば「2年生存率は10〜20％です」など，平均以上の結果が得られる可能性も併せて示したほうがよいと思われる．逆に，「効果が全くない場合や，副作用が強く出た場合には平均以下，

さらには無治療よりも短くなることがあり，最悪の場合は治療関連死亡が1%に起こりうる」など，悪い話も追加すべきであろう．

術後補助化学療法

術後補助化学療法は，手術単独よりも治癒率を向上させることを目的に行われる．現場では，患者が外科医から「術後補助化学療法を行ったほうがいいですよ」という簡単な説明を受けた後に，内科に来ることが少なくない．たとえば術後補助化学療法が標準治療となっている大腸がんにおいて，欧米のエビデンスでは，手術単独での治癒率が60〜70%であり，術後補助化学療法を行うことによって治癒率が70〜80%に向上することが示されている[1,2]．このデータは，術後補助化学療法をしなくても治る可能性が60〜70%であり，術後補助化学療法を行っても治らない可能性が20〜30%であることを示している．つまり，術後補助化学療法は，前者にとっては単に「毒」となるのみであり，後者にとっては「無駄な治療」であるともいえる．本当に術後補助化学療法によりメリットが得られる可能性は5〜10人に1人（10〜20%）である．この認識に基づき，ほぼ100%の患者に起こる何らかの副作用や経済的・社会的な負担を考慮し，術後補助化学療法を受けるかどうかの意思決定をしてもらうべきである．最近では，大腸がんなどで効果・副作用とも強いFOLFOX療法とマイルドな5-FU系薬剤単独療法がガイドラインにも記載されている．無治療も含めて3つの選択肢があるが，患者にそれぞれのリスク・ベネフィットバランスを十分に理解し選択してもらうことが重要である．

また，個々の患者のレベルでは，術後補助化学療法が「毒」なのか「命を救う治療」なのか「無駄な治療」なのか知ることはできないが，100〜200人の患者全体をみると，術後補助化学療法を行うか行わないかによって，少なくとも10〜20人の命が左右される．そのため，術後補助化学療法を行ったほうがいいと考えられるが，患者全体をみている医療者と患者個人の視点の違いを認識すべきである．

バイオマーカー検査

近年，多くの分子標的治療薬や免疫チェックポイント阻害薬が臨床導入されている．その際に，肺がんなどでは特定の遺伝子変異があったり，特定のタンパクが免疫染色で発現したりする患者で著効を示し[3]，逆に，大腸がんでは遺伝子異常があると分子標的治療薬が効かないなど[4]，バイオマーカーに基づく治療選択が可能となってきた．これらの情報は，治療選択するうえで，医療者だけでなく患者にとってもきわめて重要である．そのため，まずバイオマーカー検査をすることの意義について説明し，検査の同意を得なくてはならない．バイオマーカー検査によって，著効する可能性のある抗がん薬を選択できることや逆に効果のない抗がん薬を使わなくてすむことのメリット，そのバイオマーカー陽性（陰性）の頻度，バイオマーカー検査の結果による治療方針の違い，検査結果に必要な腫瘍組織などを採取するための処置の有無とその侵襲の程度，検査結果が出るまでの時間と費用などについて，バイオマーカー検査をしなかった場合にはどうなるかも含めて十分に説明する必要がある．

最近では，多くの遺伝子検査を一度に検索できるパネルが開発され，一部の施設で

は先進医療などで検査が実施されるようになってきた．「遺伝子検査をすれば自分に著効する抗がん薬が見つかる」と期待する患者は多いが，実際には，たとえ遺伝子異常が見つかったとしても，現在の保険診療で承認されている適応以外の薬剤の提供は難しいこと，保険で承認されている薬剤は試験段階であること，受け皿となる治療法へのアクセス方法などを認識し，説明する必要がある．

副作用

副作用については，脱毛や悪心など軽微であってもある程度以上の頻度で現れるものと，発熱性好中球減少症や間質性肺炎など頻度は高くなくとも重篤なもののいずれについても提示すべきである．しかし，副作用の程度だけでなく，同じ程度の副作用が起こった際の「感じ方」や「回復の仕方」など，生活にどの程度影響するかには患者の年齢や社会的背景により個人差がある．さらに，治療開始時点での「これからどのような副作用が起こるかわからない」といった不安感が，副作用の感じ方を増強させることもある．

論文などに記載されている副作用の種類や頻度については，ある基準をもとに医師が評価した最悪値であり，副作用に対する患者の感じ方を評価しているわけではない．加えて，実際には抗がん薬投与後の副作用やQOLは日々変化する．したがって，文献に記載されている副作用の頻度を伝えることで副作用を説明するだけでは不十分であり，治療前に「今後，体感するであろう副作用がどのように生活に影響するか」を患者にイメージしてもらうことが重要である．

筆者は，個々の患者の副作用の感じ方は医療者にはわからないが，「吐き気や下痢はそれぞれ○％，△％に出ると報告されていますが，多くの場合には吐き気は抗がん薬投与後2〜3日で消失します．それが○週間ごとに繰り返されます．同じ副作用が毎日続くわけではなく，波があることをイメージしてください．そのときにどの程度つらいのかを説明することはできませんが，入院を要するほど重篤な副作用が出現するのは20人のうち1人以下です．ほかの多くの患者さんは何とかご自宅でがんばっています．二日酔いやつわりのある妊婦さんも，多くの場合は仕事や家事をされていますよね」など，少しでも生活をイメージできるように説明している．今後，多くの患者が自分で記録した副作用の程度やQOLの日々の変化についてデータを集める必要があると思われる．

また，文献に記載されているすべての副作用が出現するわけではなく，個々の患者に，どの程度の，どの副作用が出現するかはわからないうえ，副作用が起こってからでもさまざまな工夫をすることで対応が可能なため，過剰に心配することのないように説明することこそ重要である．そして，セルフケアについて説明し，近医のバックアップを受けられるように連携すること，さらには，重篤な副作用が起こった場合に備えて，緊急受診，検査，入院を含め支援体制があると追加説明することも忘れてはならない．

さらに，最近は化学療法の薬剤費が高くなっており，経済的な負担も副作用の一つであると考え，十分な説明がなされることが望ましい．

逆に，注意を喚起することによって，かえって不安感を助長するなどのデメリット

もありうると認識すべきである．筆者は，「抗がん薬治療中であっても，1日1回の下痢はたいしたことはありません．がんと診断される前に，1回下痢をしたからといって心配して不安になりましたか？　抗がん薬治療を受けているからといって，普段なら気にしないような副作用に対して必要以上に心配する必要はありません」とも追加している．

治療選択

　標準治療とは，さまざまな比較試験によって，効果と副作用のバランスが最も優れていることが証明されている治療であり，臨床試験の選択規準を満たすようなスタンダードリスクの患者に対する第一選択肢である．標準治療を説明すると同時に，ほかの選択肢として，より副作用の少ない治療法，および無治療の提示も望まれる．その際には，「延命効果」を尺度に用いると標準治療が最も勧められるが，他方で，「苦しい思いをしないこと」を優先するのであれば，標準治療以外のマイルドな治療や無治療が選択される．このように，患者には自分の価値観によって第一選択が異なることを認識してもらい，患者自身の価値観に基づいて，自分の治療方針を決定する大切さを理解してもらうことが必要である．

　しかし，標準治療は，年齢，臓器機能，全身状態という点で良好な患者を対象として行われた臨床試験での結果によるものである．そのため，高齢者などの高リスクの患者に対する治療選択は，まさしく医師の裁量（腕のみせどころ）である．この際に，重篤な副作用の出る可能性が高いことだけでなく，高齢者では予備能が低下しているため，有害事象共通用語規準で Grade 2 程

度の通常ならすぐに回復する副作用が現れた場合にも，全身状態に大きな影響が出る可能性もあり，また，脱水により脳梗塞などの合併症を誘発する可能性もあることに気をつけなければならない．高リスクの患者に対し化学療法を行う際には，より慎重に，化学療法によってめざすもの，得られるもの，副作用の可能性を考慮し，医療者も患者もリスクについて理解する必要がある．

治療変更

　副作用が出た場合の，減量，休薬などの治療変更についても，標準治療を確立する際に行われていた臨床試験のプロトコルに基づくのが，厳密な意味での "Evidence-Based Medicine" であり，それ以上の減量，休薬を行った場合には，標準治療がもたらす効果が担保できない可能性があることを認識すべきである．

　一般的に化学療法は，① 増悪，② 重篤な副作用，③ 患者の治療継続に対する拒否，がみられるまで続けられることが多い．別の言い方をすると，成功している治療は長く継続され，その分，延命効果も大きくなるともいえる．上記の ①，② はやむをえないが，「副作用に伴う患者の治療拒否」への対応が重要である．化学療法前の副作用に対する説明と同意，副作用に対する治療やケア，さらには減量や休薬を含めたさまざまな工夫により，治療継続をめざしたい．

　最近は，チーム医療で副作用対策することが多くなってきているが，医師だけでなく，他のメディカルスタッフからのサポートが重要である．

　「患者の拒否」による治療中止を安易に行うべきではないが，十分な対応を行った

後にも治療継続について迷う場合には，治療をやめた場合の予測（メリット，デメリット）をしっかり患者に理解してもらい，治療方針を決定する．その際の治療の主体として緩和医療が選択肢の一つとなる．

最近は，二次治療，三次治療まで標準治療が確立されているがん種が多いが，治療を重ねるにつれて標準治療がなくなる場合がほとんどである．標準治療がなくなった時点で，教科書的には「効果が担保できず，毒になる可能性の高い化学療法は行うべきではない」とされるが，一方で，「標準治療のなくなった患者」は新薬の第I相試験の対象になるともされている．臨床試験に参加しなくても，投与可能な薬剤があり，全身状態が悪くない場合には，その治療に期待される効果を過大評価せず（期待できる奏効率は5％以下であるなど），リスクと副作用，教科書的には治療の主体として緩和医療が勧められることなどを十分に提示し，希望する患者に対して新薬投与および医師が工夫した化学療法を行うことは間違いであるとはいいきれない．

インフォームド・コンセント

治療方針の決定は，1回のみの行為ではなく，病態，患者の気持ちの変化，治療の効果，副作用に合わせて変化する．効果判定のCT検査ごとに治療を選択するといっても過言ではなく，そのたびにインフォームド・コンセントが基本にあるといえる．極論すれば，診察日ごとに「治療を続けてもいいですか？」と，インフォームド・コンセントを日常診療の自然な流れにすることをお勧めしたい．「インフォームド・コンセント＝正規の長時間をかけた説明」と考えられがちであるが，60分の説明を1回行うよりは，20分の説明を3回行うほうが効果的である．

また，患者の気持ちは揺れ動くものである．そして，気持ちを伝える相手によっても，話す内容が異なる．たとえば看護師に対しては「こんなつらい治療はやめたい」と訴えていても，医師に対しては「大丈夫です．がんばります」と言うことも少なくない．この場合，看護師に対しては甘え，医師に対しては強がっているともいえるが，どちらも患者の本音であり，「治療はやめたいけど，やめるのは怖い」のであろう．ただし，治療方針を最終的に決定するのは医師であるため，本当に治療方針を変更したい場合には，医師と直接話し合うことを勧めるべきである．筆者は，化学療法をやめるか続けるか迷っている患者に対して，「とりあえず本日の抗がん薬治療は休みましょう．本当にやめたければ次回の外来でそのようにおっしゃってください．私は，ほかの患者さんと比べてあなたの副作用は治療をやめなければならない程度ではないと考えております．もし，本当にやめたければ，次回そうおっしゃってください．ただし，次回も迷っているのであれば，抗がん薬治療を続けます」など，迷っている（灰色の）言葉に対して，迷い続けた場合にはどのようにするか（白黒をつける）を提示した後に，「本日も迷っていらっしゃるようですが，明確にやめたいとおっしゃっていないので，前回申しあげたように抗がん薬を続けましょう」と対応することがある．これは，明確な回答がなければ（患者の揺れる気持ちによって）治療方針を変えないという点で，上記の化学療法を開始するかどうかを迷っている場合に，「明確にやりますとおっしゃらなければ，抗がん薬治療はしません」と対応することと同じである．

治療選択における基本的な考え方

化学療法の対象となる患者にとって，「治らないがん」はきわめて厳しい現実である．しかし，現実から逃れることはできず，逆に「がん」のことばかりに気を取られ，あまりに遠い将来を見つめて「不安感」や「悲しみ」に押しつぶされていても，つらい時間が過ぎるのみである．また，治療のために大きすぎる犠牲を払うことは本末転倒である．

がんに振りまわされるのではなく，患者自身にとって「何が一番よいことなのか」を探し，まずは，「今，何をすべきなのか，何をしたいのか」を明確にするように心がけるべきである．言葉を換えると今後の患者の時間において，「がん」が中心でなく，あくまでも「自分の生活」が中心であることを認識してもらわなくてはならない．「化学療法（がんの治療）」は，「できるだけ普段の生活に近い時間を少しでも長くするための手段」であり，医療者はそのお手伝いをしているにすぎない．繰り返しになるが，いったん決定した方針も変更可能である．治療開始後，実際にその患者に起こった副作用や腫瘍縮小効果などの情報が得られるため，変化する状況，気持ちに応じて「何が一番よいことなのか」を探し続けることが重要である．

最後に，「病院は自分にとってよいことをしてくれるに違いないから，先生にお任せする」時代は終わった．治療効果も副作用も患者自身が受けざるをえず，われわれ医療者がその結果を背負うことはできない．厳しいかもしれないが，治療結果は，患者の「自己決定」によるものであり，それを受け入れることは，患者自身の「自己責任」ともいえる．だからこそ，「自己決定」が誤った方向にならないようにするために，エビデンスに基づいた正確な治療を行うことはいうまでもなく，十分な情報提供とサポート，軌道修正，時には多くの症例における情報をもっている医療者による介入が必要である．その際に，医療者のできる範囲の見極め，実際に得られた結果のフィードバック，さらなる改善への努力のうちの一つでも欠ければ，自己満足にすぎない誤った介入になる可能性が高いことを認識しておくべきである．

●文献
1) de Gramont A, et al. Oxaliplatin/5FU/LV in the adjuvant treatment of stage II and stage III colon cancer：efficacy results with a median follow-up of 4 years. J Clin Oncol ASCO Annual Meeting Proceedings 2005；23（16S, Part I of II）：3501.
2) Wolmark N, et al. A phase III trial comparing FULV to FULV + oxaliplatin in stage II or III carcinoma of the colon：Results of NSABP Protocol C-07. J Clin Oncol ASCO Annual Meeting Proceedings 2005；23（16S, Part I of II）：LBA 3500.
3) 日本肺癌学会，編. 肺癌診療ガイドライン2017年版 IV期非小細胞肺癌薬物療法. 金原出版；2017.
4) 大腸癌研究会，編. 大腸癌治療ガイドライン医師用 2016年版. 金原出版；2016.

治療を受ける意思決定の
プロセスを支援する看護

本山清美

意思決定のプロセスを支援する重要性

1990年代に，日本でもインフォームド・コンセントの考え方が広く浸透し，医師が治療に関する説明を行い，患者が納得したうえで治療に同意する過程が重視されるようになった．2003年に日本看護協会が作成・公表した「看護者の倫理綱領」には，「看護者は人々の知る権利および自己決定の権利を尊重し，その権利を擁護する」[1]とあり，看護師が患者の権利を擁護して意思決定支援を行うことが明記されている．

近年，日本においても，人生の最終段階において，患者が家族や医療・ケアチームと事前に繰り返し話し合うプロセスを重視するアドバンス・ケア・プランニング（advance care planning：ACP）の概念を盛り込んだ，意思決定およびその支援の重要性が報告されている[2]．また，高齢化が加速するなか，老人保健の分野でも，「認知症の人の日常生活・社会生活における意思決定支援ガイドライン」[3]が策定されるなど，対象者の状況に合わせた意思決定支援の重要性が示されている．

化学療法を受ける患者に対する意思決定支援においても，患者の状況はさまざまであり，個々の状況に合わせた支援をしていくことが重要になる．また，意思決定の場面で生じるさまざまな倫理的課題についても，いち早く状況を察知して多職種と協働しながら問題を解決していくことが求められる．ここでは，治療を受ける患者の意思決定のプロセスに焦点をあて，さまざま場面における意思決定支援について述べる．

意思決定支援に必要な患者の評価

医療における意思決定能力（治療同意能力）とは，「患者が自分が受ける医療について，説明を受けたうえで，なされた説明を理解し，そのうえで医療を受けるか否かを自分の価値観に照らして判断し，表明する」能力である[4]．高齢がん患者が増えているなか，軽度認知障害（MCI）や認知症を疑う症状が出ている患者は増えているた

め，患者に意思決定能力があるか否かの評価は，より重要になっている．

認知症がある場合，一般に意思を表明する能力は保たれている一方，実行機能障害と記憶障害により，選択肢を比較し，そのベネフィットとリスクを比較・勘案することが困難になりがちである．治療同意能力があるかどうかは，患者が病状や治療内容

をどのように理解し判断したかをインタビューし，患者の理解の仕方や判断の過程を把握しながら判断をする[5]．また，言語による意思表示がうまくできないことが多いと想定されることから，身振りや手振り，表情の変化も意思表示として読み取る努力を最大限に行う[6]．治療前に認知機能障害があり生活に影響が出ている場合には，治療開始後に治療や副作用の管理ができなくなったり，さらに生活にも影響が出て，治療の継続が難しくなる場合がある．同居している家族がいる場合には，家族から患者の状況を詳しく聴取する．早期に専門医の治療が必要な場合があるため，患者の初期アセスメントが特に重要になる．

また，精神疾患の既往がある場合や現在治療を受けている場合は，精神症状が意思決定に影響していないかを評価する．治療の意思決定と同時に，精神症状を安定させる薬剤調整が必要な場合があるため注意が必要である．さらに，痛みなどの症状による身体のつらさが意思決定に影響している場合もある．意思決定支援においては，患者の意思決定能力を評価するとともに，意思決定に影響を及ぼす要因がないかをアセスメントして，必要な治療やケアを同時に行うことが必要である．

治療説明から意思決定に至るときの支援

感情の表出を促し，気持ちを整理できるようにする

化学療法は，一部のがん腫を除いて治癒をめざすことは難しく，治療目的の多くは腫瘍縮小や延命，症状緩和となる．治癒をめざせない場合は，患者が「治療しても治らない」という厳しい現実を受け止めることから始めなければならない．また，治癒できないという事実に，不確かな治療効果や治療期間，副作用の苦痛などの情報が加わることで，「治療をする意味があるのか」「つらいだけなら治療はしたくない」といった化学療法に対する否定的な思いが生じることもある．がんの告知から日が浅い場合には，がんという病気を受け入れることができず，治療自体に目が向かない場合もある．

患者が治療に対して否定的な感情が強かったり，治療に意識が向かなかったりする場合には，面談で患者の思いを傾聴し，患者のつらくやりきれない気持ちを受け止めることが必要である．面談のなかで，否定的な感情も正常な反応であることを伝え，ありのままの感情の表出を促していく．患者は，自分の思いを表出することをとおして，今ある自分自身の感情とおかれている状況を客観的に見つめ直すことができるようになる．そのような状況になって初めて，患者は治療が自分にとって必要かどうかという検討が可能になる．

「患者がどのような価値観をもっているのかを引き出すことによって，患者自身が気づき，自分で決めていく力を得ていく」[7]といわれるように，患者の望む生き方，これからしたい生活，大事にしたい考えなどを照らし合わせて，治療について考えられるようにすることが重要である．患者が選択するまでに考える時間がある場合には，自分のこれからの生活のなかでいちばん大

事にしたいことは何かを考えながら，気持ちを整理してほしいことを伝える．

　がんに対する衝撃が強く，病気の受け入れが十分できていない場合には，焦って受け入れる必要はないこと，自分のペースで病気を受け入れていくことが大切なことを伝える．また，治療を受けていく過程のなかで，病気の受け入れが少しずつできる場合もあることを説明する．患者のなかには，病気を受け入れるまでに告知から数年の月日を要する場合がある．治療が手遅れにならないように治療開始の時期を見極めながら，患者が先を見すえて治療について考えられるようにすることが必要である．

正しい情報を獲得し，意思決定できるようにする

　意思決定に必要な情報は，患者が必要とし，内容が正しく過不足なくある状態が望ましい．特に，治療に関する不安や迷いがあるときには，何が原因で不安や迷いが生じているのかを確認して，患者が知りたい情報を医師と相談しながら適切に提供する．初めて化学療法を受ける患者のなかには，副作用がすべて出ると思っていたり，治療を受けると寝たきりになると考えていたりすることがある．個人差がある症状はその点を強調して説明し，苦痛を緩和する方法について具体的に説明する．

　選択肢として緩和医療が説明される場合に，「緩和医療＝治療しない」「苦痛が出ても何もしない＝悲惨な状態」と考えてしまい，悲観的になる場合がある．緩和医療は終末期に限らず，心身のつらい症状を緩和することを目的とした医療であり，がん治療の副作用などの苦痛症状を緩和する医療でもあると理解できるように，治療やケアについて具体的に説明することが必要であ

る．また，化学療法により延命が見込める状態でも，患者が緩和医療だけを希望している場合には，化学療法をしないことのメリット・デメリットを説明し，それらを十分理解したうえで決定してほしいことを説明する．

　患者のなかには，過去の治療における副作用の苦痛が強く残っていることが原因で，治療への迷いが生じていたり，いろいろな情報を集めすぎて自分にとって本当に必要な情報が何かがわからなくなり，不安が増強していたりする場合がある．患者が判断の根拠としている情報を一度看護師が評価して，正しい情報をもとに患者が意思決定できるように支援することが必要である．

　患者が情報を獲得する過程には，患者が医師に質問したり確認したりすることが含まれる．患者が医師と直接向き合うことは，医師との信頼関係を形成するために必要であり，質問するという行為によって自分の思いを自分の言葉で伝えることができる．化学療法を受けるかどうかの選択に限らず，治療過程で生じる不安や疑問はそのつど医療者に伝えて解決する必要性を話し，患者の行動を支援していく．

家族の意思決定を支援する

　患者が治療について考えるとき，家族の存在とその意思が大きく影響することがある．患者が化学療法に対してさまざまな思いをもつように，家族もさまざまな思いをもっている．家族のなかには，遠方で疎遠になっていたり，家族自身が闘病中だったり介護を必要としていたりするなど，患者を支援することが難しい状況もある．さらに，家族間の関係が悪く，治療に対する意見が分かれてしまい，患者が思い悩む場合

もある.

意思決定支援において，家族の評価は重要であり，特に患者の意思決定に大きく影響するキーパーソンである家族を早期に見極めることが大切である．家族に対しては，現状を受け止めなければならないつらさや，さまざまな不安があることを共有する．そのうえで，家族の治療に対する思いや考えを傾聴するとともに，患者の意思をどこまで理解しているのかを確認する．家族が，誤った情報から治療の是非を判断している場合には，正しい情報を提供する．家族の不安や疑問に一つずつ対応しながら，家族の意思決定を支援していくことが重要である.

家族に対して，治療を受けるのは患者自身であり，患者が自分の思いや考え，価値観をもとにして意思決定することが大切であることを伝える．同時に，患者と家族の意思統一が，その後の生活においても必要になることを伝えて，治療について患者と話し合う時間を十分にとってほしいことも伝える．家族が複数いる場合には，医師からの病状や治療の説明時にはできるだけ複数の家族に同席してもらい，同時に理解してもらいながら必要な支援を受けられるようにする．一人の家族だけが重責を担い，大きな負担感やストレスを感じないように

調整する．また，家族が闘病や介護を必要とする場合には，家族の支援体制を治療前に調整しておくことが必要である.

患者が意思決定できたことを評価する

患者が治療の意思決定をした後は，どの方法を選んだとしても患者が意思決定できたことに対しての肯定的な評価が必要である．患者が自分で決めることができたことを医療者が言葉で伝えることによって，患者は自己決定できたという意識を強くもつことができる．「命の長さを延ばすために化学療法を受けることにした」「家族のためにまだ生きたいと思った」「命は短くても自分らしく生活したいから化学療法は受けない」など，意思を固めた理由は患者によってさまざまである.

患者が何を選択の根拠にしたのかを知ることは，患者が大事にしている考えや価値観，信頼している人などの理解につながり，その後の意思決定を支援する場面でも活かすことができる．また，家族が，患者の意思決定を認めて納得しているかを確認することも必要である．そして，患者と家族に対して，一度決めたことでも，後から迷いが生じる場合があることを話し，医療者に相談できることを伝えておく.

▶ 治療変更時や再発・転移による治療再開時の支援

厳しい現実に向き合う患者の思いを理解する

化学療法を受けているあいだ，患者は治療効果に大きな期待をかけ，「治したい」という強い思いで副作用やさまざまな苦痛

に対処している．治癒が難しい場合は，腫瘍縮小だけを目標にするのではなく，現状維持でも十分治療効果があるという認識を強くもつことで，自分の気持ちに折り合いをつけながら治療を受けていることも多い．そのような状況で，腫瘍増大や転移などが

確認され治療変更となることは，治療効果がなかったという評価につながり，大きなショックを受ける．また，二次治療，三次治療と進むにつれて，できる治療がなくなるという不安や，死が近づいているという意識が生まれ，新たな不安や恐怖に苦しむこともある．

また，治療後の経過観察中に，再発・転移が見つかり治療を再開しなければならない場面においても，やっとつらい治療が一段落し治療の苦痛から解放されたところに，再び治療をしなくてはならないという思いが生じる．また，その思い以上に，経過観察中に頭から離れなかった再発・転移の不安が現実となり，がんの診断時よりも大きな衝撃を受けることも多い．これまでの治療が無意味だったのではないかという否定的な感情が生じることもあり，患者のなかには，化学療法に不信感を抱き，無治療や民間療法などを選択する人もいる．

治療変更や再発・転移という厳しい現実を受け止めるには，患者一人の力では困難を伴う場合がある．患者が厳しい現実を受け入れ，乗り越えていけるように患者の思いを理解して支援することが必要である．

患者の乗り越える力を引き出し，強化する

バッドニュースを聞いた患者に対して第一に行うことは，傾聴し患者のさまざまな思いを受け止めることである．これまでの過程を一緒に振り返るなかで，治療を受けてきたことは決して無駄ではなかったと評価できるように支援する．治療効果がみられていた期間は，治療の継続によって得られたものであることを話し，患者が治療を受けた結果が存在していることを説明する．また，患者がさまざまな不安に対処しながら治療を受けてきたことを振り返り，患者が乗り越えてきたことを一つ一つ評価する．

また，患者は治療過程を振り返るなかで，自分の支えとなっていたものが多く存在していたことに気づく．「がんに負けてはいられないという信念でやってきた」「1日でも長く生きたいという思いでここまできた」「家族のためにつらい治療を乗り越えてきた」「家族や医療者のサポートがなかったらやってこられなかった」など，支えとなった自分の信念や家族，サポートしてくれた人などが次々と浮かんでくる．

患者は，自分の気持ちのもち方や周囲の支えがあったことに気づくことによって，困難を乗り越える力やサポートしてくれる環境が自分にあることを実感し，今後の厳しい状況にも挑戦していく勇気がもてるようになる．患者のもつ自己効力感に働きかけながら，前向きに対処する力を高める支援をしていくことが重要である．また，家族にも面談に同席してもらい，患者の思いを共有するとともに，家族にも思いを語ってもらい，患者が家族の気持ちを理解できるようにする．この時期に患者と家族が互いの気持ちを理解することによって，ともに闘っている人の存在を感じて絆が深まったり，これからの生活をともにどう過ごすかを考えられたりして，支え合う力が強化されることがある．困難な状況においても，患者と家族がプラスの面を感じて前を向くことができるように支援することが重要である．

患者が意思決定に必要とする情報を提供する

治療効果がなく，次の治療をどうするかについて考えるとき，患者が求める情報量には個人差がある．標準治療として二次治

療，三次治療と確立された方法がある場合は，「できる治療をするしかない」と気持ちを切り替えやすい傾向にあるが，確立していない治療しか残されていない場合は，治療の安全性や効果などについて不安が出現しやすく，医師や治験コーディネーターからの説明を繰り返し必要とすることもある．多職種で連携をとりながら，患者が意思決定できるまで支援することが重要である．

再発・転移の場合，「予後認識の修正に伴う"生き方"や認識の変化」[8]が必要となる．予後についての情報は，「知ったうえで治療をどうするか選択したい」という患者がいる一方で，「はっきりとした予後は最後まで聞きたくない」という患者もいる．実際には，予後は不確かな要素を含む情報であるため，病状や患者の状況をみながら慎重に考える必要がある．予後告知を希望する場合には，聴くことによるデメリットもあることを伝えて，そのうえで患者が希望する理由を確認する．患者が予後を冷静に受け止めることができるかを十分見極め，伝える場合には精神的なケアを継続することが必要である．

患者は，予後の説明を医師から聞いているか否かにかかわらず，再発・転移前より予後が確実に短くなることを感じ取っている場合が多い．遠い将来よりも近い将来を見すえて，今後の生き方を改めて考え直すようになる．患者が望んでいる生活を把握しながら，副作用の影響も含めた治療後の生活をイメージできるように情報を提供していくことが必要である．

意思決定時に倫理的ジレンマが生じるときの支援

倫理原則を用いてジレンマの場面を分析し，医療者で解決策を検討する

治療の意思決定において，医療者と患者，家族のあいだで意思のずれが生じ，倫理的ジレンマに陥ることがある．ジレンマを感じる場面は，倫理原則の無害，善行，自律，正義，誠実，忠誠[9, 10]などを用いて分析することができる．たとえば，病状が悪化して医師が緩和医療が主となることを患者に勧めたときに，患者が治療継続を強く望むことがある．この場面を，倫理原則を用いて整理してみると，① 患者は化学療法が自分には必要と判断し（善行），「治療したい」と自分で意思決定している（自律），② 医療者は治療継続は患者にとって害にしかならないため避けたい（無害），患者にとって最善の治療は化学療法を中止した緩和医療を主とする治療だと考えている（善行），③ 家族は，医師の判断は正しいため患者に治療はやめて緩和医療を受けてほしいと考えている（善行），という3つの状態が浮かび，それぞれの意思がずれることによりジレンマが生じるのがわかる．

また看護師は，④ 患者は自分で意思決定をしているが，医師から必要な情報を十分提供されていたのか（誠実は？），患者は情報を正しく理解したうえで意思決定していたのだろうか（自律は？），⑤ この治療は本当に治療を必要とする患者が治療を受けるべきではないか（正義は？）などのジレンマが生じることがある．

もし，倫理的ジレンマを感じたときは，言葉にしてほかの医療者に伝えてみる．

「患者と家族がそう考えた理由は何か？」という振り返りをするなかで，患者と家族の思いや考えが十分把握できていないと気づくことがある．可能であれば，複数の医療者で，症例検討シートなどのツールを用いて話し合いをすると，患者の全体像が明確になり，ほかの医療者の抱えているジレンマや価値観などを共有する機会になる．また，話し合うことにより，医療者側の隠れていた問題が浮上する場合もある．解決策として，治療方針を再確認し，患者と家族に対する医療者それぞれの役割を明確にして，役割分担しながらかかわることが必要である．また，医療者間で共有すべき情報や支援内容は，そのつど記録に残して統一した支援をすることが重要である[11]．

緩和医療が主となる時期に治療継続を強く望む患者への支援

緩和医療が主となる時期に治療継続を強く望む患者に対して，はじめに行うことは，患者の治療に対する思いや考えを傾聴し受け止めることである．「治るかもしれない」という希望が捨てられず，「治したい」「長く生きたい」という強い思いから厳しい現実に目が向けられない場合や，「治療をやめること＝死ぬのを待つだけ」という思い込みから「何もしないで死ぬのを待つのは耐えられない」「副作用で死んでもいいから最後まで治療したい」と話す患者がいる．また，「緩和医療はつらい症状が出ても何もしない」という誤解をしていたり，治療をやめることを「闘うことから逃げること」と考えて抵抗を示したりする患者もいる．また，家族のために長く生きたいという思いで治療を受けてきた場合には，治療にかける思いが非常に強く，現状をなかなか受け入れられないこともある．

患者の支えとなっていた思いや考え，価値観，信念などを共有して，患者が乗り越えてきた過程を肯定的に評価することが必要である．患者が現状から目をそらすために，病状を楽観視していたり治療のリスクを小さく見積もっていたりする場合には，医師に報告して，病状や治療のリスクを再度説明することを相談する．緩和医療について誤解をしている場合には，緩和医療の目的や治療，ケア，外来での定期受診や入院生活などについて説明する．患者が意思決定に必要な正しい情報を得たうえで，今の自分にとって何が最善かを考えられるように支援することが大切になる．

家族に対しては，患者の思いや考えを共有する場に同席してもらい，理解してもらうと同時に，家族の思いや考えを患者に伝えられるようにする．患者と家族がお互いの思いや考えを共有しながら，「患者の善行（最善）＝家族の善行（最善）」として考えられるように調整していくことが必要である．一度はすれ違った思いが，看護師が調整役を担うことによって，気持ちをつなぐことができる場合もある．可能であれば，一人の看護師が継続して支援を行い，医療者との調整役も同時に担うことが望ましい．倫理的な課題の調整が困難な場合は，倫理調整を役割とする専門看護師に相談することができる．

緩和医療が主となることについて，患者と家族が意思決定できたときは，両者の言葉から納得のいく意思決定となっているかを確認する．患者と家族がともに話し合い，答えを出すメリットを感じることができると，その後の意思決定の場面でも同じ行動がとれるようになる．初回の治療方針決定の時期から，患者と家族，医療者がそれぞれの意思を共有し，患者にとっての最善を

検討できる体制をつくることが必要である.

　緩和医療が主となった後は，患者と家族が，選択したことに納得できているか，気持ちの切り替えができているかを観察する. 緩和医療が主となった直後に，「治療をやめたら不安になった」「緩和医療だけになって本当によかったのか」といった，気持ちの揺れや迷いを示す言葉が聞かれることがある. ほかの患者も同様の反応を示す場合があることを伝えたり，意思決定を決めた要因をともに振り返ったりしながら，患者に自分の思いや考えを言葉に出してもらい，患者の意思を再確認する. 患者の自律を尊重した支援を行うためには，意思決定した後にも患者が自分で決めたことに納得

できるように，経時的に状況を評価していくことが大切である.

　治療の意思決定の場面において，患者と家族は，一つひとつの意思決定に真剣に向き合っている. 悩み迷いながらも自己決定ができる患者がいる一方で，医療者の支援を必要とする患者もいる. 患者と家族が，医療者の支援を希望したときに支援を受けることができるように，初診時に医療者の支援体制について紹介することが必要である. 意思決定の重要な場面では，複数の医療者で患者と家族の状況を観察して必要な支援が提供できるように，医療チームとしてかかわることが大切である.

◉文献

1) 日本看護協会，編. 看護者の基本的責務—基本法と倫理. 日本看護協会出版会；2003. p.9-15.
2) 人生の最終段階における医療の普及・啓発の在り方に関する検討会. 人生の最終段階における医療・ケアの普及・啓発の在り方に関する報告書. 平成30年3月. p.5. https://www.mhlw.go.jp/file/05-Shingikai-10801000-Iseikyoku-Soumuka/0000200748.pdf
3) 厚生労働省. 認知症の人の日常生活・社会生活における意思決定支援ガイドライン. 平成30年6月. https://www.mhlw.go.jp/file/06-Seisakujouhou-12300000-Roukenkyoku/0000212396.pdf
4) 小川朝生. 意思決定能力. 臨床精神医学 2016；45(5)：690.
5) 前掲書4). p.691.
6) 前掲書3). p.3.
7) 近藤まゆみ. 真実を告げた患者への看護の関わり. がん患者と対症療法 2001；12(2)：32-33.
8) 栗原幸江. 再発した乳がん患者へのケア，緩和ケアのすすめ方. 心理療法士の役割. 臨牀看護 2005；31(7)：1060.
9) 小西恵美子，編. 看護倫理—よい看護・よい看護師への道しるべ 看護学テキストNiCE. 南江堂：2007. p.36-44.
10) サラT. フライ，メガン-ジェーン・ジョンストン(片田範子，山本あい子，訳). 看護実践の倫理—倫理的意思決定のためのガイド 第3版. 日本看護協会出版会；2010. p.28-33.
11) 本山清美. 積極的治療を希望する患者への支援. 濱口恵子，小迫冨美恵，千﨑美登子，ほか，編. がん患者の看取りのケア 改訂版. 日本看護協会出版会：2015. p.76-80.

◉参考文献

• 菅原聡美. インフォームド・コンセントにおける看護師の役割. 西條長宏，小島操子，監. がん治療の副作用対策と看護ケア—化学療法を中心に 第2版. 先端医学社；2000. p.41-51.
• 石岡明子. インフォームド・コンセントと自己決定への支援. がん看護 2006；11(2)：134-136.
• 濱口恵子. 事例検討「倫理的問題を具体的に考える」. ホスピスケア 2006；17(1)：59-75.
• Baile WF (内富庸介，監訳). がん患者に「悪い知らせ」を伝える1つのガイドライン. エキスパートナース 2000；16(13)：40-45.
• Baile WF, Kudelka AP, Beale EA, et al. Communication skills training in oncology. Description and preliminary outcomes of workshops on breaking bad news and managing patient reactions to illness. Cancer 1999；86(5)：887-897.
• 本山清美. 化学療法の適応と限界—看護師の立場から. 第11回日本緩和医療学会総会講演集. 2006. p.61.

AYA 世代の患者に対するケア

① AYA 世代の患者に対する意思決定支援

石田裕二

　AYA 世代のがんの特徴として，以下の 4 つがある．① 発生部位が多臓器にまたがっている．また，小児型のがん，成人型のがん，AYA 世代独特のがんが混在している．② がん治療の進歩が，ほかの世代に比べて極端に遅い状況にある．③ 小児を対象とした小児慢性特定疾患医療費助成制度や介護保険が対象外であるなど，公的な社会的支援が乏しい．④ 患者の絶対数が少ないため，最適で効果の高い優れた治療方針が十分に確立しているといえる状況ではなく，多診療科による広い領域での診療が求められる．

　AYA 世代の共通するケアについては，多職種連携によって提供されることが望まれる．

AYAの定義

　AYA とは adolescent and young adult の略語で，adolescent とは「思春期に始まり，完全な成長および身体的成熟に至る人生の期間」を指し，定義は各種ある．米国 NCI（National Cancer Institute）では，15〜29 歳を対象にした疫学調査結果を発表し，その後，米国 NIH（National Institute of Health）は，15〜39 歳と定義した疫学調査を実施・公表している．

　年齢の定義によって，疫学調査の結果に違いが生じるものの，重要なことは，成人がんと異なる若い世代のがん診療の最適化を目標に多様な研究が行われ，適切な医療が実施されるようになることである．

AYA 世代のがんの疫学

米国における疫学

　2006 年に米国 NCI は，AYA（15〜29 歳を対象）について，国内の疫学データ SEER（the surveillance, epidemiology, and end results program）から 1975〜2000 年のデータをまとめ，その特徴や疫学などを

公表した[1]．以下の内容などをあげ，この世代の診療の難しさを生み出す原因について解析している．

- 15～29 歳の新規がんは，15 歳未満のいわゆる小児がんの 2.7 倍程度の発生数であるが，がん全体のなかでは 2% 程度の限定された希少がんであること．
- がん種の分布が，小児がんや一般の成人がんと異なり，臓器の多様性が非常に多くみられること．
- 小児がんで約半数を占める白血病も，AYA 世代では 6% にとどまるなど，小児がんとは分布が異なること．

日本における疫学

国立がん研究センターによる「全国年齢階級別の罹患数の推計」の 15～29 歳では，新規発症が年間 5,000 人程度と推定されている[2]．また，死因統計（2017〈平成 29〉年度）では，15～29 歳の 5 年ごとの年齢階級のなかで，悪性新生物による死亡は 3 位を占めており，AYA 世代のがん対策の重要性が強調されるべきである[3]．

AYA 世代のがんの多様性

「多臓器にまたがる」という特徴から，希少な AYA 世代のがんを臓器別に分類すると，さらに希少疾患として扱われることとなる．

近年のがん診療は，臓器別，疾患別に進歩・発展しており，AYA 世代のがん診療においても重要である．そのうえで，この世代独特の身体的・精神的・社会的特徴を含め，共通するケアの重要性を把握し，多臓器にまたがる一つの集団として取り上げることの重要性を理解していただきたい．

AYA 世代のがんのケアに求められること

AYA 世代のがん診療に携わるにあたり，① AYA 世代の新規発症のがん診療，② 小児がんの長期生存者への診療，どちらを議論しているのかを明確にして，ケアを考えるべきである．本稿では主に，AYA 世代における新規発症のがん関連のケアについて記載する．

「cure is not enough」の大切さ，晩期合併症への配慮

小児がんの治療の歴史は，治療成績の向上と治療関連の晩期合併症軽減を目標に進んできた．治療強度を上げた小児がん治療の多くは，不治の病とされてきた小児がんの治療成績を著しく改善した．2001 年，SEER によると，全小児がんの 5 年生存率は 83.9% とされている．その歴史を振り返ると，1974 年（5 年生存率が 24% という時代）に，米国の放射線治療医 Gliulio J. D'Angio MD は，「cure is not enough」（治るだけでは，十分ではない）と提言し，早期から治療関連障害の把握・軽減を目標に発展してきた[4]．多剤併用化学療法の改善，集学的治療の工夫により，アントラサイクリン系薬の減量や放射線治療の適応の縮小，線量の軽減などの試行を経て，現在は治療成績と同様に治療関連の合併症も改善傾向にある[5]．こうした生存率の向上とその後の治療関連の合併症軽減は，治療後の人生が長い小児および AYA 世代の重要な課題である．

AYA世代のがん診療における標準治療の考え方

腫瘍自体の生物学的な特徴による効果の違いや化学療法による治療関連障害が比較的少ないとされているAYA世代では，成人や小児と比較して強度の高い治療が施行可能であり，治療成績が改善する可能性があるため，この世代に適した治療の標準化が重要である．

治療効果の評価に求められること

AYA世代の患者が望む治療は生存期間の延長のみではなく，生存機会の向上すなわち生存率の改善に強い期待がある．治療選択肢の決定において，AYA世代では一定の生存期間の延長ではなく，生存率の高い治療を求めていることも，患者への情報提示や治療選択肢の提示の際に，医療者が留意すべきである．

意思決定に際して注意する点

AYA世代が小児期の成長および発達の延長線上にあることへの配慮，および遺伝性腫瘍など治療方針に影響する家族歴の評価などが，治療前のアセスメントとして重要である．

家族歴の問診および評価

小児がんのゲノム解析において，生殖細胞遺伝子の異常が8.5%に見つかったという報告があり[6]，AYA世代のがんでも的確な問診により，遺伝性腫瘍の背景を把握できる可能性がある．遺伝性腫瘍患者では，多重発がんのリスクや放射線治療・化学療法後の二次がんのリスクが高いとされており，治療方針の適正化，遺伝カウンセリングにつなげるなどの支援が重要である．

■**家族性腫瘍のスクリーニング**

American Cancer Society（米国がん協会）は，以下のような場合に家族性腫瘍のスクリーニングを提案している[7]．

- 家族内に同様の悪性腫瘍が多発する場合．特にまれな腫瘍が多発する場合．
- 通常より若い年齢でがんが発症した場合．例：20歳以下の大腸がん．
- 一人に違うタイプのがんが発生した場合．例：卵巣がんと乳がんの発症．
- 対をなす臓器の両側にがんが発生した場合．例：両眼の悪性腫瘍，両側の腎臓がん，両側の乳がん．
- 同胞の2人以上に小児がんが発生した場合．例：同胞で肉腫を発症．
- 通常，発生しない性別でがんが発症した場合．例：男性乳がん．
- 多世代にわたり同様の腫瘍が発症した場合．例：祖父，父，息子に同様のがんが発症．

これらは，スクリーニングとして問診などで確認可能である．また，現在では遺伝子診断が可能である．これに伴い，倫理的，

精神的な配慮も重要である.

■代表的な家族性腫瘍症候群

遺伝性乳がん・卵巣がん症候群（hereditary breast and/or ovarian cancer syndrome：HBOC）では，*BRCA1* または *BRCA2* 遺伝子異常による家族性腫瘍は，若年層に発症し，両側の乳がんや乳がんと卵巣がんの同時発症などで発見される.

リンチ（Lynch）症候群（hereditary non-polyposis colorectal cancer；遺伝性非ポリポーシス大腸がん）は，遺伝性大腸がんのなかで最も頻度が高い. 50 歳までに大腸がんを発症するリスクが高く，子宮内膜がん，卵巣がん，小腸がん，膵がん，腎臓がん，脳腫瘍などのリスクが高い遺伝性腫瘍である.

リ・フラウメニ（Li-Fraumeni）症候群は[8]，家族性にがんを多発する遺伝症候群の一つで，きわめてまれな家系での発生とされているが，TP53 の生殖細胞遺伝子の異常は近年，報告が多く，リ・フラウメニ症候群関連悪性腫瘍（肉腫，乳がん，脳腫瘍，副腎皮質がん，または白血病）において，鑑別を考慮する必要がある.

■生育歴

喘息，薬剤アレルギーなどの医学的情報が，親から適切に本人に伝わっていない可能性もあり，家族や母子手帳の確認などの手段も有効なことがある.

■社会性の発達への配慮

医学的診断には至らないが社会発達のうえで社会適応困難な要素をもつ患者は，がん罹患という負担により，ぎりぎりの社会適応から社会的適応困難に至る場合があり，配慮が必要である.

性腺機能障害

性腺機能には，性ホルモンの分泌という内分泌臓器としての機能，もう一つに男性では精子を産生する機能，女性では卵巣から排卵する機能があり，これらの総合的な機能として妊孕性機能がある.

■男性

男性ホルモンなどのホルモン分泌異常は，日常生活や意思決定などにも影響を及ぼすという報告があり，重要である.

男性の化学療法前の精子保存はリスクが少なく，治療日程への影響も少ないため，事前に希望を確認して実施可能な施設への紹介を考慮するとよい.

■女性

アルキル化薬の蓄積毒性が代表的で，その種類や用量によっては，恒久的な不妊の原因になりうる. また，放射線治療による卵巣毒性は，非常に低線量から起こりうる障害である.

卵巣機能温存に関しては，女性ホルモン産生臓器としての機能温存と妊孕性温存は異なる場合があるため，これらを区別する必要がある. たとえば，完全な妊孕性を温存できない場合でも，女性ホルモン産生能が温存されるだけで，その後の QOL によい違いが出る. 卵子保存は，手技や施設，原病の進行具合などにより総合的に決定されるため，妊孕性温存ガイドライン[9]などを参考に生殖医療に精通したグループと連携しながら，原病の治療とのバランスを考慮して決断することが望まれる. この際の心の負担に配慮し，心理的サポートも行いながら意思決定を支援する必要がある.

個人と社会のつながり

■復学支援，復職支援，就労支援など

学校や職場への復帰，また新たな就労の場を見い出し，社会に戻ることが，AYA世代の多くの患者の希望である．受け入れ側の社会への働きかけ，本人への支援といった，多方向からの支援が重要で，病初期からこうした計画を立てていくことが，治療自体の質の改善にもつながると思われる．学校や地域，病院との連携も重要である．学校や職場，ハローワークなどの就労支援者と早期から連携をとることが望まれる．

■ピアサポート，友人，パートナー，同胞，こどもの支援など

AYA世代の特徴として，周囲とのつながりを重視するなど，「横の関係」を大切にしたいという強い要求がある．そのため，同様の疾患を抱えている闘病仲間とのつながりへの欲求も非常に大きいことがわかってきている．この年代では，友人などとのつながりは家族と同様のかかわりや重要性を有することもある．ピアサポートの援助や情報交換の場などが，診療の場で提供されることが望ましい．多職種・多診療科で取り組むことが望ましく，臓器別診療を超えた取り組みがなされるべきである．

パートナーは，正式な婚姻形式や社会契約はないが，本人にとってたいへん重要な他者である場合がある．医療現場では，説明・同意や付き添いなどの場面でその関係の社会的な曖昧さから，関係性の確認が困難なことはあるが，大切な人として配慮されるべき場合がある．また，パートナー自身にも，まだ十分な社会経験がないことや未成熟な部分があり，支援が必要な場合もある．このように重要な他者を診療の輪の中に入れるべきこともある．

同胞支援は，本人の支援としても重要なことが多く，適切な情報提供と支援はよりよい治療につながることを考慮するべきである．

こどもの支援については，次項（3章3-②）で記載する．

■アピアランスの問題

脱毛後のウィッグやアピアランスに関してのさまざまな工夫（5章11参照）は性差はあるが，それよりも個人差が大きい時代となり，個別性の高い問題として幅広い情報提供が望まれる．

意思決定の主体

自身での意思決定が困難な幼少時の小児がん診療では，主に両親などの最大限に本人の利益を求める代諾者が，本人の了承を得ながら医療者と意思決定をしていく．こうしたことは医療現場のみではなく，日常生活での意思決定でも繰り返されている．そして，緩やかにこどもの自立/自律とともに，意思決定の主体が本人に移行していく．この経験値には，個人差があり，また周囲の大人への依存度にも個人差がある．

AYA世代のがん診療の意思決定には，意思決定の主体である本人と，その成長を支援してきた両親などの存在が大きく影響し，重要な意思決定の際に，その影響の大きさを考慮するべきである．時に，意見が対立する場面に出会うことがある．この際に，医療者は本人の意思を深く尊重し，意見の対立が意思決定の難しさの表れであることを双方に提示して，本人を支える周囲の人々の深い納得と本人の意思決定を尊重した医療が提供されることが重要であろうと考える．

◉文献

1) Bleyer A, O'Leary M, Barr R, et al. Cancer Epidemiology in Older Adolescents and Young Adults 15 to 29 Years of Age, Including SEER Incidence and Survival：1975-2000. National Cancer Institute, NIH Pub；2006. https://seer.cancer.gov/archive/publications/aya/index.html

2) 国立がん研究センターがん情報サービス. 小児・AYA世代のがん罹患. https://ganjoho.jp/reg_stat/statistics/stat/child_aya.html

3) 厚生労働省. 平成29年（2017）人口動態統計（確定数）の概況. https://www.mhlw.go.jp/toukei/saikin/hw/jinkou/kakutei17/index.html

4) D'Angio GJ. Pediatric cancer in perspective：Cure is not enough. Cancer 1975；35（3）：866-870.

5) Amstrong GT, Chen Y, Yasui Y, et al. Reduction in Late Mortality among 5-Year Survivors of Childhood Cancer. N Engl J Med 2016；374（9）：833-842.

6) Zhang J, Waish MF, Wu G, et al. Germline Mutations in Predisposition Genes in Pediatric Cancer. N Engl J Med 2015；373（24）：2336-2346.

7) American Cancer Society. Family Cancer Syndromes. https://www.cancer.org/cancer/cancer-causes/genetics/family-cancer-syndromes.html#

8) 難病情報センター. リ・フラウメニ（Li-Fraumeni）症候群とその類縁症候群（平成23年度）. http://www.nanbyou.or.jp/entry/2243

9) 日本癌治療学会, 編. 小児, 思春期・若年がん患者の妊孕性温存に関する診療ガイドライン 2017年版. 金原出版；2017.

◉参考文献

• 厚生労働科学研究費補助金（がん対策推進総合研究事業）「総合的な思春期・若年成人（AYA）世代のがん対策のあり方に関する研究」班（研究代表者 堀部敬三）. AYA世代のがん対策に関する政策提言. https://www.mhlw.go.jp/file/05-Shingikai-10904750-Kenkoukyoku-Gantaisakukenkouzoushinka/0000138588.pdf

2 未成年のこどもをもつがん患者に対する支援

阿部啓子，石田裕二

 ## Family Centered Care（家族中心の医療）という考え

　がんである親とこどもを支援する際に大切となる「Family Centered Care（家族中心の医療）」という概念がある．これは，米国の小児科学会で提唱されているもので，そのなかでは，医療者がこどもを含めた家族全体を支援していくことで，家族間での相互支援が促されるとされている[1]．成人がん領域においても，こどもへの支援は，がんである親を支えることや親自身の不安

の軽減・がんに立ち向かう力を高めることにつながる．そのため，医療者は日々のかかわりのなかで，親としての患者の思いに寄り添うとともに，こどもも親の治療の輪のなかに入ることができるよう親子を含めて支援していくことが重要である．本稿では，未成年のこどもをもつがん患者とその家族への支援について述べる．

こどもをもつがん患者の悩みや不安

　がんと診断された親の多くは，その状況に圧倒されながらも，こどもに果たすべき役割を務めようと模索している．しかし，がん治療による身体的，精神的なつらさは，親にとって生活への支障のみならず，育児

観にも大きな影響を及ぼす．また，闘病中の親の悩みは，がん種や病期，治療の内容，こどもの年齢や人数，家族背景など，さまざまな要因によって多岐にわたる（表1）．

表1　がん闘病中の親から挙げられる悩み

こどもへの病気や治療に関する説明の仕方	・こどもに病気/治療についてどのように説明をするか ・「がん」という言葉を使って話したほうがよいのか ・手術後の傷跡をこどもに見せたほうがよいのか
こどもの学校，同級生の保護者，周囲とのかかわり	・学校の先生にはどのように相談するか ・同級生の保護者には，どこまで伝えるか ・近所の人にはどのように伝えるか
こどもの反応・態度	・入院してから，こどもが情緒不安定になっている ・こどもは患者（罹患している親）の病気について気にする様子はないが，ちゃんと理解しているのか
患者（罹患している親）とこどものかかわり	・病状が悪くなっているが，こどもに会ってもよいか

▶ こどもの世界からみる親が「がん」であること

親のがんについての理解は，こどもの年齢や発達段階によって異なる．

たとえば，こどもが乳幼児〜幼児前期であれば，がんを含め病気の概念の理解は難しいものの，家庭内の変化を察する．また，親との愛着形成の時期であるため，親の不在や日課の変化に敏感に反応する．

幼児後期〜学童期（小学校低学年）ごろには，「magical thinking（魔術的思考）」という特徴的な思考への配慮が必要である．これは，年齢特有の豊かな想像力から本来，無関係なもの同士を合理的ではない因果関係で結びつけることを指す．親のがんに対するこどもの解釈にも反映されることがあり，「自分が何かしたから，お母さん/お父さんががんになってしまったのではないか」といった発想や誤解から罪の意識を抱くことがある[2]．

学童期（小学校高学年）に入ると，周囲からさまざまな情報を得るため，がんが「自然に治る病気」ではないことを理解する．

また，死の概念について理解が進む年齢であるため，がんで親が死んでしまう可能性に思い悩むのもこの時期からのことが多い．

思春期以降，大人とこどもの狭間にある繊細な時期ということもあり，親のがんに対する理解や反応はさまざまである．内心では関心を寄せながらも，疑問や気持ちをあらわにしないこどももいれば，大人と同等に扱ってほしいという思いから，親の病気について悪い情報も含め伝えてほしいと考えるこどももいる．

このように，年齢や発達段階による違いはあるが，いずれの場合も，大切な親が病気になったとき，こどもはこどもの世界から状況を見つめている．そして，親が病気である状況によりよく順応できるようになるためには，家庭内での病気にまつわるコミュニケーションや親自身の病気に対するストレスへの意図的な対処ができていることが重要である[3]．

▶ 未成年のこどもをもつがん患者への支援体制

こどもをもつがん患者とその家族が抱える問題は，こどもへの説明やかかわりといった内容にとどまらず，こどもの発達の悩み，育児上の困難さにつながる経済的な悩み，患者自身の精神的な問題など多岐にわたるため，多職種チームでのアプローチが重要である．

未成年のこどもを抱えて闘病する患者とその家族が，おかれている状況によりよく

適応して，がんを抱えて生きることを支援するために，多職種による専門チーム（小児科家族支援チーム）支援を行っている．小児科医，チャイルド・ライフ・スペシャリスト（CLS），がん看護専門看護師，認定看護師，臨床心理士，医療ソーシャルワーカー（MSW）など，必要なメンバーがチームとなり支援を行う．

支援の実際（スクリーニング・支援・フォローアップ）

こどもをもつがん患者に対する支援の流れについて，一例を紹介する（**図1**）.

スクリーニング

支援を必要とする患者と家族に対して，診断後から治療中，終末期および死別後まですべての闘病プロセスを切れ目なくカバーし，適切なタイミングで小児科家族支援チームによる支援提供がなされるよう，スクリーニングを実施している．スクリーニングでは，親のこどもに関する悩みの有無だけではなく，こどもを支援する小児科家族支援チームの視点から，親のがん治療によりこどもの身辺の安全や生活が危ぶまれる状況となることをリスク因子ととらえ，明らかとなるような項目の構成となっている（**表2**）.

スクリーニング（**表2**）は，初診問診時，初回治療時，入院時に未成年のこどもをもつすべての患者に対して行っている．また，すでに専門職種（がん看護専門看護師や認定看護師，臨床心理士，MSW，理学療法士，作業療法士など）による支援が行われているケースで，専門職種を経由して小児科家族支援チームに支援依頼がある場合もある．スクリーニングを経て，こどもに関する悩みがある患者，かつ/もしくは，親である

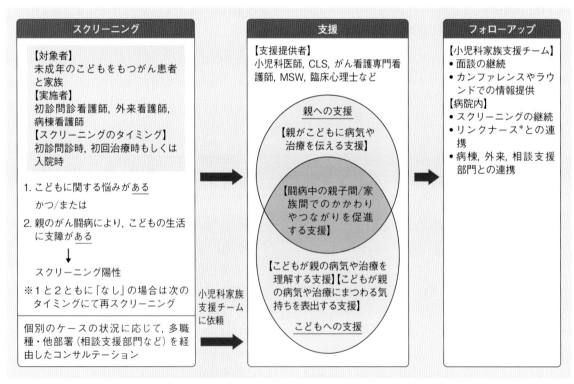

図1 未成年のこどもをもつがん患者とその家族に対する支援（静岡県立静岡がんセンター）
＊リンクナース：専門チームと協働し，患者の情報共有やケアの提供を図るとともに，部署における支援の充実を図る役割を担う

表2　スクリーニングの項目と内容（静岡県立静岡がんセンター）

スクリーニング項目	聞き取りの内容
こどもに関する事柄で，今悩んでいることやつらいと感じていること	• 親がこどもに関して，どのような悩みを抱いているか（こどもへの説明について/こどもとのかかわりについて/親の病気に伴うこどもの変化について/親の病気に伴うこどもの養育の困難さについて，など）
患者の治療によるこどもの生活への支障	• 親の入院・治療の期間，こどもの養育を担う存在がいるか • 幼稚園や保育園，学校に通うなど，こどもの社会生活が保たれているか
親の病気に関するこどもへの説明の状況	• 病気や治療のことを伝えているか，伝えている場合，どのような言葉を用いて説明をしているか（「がん」という言葉を使っているか） • 伝えていない場合，現状をどのように伝えているか
こどもの生活状況	• 病気になる以前のこどもの生活援助や育児の主たる人物は誰か • 近隣に育児をサポートできる体制があるか（親族・友人など） • こどもが通う幼稚園や保育園，学校に対し，親の状況を伝え，サポートを依頼することができているか

患者の看病と育児の両方を担うこととなる配偶者に対しても，配偶者の立場での悩みや困りごと，こどもへのかかわりの様子やサポート体制を確認する必要があるため，スクリーニング時の「患者の治療によるこどもの生活への支障」および「こどもの生活状況」の聞き取りを行う際，もしくは，小児科家族支援チームの面談時に，配偶者の状況についても聞き取りを行う

患者のがん闘病によりこどもの生活に支障が出ていることが明らかになった患者には，小児科家族支援チームが介入する.

支援方法

　小児科家族支援チームに支援依頼がされると，小児科医師とCLSが患者と家族に対して面談を行う.

　小児科の診察に準じて，患者・配偶者と面談する.患者・配偶者から，現在のこどもの状況やそれぞれの悩み，不安を傾聴した後に，小児科医師およびCLSがこどもの状況や思い，こどもへの病気や治療の伝え方，伝えた後のこどもへのかかわり方などについて説明を行う.CLSは患者・配偶者の面談に同席し，患者・配偶者の意向を聞き取りながら上記の支援を小児科医師と行うとともに，こどもに対して面談や介入を行う際の進め方を相談する.外来の場合は，外来看護師や支援依頼をしたがん看

護専門看護師，認定看護師などが同席することもあり，診察後に個別面談を受けた結果を評価することもある.入院の場合も同様に，患者の担当看護師もしくはプライマリ看護師などが同席することがあり，面談で明らかになった問題や支援の方向性を小児科家族支援チームと共有するとともに，面談に対する患者の反応などの評価を行うことがある.

　こどもへの面談や介入のなかでは，小児科医によるこどもへの説明支援や，CLSによるこどもの緊張の緩和や気持ちの表出・発散を目的とした遊びの支援など，こどもが親にしてあげたいことの支援を行う.支援を通して，こどもの気持ちに寄り添い，その子なりの方法で親の治療の輪のなかに入ることができるよう支えていく.

支援のポイント

　支援を行うときは次の4つが重要なポイ

表3 こどもの年齢に応じた言葉や説明の工夫

乳幼児〜幼児前期	スキンシップを増やす，育児上のルーティーンを保つなど，言葉での説明に代わる方法を工夫する
幼児後期〜学童期 （小学校低学年）	がんが自然に治る病気ではないこと，人にうつる病気ではないことを明確に伝える．視覚的な情報が助けとなるため，病気や入院に関する絵本の利用も有効
学童期 （小学校高学年）	周囲から入ってくる情報も多いため，親自身の治療の内容を具体的に説明するとともに，積極的に親子でがんに関する会話をし，正しい情報を伝える
思春期	大人よりも経験値が乏しいことから，補足の説明は必要であるが，がんについて大人と同じ内容を理解することができるため，誠実に伝える

ントになる．① 親である患者がこどもに病気を伝える支援，② こどもが親の病気を理解する支援，③ こどもが親の病気にまつわる気持ちを表出する支援，④ 闘病中の親子間/家族間でのかかわりやつながりを促進する支援，に大別することができると考える．

■ **親がこどもに病気を伝える支援**

- こどもに親の病気についての情報が与えられないことで生じる弊害（現実より悪い想像を膨らませてしまう，「聞いてはいけないこと」と考え，親への不信感やコミュニケーションの難しさにつながってしまう，その後の親子の信頼関係に支障や困難さが出る恐れがあるなど）や，情報をこどもと共有することの利点（こどもが親に気持ちを表出しやすくなる，こどもが親のがんについての対処方法を考えることができる，オープンなコミュニケーションをとることで親自身の負担の軽減にもつながるなど）を伝える．
- こどもの年齢に応じた言葉の選択や説明の工夫について情報提供する（**表3**）．
- 「がん」そのものの説明だけではなく，スケジュールなど具体的なわかりやすいこと（いつ病院に行くか，何日入院するか，親の代わりに誰が家にいてくれるか，など），目の前に起こること（治療の薬

のせいで髪が抜けたり，体がしんどくなったりする，など）を中心にナラティブな説明を支援する．
- 上記の情報提供（年齢に応じた言葉の選択や説明の工夫，具体的でわかりやすいことから説明する）を行うとともに，親の闘病の状況に合わせて，どこまでの内容を，誰が，いつ，どこで，どのようにこどもに説明するかを親と整理する．
- 不確かな情報（治療がいつ終わるのか，治る病気なのか）に対し，嘘やごまかしで包むのではなく，「わからない」と伝えることも説明の一つであることを強調する．
- こどものもつ優しさと真実を知ったあとの強さを伝えるとともに，親が真摯にこどもに話そうとする姿勢や親の感情を示すことが，親子間のがんに関する率直なコミュニケーションにつながっていくことを伝え，がんに向き合う親自身が気持ちを話せるよう後押しをする．
- 親の意向や大切に考えていることをこどもに明確に伝えるとともに，こどもに具体的な対処方法を教えたり一緒に考えたりすることが，こどもを含め家族でがんの治療に臨むという姿勢を育むことにつながると伝える．

■こどもが親の病気を理解する支援

- こども自身が親の病気や今の親の状況を
どのようにとらえているか確認し，医療
者の立場からこどもにとって必要な情報
を提供する．
- こどもの面会時に親につながれている医
療機器が何なのかを，目的も含めて伝え
るとともに，たとえば点滴のルートを触
ってもらうなど，感覚を確かめられる方
法を取り入れ，こどもの理解を深められ
るよう促す．
- こどもの年齢に応じて，絵本などの視覚
的なツールを紹介する．

■こどもが親の病気にまつわる気持ちを表出する支援

- こどもが安心して親の病気にまつわる気
持ちを表出・発散できるよう，こどもと
の関係構築を図る（こどもの名前を呼ぶ，
こども自身の好きなことや生活の様子を
聞く，など）．
- かかわりのなかで表出されたこどもの言
動や疑問に関しては，深い意図や親への
思いを含むものもあれば，感じたことを
率直に表したものもあるため，「否定せず，
そのまま受けとめる」という姿勢を心が
ける．
- 病気の親に対する葛藤や思いは，遊びや
作品など，こどもにとって緩衝の役割が
ある媒体を介し表現される場合もあるた
め，それらの媒体を用いた援助を調整す
る．

■闘病中の親子間/家族間でのつながりを促進する支援

- こどもが親にしてあげたいこと，親がこ
どもにしてあげたいことを聞き取り，そ
れが実行できるよう調整する．
- 親とこどもそれぞれの思いを伝えること
ができるようコミュニケーションの仲介

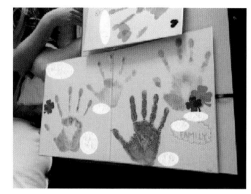

図2　レガシービルディングの例

をする．
- こどもが病院の環境に身を置くことや，
体調の悪い親に付き添うことにより，緊
張が高まったり，萎縮してしまったりす
る場合があるため，こどもの来院時には，
馴染みのある遊びなどの手段を用いて緩
和できるよう促す．
- こどもの面会時に，親の様子やこどもに
肯定的なフィードバックをすることを通
して，こどもが親を支えるとても大切な
存在であることを第三者の立場で伝える．
- 特に終末期の親をもつこどもに対しては，
レガシーワークやレガシービルディング
（手形の作成など，「家族の思いを目に見
える確かな形に残す」という意味での作
品作り）を提案し，家族としての歩みや
頑張ってきたことを振り返ることができ
るよう援助する（図2）．

■病状を説明できない親の葛藤や悩みを聞く

　親のなかにはがんであることやその病状
について，こどもに伝えられない/伝えた
くない人もいる．「こどもに心配をかけた
くない」「伝え方がわからない」「話すこと
で周囲に知られたくない」など，その理由
はさまざまであり，特に予後告知などの深
刻な内容である場合には，「こどもがつら

いと感じる時間を少しでも減らしたい」と，あえて伝えないことを選ぶ親もいる．この伝えられない親たちの思いの底には，こどもへの愛情やこどもを守りたいという気持ちが深く根ざしている．医療者が親のなかに「伝えたい気持ち」と「伝えられない気持ち」が同居しうることを理解し，その矛盾と葛藤をはらむ気持ちや，いずれの気持ちにも正当性があることに共感する姿勢を示すことは非常に重要である．支援する側にも難しさが生じるトピックではあるが，その姿勢を踏まえたうえで，家族としての方向性を決められるよう，親の気持ちに寄り添いながらその悩みや葛藤を丁寧に聞き取ることが必要となる．また，がんであることやその病状といった事実からこどもを守ることはできないことを親に伝え，こどものもつ強さや優しさを信じて，親子で情報や気持ちを共有する，という視点を投げかけることも医療者の重要な役割である．

■こどもへの支援で大切にしている3つのこと

①「誰も悪くないこと」を強調する

こどもが親のがんについて自責の念を抱くことのないよう，親とこどもに向けて，親ががんになったことは誰かが原因で起きたものではないこと，病気が悪いこと，を強調する．

②「病気になった親の変わらない部分」を確認する

がん闘病のなかで，親の容貌や性格，家族の生活などさまざまな変化が生じ，その変化にばかり目が向いてしまうものの，そのなかで変わらないもの（もともとのお父さんらしさ/お母さんらしさ，親がこどもを大切に思う気持ち）を親子と一緒に確認する．

③「こどもの存在そのもの」を肯定する

病気の親の看病や家事の手伝いなど，こどもが親に何かをしてあげるという行為だけではなく，こどもの存在そのものが親の幸せにつながっており，親の闘病の何よりの頑張る力になっていることを肯定する．また，こどもがこれまで通りの生活をすること，楽しいと思う感情をもつのは悪いことではなく普通に表現してよいこと，それらが親にとっても嬉しく力になることも肯定する．

フォローアップ

がんの闘病プロセスのなかで，親の悩みや家族が抱える問題は変化していく．そのため，患者や家族の問題が解決された際には小児科家族支援チームの直接介入はいったん終了となるが，定められたタイミングでのスクリーニングの継続や，リンクナースとの連携，病棟，外来，相談支援部門と連携して，支援が必要な場合は再支援の形がとれるようになっている．変化の折に再度，小児科家族支援チームが支援提供できるようフォローアップを行う．また，小児科家族支援チームによる病棟ラウンドやカンファレンスを通し，対象となる患者や家族の状況を随時確認しており，時期を逃さず支援が必要な患者をみつける対策をとっている．

こどもが親と死別した後のフォローアップや，残された親やこどもが喪失を受けとめ，その体験を意味づけていくプロセスを支えるグリーフケアに関しては，病院内で提供していく支援から視点を広げ，地元のかかりつけの小児科医や学校などの教育機関，子育て支援や児童福祉の関連機関との連携を図っていくことが望ましい．

◉文献

1) Committee on Hospital Care. American Academy of Pediatrics. Family-centered care and the pediatrician's role. Pediatrics 2003；112（3 Pt 1）：691-697.

2) McCue K, Bonn R. How to Help Children Through a Parent's Serious Illness：Supportive, Practical Advice from a Leading Child Life Specialist. St. Martin's Griffin；2011.

3) Thastum M, Johansen MB, Gubba DL, et al. Coping, social relations, and communication：a qualitative exploratory study of children of parents with cancer. Clin Child Psychol Psychiatry 2008；13（1）：123-138.

◉参考文献

• Thompson RH, Stanford G. Child Life in Hospitals：Theory and Practice. Charles C Thomas；1981. p.111-135.

• 大曲睦恵，石田裕二．成人がん患者の子どもへの支援の中で表出された言語的・非言語的表現内容の検討．日本小児科学会雑誌 2012；116（5）：866-873.

• Rossetto KR. Creating philanthropic foundations to deal with grief：case studies of bereaved parents. Death Stud 2014；38（6-10）：531-537.

Column　がん領域におけるCLSの支援

阿部啓子

CLS の役割

CLS（child life specialist）は北米 Association of Child Life Professionals により資格認定された専門職であり，病院などの医療環境下にあるこどもや家族に心理・社会的支援を提供する．主な役割を表に示す．

小児・AYA 世代がん患者への支援

• 小児・AYA（adolescent and young adult）世代がん患者のニーズや発達に合わせた遊びや活動の提供および療養環境の調整．

• 年齢や発達に合わせたツールや言葉を用いて，がん治療やそれにまつわる処置や検査を小児・AYA 世代がん患者が理解し，心の準備を整えていくための説明支援．

• 小児患者の処置や検査時の苦痛を緩和させる支援．

• 小児・AYA 世代がん患者の感情表出や適切な発散を促す支援．

• 小児・AYA 世代がん患者のきょうだいへの支援．

親ががんに罹患しているこどもへの支援

• 年齢や発達に合わせたツールや言葉を用いて，親

表　CLS の主な役割

1. こどもや家族が抱えうる精神的負担を軽減し，こどもが主体的に医療体験に臨めるように支援をすることで「こども・家族中心医療」の提供をめざす
2. 心を安定させる「遊び」の価値を重視し，自己表現，感情表出を促しながら，介入や評価，予防，代弁，教育などの働きかけを通して，こどもへの負の影響の軽減に努める
3. 日常性を大切にし，こども自身が主体的な存在であり続けられるように支援する

のがんや治療についてのこどもの理解を促すための説明支援．

• 遊びを主な手段として用い，病院環境下のこどもの気持ちをほぐす，感情表出や発散を促す支援．

• 治療中の親とこどものかかわりを促進していく支援．

• 親とのお別れを迎えるこどもに対する死別時の支援および死別後のグリーフサポート．

4章

がん化学療法を
安全・確実・安楽に
行うためのポイント

治療開始前のアセスメント

本山清美

　化学療法は，安全・確実に治療を行う側面と，副作用をはじめとする患者の苦痛を最小限にしながら，できるだけ安楽に治療を行う側面が必要とされる．また，患者の年齢や生活における視点を重視し，患者が治療と生活のバランスを保ちながら過ごせるように調整する側面も必要である．この3つの側面を実現するために，治療開始前のアセスメントが重要になる．

　治療開始前のアセスメントは，治療中や治療後にも活かされ，リスク回避や，異常の早期発見・早期対処につなげていくものでなければならない．また，治療開始前にアセスメントを丁寧に行うことによって，問題が明らかになり，各時期に必要なケアプランにつなげていくことができる．治療開始前のアセスメントについて，項目ごとにまとめたものが表1である．ここでは，アセスメントを行うときのポイントを5つに分けて述べる．

安全に治療を行うためのアセスメント

　安全な治療であるかのアセスメントを行うためには，疾患と治療目的に合わせた標準治療を理解していることが必要である．疾患別の標準治療は，「○○癌取扱規約」や「○○癌診療ガイドライン」「○○癌（がん）治療ガイドライン」といった本や，化学療法に関する雑誌，最新の専門書籍などから知ることができる．また，海外や国内の臨床試験の動向を知るための情報は，学会や講演会などでの発表から得ることができる．

　現在，一部の薬剤で，治療開始前の遺伝子検査によって，患者に適した治療の選択が可能になってきている．これから，遺伝子検査の対象となる薬剤は増加してくることが予測されるため，遺伝に関する最新知識に関心をもち，治療開始前のアセスメントとケアにつなげていくことが必要である．

治療の理解

　治療の理解については，まずレジメン名と使用薬剤を知ることから始めるため，治療で使用する抗がん薬の特徴を一つずつ理解することが大切である．抗がん薬の特徴は，薬剤の添付文書やインタビューフォーム，適正使用ガイド（使用ガイド）などから情報を入手できる．この情報は各施設の薬剤部に配布される冊子となったものをはじめ，各薬品メーカーのホームページなどからも，閲覧できるようになっている．

　薬剤の適正使用ガイドには，添付文書に

表1 治療開始前のアセスメント項目と内容

項目	内容
治療目的と治療スケジュール	• 治療目的 • 治療スケジュール（治療予定回数，治療期間，休薬期間）
治療内容	• 抗がん薬の種類と投与量，投与方法（投与経路，投与順序，投与時間） • 併用する治療内容 • 前投薬や補液類，治療に必要な物品（点滴セット，インフューザーポンプなど）
抗がん薬の特徴	• 添付文書で「警告」となっている副作用の観察項目，対策 • 副作用全般の発症時期と対策（予防策を含む），患者指導の内容 • 副作用に影響する既往や併存疾患 • 治療開始前に確認すべき検査項目 • 併用禁忌とされる治療や薬剤，食品 • 薬剤の代謝・排泄経路 • 薬剤の配合変化や安定性の面から注意すべきこと
治療歴（副作用歴）	• 治療内容と治療期間（最終日） • 副作用の状況（症状と出現期間，Grade，対策，セルフケアなど），支持療法で使用した薬剤，その薬剤の副作用など
既往歴	• 間質性肺疾患，心疾患，糖尿病，高血圧，脳疾患，自己免疫疾患，肝炎，精神疾患など
全身状態	• PS（performance status），体重，骨髄機能や肝機能，腎機能，腫瘍マーカーなどの検査値，臓器や骨の画像診断，栄養状態など
患者の特性	• AYA世代や高齢者などの特性に合わせたアセスメント（妊孕性や認知機能面のアセスメントなど） • 学校や職場などの社会や家庭での役割とそれらに関する不安や悩み
病気や治療に対する理解と受け止め方	• 病気の理解と受け止め方 • 治療目的の理解と治療に対する受け止め方 • 副作用に対する理解と受け止め方 • 「患者にとってのつらさや苦痛が大きい副作用」の確認
家族や支援者の状況	• 家族の状況（キーパーソンと家族関係），支援者の状況 • 家族の病気や治療に対する受け止め方，家族の問題
在宅支援の状況	• 介護保険認定の状況（介護度），利用しているサービス（訪問看護，訪問介護，訪問診療，デイサービスなど），地域の支援連携施設
経済状況と医療費助成の申請	• 経済状況と経済的不安の有無 • 治療費用と生活費用の調整（収入面や職場での手当て，保険など） • 限度額適用認定証の申請状況

示されている内容のほかに，投与スケジュールや投与方法，投与時の注意事項，各クールでの注意点，副作用とその対策などが具体的に記載されている．治療開始前の適正使用チェックシートが記載されているものもあり，治療開始前のリスクアセスメントとしても活用できる．

■副作用

　副作用については，インタビューフォームや適性使用ガイドなどに，発現機序や発現状況，対処法，観察のポイント，患者への説明・指導などがわかりやすく記載されている．たとえば，パクリタキセル（タキソール®）の使用ガイド[1]では，過敏症のと

ころで「投与開始10分以内は注意が必要」という注意書きや，薬剤に含まれる無水エタノールのビール換算量などの説明がある．それらの情報は，治療開始前のアルコール過敏のアセスメントや通院治療時の車の運転に関する指導，治療中の観察時間の設定に活用することができる．

副作用で特に注意しなければならないものは，生命の危険や重大な機能障害に陥る可能性があるものである．近年，新しい分子標的治療薬においても，間質性肺疾患による死亡報告がみられ，添付文書にも「警告」として明記されている．添付文書の「使用上の注意」に，「間質性肺疾患のある患者またはその既往歴のある患者は間質性肺疾患が発現または増悪するおそれがある」といった記載があり（**5章16**参照），副作用である疾患が患者の既往歴や併存疾患としてあるかという確認が重要なリスクアセスメントになる．

また，なかには，副作用が出現しやすい投与回数や投与開始からの時間，累積投与量などが示されているものがある．それらの情報は治療開始前の対策や患者指導につなげることができる．また，用量制限毒性（DLT）または用量規制因子（DLF）となっている副作用については（**2章2**参照），管理をより厳重に行う注意喚起とともに，治療の延期や中止の判断，減量や投与間隔の変更にもつながるため，治療開始前の確認は重要である．

■用法・用量

用法・用量に関することでは，1回投与量の上限（最大投与量）が設定されていたり，投与方法（投与経路や投与間隔），投与回数（初回か2回目以降か）によって標準投与量や投与時間が決まっていたり，多剤併用時の投与順番が決められていたりするこ

とがある．また，投与量の基準となるものの違い（体表面積や体重，糸球体濾過量〈GFR〉と目標AUCを用いたCalvertの式など）や，併用する薬剤や食品についての注意（併用しなければならない薬剤，併用してはならない薬剤や食品がある）など，治療に必要な情報が多く含まれているため，事前に確認しておくことが必要である．

特に，レジメン変更時は，併用禁忌薬剤になっていないかを必ず確認する．たとえば，テガフール・ギメラシル・オテラシルカリウム配合薬（ティーエスワン®）から，ほかのフッ化ピリミジン系抗がん薬へ変更するときは，重篤な血液障害や消化管障害などが発症するおそれがあるため，最低7日間は投与しない決まりがある[2]．疾患別の標準治療の内容と併せて，用法・用量に関する注意事項は，その根拠とともに理解することが重要である．

治療開始前のリスクアセスメント

■B型肝炎ウイルス（HBV）感染

B型肝炎ウイルス（HBV）感染患者では，免疫抑制・化学療法を受けることにより，HBVが再活性化することがある．HBV再活性化は，キャリアからの再活性化と既往感染者（HBs抗原陰性，かつHBc抗体またはHBs抗体陽性）からの再活性化に分類される．再活性化による肝炎は重症化しやすく，肝不全から死に至る場合もあり注意が必要である．また，肝炎の発症は原疾患の治療を困難にさせるため，発症を阻止することが最も重要である．検査は，日本肝臓学会の「B型肝炎治療ガイドライン」の「免疫抑制・化学療法により発症するB型肝炎対策ガイドライン」に沿って，HBs抗原，HBc抗体，HBs抗体の測定を行い，

検査結果に合わせた対策をとる[3]．治療開始前には，この検査結果の確認が必要である．

■ 既往歴や治療歴

前述した間質性肺疾患に加えて，心疾患，糖尿病，高血圧，脳疾患，自己免疫疾患，肝炎などの既往歴があったり，治療中であったりする場合には，副作用として症状の出現や悪化につながることがあるため，治療開始前の確認は非常に重要である．また，治療で使用している薬剤が抗がん薬の併用禁忌や注意薬剤になっていないかを確認する．たとえば，カペシタビン（ゼローダ®）とワルファリンカリウム（ワーファリン®など）の併用では，血液凝固異常や出血が出現し死に至った例も報告されているため，血液凝固能検査を定期的に行うことが必要である[4]．他院での治療歴も含め治療内容と治療期間を確認することが必要である．併存疾患の病状や症状，検査値の経過，治療内容，症状コントロールの状況，アドヒアランスの状況などをアセスメントして，当日の治療実施の検討や事前の対策，治療後の患者指導などに活用していく．

■ 精神状態

患者のなかには，精神疾患の既往や，治療開始前に，抑うつ症状や適応障害，希死念慮，自殺企図，不眠の持続などの症状がみられる場合がある．治療開始前に専門的な治療やカウンセリングの必要性をアセスメントして，早期に専門の治療や支援が受けられるように調整する．治療開始前に，患者の精神面を丁寧にアセスメントして必要な支援につなげることが重要である．

抗がん薬の使用上の注意

抗がん薬の使用上の注意として，配合変化や安定性の点で注意が必要な薬剤がある．直射日光や高温の回避，溶解液の禁忌，調製後指定された時間内での投与などの決まりがあることがある．調製に関することでは，薬剤部と事前に打ち合わせを行い，連携方法を決めておくことが必要である．

▶ 副作用の予防や症状を最小限にするためのアセスメント

抗がん薬投与前の対策

副作用の予防として，抗がん薬投与前の対策が添付文書に記載されていることがある．たとえば，パクリタキセルは，重篤な過敏症状の発現を予防するための前投薬があり，セツキシマブ（アービタックス®）は，インフュージョンリアクションを予防するための前投薬がある[5,6]．また，ペメトレキセド（アリムタ®）は，副作用の発現を軽減するために，投与前から葉酸の内服と

ビタミン B_{12} の筋肉内注射をする[7]ことが記載されている．治療開始前に，副作用を予防する対策について確認することが必要である．

代謝・排泄経路の把握

抗がん薬は，薬剤ごとにその代謝・排泄経路が決まっている．肝機能や腎機能が悪化しているときには，副作用の増強につながるおそれがあるため，注意が必要である．代謝・排泄経路と副作用の発症メカニズム

について，つながりをもたせて覚えておくと，治療開始前から患者の状態をより注意深くアセスメントできるようになり，必要なケアプランが導き出せる．

たとえば，イリノテカン（トポテシン®，カンプト®）の注意すべき副作用は，骨髄機能抑制と高度な下痢であるが，添付文書で致命的となる場合があると警告されている．下痢については，排便回数の増加，水様便または腹痛を伴う場合に症状の回復を待ち，投与を検討することになっている[8]．一方でイリノテカンは，肝代謝と胆汁排泄であるため，便秘が続くことによって下痢を引き起こす活性代謝物（SN-38）が排出されず，下痢のリスクを逆に高めてしまう可能性がある．

治療開始前に，患者のこれまでの排便状態をアセスメントして，治療開始前から排便コントロールができるように（下痢にならないように）調整していくことが重要で

ある．

過去の治療における副作用の確認

化学療法の治療歴がある場合には，過去の副作用や対処方法を丁寧にアセスメントする．過敏症・アレルギー反応やインフュージョンリアクション，血管外漏出，血管炎，悪心・嘔吐，排便障害，腹痛，皮膚障害，口内炎などに対しては，予防や症状を軽減するための対策がある．過去の治療における副作用の出現時期と程度，治療やケア，患者のセルフケアなどの対策を確認して，効果的な対策を実施できるようにする．

また，支持療法として使用した薬剤の副作用の有無を確認して，ある場合は別の薬剤を準備する．さらに，皮膚に障害がでた消毒液や固定テープなどについても確認して，別の製品を準備することが必要である．

▶ 病気や治療，副作用に対する受け止め方のアセスメント

自分ががんという病気になったことを受け入れるのは，たやすいことではなく，人によっては長い時間を要することがある．治療開始前に，患者がどのように自分の病気を受け止めているかを理解することは，その後の治療継続の意思決定支援にもつながるため，アセスメントしておくことが必要である．また，治療の受け止め方についても，治療目的を正しく理解しているか，治療の必要性をどのように考えているかについて確認することが必要である．

副作用に対する受け止め方については，患者の主観が入るため，副作用の評価にも影響することがある．過去の治療における

「副作用がつらかった」というネガティブな評価が，治療継続を困難にする要因の一つになることがあるため，副作用に対する患者の受け止め方と評価を丁寧にアセスメントする．副作用については，「患者にとってつらさや苦痛が大きい副作用は何か？」という視点をもつことが大切である．このアセスメントは，患者の思いや考えを傾聴して共有することから始まるが，患者にとっても，医療者が自分のつらさや苦痛を理解して，そのつらさを最小限にするために一緒に考えてくれることが伝わり，安心できることも多い．治療開始前のアセスメントは，コミュニケーションを通して，

患者が医療者と情報共有や相談ができる機会にもなるため，ケアの一つとして行うことが大切である．

副作用のなかで，脱毛や性機能障害，皮膚障害，神経障害などは，医療者の予想より患者の苦痛は大きいことが多く，自己概念を揺るがしたり，社会生活や人間関係などにも影響が出たりする可能性がある．治療後の状況が患者の生活に影響することは何かという視点でアセスメントして，事前の対策につなげていくことが必要である．また，患者の医療者に相談する力があるかについてもアセスメントして，いつでも医療者に相談できることを，治療開始前から繰り返し伝えておくことが大切である．

患者の特性に合わせたアセスメント

患者の年齢や生活背景はさまざまであり，患者の特性に合わせて必要なアセスメントをすることが大切になる．

AYA世代

AYA世代（adolescent and young adult；思春期と若年成人）といわれる15～39歳の年齢においては，受験や就職，結婚，出産，子育てなどのライフイベントと重なりやすく，さまざまな不安や悩みが生じることが多い．学校や仕事に関する不安や悩みについては，小児科医やチャイルド・ライフ・スペシャリスト（CLS），医療ソーシャルワーカー（MSW）などが治療開始前の相談に対応するだけでなく，治療中や治療後の相談にも対応するため，患者の状況を確認して必要な支援が受けられるように調整する．

また，不妊となるリスクがある場合には，治療説明時に妊孕性温存（精子・卵子の保存，受精卵凍結など）について情報提供し，患者や配偶者（パートナー），家族の意思を確認する．妊孕性温存をする場合，迅速に関連職種が対応できるように，相談から生殖医療の専門医への紹介体制をつくっておくことが必要である．

高齢者

高齢がん患者においては，身体の状態が治療に耐えられるか，認知機能の状態が治療の意思決定や副作用管理，生活面において問題がないか，家族や支援者などの支援体制などについて，より慎重にアセスメントすることが必要である．

■副作用と治療管理

高齢者は代謝低下による最大血中濃度（C_{max}）の上昇や排泄低下による半減期（$t_{1/2}$）の延長から薬物血中濃度が上昇しやすいといわれている[9]ため，副作用が強く出る可能性を念頭におく必要がある．特に，心疾患や脳疾患，呼吸器疾患，内分泌疾患などの既往や治療歴がある場合は，副作用にも影響するため注意深く確認する．また，併存疾患がある場合，多剤服用や，複数の診療科や医療機関の受診による重複処方，服薬アドヒアランスの低下の可能性も考えられる．問診での確認とあわせて，お薬手帳や内服薬の管理状況などについて，家族からも聴取し確認する．

■認知機能の確認と意思決定能力の評価

軽度認知障害（MCI）や認知症の診断や治療歴があるかを確認する．患者自身は自覚がないこともあるため，家族からの問診や薬歴からも確認する．高齢者の機能評価として，高齢者総合機能評価（comprehensive geriatric assessment：CGA）が使用されることがあるが，治療開始前のがん患者で認知機能の低下が疑われるときは，手段的日常生活動作（instrumental activities of daily living：IADL）の評価によって，治療中の副作用や薬の管理，通院，生活などが，安全にできるかという評価ができる．患者の認知機能の状況から，専門医の診察が必要と判断される場合には，担当医に報告し必要な治療が受けられるようにする．

認知機能障害がみられても，意思を表明する力は患者によりさまざまであるため，意思決定能力があるかどうかの評価は，患者が病状や治療内容をどのように理解し判断したかをインタビューし，患者の理解の仕方や判断の過程を把握しながら見極めることが重要である[10]．

■経口抗がん薬治療のアセスメント

用量・用法を守り継続内服することが必要になる．認知機能面で自己管理ができるかというアセスメントに加えて，視力低下や手指の機能障害，摂食嚥下障害がないかの確認も必要である．補助具の準備や，治療管理における支援体制をつくることにもつながるため，治療開始前のアセスメントは重要になる．

患者の生活と支援体制のアセスメント

患者が治療を継続していくためには，患者が治療を生活の一部として位置づけて，無理のない状態で治療を取り入れることが大切になる．生活スタイルの変更については，患者が治療後の生活を十分イメージしたうえで判断しているかを確認する．

社会や家庭における役割のアセスメント

患者は，社会や家庭のなかでさまざまな役割を担って生きており，その役割が自己価値を支える重要な部分となって，生きる支えや生きがいになっている場合もある．治療開始前に，社会や家庭での役割を確認して，患者がその役割をどこまで遂行していきたいと考えているかをアセスメントすることが重要である．たとえば，仕事が生きがいだった場合，仕事を継続しながら治療が受けられる環境や体制を整える必要がある．治療開始前に，職場の上司や同僚の理解を得て勤務体制の調整をしたり，医務室や産業医に相談できる体制をつくったり，家庭での役割を家族と再考し協力体制をつくったりすることなどがある．患者が生きる支えや生きがいと感じていたものは，治療継続への原動力にもなるため，治療開始前に調整できるように支援していく．

家族や支援者のアセスメント

患者の支援体制のアセスメントでは，家族や支援者の状況を確認する．家族のなかには，患者に無関心であったり，健康上の問題を抱えていたり，家庭内で虐待や暴言・暴力があったり，精神症状がみられたりすることがある．患者にとって家族がど

ういう存在になっているかを，注意深くアセスメントすることが必要である．

また，キーパーソンとなる家族だけでなく，キーパーソンを支える家族や周囲の人が存在するかを確認して，一人の家族に過重な負担がかからないように調整する．加えて，家族の病気や治療に対する受け止め方を確認して，患者の受け止め方とずれが生じていないかをアセスメントする．

患者と家族で一致した意思決定ができるように，治療開始前から患者と家族がお互いの思いを伝え合えるように支援する．また，患者の身体状況によっては，家族の支援だけでは生活を続けていくことが難しい場合がある．在宅療養で利用できる社会資源とサービスの必要性をアセスメントして，

必要であれば治療開始前に医療ソーシャルワーカー（MSW）や在宅支援担当者の支援が受けられるように調整する．

経済状況のアセスメント

患者の経済状況は，治療を継続していく鍵になる．治療費用が高額な場合は，生活を優先して治療をやめるという決断をする患者もいる．効果的な治療をできるだけ継続して受けられるように，治療開始前に患者の経済状況をアセスメントして，MSWの支援が必要な場合は調整する．経済的負担の一助となる社会資源や制度を活用できるように調整して，患者が安心して治療が受けられる環境をつくることが必要である．

◉文献
1) 野田起一郎，監. パクリタキセル注射液（タキソール®注射液30mg, 100mg）使用ガイド. ブリストル・マイヤーズ スクイブ；2016年6月. http://file.bmshealthcare.jp/bmshealthcare/pdf/other/TX-guide-1606.pdf
2) テガフール・ギメラシル・オテラシルカリウム配合（ティーエスワン®配合OD錠T20, T25）添付文書. 大鵬薬品；2017年7月改訂.
3) 日本肝臓学会 肝炎診療ガイドライン作成委員会，編. B型肝炎治療ガイドライン（第3.1版）. 2019年3月改訂. p77-90. https://www.jsh.or.jp/medical/guidelines/jsh_guidlines/hepatitis_b
4) カペシタビン（ゼローダ®錠300）添付文書. 中外製薬；2018年7月改訂.
5) パクリタキセル（タキソール®注射液30mg, 100mg）添付文書. ブリストル・マイヤーズ スクイブ；2018年2月改訂.
6) セツキシマブ（アービタックス®注射液100mg）添付文書. メルクバイオファーマ；2019年4月改訂.
7) ペメトレキセド（アリムタ®注射用100mg, 500mg）添付文書. 日本イーライリリー；2018年6月改訂.
8) イリノテカン（トポテシン®点滴静注40mg, 100mg）添付文書. 第一三共；2019年3月改訂.
9) 日本老年医学会 日本医療研究開発機構研究費・高齢者の薬物治療の安全性に関する研究研究班，編. 高齢者の安全な薬物療法ガイドライン2015. メジカルビュー社；2015. p.13. https://www.jpn-geriat-soc.or.jp/info/topics/pdf/20170808_01.pdf
10) 小川朝生. 認知症をもつがん患者に対する医学的判断と治療的介入. がん看護 2019；24（1）：6.

◉参考文献
•小澤桂子. 抗がん薬投与におけるリスクマネジメント. 月刊ナーシング 2006；26（2）：73-75.
•森 文子. 抗がん剤の経静脈的投与の管理. 看護学雑誌 2005；69（8）：793-802.
•本山清美. がん化学療法における看護師の役割. ナーシング・トゥデイ 2008；臨増：19-21.
•本山清美. がん化学療法開始前のアセスメント. 本山清美, 遠藤久美, 編. がん化学療法看護ポケットナビ. 中山書店；2011. p.40-47.

曝露対策

花出正美

　抗がん薬は，抗がん作用がある一方で，発がん性や催奇形性，生殖毒性，臓器毒性，遺伝毒性などをもつ．抗がん薬の影響は，患者のがん細胞や正常細胞にとどまらず，医療者や周囲の人々が抗がん薬にさらされた場合には，健康への有害な影響の危険性がある．

　現在，抗がん薬への職業性曝露に関する安全基準は確立されていないが，すべての抗がん薬を安全に取り扱い，曝露のリスクを最小限にすることが必須である．各種ガイドラインなどを参考にして，各施設において抗がん薬の取り扱い指針・手順を整備し，教育・訓練を実施することが必要である．

化学療法における職業性曝露対策の基本的な考え方

　化学療法には，細胞傷害性抗がん薬や分子標的治療薬，ホルモン療法薬などの抗がん薬が用いられ，それらは hazardous drugs（HD）として位置づけられる．HDとは，曝露によって健康への有害な影響をもたらすか，または疑われる薬剤であり，ヒトまたは動物に対し，① 発がん性，② 催奇形性または発生毒性，③生殖毒性，④ 低用量での臓器毒性，⑤ 遺伝毒性，⑥ 上記基準によって有害であると認定された既存の薬剤に類似した化学構造および毒性プロファイルを示し，①〜⑥の項目のうち1つ以上に該当するものである[1]．

　抗がん薬の調製（ミキシング）や投与管理は，薬剤の揮発やエアロゾル（微細粒子の飛沫），飛び散り（スプラッシュ），こぼれ（スピル）などが発生する可能性が高く，抗がん薬への曝露の危険性が高い（**表1**）．

　放射線への職業性曝露対策は線量モニタリングや線量限度が法的に定められているのに対し，抗がん薬への職業性曝露に関する安全基準は確立されていない．したがって，すべての抗がん薬を安全に取り扱い，曝露のリスクを最小限にすることが必須である．

　労働安全衛生管理の一環として，抗がん薬の調製や投与管理のための機械・器具の整備，抗がん薬の取り扱い指針・手順の整備，職員の教育・訓練の実施，さらに個人防護具の適切な使用などにより，職業性曝露のリスク低減を図る必要がある[1]．

表1　抗がん薬への曝露の経路

- 抗がん薬の皮膚・粘膜への付着・吸収
- エアロゾル化した抗がん薬を呼吸器官から吸入
- 抗がん薬の調製に使用した注射針や輸液セットのびん針などによる針刺し
- 抗がん薬に汚染された手指で触れた食物などの経口摂取
- 抗がん薬の投与を受けた患者の体液や排泄物への接触

曝露対策に用いられる機械・器具・物品

生物学的安全キャビネット（BSC）

生物学的安全キャビネット（biological safety cabinet：BSC）は，作業空間を陰圧に保ち調製者にエアロゾルが混入した空気が吹きかかることを防ぎ，high efficiency particulate air（HEPA）フィルターを通して作業空間の空気を排出して環境汚染を防止する装置である．

閉鎖式薬物移送システム（CSTD）

閉鎖式薬物移送システム（closed system drug transfer device：CSTD）は，薬剤を調製・投与する際に，外部の物質の混入防止と同時に，液状または気化・エアロゾル化した薬剤が外部に漏れ出すことを防ぐ器具である．調製用や投与用などのCSTDがある．日本において，2019年7月現在，無菌調製におけるCSTDの使用については，診療報酬加算が認められている．また米国では，投与管理においても剤型が合う限りはCSTDを使用しなくてはならないと法的に定められている[2]．

個人防護具（PPE）

抗がん薬を取り扱う場合には，個人防護具（personal protective equipment：PPE）を適切に使用することで，抗がん薬や残留物との接触の可能性を防止する．PPEには，手袋やガウン，眼・顔面防護具，呼吸器防護具などがある（**表2**）．

各作業に伴う曝露のリスクに応じて適切

表2 米国がん看護学会が推奨する抗がん薬取り扱い時のPPE

種類	ポイント
手袋	• 抗がん薬耐性試験済みの医療用手袋を用いる • パウダーフリーの手袋を用いる • 目に見える破損がないことを確認する • 混合調製，投与管理，スピル処理，廃棄，清掃時には二重手袋を装着する • 一重目の手袋はガウンの袖の内側に，二重目の手袋はガウンの袖の上になるように装着する • 透過性テストがより短時間で行われていない限りは，30分ごとに手袋を交換する • 破損や汚染した場合には，ただちに手袋を交換する
ガウン	• ディスポーザブルで，かつ抗がん薬を浸透させないようにコーティングされたガウンを用いる • 後ろ開きで，長袖で袖口が絞られているガウンを用いる • 抗がん薬取り扱い区域で使用したガウンは，ほかの区域で使用しない • ディスポーザブルのガウンは再利用しない • 汚染した場合，ただちにガウンを交換する
眼・顔面防護具	• フェイスシールドつきサージカルマスクやゴーグル＋サージカルマスクで，眼，口，鼻などを覆う
呼吸器防護具	• 呼吸器保護のためにはN95かそれ以上の機能のレスピレーターが必要となる

（Polovich M, Olsen M. Safe Handling of Hazardous Drugs. 3rd ed. Oncology Nursing Society；2018. p.25-27 をもとに作成）

なPPEを選択し（**表3**），PPEを適切に着脱して廃棄することが重要である．特に，PPEをはずすときには，PPE表面は抗がん薬汚染されている前提で，PPE表面が皮膚や周囲の環境に接触しないように注意し，中表にしてはずす．はずしたPPEは抗がん薬汚染物として廃棄し，作業後には流水と石鹸で手を洗う[1]．

表3 抗がん薬取り扱い作業に必要な PPE

剤型		作業	手袋 ◎二重 ○一重	ガウン	眼・顔面防護具 (フェイスシールド, ゴーグル, サージカルマスク)	呼吸器防護具
注射薬		取りそろえ	○	×	×	×
		調製・鑑査	◎	○	○	×[*1]
		投与(静脈内, 皮下, 筋肉内)	◎	○	×[*2]	×[*2]
		投与(腔内, 動脈内)	◎	○	×[*2]	×[*2]
経口剤	錠剤・カプセル	計数調剤(取りそろえ)	○	×	×	×
		内服介助	○[*3]	×	×	×
		簡易懸濁法・経管注入	◎	○	○	○
	散剤	計量調剤	◎	○	○	○
		内服介助	◎	○	○	○
	液体	内服介助	◎	○	患者が吐き出す可能性がある場合には○	×
		経管注入	◎	○	○	○
軟膏		計数調剤(取りそろえ)	○	×	×	×
		塗布	◎	○	×	×
坐剤		計数調剤(取りそろえ)	○	×	×	×
		挿入	◎	×	×	×
すべて		納品, 開封, 配置	○	×	×	×
		運搬	○	×	×	×
		HD 汚染物の廃棄	◎	○	飛散が起こる可能性がある場合には○	×

○：必要，×：通常は不要
＊1：適切な調製手技，BSC やアイソレーター，CSTD の使用を前提とする
＊2：CSTD 使用時は不要だが，CSTD を使用できない場合には飛散や吸入のリスクがあるため必要である
＊3：薬剤には直接触れないように扱う．薬剤に直接触れなくてはならない場合には二重手袋が必要である
(日本がん看護学会，日本臨床腫瘍学会，日本臨床腫瘍薬学会，編．がん薬物療法における職業性曝露対策ガイドライン 2019 年版．金原出版；2019．p.41 より引用)

抗がん薬投与プロセスにおける曝露対策

どのような場面で曝露が起こる可能性があるのか，また抗がん薬の剤型や投与経路などによる曝露のリスクの違いを理解しておくことが重要である．

調製(ミキシング)・調剤

注射薬の調製は曝露のリスクが最も高く，教育・訓練を受けた薬剤師が，調製専用管理区域で，PPE や生物学的安全キャビネ

ット，CSTD などを用いて無菌調製を実施する．経口薬は1剤ずつ密封包装されているため，調剤（取りそろえ）時の曝露のリスクは少ない．脱カプセルや錠剤の分割・粉砕は原則として行わないが，やむをえない場合には，専用管理区域で PPE や生物学的安全キャビネットなどを用いて実施する[1]．

搬送

抗がん薬輸液バッグ・シリンジの表面は，調製時に抗がん薬が付着した可能性があるため，ジッパーつきプラスチックバッグに密閉保管し，PPE（手袋）を装着して取り扱う．衝撃などによって抗がん薬がこぼれて環境汚染が生じることがないように注意して搬送する．特にシリンジ充填の場合には，漏出対策が重要である．また，搬送担当者がリスクを認識し，破損・漏出時の対処法を理解しておく必要がある．

投与管理

■経静脈投与管理

経静脈投与管理において抗がん薬への曝露が起こる可能性がある主な場面は，プライミング，抗がん薬輸液バッグの接続・交換，抗がん薬のワンショットシリンジの接続・注入・除去，輸液チューブの除去，抜針，使用物品の廃棄などである．各作業時の曝露対策を徹底することが重要である（表4）．

■経口投与管理

患者が経口抗がん薬に直接手で触れないように包装を開封して内服できるように，また内服前後で流水と石鹸で手を洗うように指導する．内服介助を行う場合には，PPE（手袋）を装着し，抗がん薬に直接触れることは避ける．また，脱カプセルや錠剤の分割・粉砕は避ける．

■腔内・動脈内注入介助

髄腔内投与，膀胱内投与，また選択的動脈内投与などの場合には，抗がん薬の準備時・注入時，またカテーテル抜去時など，投与者である医師も介助者である看護師も曝露のリスクがあるため，曝露対策を徹底する．

抗がん薬投与患者の体液・排泄物の取り扱い

体内に取り込まれた抗がん薬は，吸収・分布・代謝・排泄の過程をたどる．抗がん薬は肝臓や肺，腎臓などで代謝され，腎臓から尿中へ，肝臓から胆汁中へ，そして消化管を経て便中に排泄されることが多い．特に投与後48時間以内は，患者の体液（血液，胸水，腹水，胆汁など）や排泄物（尿，便，嘔吐物）には，抗がん薬の活性代謝物や未変化体が含まれている可能性が高く，抗がん薬の排泄時間は薬剤や患者の状態によって異なる（表5）．

抗がん薬投与後の患者の排泄物・体液を取り扱う場合には，標準予防策（スタンダードプリコーション）を徹底する．また，抗がん薬曝露リスク低減のための方法については，米国がん看護学会の推奨（表6）も参考になる．

表4 経静脈投与管理のプロセスと曝露対策

投与管理プロセス	曝露対策のポイント
すべてのプロセス共通	• 手指消毒後に，適切なPPEを選択し，適切に着脱，廃棄して，石鹸と流水で手を洗う • 目線より低い位置で作業を行う • 抗がん薬の飛び散りが懸念される場所には，作業用シート（表面は吸収性素材，裏面は不透過性素材）を敷く
調製済み薬剤の搬送	• 抗がん薬輸液バッグ・シリンジの表面は，調製時に抗がん薬が付着した可能性があるため，輸液バッグ・シリンジは，ジッパーつきプラスチックバッグに密閉保管する • シリンジ充填の場合には，ルアーロック式シリンジにルアーロックチップキャップを装着するなど漏出対策を行う
調製済み薬剤と指示内容の照合	• 抗がん薬輸液バッグ・シリンジの表面は，調製時に抗がん薬が付着した可能性があるため，輸液バッグ・シリンジに触れる場合には，PPE（手袋）を装着する • ジッパーつきプラスチックバッグと中の輸液バッグに異常がないことを確認してから取り扱う
プライミング	• PPEを装着する • 抗がん薬が混合されていない薬液（抗がん薬投与前の支持療法薬，生理食塩液）を用いて，輸液セットのチューブ内を薬液で満たす
CSTDを使用する場合	• 各製品の特徴を理解し，手順に従って取り扱う
CSTDを使用することができない場合	〈バックプライミング〉 • 目線より低い位置に置いた作業用シートの上で，抗がん薬輸液バッグ内の薬液がゴム栓部分に触れない状態で，抗がん薬輸液バッグに輸液セットを接続する • 抗がん薬輸液バッグをスタンドにかけた後，ゴム栓部分などから薬液のこぼれがないことを確認する • 抗がん薬輸液バッグを生理食塩液などのメインルートのロック式接続部の側管に接続する（図1） • 抗がん薬輸液バッグをメインの輸液バッグより低い位置にして，メインの薬液が抗がん薬輸液バッグに接続した輸液セットに流れるようにクレンメを開放して，バックプライミングを行う（図2） 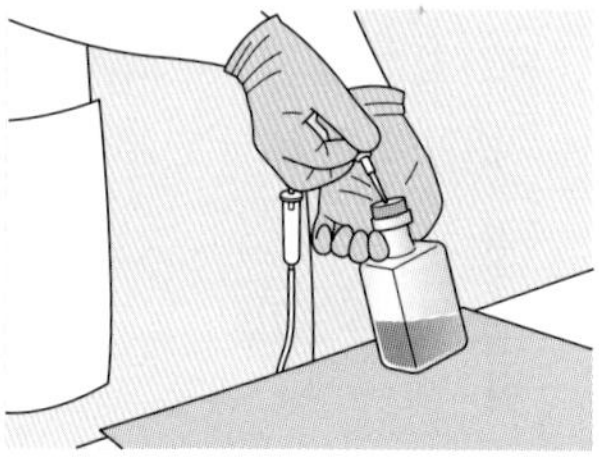 図1 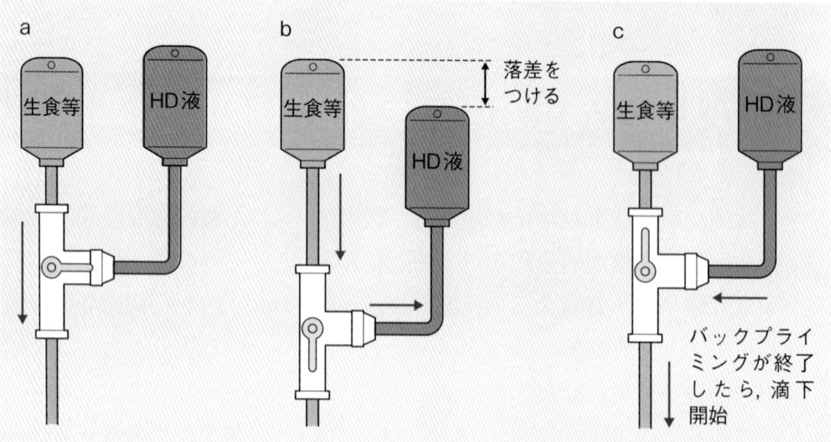

図2 バックプライミング
（日本がん看護学会，日本臨床腫瘍学会，日本臨床腫瘍薬学会. がん薬物療法における職業性曝露対策ガイドライン. 金原出版；2019. p.74 より引用）
HD液：抗がん薬

表4 経静脈投与管理のプロセスと曝露対策 (続き)

投与管理プロセス	曝露対策のポイント
抗がん薬輸液バッグの接続・交換	• PPE を装着する
CSTD を使用する場合	• 各製品の特徴を理解し，手順に従って取り扱う
CSTD を使用できない場合	• 作業用シートの上で，目線より低い位置で，抗がん薬輸液バッグ内の薬液がゴム栓部分に触れない状態で，ゴム栓指定部分に輸液セットのビン針を垂直に刺入する • 輸液バッグをスタンドにかけた後，ゴム栓部分などから薬液のこぼれがないことを確認し，投与を開始する • 投与終了後，目線より低い位置に置いた作業用シートの上で，抗がん薬輸液バッグ内の薬液がゴム栓部分に触れない状態で，抗がん薬輸液バッグから輸液セットを垂直にはずし，廃棄用プラスチックバッグに入れて，次の輸液バッグを接続する • 使用済み物品 (抗がん薬輸液バッグ・輸液セット，作業シート，PPE，アルコール綿など) は，速やかにプラスチックバッグに入れ，密閉してベッドサイドから持ち帰り，専用のプラスチック製バイオハザードボックスに廃棄する
	〈1 抗がん薬輸液バッグにつき 1 輸液セット使用〉 • 抗がん薬輸液バッグ数に応じて，複数のロック式接続部を準備しておく • バックプライミング後に投与を行い，終了した輸液バッグ・輸液セットははずさずに，次の抗がん薬輸液バッグを別のルアーロックから接続して投与を行う • やむをえず，投与済み抗がん薬輸液バッグ・セットをはずす場合には，バックプライミングを行い，輸液セット内の抗がん薬をウォッシュアウトしたうえで，輸液セット接続部をガーゼで覆いながらはずす
静脈留置カテーテルの抜去	• PPE を装着する • 抗がん薬投与終了時には，静脈留置カテーテルや輸液セット内に残った抗がん薬による血管外漏出や曝露を防ぐために，生理食塩液などでフラッシュする
抗がん薬付着物などの廃棄	• 抗がん薬の投与に使用した物品 (輸液バッグ，輸液セット，アルコール綿，静脈留置カテーテル，PPE，作業用シートなど) は，速やかに廃棄用プラスチックバッグに入れて密閉してベッドサイドから持ち帰り，専用のプラスチック製バイオハザードボックスに廃棄する (図3) 図3

抗がん薬による汚染発生時の対応

　抗がん薬による汚染発生時には，安全かつ迅速に汚染拡大防止と汚染除去を行う．目に見えるスピルは頻繁に発生しないからこそ，各施設において汚染発生時の指針・手順を整備し，対処物品一式 (スピルキット) (表7) を準備しておくことが重要とな

表5 排泄に48時間以上かかる主な抗がん薬

薬剤名	尿中の検出	便中または胆汁中の検出
イマチニブ（グリベック®）	7日間までに5%排泄	7日間までに20%排泄
エトポシド（ベプシド®，ラステット®）	少なくとも5日間で25%排泄	少なくとも5日間で44%排泄
エリブリン（ハラヴェン®）	40時間未満で7%排泄	40時間未満で72%排泄
カルムスチン（ギリアデル®）	少なくとも4日間で60%排泄	—
ゲムシタビン（ジェムザール®）	少なくとも7日間で10%未満排泄	—
シクロホスファミド（エンドキサン®）	5日間まで検出	
シスプラチン（ブリプラチン®，ランダ®）	少なくとも5日間検出	—
テムシロリムス（トーリセル®）	14日間までに4.6%排泄	14日間までに76%排泄
ドキソルビシン（アドリアシン®，ドキシル®）	5日間までに5〜12%排泄	7日間までに40%胆汁排泄
ドセタキセル（タキソテール®）	7日間までに9%排泄	7日間までに8%未満の排泄
ビノレルビン（ナベルビン®）	少なくとも3日間で8%排泄	少なくとも3日間で50%胆汁排泄
ビンクリスチン（オンコビン®）	3日間までに10〜37%排泄	3日間までに80%排泄
ブレンツキシマブ ベドチン（アドセトリス®）	7日間までに24%排泄	7日間までに72%排泄
ミトキサントロン（ノバントロン®）	5日間までに7%排泄	5日間までに排泄

(Polovich M, Olsen M. Safe Handling of Hazardous Drugs. 3rd ed. Oncology Nursing Society；2018. p.48 より抜粋，薬剤の商品名を加筆)

表6 米国がん看護学会が推奨する患者の体液・排泄物による抗がん薬曝露リスク低減のための方法

- 患者の体液状態のモニタリングには，IN-OUT ではなく，体重を用いる
- 廃棄前に尿を別容器に移すときの飛び散りのリスクを減らすために，ドレナージバッグに回収された尿は，量ではなく重さを測定する
- しずく汚染のリスクを減らすために，男性は立ってではなく，トイレに座って排尿するように促す
- 飛び散りの可能性や医療者による尿の取り扱いの必要性を減らすために，可能な場合には，尿器や便器ではなく，トイレを利用するように促す
- 手で触れないで処理するために，適切な場合には，胸水，腹水，そのほかの体液はクローズドシステムで回収する
- 可能であれば，オストミーパウチは洗い流して再利用するのではなく，ディスポーザブルのものを使用する
- 失禁のある患者の場合
  - 排泄物から皮膚を保護する：排尿・排便後には皮膚を石鹸と水で洗浄し，会陰部と肛門部にモイスチャーバリアを使用し，清潔なディスポーザブルのオムツを使用する
  - リネンやベッドの汚染を防止するために，裏面がプラスチック製のパッドを敷く
  - 汚染された尿による曝露から医療者を保護するため，抗がん薬投与後48時間は膀胱留置カテーテルの留置を考慮する
- 水量・水圧が低いトイレの場合には，ふたをして2回流す

(Polovich M, Olsen M. Safe Handling of Hazardous Drugs. 3rd ed. Oncology Nursing Society; 2018. p.48-50 をもとに作成)

表7 スピルキットの内容例

個人防護具：二重の手袋，ガウン，フェイスシールド，N95マスク，シューズカバーなど
吸収性シート
抗がん薬を不活性化する薬品：次亜塩素酸ナトリウム溶液，チオ硫酸ナトリウム溶液など
廃棄用プラスチックバッグ
拭き取り用の布など
警告標識など

表8　抗がん剤による汚染発生時の対応

抗がん剤が皮膚に付着した場合		・ただちに流水で洗い流し，さらに石鹸で十分に洗う ・大量に付着した場合や皮膚に発赤や痛みが生じた場合には，皮膚科を受診する
抗がん剤が目に入った場合		・ただちに流水または生理食塩水で15分間以上目を洗浄する ・状況に応じて眼科を受診する
抗がん剤の付着した注射針を刺した場合		・局所に抗がん剤が入ったかどうかを確認し，入っていなければ局所の消毒を行う ・局所に抗がん剤が入ったと疑われる場合には，血管外漏出時に準じた対応を行う
抗がん剤が床や作業台などにこぼれた場合	少量・数滴（5 mL，5 g 未満）	・PPE（二重の手袋，ガウン，マスク）を装着する ・ガーゼやペーパータオルなどで，汚染の外側から中心に向かって拭き取り，さらに水拭きをする ・処理に使用した物品は，プラスチックバッグに入れ密封して，プラスチック製バイオハザードボックスに廃棄する ・手洗い，うがいをする
	多量（5 mL，5 g 以上）	・周囲に人が近づかないように指示する ・スピルキットと洗浄に必要な水道水を準備する ・PPE（二重の手袋，ガウン，フェイスシールド，マスク，ヘアキャップ，靴カバー）を装着する ・汚染区域に吸収性シートを静かにかけて，できるだけ薬液を吸収させ，廃棄用プラスチックバッグに入れる ・ガーゼやペーパータオルなどで汚染の外側から中心に向かって拭き取り，さらに水（不活化薬：次亜塩素酸ナトリウム，チオ硫酸ナトリウム）で拭き取る ・処理に使用した物品は，プラスチックバッグに入れ密封して，プラスチック製バイオハザードボックスに廃棄する ・手洗い，うがいをする
抗がん剤がリネン・衣類などに付着した場合	病院のリネン・衣類の場合	・PPE（手袋，医療者の衣服に付着の可能性がある場合にはガウン，マスク）を装着する ・汚染したリネン・衣類は，速やかにプラスチックバッグに入れて密閉する ・廃棄できる物は，プラスチック製ハザードボックスに廃棄する ・廃棄できない物は，二重のプラスチックバッグに入れて密閉して，抗がん剤汚染と明記したうえで，リネンセンターに届ける ・処理に使用した物品は，プラスチックバッグに入れ密封して，プラスチック製バイオハザードボックスに廃棄する ・手洗い，うがいをする
	患者私物の衣類の場合	・PPE（手袋，医療者の衣服に付着の可能性がある場合にはガウン，マスク）を装着する ・廃棄できる物は，プラスチックバッグに入れて密閉し，プラスチック製ハザードボックスに廃棄する ・廃棄できない物は，プラスチックバッグに入れて密閉して自宅に持ち帰ってもらい，付着部分を流水で洗い，さらに洗剤を使用して二度洗いし，ほかの洗濯物と区別して通常どおりの洗濯をするように指導する ・処理に使用した物品は，プラスチックバッグに入れ密封して，プラスチック製バイオハザードボックスに廃棄する ・手洗い，うがいをする
抗がん剤投与後48時間以内の患者の排泄物・体液による汚染を取り扱う場合		・PPE（手袋，医療者の衣服に付着の可能性がある場合にはガウン，飛散が予測される場合にはフェイスシールド＋マスク）を装着する ・汚染物で廃棄できる物は，プラスチックバッグに入れて密閉し，プラスチック製ハザードボックスに廃棄する. ・廃棄できないリネンなどを汚染した場合には，二重のプラスチックバッグに入れて密閉し，抗がん剤汚染と明記したうえで，リネンセンターに届ける ・廃棄できない患者私物の衣類などを汚染した場合には，プラスチックバッグに入れて密閉し自宅に持ち帰ってもらい，付着部分を流水で洗い，さらに洗剤を使用して二度洗いし，ほかの洗濯物と区別して通常どおりの洗濯をするように指導する ・処理に使用した物品は，プラスチックバッグに入れ密封して，プラスチック製バイオハザードボックスに廃棄する ・手洗いをする

（がん研有明病院. 化学療法マニュアル〈第6版〉. がん研有明病院；2011 より引用）

る（**表8**）．抗がん薬が気化して作業者が吸入してしまう危険があるため，抗がん薬による汚染をアルコールで拭くことは避ける．

患者・家族のセルフケア支援

抗がん薬への曝露を防止するためには，患者・家族が過度の不安を抱くことがないように，また生活環境（小さな子どもやペット，妊婦がいるかなど）に配慮しながら，抗がん薬成分に直接触れない対策について情報提供し，患者・家族が適切な対応ができるように支援する．

経口抗がん薬の取り扱いについては，なるべく素手で直接薬剤に触れない，脱カプセル・分割・粉砕など剤型を変更しない，内服前後の手洗いなどが必要である．また

インフューザーポンプの取り扱いやトラブル発生時の対応方法についても明確にしておくことが重要である．さらに，抗がん薬投与後48時間以内は排泄物（尿，便，嘔吐物など）に抗がん薬成分が含まれていることを伝え，排泄物が飛び散らないように，また直接素手で排泄物に触れないようにし，触れてしまった場合には石鹸と流水で十分に洗い流す対応が行えるよう患者・家族に指導する．

● 文献
1) 日本がん看護学会，日本臨床腫瘍学会，日本臨床腫瘍薬学会. がん薬物療法における職業性曝露対策ガイドライン. 金原出版；2019.
2) USP General Chapter〈800〉Hazardous Drugs-Handling in Healthcare Settings. http://www.usp.org/compounding/general-chapter-hazardous-drugs-handling-healthcare（2019年8月アクセス）

抗がん薬の投与管理

花出正美

　抗がん薬は，曝露対策を実施して安全に取り扱うことが必須である．また，抗がん薬や支持療法薬は，投与順序や投与速度などによって効果が増強・減弱するおそれがある．そのため，レジメンは副作用を最小限にして，安全性と治療効果を最大限とすることを考慮して作成されている．したがって，安全かつ確実にレジメンに従った投与管理を実施し，同時にそのレジメンから予測される急性副作用をマネジメントして，患者の安楽を実現することが重要である．

抗がん薬の投与前

投与可否のアセスメントと治療計画の再確認

　抗がん薬の投与は医師の指示に基づいて実施されるが，看護師は投与管理（**図1**）に携わる者の責務として，医師の指示を受けた時点から患者の状態に変化がないこと，抗がん薬を投与してよい身体・心理状態であること，また指示内容とその適切性を確認する．そして，疑問が生じた場合には医師に報告・相談する（**4章1**参照）．

調製・調剤，薬剤の搬送

　教育・訓練を受けた薬剤師が，専用管理区域において，曝露対策と無菌操作を徹底して，安全かつ正確に調製（ミキシング）を実施する．

　抗がん薬輸液バッグ・シリンジ表面は，調製時に抗がん薬が付着した可能性があるため，ジッパーつきプラスチックバッグに密閉保管した状態で，個人防護具（personal protective equipment：PPE）として手袋を装着し取り扱う．衝撃などによってこぼれて環境汚染が生じることがないように注意して抗がん薬を搬送する．

薬剤と指示内容の照合

　抗がん薬輸液バッグ・シリンジの表面は，調製時に抗がん薬が付着した可能性があるため，PPE（手袋）を装着して取り扱う．薬剤の配合変化（沈殿，混濁，結晶析出，着色など）や異物混入，破損などが生じていないことを確認する．さらに，複数の医療者で，薬剤と指示内容を照合し，6R（Right patient：正しい患者，Right drug：正しい薬剤，Right purpose：正しい目的，Right dose：正しい投与量，Right route：正しい投与経路，Right time：正しい投与時間・速度）を確認する．

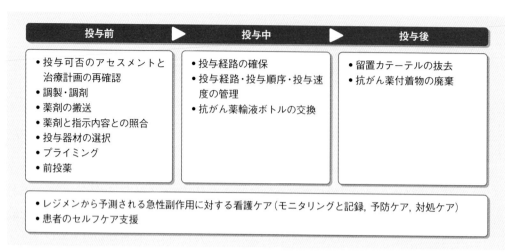

図1 投与管理プロセス

投与器材の選択

投与する薬剤のPVCフリー/DEHP可塑剤フリー輸液セット，フィルター，遮光，輸液ポンプの適応などを確認し，薬剤特性に応じて適切な器材を選択する．輸液器材の選択に関する注意事項は，医薬品の添付文書やインタビューフォームなどで確認できるが，各施設において確認のためのシステム（指示内容への明記，一覧表の作成など）を整えておく．投与に用いる器材の安全性（滅菌材料の使用期限，ディスポーザブル製品の包装の濡れ・破損の有無，機器の動作確認・保守点検など）の確認を行う．曝露対策の観点から，閉鎖式薬物移送システム（closed system drug transfer device：CSTD）の使用が推奨されている[1]．

プライミング

プライミング（輸液セットを接続し薬液を満たす）時には，輸液セットの先端部分から薬液がこぼれたり，輸液バッグのゴム栓に輸液セットのビン針を刺入するときや点滴筒を圧迫するときにゴム栓刺入部から薬液が飛び散ったりする可能性があり，曝露の危険性が高い．そのため，はじめに抗がん薬が混合されていない薬液（抗がん薬投与前の支持療法薬，生理食塩液）を用いてプライミングを行う．

前投薬

過敏症やインフュージョンリアクションの予防，また悪心・嘔吐などの支持療法として，前投薬が指示されることがある．指示がある場合には確実に指示薬を投与する．

レジメンから予測される急性副作用に対する看護ケア

レジメンから予測される急性副作用，過去の治療時に出現した副作用，また副作用出現時に実施した対応とその効果を確認しておく．特に過敏症や血管外漏出，悪心・嘔吐などが発生した場合に備えて必要な医薬品・物品などの準備を行い，発生時の対応手順を確認しておく．予期性悪心・嘔吐

が発生している場合には速やかに対応する（**5章1, 2, 4**参照）.

患者のセルフケア支援

患者・家族が気がかりと感じていることへの配慮，転倒防止のための環境整備など

を行いながら，医療器材（輸液ライン，輸液ポンプ，インフューザーポンプなど）の取り扱い，投与中の注意事項，予測される副作用の予防法・対処法，医療者への報告が必要な状態などについて，患者の知識や技術の習得状況を確認し，補足する.

抗がん薬の投与中

投与経路の確保

投与する抗がん薬の血管外漏出時の組織障害性の程度，血管外漏出のリスク因子，血管内カテーテル関連血流感染（catheter-related bloodstream infection：CR-BSI）の予防，また職業感染防止などを考慮して，確実に投与経路の確保を行う（**表1**）. すでに24時間以上使用している末梢静脈留置カテーテルを抗がん薬投与に使用するか

どうかは，血管外漏出のリスクを考慮して慎重に判断する必要がある. また，起壊死性抗がん薬（vesicant drug）の持続的な末梢静脈投与は避ける（**5章2**参照）.

投与経路・投与順序・投与速度の管理

輸液開始時や輸液バッグ交換時，トイレ歩行後などは，輸液バッグを静脈穿刺部位より低い位置にし，ルート内への血液の逆流を確認し，静脈留置カテーテルが確実に

表1　末梢静脈投与ラインの確保のポイント

末梢静脈穿刺部位の選択	・前腕の太く弾力性がある血管で，より末梢側から穿刺針の固定が容易で，患者の体動の妨げになりにくい部位を選択する ・避けたほうがよい部位：30分以内に静脈穿刺した部位より末梢側，関節運動の影響を受けやすい部位，静脈疾患・局所感染・血腫・創傷・瘢痕・血行障害を伴う部位，乳がんリンパ節郭清術後の患側上肢，静脈構造が細くもろい部位，弾力性が低下している部位，抗がん薬を反復投与している部位，など ・血管が怒張しにくい場合は，温罨法などを実施する ・一度で静脈確保ができなかった場合には，前の穿刺部位からの薬液の漏出を予防するため，前の穿刺部位より体幹側の別の血管で再穿刺を行う ・末梢静脈穿刺が困難な場合や起壊死性抗がん薬（vesicant drug）を長時間持続投与する場合は，中心静脈カテーテルや中心静脈ポートの留置を検討する
静脈穿刺	・長時間駆血すると血管壁が過剰拡張し，静脈の伸展性が失われるため，駆血は2分以内とする
静脈留置カテーテルの固定	・穿刺部位を観察できるように，透明な滅菌ドレッシング剤で被覆する ・患者の体動によってずれることがなく，また体動を妨げないように，ルートの長さや固定位置に配慮し，ループをつくって固定する

血管に入っていることを確認する.

薬剤の投与経路や投与順序を厳守し,定期的に輸液の滴下状況をモニタリングしながら投与速度を管理する.インフュージョンリアクションが予測されるなど厳密な投与速度管理が必要な薬剤は,輸液ポンプの使用を必須とする.一方,起壊死性抗がん薬を短時間投与する場合には,静脈への加圧を避けるため輸液ポンプは使用せず,自然滴下とする.

抗がん薬輸液バッグ・シリンジ交換

抗がん薬輸液バッグやシリンジの接続,交換時などは,薬液のエアロゾル(微細粒子の飛沫),飛び散り(スプラッシュ),こぼれ(スピル)などによる曝露を防止するため,PPE(手袋,ガウン,眼・顔面防護具)を装着し,目線より低い位置で作業を行う.抗がん薬の飛び散りが懸念される場合には,作業用シートを敷く.曝露対策の観点からは,CSTD の使用が推奨され,CSTD が使用できない場合にはバックプライミング法が推奨されている[1].使用済みの抗がん薬付着物品(輸液バッグ,シリンジ,作業用シート,アルコール綿,PPEなど)は,速やかに廃棄用プラスチックバッグに密閉してベッドサイドから持ち帰り,専用のプラスチック製バイオハザードボックスに廃棄し,石鹸と流水で手を洗う(**4章2**参照).

レジメンから予測される急性副作用に対する看護ケア

レジメンから予測される急性副作用,また過去の治療時に出現した副作用を考慮して,症状のモニタリングと記録,予防ケア,対処を行う.特に,過敏症の前駆症状として,くしゃみ,熱感,蕁麻疹,掻痒感,顔面紅潮,口腔内・咽頭不快感,息切れ,胸部閉塞感などをモニタリングし,「何かおかしい」「変な感じ」といった患者の自覚症状に注意を払う.また,血管外漏出については,穿刺部位周囲の違和感や腫脹,灼熱感,疼痛,輸液滴下不良などをモニタリングし,早期発見・早期対処に努める(**5章1, 2, 4**参照).

患者のセルフケア支援

過敏症,血管外漏出,悪心・嘔吐など急性副作用の早期発見・早期対処の重要性と徴候について説明し,患者がセルフモニタリングと速やかな医療者への報告ができるように支援する.

抗がん薬の投与後

留置カテーテルの抜去

抗がん薬投与終了時には,留置カテーテルやルート内に残った抗がん薬による血管外漏出や曝露を予防するために,生理食塩液などでフラッシュする.末梢静脈留置カテーテルの抜去後は5分間圧迫し,止血を確認する.抗がん薬投与終了後も末梢静脈留置カテーテルを留置しておく場合には,ヘパリン加生理食塩液または生理食塩液で陽圧ロックを行う.

抗がん薬付着物の廃棄

使用済みの抗がん薬付着物品（輸液バッグ，シリンジ，作業用シート，アルコール綿，PPEなど）は，速やかに廃棄用プラスチックバッグに密閉してベッドサイドから持ち帰り，専用のプラッチック製バイオハザードボックスに廃棄し，石鹸と流水で手を洗う（**4章2**参照）.

レジメンから予測される特徴的な急性副作用に対する看護ケア

投与中に引き続き，特に，過敏症，血管外漏出，急性悪心・嘔吐など，レジメンから予測される特徴的な急性副作用，過去の治療時に出現した副作用を考慮して，症状のモニタリングと記録，予防ケア，対処ケアを行う（**5章**参照）.

患者のセルフケア支援

患者・家族が気がかりと感じていることへの配慮を行いながら，投与後の注意事項（パクリタキセルやドセタキセルなどのエタノール含有薬の投与当日は車の運転を避けることなど），医療器材（インフューザーポンプなど）の取り扱い，また医療者に報告が必要な状態と連絡方法，日常生活の過ごし方，曝露対策（抗がん薬成分に直接触れないようにし，触れてしまった場合には流水と石鹸で手を洗う）などについて，患者の知識や技術の習得状況を確認し補足する. 特に，外来患者については，次回受診日までの期間に必要な事項について優先順位を考慮する. 患者・家族が，治療コース中の体調変化のパターンを把握し，それに応じて調整しながら日常生活を維持できるように支援する.

皮下埋め込み型ポートの管理

皮下埋め込み型ポートとは，カテーテルにチャンバー（内室）を接続して皮下に留置しておき，経皮的に専用針をチャンバーまで穿刺して薬剤の注入あるいは体腔液の回収が繰り返しできるようにするための器具で，リザーバーともよばれる[2]（**図2**）.長時間持続投与を通院治療で行う場合や末梢静脈ラインの確保が困難な場合などには，中心静脈にカテーテル留置された皮下埋め込み型ポートを用いて抗がん薬の投与が行われる.

皮下埋め込み型ポートは，静脈だけではなく動脈や腹腔内，硬膜外腔，くも膜下腔などにカテーテルが留置される場合があるため，使用する皮下埋め込み型ポートのカテーテルがどこに留置されているのかを確認しておくことが重要である.

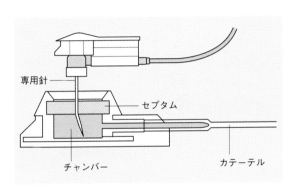

図2　皮下埋め込み型ポートの構造

表2 ポート専用穿刺針の穿刺と抜針

穿刺	抜針
・手を洗い，手袋を装着する ・ポート専用穿刺針に生理食塩液またはヘパリン加生理食塩液シリンジを接続し，薬液を満たしてクランプしておく ・ポートの穿刺部（セプタム）を確認し，消毒用アルコールで皮膚を消毒する ・利き手で穿刺針を持ち，片手でポートを固定して，垂直にコツンと手ごたえを感じるまで刺入する ・クレンメを解除して，抵抗がないことを確認し，薬液を注入して，シリンジをはずす ・穿刺部位を観察できるように透明な滅菌ドレッシング剤で被覆する ・患者の体動によってずれることがなく，また患者の体動を妨げないように，ルートの長さや固定位置に配慮し，ループをつくって固定する	・手を洗い，手袋を装着する ・穿刺針のチューブのクレンメを閉じ，インフューザーポンプとの接続部をねじってはずし，穿刺針側の接続部を消毒して，清潔操作で生理食塩液またはヘパリン加生理食塩液ロック用シリンジを接続し，クレンメを開けて薬液を注入して，再度クレンメを閉じる ・穿刺針を軽く押さえて，固定用のテープをはがす ・利き手で穿刺針を持ち，片手でポートを固定して，利き手で垂直に針を抜く ・抜去部を消毒用アルコール綿で押さえて止血し，カット絆を貼る

ポート専用穿刺針の穿刺

皮下埋め込み型ポートのトラブルやCR-BSIの予防，また職業感染防止などに注意する．ポート専用穿刺針を皮膚面からセプタムに垂直に穿刺して，生理食塩液でフラッシュしてカテーテルの開通を確認し，確実に穿刺針とルートを固定する（表2）．

ポート専用穿刺針の抜針

薬剤投与終了後は，カテーテルのタイプ（先端開口型，逆流防止機能型）に応じて，生理食塩液またはヘパリン加生理食塩液でフラッシュして陽圧ロックを行い，穿刺針を垂直に抜き，止血する（表2）．

皮下埋め込み型ポートのトラブルの予防と対応

皮下埋め込み型ポートのトラブルとして，穿刺不十分や穿刺針のずれによる薬液注入

困難，カテーテルの閉塞（血栓・薬物結晶・フィブリンの付着，カテーテルの折れ曲がり），カテーテルやポートの破損による皮下への薬液漏出，感染などが挙げられる．

ポート専用穿刺針を穿刺する際には，フラッシュ時の抵抗や異和感，穿刺部周囲の状態などを観察する．投与開始時・投与中には，静脈ラインの開通性や固定，自然滴下の状態，穿刺部周囲の状態を確認する．また，ポートを使用しない期間には，1か月ごとを目安にヘパリン加生理食塩液でフラッシュを行って開通性を確認する．トラブルが疑われる場合には，医師に報告し，X線撮影やポート造影などを行い，異常がみられるときには皮下埋め込み型ポートの入れ替えや抜去を行う．

患者のセルフケア支援

インフューザーポンプの管理（薬液量が減少していること・薬液漏れがないことの確認，ポート針刺入部の固定の状態・皮膚

の観察など），抜針の手技，抜針後の針とインフューザーポンプの取り扱い（曝露対策など），日常生活上の注意点，また医療者に報告が必要な状態（**表3**）と連絡方法などについて説明する．患者・家族が気がかりと感じていることへの配慮を行いながら，視聴覚教材や模型，医療器材見本を用いて，患者・家族が知識・技術を習得できるように支援する．

表3　すぐに医療者への報告が必要な皮下埋め込み型ポート関連トラブル

- ポート挿入後，薬液注入開始後に悪寒を伴う発熱が出現した
- ポート周囲の皮膚の発赤，腫脹，痛みなどが生じた
- 薬液注入開始後，時間が経過したにもかかわらずインフューザーポンプの薬液が減らない
- ポート留置側の腕や頸部にむくみが生じてきた
- インフューザーポンプ，チューブが破損している
- 穿刺針が抜けかけている
- 抜針できない
- 抜針後，出血が止まらない

経口抗がん薬の服薬管理

アドヒアランスを高める

経口投与の抗がん薬や支持療法薬の服薬管理は，原則として患者自身が実施する．安全・確実・安楽に経口抗がん薬による治療を行うためには，服薬管理に関する患者のセルフケアが不可欠となる．患者が医療者の指示どおりに服薬するというコンプライアンス（compliance）より，むしろ患者が服薬について詳しく説明を受け，同意し，積極的に実行するというアドヒアランス（adherence）を高め，維持することが重要となる．

その服薬管理は患者にとって実行可能か，服薬を妨げる因子があるとすれば何か，それを解決するためには何が必要かなどについて，看護師が患者とともに考え，話し合いのうえで対応を決定し，服薬管理の実行状況を共有する．

服薬スケジュールが複雑なレジメンの場合には服薬カレンダーなどの資材活用の提案，日常生活パターンに合わせた服薬時刻の設定，服薬を忘れた場合の対処法，副作用のセルフモニタリングと支持療法薬の効果的な使い方，医療者に報告・連絡・相談が必要な状態と連絡方法などについて説明する．また，患者・家族が過度の不安を抱くことがないように配慮しながら，なるべく素手で直接薬剤に触れない，脱カプセル・分割・粉砕など剤型を変更しない，内服前後には石鹸と流水で手を洗うなどの曝露対策について説明する．看護師，薬剤師，医師が情報共有して患者・家族を支援することが重要である．

● 文献
1) 日本がん看護学会，日本臨床腫瘍学会，日本臨床腫瘍薬学会. がん薬物療法における職業性曝露対策ガイドライン. 金原出版；2019.
2) 荒井保明，森田荘次郎，谷川 昇，ほか. 中心静脈ポートの使い方―安全挿入・留置・管理のために 改訂第2版. 南江堂；2014.

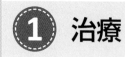

4 予防を重視した副作用管理 —口腔内の副作用対策

① 治療

百合草健圭志，古川康平

　化学療法に伴う口腔有害事象は，治療中のがん患者の QOL を低下させるだけでなく，特に口腔粘膜炎/口内炎では投与薬剤の用量制限毒性となりうる．近年では，支持療法はがん患者の QOL と治療成績にも影響しうることが報告[1]されており，口腔に対する歯科の支持療法も徐々に広まってきている．特に，2012 年からはがん患者の口腔管理が歯科の診療報酬に収載され，現在は「周術期等口腔機能管理」として，がんや心血管疾患，脳血管疾患，人工関節置換などの治療時に医科歯科連携が行われている．

　本稿では，がん看護に従事する看護師が，看護ケアや患者指導・教育に活かせるように，化学療法に伴う口腔有害事象について解説する．

▶ 化学療法開始時の患者指導と口腔内評価

　化学療法開始時に患者指導を行う際には，口腔についても必ずアセスメントを行い，レジメン作成時に，起こりうる口腔の有害事象についての情報提供とセルフマネジメント方法を指導する．わかりやすいパンフレットや患者日誌などを活用し情報提供をすることで，患者理解と治療中のセルフケアのアドヒアランスの向上が期待できる．

　化学療法開始時の口腔内評価は，口腔支持療法の一端を担う看護師の重要な役割で

表1　化学療法開始時の口腔簡易チェック表

口の中の症状や，歯科の治療についての質問			チェック欄	
歯・歯茎の状態	歯	冷たいもの，熱いもので歯がしみるところが	ある	ない
	歯周	歯ぐきより出血する，または膿が出る，または歯が動揺するところが	ある	ない
	粘膜	唇や頬の粘膜に口内炎が	ある	ない
	義歯	義歯がゆるい，またはかむと歯ぐきが痛むことが	ある	ない
歯科治療		3 か月以内に歯科で歯石除去やクリーニングの処置を受けたことは	ない	ある
		現在，歯科に通院して歯の治療を行って	いる	いない

チェック欄で左の列に一つでもチェックがあれば，がん治療開始の 2 週間前までに歯科を受診させる

ある．日常臨床では時間的制約があり，そのなかで患者に十分な問診を行うためには，効率よく口腔内の問題を抽出する必要がある．そのためには，口腔簡易チェック表（表1）などを問診時や対面指導時に活用するとよい．

歯科に口腔ケアを依頼するタイミング

看護師による口腔内評価で，う歯や動揺歯，口腔不衛生などが疑われた場合は，歯科受診が推奨される．特に，口腔粘膜炎/口内炎の発症リスクが高いレジメン，Grade 3以上の好中球減少が予想されるレジメン，骨転移による骨関連事象の発症リスクがある患者に投与されることの多いビスホスホネート製剤やデノスマブなどの骨修飾薬（bone modifying agent：BMA）による治療開始前は，有害事象を予防するために歯科受診が必須と考える．

理想的な歯科受診のタイミングは治療開始前2週間といわれている．これは抜歯などの歯科治療が必要となった場合，抜歯後の治癒や感染の鎮静に1〜2週間程度かかるためである[2]．しかし，実際には治療を早期に開始しなければならない場面も多くある．その場合，治療開始後できるだけ早期に歯科を受診することを推奨する．仮に骨髄抑制期で根治的な歯科処置が困難な時期であっても，歯科医が診察し口腔内評価を行うことで，隠れた歯科的問題点が抽出され，早めの対処や予防的な対応が可能となる．口腔の有害事象が起こり，最もつらい思いをするのは患者である．口腔の有害事象から患者を守るために，医科と歯科がしっかり連携をとることを期待する．

歯科で行う支持療法

歯科受診の目的は，主に「スクリーニング」と「クリーニング」の2つである．

一つ目のスクリーニング（歯科検診）は，う蝕や歯周病，義歯不適合などのがん治療中にトラブルを起こしうる歯科特有の疾患を抽出するものである．特に，歯性疾患に由来する感染症リスク因子を診査することで，予防的な対処が可能となる．口腔内診査による歯性疾患のリスク評価は歯科医にしかできない重要な役割である．

二つ目のクリーニング（いわゆる，口腔ケア）は，口腔内を良好な衛生状態に維持することで，口腔汚染に由来する感染症や合併症を予防するものである．具体的には，歯石を除去して患者自身がセルフケアしやすい口内環境を整える．さまざまな要因からがん患者は，口腔乾燥，口腔汚染が生じやすい．絶飲食などの医学管理上の理由から，口腔汚染が進むこともある．口腔汚染は局所の粘膜感染だけでなく，敗血症や肺炎などの全身疾患の原因となる．

実際に歯科で行う内容は，①歯科的スクリーニング（歯，歯周ポケットの検査，顎骨を含んだ画像検査），②専用の器具を用いた歯石除去，③患者の口腔内状況に合わせたセルフケア指導である．抜歯が必要な

ときは，担当医と連絡をとり，がん治療の
スケジュールを確認・調整のうえ，処置を
行う．しかし，抜歯をすることでかえって
がん治療の開始を遅れさせてしまう場合や，
抜歯による欠損で食事困難となり QOL が
著しく低下する場合がある．歯性感染症リ

スクだけでなく，患者の全身状態や原病の
状況，生命予後にあわせて抜歯するか否か
を判断すると，場合によっては，抜歯より
も原病治療を優先させたほうが患者の療養
生活にとって有益な症例がある．

口腔内の副作用とその対応

口腔粘膜炎/口内炎

　口腔粘膜炎と口内炎の名称について近年，
論文内の有害事象の記載では，oral mu-
cositis/stomatitis（口腔粘膜炎/口内炎）と
併記されることも多い．細胞傷害性抗がん
薬と放射線による細胞傷害性の粘膜障害は
口腔粘膜炎（oral mucositis）と定義される
が，分子標的治療薬由来の粘膜障害は機序
が不明であり，口内炎（stomatitis）となっ
ていると思われる．本稿では，口腔粘膜炎
と口内炎はそれぞれ別に表記している．

■細胞傷害性抗がん薬による口腔粘膜炎

　細胞傷害性抗がん薬による口腔粘膜炎の
発症機序は，粘膜上皮基底細胞内に発生し
た活性酸素（reactive oxygen species：
ROS）により，細胞の DNA 損傷やそれに
伴う炎症性サイトカインが誘導され，細胞
死（アポトーシス）が起こるため，徐々に
粘膜上皮が菲薄化して，最終的に上皮欠損
を生じ，潰瘍を形成する（図1）．その臨
床症状は，投与後数日ののち発赤・浮腫な
どの初期症状が現れ，通常7日程度で痛み
を伴う潰瘍を生じ，10日前後で最もピー
クとなる．潰瘍による疼痛でセルフケアが
困難となり口腔衛生不良状態が続くと，細
菌感染により潰瘍はさらに増悪し遷延する

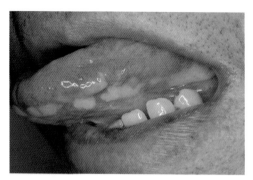

図1　口腔粘膜炎

（2次性口腔粘膜炎）．また，好中球減少時
には潰瘍部が細菌の侵入門戸となることで，
口腔細菌が発熱性好中球減少症の原因とな
る[3]．

　口腔粘膜炎管理のポイントは，口腔内を
清潔に維持して口内細菌数を抑制し，細菌
叢のバランスを保つことで，細菌感染を予
防することである．口腔内保清・保湿によ
り口腔細菌を管理することは，局所での粘
膜炎制御だけでなく，全身感染症の予防に
もつながる．潰瘍が出現し疼痛がある場合
は，局所の鎮痛のために麻酔薬入りのうが
い薬や軟膏，被覆・保護材などで疼痛を緩
和させる．適切な疼痛管理により痛みが軽
減できると，歯磨きなどのセルフケアや食
事が行いやすくなる（表2）．

■分子標的治療薬による口内炎

　使用頻度の増加している分子標的治療薬

表2　化学療法時の口腔ケア薬剤など

分類	薬剤名	用量	用法	性状	適応 / 使用方法
含嗽水	生理食塩水	• NaCl：4.5 g（小さじ1杯弱） • 水：500 mL	NaCl を水（ボトル）に溶かす	含嗽水	口内炎時の口内洗浄（無味・無臭で，しみない）
					1日6〜8回，含嗽を行う．体液と浸透圧が等張のため粘膜への刺激が少なく，粘膜炎でもしみないため，重症口内炎で口内痛が強い場合も口内洗浄が可能
	ハチアズレ®	• ハチアズレ®：1包（2 g） • 水：100 mL	1包（2 g）を適量（100 mL）に溶かす	含嗽水	一般的な軽度の口内炎時の口内洗浄（周術期の口腔ケア，咽頭炎，扁桃炎，口内炎）
					1日5〜8回，含嗽を行う．ハチアズレ®の成分であるアズレンスルホン酸は粘膜保護，創部治癒促進作用があり，炭酸水素ナトリウムは2%重曹水として洗浄作用がある
	ハチアズレ®・グリセリン®	• ハチアズレ®：5包 • グリセリン®：60 mL • 水：500 mL	ハチアズレ®とグリセリン®を水に溶かす	含嗽水	口腔乾燥症，放射線療法による唾液分泌減少症などの口腔乾燥時，かつ口内炎発症時の口内洗浄・保湿
					1日5〜8回，含嗽を行う．グリセリン®の味が少し甘い．疼痛増悪時は，キシロカイン®入りの含嗽への変更/併用を検討する
局所麻酔入り含嗽水	ハチアズレ®・グリセリン®・キシロカイン®	• ハチアズレ®：5包 • グリセリン®：60 mL • 水：500 mL • 4%キシロカイン®：5 mL, 10 mL, 15 mL	ハチアズレ®とグリセリン®，4%キシロカイン®を水に溶かす	含嗽水	放射線または化学療法による口腔乾燥および口内炎の疼痛時の疼痛緩和および口内洗浄・保湿
					1回20 mL程度を，2分間口内でクチュクチュ含嗽し，吐き出す．食時の直前などの一時的な疼痛緩和にも使用できる（ハチアズレ®・グリセリン®が嗜好に合わない患者には，生理食塩水に同量のキシロカイン®を追加する）
その他の症状緩和	アイスボール	• 水：適量	冷凍庫にて氷玉や氷片を作成	氷玉・氷片水	口腔内の灼熱感の症状緩和および造血幹細胞移植時の高用量メルファラン投与時のクライオセラピー（冷却療法）
					口腔内に氷玉もしくは氷片水を保持し，ゆっくり溶かして飲み込む．クライオセラピー時は，薬物投与開始前から終了後まで氷玉や氷片水を口に含み，口腔内を冷やす
	オキシドール	• オキシドール：適量 • 水：適量	• 口腔内局所消毒時は2〜3倍希釈 • 洗口時は10〜20倍希釈	口腔洗浄	困難症例の口腔粘膜の洗浄（出血や乾燥による付着痂皮の剥離を容易にする），舌苔の除去
					• 口腔内清掃処置時に，綿球に浸して清拭する • 医療者の観察・指導下に，希釈水での洗口を実施する

表2 化学療法時の口腔ケア薬剤など（続き）

分類	薬剤名	用量	用法	性状	適応
					使用方法
	アルロイドG®内用液5%	・アルロイドG®内用液5%：20〜60 mL/回，1日3回	空腹時に経口投与	内用液	食道がん，喉頭がん，下咽頭がんなどの放射線療法による咽頭・食道粘膜炎時の自覚症状の改善
					咽頭炎・食道炎による嚥下痛がある場合，食前に使用することで，食事時の咽頭・食道痛を緩和できる．粘膜保護作用，止血作用をもつ
	アズノール®・キシロカイン®軟膏	・アズノール®軟膏5gに対してキシロカインゼリー®1 mL	アズノール®軟膏150gとキシロカイン®ゼリー30 mL/本を練和する	軟膏	放射線または化学療法時の口内炎による疼痛症状の緩和（口唇部，頬粘膜部，舌など）
					口内炎の発症部に直接塗布する．持続時間は10〜15分/回と短い．口内炎へのピンポイントの局所鎮痛薬として有効
被覆・保護材	エピシル®口腔用液	・エピシル®口腔用液：10 mL	容器のポンプを1〜3回プッシュし，患部に内容液を滴下塗布し，舌で患部に塗り広げる	創傷被覆・保護材	化学療法や放射線療法による口内炎に伴う疼痛緩和（歯科処置時に，特定保険医療材料として使用可能）
					数分以内に口腔粘膜の水分を吸収してゲル状になり，物理的バリアを形成することで口内炎の疼痛を緩和する．適用後数分以内に口腔内の疼痛を緩和し，8時間効果が持続する

でも口内炎は生じるが，細胞傷害性抗がん薬の粘膜炎とは異なる病態を示し，発症機序は不明である．EGFR阻害薬（抗EGFR抗体薬，EGFR-TKI），マルチキナーゼ阻害薬，mTOR阻害薬でも口内炎の発症が報告されている．EGFR阻害薬では，口内炎の発症頻度は10%程度とされ，経口摂取が困難となるGrade 3以上の口内炎の発症は少ない[4]．

乳がんや腎がん，膵内分泌腫瘍などで使用される分子標的治療薬であるmTOR阻害薬（エベロリムス）による口内炎は，mTOR阻害薬関連口内炎（mTOR inhibitor-associated stomatitis：mIAS）とよばれ，一般的な細胞傷害性抗がん薬の口腔粘膜炎とは発生機序や病態が異なる．mIASの特

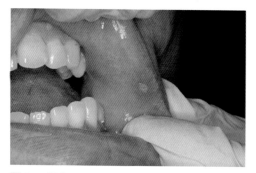

図2 mIAS

徴は，軽症であるが50%以上の高頻度で発症し，投薬開始から1か月以内に生じて消退することがほとんどである．アフタ性口内炎に似た病態（図2）を呈することから，局所ステロイド治療（含嗽，軟膏）の有効性が報告されている[5]．

表3　口腔粘膜炎評価スケール

	CTCAE v5.0-JCOG	WHO	RTOG
Grade 0	—	なし	基準上の無変化
Grade 1	症状がない，または軽度の症状；治療を要さない	痛み，紅斑	炎症，鎮痛剤を必要としない軽度の痛み
Grade 2	経口摂取に支障がない中等度の疼痛または潰瘍；食事の変更を要する	紅斑，潰瘍，固形食を飲み込むことができる	炎症性漿液性浸出液を産生する斑状の粘膜炎；鎮痛剤を必要とする中等度の痛み
Grade 3	高度の疼痛；経口摂取に支障がある	潰瘍，広範囲な紅斑，固形食のみを飲み込むことができない	麻薬を必要とする激痛，偽膜を伴う粘膜炎
Grade 4	生命を脅かす；緊急処置を要する	栄養をとることができないほどの広範囲の粘膜炎	潰瘍，出血，または壊死
Grade 5	死亡	—	—

■免疫チェックポイント阻害薬による口腔粘膜炎

免疫チェックポイント阻害薬による口腔粘膜障害の発症頻度は，0.1〜1％とされている．病態を含めて詳細は不明であるが，皮膚・粘膜では多形紅斑のような重篤な症状を呈することがある．また，リンパ球の活性化も関与することから，自己免疫疾患である扁平苔癬様の粘膜病変を生じることもある[6]．

口腔粘膜炎/口内炎の評価

口腔粘膜炎/口内炎の評価に関しては，CTCAE (Common Terminology Criteria for Adverse Events；有害事象共通用語規準)やWHO，RTOG (Radiation Therapy Oncology Group)の分類などの各種の評価スケール（表3），写真アトラスを用いて基準を統一すると情報共有しやすい．一般的にGrade 2以上となると痛みや食事の摂取に問題が生じ，治療的介入が必要となる．Grade 3では，経口摂取が困難なほど痛みが増強している．全身的な疼痛および栄養管理の両方が必要となる．特に，造血幹細胞移植や頭頸部化学放射線治療時には，Grade 3以上の重篤な口腔粘膜炎の発症率が高く，オピオイドを用いた積極的な疼痛管理のもと，食事や歯磨きの際にも，レスキュードーズを用いるなどの工夫が必要となる．

口腔乾燥

頭頸部がん放射線治療後に生じる重篤な口腔乾燥は，がん治療による副作用として認知されているが，一般的な化学療法でも唾液腺分泌細胞はダメージを受け，唾液分泌量は減少する．しかし，詳しい研究はなされておらず，過小に評価されている可能性がある．乳がんの標準化学療法を受けた患者の報告では，約半数で治療終了1年経過後も口腔乾燥症を認めていた[7]．

対応方法は，対症療法が中心となり，保湿効果のあるうがい薬を使用し，保湿剤の塗布を行う．唾液量の減少時には自浄作用が低下して，口腔衛生状態が悪化する．特に，口腔カンジダ症（図3）やヘルペス性口内炎（図4）などの粘膜感染のリスクとなるため，口内洗浄を目的としてうがいが

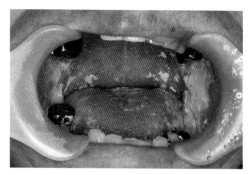

図3 口腔カンジダ症

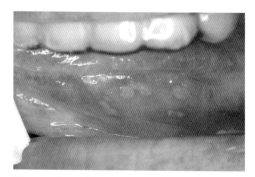

図4 ヘルペス性口内炎

推奨される．また，唾液の作用には抗う蝕効果があるため，唾液減少は多発う蝕の原因となる．定期的な歯科受診では，口腔清掃指導やう蝕予防処置（フッ化物応用）などが行われている．

味覚障害

化学療法中に味覚障害を訴える患者は多いが，エビデンスが確立した対処法はなく，味覚障害の根本的な原因を特定し，治療することは難しい．化学療法による味覚変化は，治療終了後3.5か月以内に改善するという報告[8]はあるが，化学療法が継続される限り，味覚障害は遷延する．一方で，口腔乾燥や口腔カンジダ症が味覚障害の原因となる場合がある．口角炎や舌の焼灼感・発赤・平滑化，口内に広がる白苔などの口腔カンジダ症の病態を認める場合は，口腔清掃，保湿剤の使用，抗真菌薬の投与などの対応を行うことで，味覚障害が改善する．がん患者は潜在的に亜鉛欠乏状態になっている可能性があり，血清亜鉛値（正常値80～130 μg/dL）を測定し，亜鉛欠乏を認めた場合には亜鉛補充療法を行うが，効果は限定的である．味覚障害により，患者の食欲が減退すると，最終的に栄養状態が悪化する．それを防ぐためには，多職種が協働して，食事指導・栄養管理を行う．患者が実際においしく感じることができる食事を見つけるため，味付け・盛り付け・匂い・温度などを個別に調整するなどの食事・栄養アセスメントを患者ごとに行うことも重要である[9]．

口腔の神経障害症状

化学療法中，冷たいものが歯にしみるなどの症状が現れ診査をしても，う蝕など歯に明らかな原因を認めないことがある．ズキンズキンとした拍動性歯痛はう蝕と神経障害との鑑別診断が必要となるが，レジメン変更後に歯痛症状が改善することで神経障害であったとわかることがある[10]．症状が慢性化し，持続する歯牙知覚過敏となった場合には，知覚過敏用の歯磨き剤の日常使用や歯科での知覚過敏処置で症状が緩和される．微小血管阻害薬のビンカアルカロイド系とタキサン系の薬剤は神経細胞の軸索輸送に影響を与えるので末梢神経障害が起こりやすい．口腔症状として，口周囲の感覚異常，知覚過敏様症状が生じる．スニチニブ，ソラフェニブなどのマルチキナーゼ阻害薬では，口腔内異常感症の出現が報告[11]されており，ピリピリとした粘膜表面の違和感や味覚障害を訴えることがある．

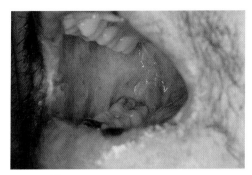

図5　口腔GVHD

移植片対宿主病（GVHD）

　白血病やリンパ腫などに対して造血幹細胞移植を行った後，ドナーのTリンパ球細胞がレシピエントの臓器を攻撃することで移植片対宿主病（graft versus host disease：GVHD）を生じる．その症状には，口腔粘膜にびらんを伴う扁平苔癬様の症状（図5），唾液腺細胞障害による口腔乾燥症，口蓋の小唾液腺閉塞により生じる小水疱（粘液嚢胞）がある．GVHDへの対応は，口腔内の保湿・保清が重要である．病変が口腔のみに限局し，比較的症状が軽い場合は，軟膏や含嗽などの局所ステロイド療法を行う．口腔以外の皮膚，肝・腸管など複数に生じている場合や経口摂取が困難なほどの口腔症状がある場合は，ステロイドや免疫抑制薬による全身療法が必要となる．また，口腔GVHDによる口腔粘膜の炎症が，二次がんを誘発するとも考えられている．移植後長期フォローアップ外来では，味覚障害，口腔乾燥，口内痛などの口腔GVHD症状にも留意する．

歯性感染症

　歯性感染症は，自覚症状がないため放置されていたう歯や歯周病などの歯性感染が，骨髄抑制を伴い急性増悪することで，炎症症状が表出する．具体的には，細菌による感染から歯肉の疼痛・発赤・腫脹を生じ，膿瘍を形成することもある．これらの局所の炎症から血行性に細菌が全身に波及すれば，敗血症の原因となる．歯性感染症由来の全身感染症により，治療の中断や中止，減量を余儀なくされる場合もある．一方で，造血幹細胞移植時の大量化学療法に伴う骨髄抑制期では，発赤・腫脹・疼痛などの典型的な炎症所見がごく軽度かほとんど確認できない場合もあるので注意が必要である．対処方法としては，「歯科で行う支持療法」の項（p.129参照）で説明したとおり，口腔内スクリーニングを行うことが予防につながる．事前にがん治療中にトラブルを起こしうる歯科特有の疾患を抽出し，歯性感染症の除去や鎮静化などを完了しておくことが重要である．

骨吸収抑制薬関連顎骨壊死（ARONJ）

　乳がんや肺がんなどの固形がん骨転移による骨関連事象（病的骨折や骨痛など），多発性骨髄腫や骨粗鬆症（原発性，続発性）に対して，BMAであるビスホスホネート製剤やデノスマブなどが用いられる．関連有害事象として，骨吸収抑制薬関連顎骨壊死（anti-resorptive agents-related osteonecrosis of the jaw：ARONJ）が数％の割合で生じる．ARONJの発症機序は未だ不明であるが，抜歯処置を必要とする歯性感染症と関連している可能性がある．そのため，これらの薬剤を投与する患者は，事前歯科検査による歯性感染源スクリーニングと，投与中の定期的歯科受診が推奨されている[12]．看護師の役割としては，投与中，

歯や歯肉，顎骨の痛みや違和感を問診し，歯肉腫脹や骨露出などの所見がないかを観察する．症状がある場合は，早期に歯科受診を勧め，BMAを投与していることを伝えたうえで，診断および治療を依頼する．顎骨骨髄炎・顎骨壊死の初期症状は，一般的な歯性感染症と同様の所見を示すことが多く（図6），鑑別が難しい．歯性感染症を見つけ治療することで顎骨壊死への移行を防ぎ，顎骨壊死を発症した場合も早期に治療を行うことで重篤化を予防できる．顎骨壊死が放置され進行した場合は，疼痛，骨露出による口腔清掃不良，病的骨折により経口摂取に大きな支障を生じ，患者の

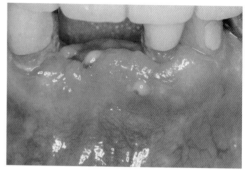

図6　ビスホスホネート製剤による顎骨骨髄炎・顎骨壊死

QOLは大きく低下する．顎骨壊死を起こさないために口腔内を観察し，定期的な歯科受診を指導することが重要である．

がん診療医科歯科連携事業

　がん治療には口腔ケアによる支持療法が必要不可欠であり，どこで歯科受診をするのかが課題となる．病院内に歯科があれば連携しやすいが，必ずしも多くの患者に対応できるわけではない．また，すべてのがん治療を行う病院に歯科や歯科口腔外科は併設されていない．かかりつけ歯科がある場合は，かかりつけ歯科を受診することが望ましいが，かかりつけ歯科がない場合，対応してもらえないことがある．その課題に対応するため，病診連携による近隣の歯科診療所との協力体制の構築が進んでいる．全国展開している「がん診療医科歯科連携事業」では，がん患者の口腔管理を行うための研修を受けた歯科医が名簿化されており，がん診療連携拠点病院を中心にスムー

ズに歯科受診するための環境整備が進められている．この全国の「がん診療連携登録歯科医」のリストは，国立がん研究センターのホームページにて公開されている[13]．

　口腔内環境を整え，安全にがん治療が行えるようにすることは，がん治療に携わる看護師の重要な役割である．がん治療前の口腔に関する業務は，医科歯科連携体制を活用して歯科医療機関へ依頼することで，看護師の業務も大幅に削減される．患者の苦痛を最小限にし，口腔有害事象を予防するための質の高い口腔支持療法を提供できるように，施設内および地域との医科歯科連携システムをうまく利用することを望んでいる．

◉文献

1) Temel JS, Greer JA, Muzikansky A, et al. Early palliative care for patients with metastatic non-small-cell lung cancer. N Engl J Med 2010；363（8）：733-742.

2) Cramer CK, Epstein JB, Sheps SB, et al. Modified Delphi survey for decision analysis for prophylaxis of post-radiation osteonecrosis. Oral Oncol 2002；38（6）：574-583.

3) Sonis ST. Mucositis as a biological process：a new hypothesis for the development of chemotherapy-induced stomatotoxicity. Oral Oncol 1998；34（1）：39-43.

4) Melosky B, Hirsh V. Management of Common Toxicities in Metastatic NSCLC Related to Anti-Lung Cancer Therapies with EGFR-TKIs. Front Oncol 2014；4：238.

5) Rugo HS, Seneviratne L, Beck JT, et al. Prevention of everolimus-related stomatitis in women with hormone receptor-positive, HER2-negative metastatic breast cancer using dexamethasone mouthwash （SWISH）：a single-arm, phase 2 trial. Lancet Oncol 2017；18（5）：654-662.

6) Vigarios E, Epstein JB, Sibaud V. Oral mucosal changes induced by anticancer targeted therapies and immune checkpoint inhibitors. Support Care Cancer 2017；25（5）：1713-1739.

7) Jensen SB, Mouridsen HT, Reibel J, et al. Adjuvant chemotherapy in breast cancer patients induces temporary salivary gland hypofunction. Oral Oncol 2008；44（2）：162-173.

8) Bernhardson BM, Tishelman C, Rutqvist LE. Chemosensory changes experienced by patients undergoing cancer chemotherapy：a qualitative interview study. J Pain Symptom Manage 2007；34（4）：403-412.

9) Hovan AJ, Williams PM, Stevenson-Moore P, et al. A systematic review of dysgeusia induced by cancer therapies. Support Care Cancer 2010；18（8）：1081-1087.

10) National Cancer Institute. https://www.cancer.gov/about-cancer/treatment/side-effects/mouth-throat/oral-complications-hp-pdq

11) Yuan A, Kurtz SL, Barysauskas CM, et al. Oral adverse events in cancer patients treated with VEGFR-directed multitargeted tyrosine kinase inhibitors. Oral Oncol 2015；51（11）：1026-1033.

12) 日本口腔外科学会. 骨吸収抑制薬関連顎骨壊死の病態と管理：顎骨壊死検討委員会ポジションペーパー2016. https://www.jsoms.or.jp/medical/work/guideline/bisphos01/

13) 国立がん研究センターがん情報サービス. がん診療連携登録歯科医名簿. https://ganjoho.jp/med_pro/med_info/dental/dentist_search.html.

2 看護師が行うケアのポイント

妻木浩美

　化学療法における口腔の有害事象には，口腔粘膜炎や口腔乾燥，ウイルス感染，カンジダ症，味覚の変化などがある．なかでも口腔粘膜炎の発症頻度は40～70%[1]と高い．これは，口腔粘膜が化学療法による薬剤の影響を直接受けやすいからである．口腔粘膜炎が起こると，患者は強い疼痛と経口摂取困難をきたし，精神的にも苦痛を伴う．さらに悪化すると全身感染症の契機となり，がん治療を妨げることになる．口腔粘膜炎を重症化させないためには，適切なアセスメントと質の高い口腔管理が重要である．

化学療法前・中・後のアセスメント

　現在，口腔粘膜炎を完全に抑える方法はないが，悪化を防ぎ，症状を軽減させるためには，化学療法前の歯科受診と患者教育およびセルフケア支援が重要である．

　がん治療に伴う口腔トラブルを回避するためには，化学療法前に必ず歯科受診し，歯科医師による口腔内チェック，場合によって歯科治療を受けなければならない．さらに歯科衛生士による専門的口腔清掃やブラッシング指導なども受ける．そのうえで看護師は歯科と連携しながら，患者自身が口腔内の観察，口腔ケアが実施できるようセルフケア支援を行う．

化学療法前のアセスメント

　口腔内を観察し，患者のセルフケア状況を確認する（表1）．

化学療法中のアセスメント

　化学療法前と同様に口腔内を観察する．

特に口腔粘膜炎のリスクが高いレジメンの場合は，毎日口腔内を観察・評価し，異常の早期発見に努める．また化学療法中は，血液データも確認し，食事や水分摂取状況，疼痛や出血の有無，排便状況など全身状態もアセスメントする．

■口腔粘膜炎の好発部位

　化学療法による口腔粘膜炎は可動粘膜に発症しやすいため，口唇の内側，舌側縁から舌腹，口角から頬粘膜を観察ポイントとする（図1）．これらは，患者自身で観察できるため，セルフチェックポイントでもある．

　なお，頭頸部の放射線療法では，照射野に一致して口腔粘膜炎が発症する．

■口腔粘膜炎のアセスメント

　評価ツールは，有害事象共通用語規準（CTCAE）の「口腔粘膜炎」やWHOによる口内炎の判定基準（1979），Oral Assessment Guide（OAG）などを用いる．各臨床現場によって使用する評価ツールは異なるが，医療スタッフが共通したツールで評価

表1　口腔内の観察とセルフケア状況の確認

観察部位			
●口唇（内側上下）	●頬粘膜（左右）	●歯肉（上下）	●舌（舌背，舌側縁，舌腹）
●口腔底	●硬口蓋	●軟口蓋	
観察方法のポイント			
●観察者は，手袋をし，ペンライトを用いて観察する ●観察しにくい場合は，木べらや舌圧子などを用いて舌を圧排したり，口角・頬粘膜を伸展させたりするとよい ●軟口蓋を観察するときは，「あー」と発声を促すと観察できる ●口腔乾燥を伴う場合は，観察前にワセリンなどで保湿してから行うとよい			
観察項目			
口腔の運動機能	開口の程度，口腔周囲筋の協調運動，舌，歯牙，摂食・嚥下の機能		
口腔衛生状態	食物残渣や痰の付着，磨き残しの有無		
口腔粘膜疾患や歯，歯肉の状態	口内炎，カンジダ症，ヘルペス，粘膜出血，う歯，動揺歯，歯の喪失，歯周炎の有無など		
唾液の性状	サラサラ，ネバネバ，唾液がない．唾液分泌量の低下は，味覚異常や口腔粘膜炎の疼痛増強，口腔内環境の悪化を引き起こす		
乾燥の状態	口唇，舌，頬粘膜		
舌苔の付着	舌背に付着した白苔，黒色の舌苔の有無．舌苔は，上皮組織や白血球および大量の細菌が苔状に堆積したものであり，多く付着していると感染の原因になる．口臭の主な原因の一つ		
義歯の有無と使用状況	不適合，破損，汚れ，かびの付着，手入れの方法，保管状況		
口臭	口腔乾燥や口腔清掃不良などによる生理的口臭，肺炎の感染臭，胃の排泄障害に起因した胃内容物の停滞など		
味覚の変化	唾液分泌低下や化学受容器（味蕾）や神経細胞の損傷が原因		
セルフケア状況の確認：必要に応じて口腔ケアの指導・教育を行う			
●セルフケアは可能か ●含嗽（ブクブク）できるか ●口腔ケアの手技や道具は適切か ●義歯の管理状態			

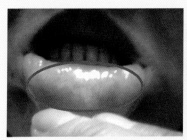

口唇の内側

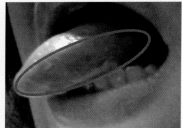

舌側縁から舌腹

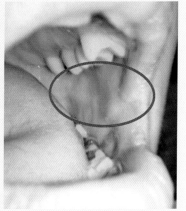

口角から頬粘膜

図1　化学療法による口腔粘膜炎の好発部位

表2 口腔粘膜の Grade（CTCAE）別の症状とケア

Grade 1：症状がない，または軽度の症状；治療を要さない	
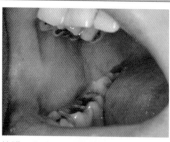 粘膜の発赤，浮腫様変化	【症状】 • のどの違和感やしみる感じがするなどのわずかな症状がある 【対処】 • ブラッシングと保湿の実施
Grade 2：経口摂取に支障がない中等度の疼痛または潰瘍；食事の変更を要する	
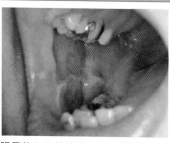 限局的な斑状潰瘍または偽膜．1個の大きさは 30 mm 未満	【症状】 • ジーンとする痛みや嚥下時痛がある 【対処】 • 医療者による口腔ケアの介入 • 局所麻酔薬入り含嗽薬の使用 • 保湿薬，軟膏の使用 • 鎮痛薬（非オピオイド鎮痛薬＋短時間作用型オピオイド）の使用
Grade 3：高度の疼痛；経口摂取に支障がある	
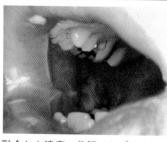 融合した潰瘍・偽膜．わずかな刺激で出血．1個の大きさが 30 mm 以上	【症状】 • 刺すような痛み，唾液も飲み込めないほどの痛みがある 【対処】 • 医療者による口腔ケアの介入 • 局所麻酔薬入り含嗽薬の使用 • 保湿薬，軟膏の使用 • 鎮痛薬（非オピオイド鎮痛薬＋長時間作用型オピオイド＋レスキュードーズの併用）の使用 • 経口摂取困難なため，静脈栄養管理または経腸栄養管理の実施
Grade 4：生命を脅かす；緊急処置を要する	
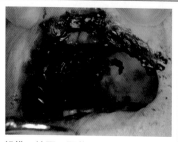 組織の壊死．顕著な自然出血	【症状】 • 鎮痛薬の効果がない強い痛みがある 【対処】 • 化学療法を中止し，有害事象への積極的な治療（敗血症の予防）の実施 • 可能な範囲で口腔ケアの継続 • 出血部位の痂皮は無理にはがさず，軽い含嗽を継続 • 静脈栄養管理または経腸栄養管理の実施
Grade 5：死亡	

（Grade は JCOG．有害事象共通用語規準 v5.0 日本語訳 JCOG 版〈CTCAE v5.0-JCOG〉．http://www.jcog.jp/ より引用）

し対応していくことが重要である.

化学療法後のアセスメント

抗がん薬投与後, 口腔粘膜炎は 10〜12 日に症状のピークを迎える. 28 日頃には, 粘膜の再生が進み治癒に至るが, 抗がん薬の投与サイクルごとに発症するので注意が必要である. 化学療法終了後, 口腔粘膜炎が治癒するまでの期間は, 継続的に口腔内の観察・評価およびケアを実施していく.

口腔粘膜炎に対する看護ケア

口腔粘膜炎に対するケアを CTCAE を用いて表 2 に示す.

口腔粘膜炎のケアの基本は, ① 口腔内の清潔の維持, ② 口腔内の保湿, ③ 疼痛管理である. ① および ② については, 「患者のセルフケア支援」の項目を参照してほしい.

疼痛管理

鎮痛薬の使用方法は, WHO 方式 (**6 章 1**「**表 1**」参照) に従って行う. 疼痛は Numerical Rating Scale (NRS) などを用いて評価し, 患者が安静時に痛みがなく, 睡眠がとれるよう, 疼痛の状況に応じて, 鎮痛薬を使用していく. 鎮痛薬の選択に迷う場合や除痛困難な場合には, 緩和ケアチームに介入を依頼し, 患者の苦痛軽減に努める.

食事の工夫 (表3)

化学療法中は, 口腔粘膜炎や口腔乾燥だけでなく, 食欲不振, 嘔気・嘔吐, 味覚の変化などの症状も現れる. なるべく個々にあった食事を工夫していく必要はあるが, 限界もある. 治療を完遂するために, 早期から栄養士や nutrition support team (栄養サポートチーム；NST) に介入を依頼し, 患者の栄養状態が維持できるようにする.

表3　口腔の有害事象出現時における食事の工夫

- 刺激物を避ける (酸味, 辛み)
- のど越しがよく, 刺激を少なくする
- 水分を含む柔らかい食品を使用する
- 濃い味はしみるため, 薄味にする
- 少量でエネルギー確保できる栄養補助食品を付加する
- 経口摂取量 5 割以下が続くとき, 経腸栄養管理または静脈栄養管理を行う
- 医師からの制限がなければ, 食べたいときに, のど越しのよい食べられそうなものを摂取する

患者のセルフケア支援

医療者は, 化学療法前から予測される口腔合併症や有害事象が起きる理由, 発症時期, 口腔ケアの重要性について患者教育をする. そして患者がこれまでの生活習慣を見直し, 自分で口腔内の観察, 口腔ケア, 異常の早期発見・報告ができるよう支援していく. がん治療においては, 患者が主体的に参加することと, セルフケアを継続し

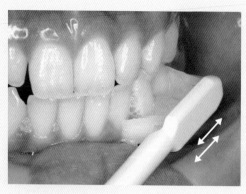

①ペングリップでもち，力加減は毛先が
　少し，しなるくらいにする
②左右に細かく10〜20回程度振動させ
　て，ずらしながら1本ずつ磨く

舌で触れて，歯面のざらつきがあるとき

↓

磨き残しあり．再度ブラッシング！

図2　ブラッシングの方法

ていくことが重要な鍵となる．

口腔ケア指導

　すでに歯科衛生士による指導が行われて
いる場合は，患者ができていない部分を確
認・補正するため，実際に口腔ケアを行っ
ている場面で指導していく．

■ 口腔内の観察方法
　可能な範囲で口腔内をまんべんなく観察
する．化学療法中は，口腔粘膜炎の好発部
位の観察を行うよう指導する（図1）．

■ 適切な口腔ケア用品の選択
- 歯ブラシ：奥に届きやすく粘膜に当たり
にくいヘッドの小さいものを選ぶ．交換
の目安は1か月．
- 歯磨き剤：刺激が少なく，う歯予防のた
めにフッ素が配合されたものを選ぶ．
- 洗口液：ノンアルコール・低刺激性のも
の，保湿効果を備えたものを選ぶ．アル
コール含有の洗口液は，口腔内への刺激
が強いので避ける．強い痛みやしみる場
合は，生理食塩水（水500 mLに食塩
4.5 gを入れる）でブクブク含嗽する．
- 保湿薬：スプレー，ジェル，液体がある．
患者のADLや嚥下状態，嗜好に合った

ものを選ぶ．

■ 口腔ケア方法
歯ブラシによるブラッシング
- 1日3回（朝食後，昼食後，夕食後また
は就寝前）に行う（図2）．
- 基本的な磨き方は，歯面に対し90度に
歯ブラシを当て，歯ブラシを小刻みに動
かしながら1本ずつ丁寧に磨く（スクラ
ビング法，図3左）．歯周病予防や歯周
病初期の患者には，歯面と歯肉の堺に対
し45度の角度に歯ブラシを当てて磨く
（バス法，図3右）を指導する．
- 嘔気などを伴う場合は，必ずしも歯磨き
剤を使用する必要はなく，ブラッシング
だけでもよい．
- 強い疼痛がある場合は，ブラッシングを
中止し，生理食塩水で含嗽する．
- スポンジブラシは，ブラッシングの代替
にはならない．

舌ケア
- 舌苔を落とすために，軟らかい歯ブラシ
や舌ブラシなどを用いて1日1回清掃す
る．
- 弱い力で10回程度，後方から前方へか
けて清掃する．
- 強い力で行うと舌表面を傷つけてしまい，

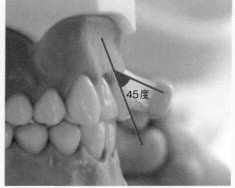

スクラビング法	バス法

90度

45度

基本的な磨き方. 歯面を清掃する

歯周病予防の目的で行う. 歯面と歯肉の境目を清掃する

図3　ブラッシングの種類

炎症の原因になるので注意する.

含嗽，洗口

- 含嗽は，口腔ケア後に洗浄することで口腔内の細菌数を一時的に減少させる.
- 洗口は，口腔の保湿や疼痛緩和のために行う.
- 基本はブクブクうがいをする. これは，誤嚥の危険性を考慮し，含嗽薬が口腔内にまんべんなくいきわたるようにするためである.
- 口腔内を清潔に保つためには，少なくとも1日4回以上の軽い含嗽を行う.
- ペットボトルなどで作成した含嗽水は，直接口をつけると，含嗽水が細菌の温床になるため，必ずコップに移して使用し，24時間以内に使い切る.

保湿

- 抗がん薬の影響により，口腔乾燥を伴っていることも多い. 口腔乾燥は口腔粘膜炎の疼痛増強の原因になるため，保湿効果のある洗口液や保湿薬を用いて，口腔内を保湿しておく.
- 口腔乾燥予防のため，濡れたガーゼやマスクを口に当てる，加湿器を設置するな

どの工夫をする.

義歯の管理

- 水を張った洗面器の上で，流水下で義歯用ブラシを使い，しっかりと汚れを落とす. 歯ブラシでのブラッシングは軟らかすぎるため汚れが落ちない.
- 歯磨き剤を使用すると，研磨剤の影響で，義歯に傷がつき，その傷が細菌の温床になるので使用しない.
- ブラッシングだけでは，およそ6割程度の細菌しか除去できないため，義歯洗浄剤を用いる.
- 義歯をはずしたときは，乾燥予防のため，水を張った義歯専用ケースに保管する.
- 口腔粘膜炎による痛みがある場合は，食事のときだけ義歯を装着する.
- 口腔乾燥を伴う場合は，義歯装着前にあらかじめ義歯または口腔内に保湿薬を塗る.

■口腔内の症状が変化したとき

　患者自身で治療日記などに書き留めておき，医師の診察時や看護師の検温時などに報告するよう指導する. さらに，口腔内の症状変化に伴い，それまでの対処方法がで

きていないときや薬剤の効果がないときも，なるべく早く報告することを指導する．

■禁煙指導

ニコチンは口腔粘膜血管の収縮をきたし，生体の免疫能低下を引き起こす．また，嫌気性菌の増加をきたす環境をつくり出すともいわれている．がん治療そのものにも影響するため，医師や薬剤師とともに禁煙指導を行う．

◉文献
1) Lalla RV, Sonis ST, Peterson DE. Management of oral mucositis in patients who have cancer. Dent Clin North Am 2008；52（1）：61-77.

◉参考文献
●日本がんサポーティブケア学会・粘膜炎部会，監訳（EOCC〈The European Oral Care in Cancer Group〉）.「JASCC がん支持医療ガイド翻訳シリーズ」口腔ケアガイダンス 第1版日本語版；2018. http://jascc.jp/wp/wp-content/uploads/2018/01/8024607bdd510449b8d990b23ca2f242.pdf
●Oral Supportive Care for Cancer Committee. がん治療における口腔支持療法のためのOSC^{3}口腔粘膜炎評価マニュアル. がん研究会有明病院歯科；2015.

5章

がん化学療法の
副作用とケア

1 過敏症

小澤桂子

　過敏症は異物に対する生体防御システムの反応であり，程度の差はあるが，どの抗がん薬でも発生する可能性がある．重篤な症状に陥ると生命に影響することもあり，注意深い観察で発症を早期に発見し，すばやい対処を行うことが看護師には求められる．看護のポイントは，過敏症発現の予測，予防法のある抗がん薬についてはその予防法の厳守，定期的・適切な観察，過敏症発生に備えた準備，患者にも過敏症発現の早期発見の協力を得るための患者教育などである．

key words　　過敏症，アレルギー，アナフィラキシー，インフュージョンリアクション

化学療法で過敏症が起こるメカニズム

過敏症とは

　過敏症とは，異物の侵入に対する生体防御システムが過剰あるいは不適当な反応として発現するために生じるさまざまな症状の総称[1]である．免疫学的機序による過敏症をアレルギーといい，クームス（Coombs RRA）とゲル（Gell PGH）によりⅠ型（即時型），Ⅱ型（細胞傷害型），Ⅲ型（抗原抗体型），Ⅳ型（遅延型）に分類されている．

　アレルギーは，生体の肥満細胞や好塩基球などの細胞の表面に抗原と抗体の結合物が付着し，そこに炎症が起こるというメカニズムで発生し，Ⅰ～Ⅳ型が単独ではなく複合して起こるといわれている．

　原因物質の投与から5～10分以内に出現する比較的急性の全身性反応をアナフィラキシーといい，多くの場合はⅠ型（即時型）

反応が関与して発現するといわれている．アナフィラキシーのなかでも血圧低下や意識障害を伴う場合をアナフィラキシーショックという．

インフュージョンリアクションとは

　インフュージョンリアクション（infusion reaction）とは，主としてモノクローナル抗体薬投与中または投与後24時間以内に現れる症状の総称である．その症状は通常の過敏症と同様のものもあるが，特有の症状も呈するため，インフュージョンリアクションとして区別されている．現在のところ明らかな発生機序はわかっていないが，モノクローナル抗体薬にはヒトあるいはマウスの蛋白が用いられているため，マウスの蛋白を使用したマウス抗体や，ヒト-マウスキメラ抗体では，マウスに対する異好

146

性抗体が産生されるため，抗原抗体反応が起こり，アレルギー反応を発現させる[2]と考えられている．また，広義ではインフュージョンリアクションに含まれるサイトカイン放出症候群は，リンパ球などの標的細胞やそのほかの免疫細胞からIL-2，IFN，TNFのようなサイトカインが放出することに関連して起こる[3]．

細胞が障害される過程で起こるサイトカインの産生や放出により，一過性の炎症やアレルギー反応を引き起こすことが原因の一つといわれている．

化学療法前・中・後のアセスメント

化学療法前のアセスメント

■過敏症やインフュージョンリアクションを起こしやすい抗がん薬とインフュージョンリアクション発現の特徴の把握

表1に過敏症に注意を要する抗がん薬とその特徴を，表2にインフュージョンリアクションを起こしやすい分子標的治療薬とその特徴を示した．過敏症は初回投与時に発現することが多いが，白金製剤などは7回目前後の投与時に発現することがある．投与する抗がん薬の過敏症の発現リスクや発現しやすい時期などを把握しておく．

リツキシマブなど腫瘍量が多い場合にインフュージョンリアクションが発現しやすい抗がん薬もある．また，末梢リンパ球が25,000/μL以上の白血病やリンパ腫の患者は発生率が高いといわれている．

■患者のアレルギー歴・過敏症の発生歴

アレルギー，特に薬剤アレルギーの既往は過敏症のリスクファクターとなるため，治療前に患者のアレルギー歴や過敏症の既往を確認しておく．

白金製剤で過敏症が発現した場合は，別の種類の白金製剤投与時にもアレルギーが発現する可能性がある．抗がん薬の溶媒であるポリオキシエチレンヒマシ油，ポリソルベート80などが，過敏症の発症に関与していることもある[4]．

ドセタキセルの添加溶液中とパクリタキセルの製剤中には無水エタノールが含まれているため，アルコール過敏の有無や程度を事前に確認しておく．アルコール過敏の患者にドセタキセルを投与する場合は，添付のエタノール溶解液を用いず，生理食塩液か5%ブドウ糖液を注入して激しく振り混ぜる方法で溶解することが添付文書に記載されている．あるいは，エタノールフリー製剤を選択する．パクリタキセルは，エタノールを除去できないため使用の是非を検討する．投与する場合は，投与時間や過敏症出現時の対応について医師と相談しておく．

化学療法中のアセスメント

抗がん薬投与前にはベースラインとなるバイタルサインを測定し，記録しておく．表3に過敏症の症状を示す．CTCAE（有害事象共通用語規準）などで症状の程度も把握しておく（表4）．過敏症が起こりやすい抗がん薬の初回投与（あるいは好発時期）には心電図モニターの装着を行ったほうがよい場合もある．

表1　過敏症に注意を要する主な抗がん薬と特徴

薬剤名（商品名〈例〉）	特徴
パクリタキセル（タキソール®, パクリタキセル®）	・ほとんどが投与開始後10分以内に出現 ・必ず前投薬が必要 ・初回投与時の発現が多い ・ポリオキシエチレンヒマシ油やほかの薬剤で過敏症のある患者はリスクが高い ・パクリタキセル300 mg中にはビール500 mLに相当する無水エタノールが含まれているので，アルコール過敏にも注意する
ドセタキセル（タキソテール®, ワンタキソテール®, ドセタキセル®*）	・初回および2回目の投与時に特に注意を要する ・投与開始から数分以内に起こることがある ・重篤な過敏症状が発現した症例には，再投与しない
L-アスパラギナーゼ（ロイナーゼ®）	・静脈内投与と比較して筋肉内投与時に過敏反応発現が低下する ・筋肉内投与で30分後，静脈内投与で開始数分後に発現する ・初回投与時でなく再投与時以降に起き，投与量が増えると発現頻度も高くなる
ブレオマイシン（ブレオ®）	・初回投与時から約半数の患者に発熱が認められる ・投与後4〜10時間に悪寒とともに発熱することが多い ・重篤な過敏症は悪性リンパ腫に多く認められる
シスプラチン（ブリプラチン®, ランダ®, シスプラチン®）	・ほとんどが投与開始後数分以内に発現する ・制吐目的のステロイド併用が過敏反応出現予防に寄与している可能性がある
カルボプラチン（パラプラチン®, カルボプラチン®）	・投与回数を重ねると，ショック，アナフィラキシー様症状の発現頻度が高くなる傾向がみられ，特に白金製剤の投与回数が8回を超えると，その傾向は顕著になるとの報告がある[3] ・投与開始後数分以内に発現することが多い
オキサリプラチン（エルプラット®, オキサリプラチン®*）	・重篤な過敏症状が投与後数時間で発現する場合と，複数回投与後（中央値7サイクル）に発現する場合がある ・投与開始後30分以内に発現するリスクが高い ・気管支痙攣や呼吸困難などの症状が起こることがある．末梢神経障害として生じる咽頭・喉頭の絞扼感との区別が必要
メトトレキサート（メソトレキセート®）（大量）	・通常量でも過敏反応がみられるが，特に大量投与において頻度が増す ・まれに肺障害を認めるが，ステロイド治療が有効
シタラビン（キロサイド®, キロサイド®N, シタラビン®*）	・シタラビンを長期間使用していた患者に出現する ・軽症な場合が多く，ステロイドの併用で予防・継続投与が可能である
ドキソルビシン塩酸塩リポソーム（ドキシル®）	・投与開始から30分以内に現れることが多い．多くの場合，投与の中断や投与速度を遅くすることで症状は回復する．投与を再開する場合は，速度を再開前の2/3（0.7 mg/分）以下となるように調整する ・発現の危険性を最小限にするため投与速度は1 mg/分を超えないこと ・食物アレルギーやほかの薬剤でのアレルギー症状を経験したことのある患者は特に注意が必要
カバジタキセル（ジェブタナ®）	・初回，2回目の投与時，特に注意を要する ・投与開始後数分以内に発現することがある ・溶解液中には無水エタノールが含まれているので，アルコール過敏にも注意する

＊：後発薬

（佐藤　温，坂下暁子，田口　進. 新しい薬物有害反応対策　過敏症. 癌と化学療法2003；30（6）：796-797，添付文書などを参考にして作成）

表2 インフュージョンリアクションを起こしやすい分子標的治療薬

薬剤名〈商品名〈例〉）	特徴
リツキシマブ （リツキサン®，リツキシマブ BS®*）	• 通常，初回点滴静注開始後30分～2時間後より出現する • 注入速度を上げた直後から30分以内にも発生しやすい • 重篤なものの約80%が初回投与時に発現している • 以下の患者は発現頻度が高く，かつ重篤化しやすい 　① 血液中に大量の腫瘍細胞がある（25,000/μL以上）など腫瘍量が多い 　② 脾腫を伴う 　③ 心機能，肺機能障害を有する • 必ず前投薬が必要 • 初回は25 mL/時から投与し，1時間ごとに100 mL/時，200 mL/時と，投与の速度アップができる • インフュージョンリアクションがなければ2回目以降は100 mL/時から投与開始できる • インフュージョンリアクション後，投与を再開する場合は症状が完全に消失してから，25 mg/時の注入速度で投与を開始する
トラスツズマブ （ハーセプチン®，トラスツズマブ BS®*）	• 点滴中～点滴開始後24時間以内に多く現れる • 初回投与時約40%の患者に発現し，2回目以降の発現頻度は低くなる • 初回は90分以上かけて投与するが，インフュージョンリアクションの発現がなければ，2回目以降は30分に投与時間を短縮できる • 肺転移や循環器疾患などにより安静時に呼吸困難がある患者はハイリスクである
ベバシズマブ （アバスチン®）	• 初回投与時は90分かけて点滴静注する • 初回投与で特に問題がなければ，2回目の投与は60分間で行ってもよい • 2回目の投与でも問題がなければ，それ以降は30分間投与とすることができる
セツキシマブ （アービタックス®）	• 初回投与中または投与終了後1時間以内に発現しやすいが，2回目以降の投与時に初めて重度のインフュージョンリアクションを発現することもある • 必ず前投薬が必要 • 初回は400 mg/m²（体表面積）を2時間かけて，2回目以降は250 mg/m²（体表面積）を1時間かけて点滴静注する • Grade 1の場合は，投与速度を減速（参考：10 mg/分以下→5 mg/分以下），Grade 2の場合は，投与を一時中断して経過観察後，投与速度を減速（参考：10 mg/分以下→5 mg/分以下）して，慎重に投与する • 投与中および投与終了後少なくとも1時間は観察期間を設ける
パニツムマブ （ベクティビックス®）	• 60分以上かけて点滴静注するが，1回投与量として1,000 mgを超える場合は，生理食塩液で希釈し約150 mLとし，90分以上かけて投与する • 2回目以降の投与時に重度のインフュージョンリアクションを起こすこともある • 投与中および投与終了後少なくとも1時間は観察期間を設ける • 重度のインフュージョンリアクションとして，アナフィラキシー様症状，血管浮腫，気管支痙攣，発熱，悪寒，呼吸困難，低血圧などが現れることがある．この場合投与を中止し，薬物治療などの適切な処置を行うとともに，以降再投与しない
テムシロリムス （トーリセル®）	• 重度のインフュージョンリアクションでは，潮紅，胸痛，呼吸困難，低血圧，無呼吸，意識消失，アナフィラキシーなどの症状が現れることがある • 投与前に前投薬が必要 • 30～60分間かけて点滴静注する • 2回目以降の投与時に初めて重度のインフュージョンリアクションが発現することもある

表2　インフュージョンリアクションを起こしやすい分子標的治療薬（続き）

薬剤名（商品名〈例〉）	特徴
ゲムツズマブ オゾガマイシン（マイロターグ®）	• 投与後 24 時間以内に多く発現する • 投与中および投与終了後 4 時間はバイタルサインをモニタリングする • 必ず前投薬が必要 • 末梢血の芽球数が多い患者は肺障害および腫瘍崩壊症候群を発症するリスクが高くなる
オファツムマブ（アーゼラ®）	• 投与後 24 時間以内（特に 3 時間以内）に多く発現する • 初回投与は 300 mg を 12 mL/時から 400 mL/時まで 30 分ごとに速度アップできる • 2 回目以降は 2,000 mg を 24 mL/時から 400 mL/時まで 30 分ごとに速度アップできる • 必ず前投薬が必要
モガムリズマブ（ポテリジオ®）	• 初回投与時の 8 時間以内に発現しやすい • 必ず前投薬が必要
ペルツズマブ（パージェタ®）	• 投与後 24 時間以内に多く発現する • 初回投与は 60 分かけて投与し，インフュージョンリアクションの発現がなければ 2 回目以降の投与は 30 分まで時間を短縮できる
ブレンツキシマブ ベドチン（アドセトリス®）	• 初回投与時の発現が多いが，2 回目以降の投与時に初めて重篤なインフュージョンリアクションを発現することもある • 30 分以上かけて投与する
トラスツズマブ エムタンシン（カドサイラ®）	• 投与後 24 時間以内に多く発現する • 初回投与は 90 分かけて投与し，インフュージョンリアクションの発現がなければ 2 回目以降の投与は 30 分まで時間を短縮できる
ラムシルマブ（サイラムザ®）	• 初回投与だけでなく 2 回目以降の投与時にもインフュージョンリアクションが発現することがある • 投与速度は 25 mg/分を超えないようにする • 2 コース目までは投与中および投与終了後少なくとも 1 時間は観察期間を設ける
アレムツズマブ（マブキャンパス®）	• 初回投与は 3 mg 連日投与から開始し，Grade 3 以上のインフュージョンリアクションがなければ 10 mg 連日投与に増量する • 10 mg で Grade 3 以上のインフュージョンリアクションがなければ 30 mg 週 3 回隔日投与に変更する • インフュージョンリアクションの多くは投与開始から 1 週間以内に発現する • 必ず前投薬が必要．さらに投与前に副腎皮質ステロイドを投与すると，インフュージョンリアクションが軽減されることがある
エロツズマブ（エムプリシティ®）	• 初回投与時の発現が多いが，2 回目以降の投与でも発現することがある • 必ず前投薬が必要
アフリベルセプト ベータ（ザルトラップ®）	• 初回投与時以降にも発現することがある
ダラツムマブ（ダラザレックス®）	• 投与を受けた患者の半数以上に発現する．ほとんどが Grade 1〜2 であるが，Grade 3 以上が発現することもある • 投与開始から 80〜90 分後に発現しやすいが，投与後 24 時間以降に発現することもある • 初回投与時の発現が多いが，2 回目以降の投与でも発現することがある • 必ず前投薬が必要 • 初回投与は総量が 1,000 mL になるよう希釈し，50 mL/時から投与して，100 mL/時，150 mL/時，200 mL/時と 1 時間ごとに速度アップできる

表2 インフュージョンリアクションを起こしやすい分子標的治療薬（続き）

薬剤名（商品名〈例〉）	特徴
	• インフュージョンリアクションが発現しなければ，2回目の投与は総量が500 mL になるよう希釈し，50 mL/時から開始し，1時間ごとに50 mL/時ずつ，最大まで200 mL/時まで速度アップできる．インフュージョンリアクションが発現しなければ，3回目以降の投与は100 mL/時から開始し，1時間ごとに50 mL/時ずつ，最大200 mL/時まで速度アップできる
ブリナツモマブ（ビーリンサイト®）	• 1回目に多く発現するが，2回目以降にも発現することがある • 必ず前投薬が必要である
オビヌツズマブ（ガザイバ®）	• 初回投与中か投与開始後24時間以内に多く発現するが，それ以降にも発現することがある • 初回は12.5 mL/時から投与を開始し，インフュージョンリアクションがなければ，30分ごとに12.5 mL/時ずつ，最大100 mL/時まで速度アップできる．インフュージョンリアクションがなければ，2回目以降は25 mL/時から開始し，30分ごとに25 mL/時ずつ，最大100 mL/時まで速度アップできる
ニボルマブ（オプジーボ®）	• 初回投与時の発現が多いが，2回目以降でも発現することがある • 30分以上かけて静脈注射する

＊：後発薬
（各薬剤の医薬品情報を参考にして作成）

表3 過敏症の具体的症状，徴候

皮膚・粘膜症状	蕁麻疹，発疹，顔面紅潮，紅斑，眼瞼浮腫，血管性浮腫，掻痒感，ほてり感，灼熱感，ひりひり感，結膜充血，流涙，発汗，顔面腫脹，立毛
呼吸器症状	咳嗽，嗄声，鼻閉，鼻汁，くしゃみ，咽頭掻痒感，咽頭絞扼感，胸部絞扼感，呼吸数増加，呼吸困難，気道攣縮，喘息，チアノーゼ，無呼吸
消化器症状	悪心・嘔吐，腹痛，下痢
循環器症状	胸痛，頻脈，動悸，不整脈，胸部圧迫感，血圧低下，血圧上昇
中枢神経系症状	悪寒，発熱，熱感，失神，拍動性頭痛，浮動性めまい，不安感，不穏
そのほか	倦怠感，関節痛，骨痛，背部痛

化学療法後のアセスメント

過敏症が発生した場合は，症状発現までの時間，体内に入った抗がん薬の量，症状，対応法，医師の説明内容，回復までの時間などを記録する．予防薬を加えることなどで投与継続が可能な場合もあるが，過敏症発現のリスクは高いと考えられるため，次回も投与を行うのか，抗がん薬の変更を行うのかなど，患者・医師とともに十分に検討して決定する必要がある．次回も投与を行う場合は，前投薬を強化する，投与時間を長くする，投与速度を遅くするなどの次回の投与時の対策を立てておく．

外来化学療法の場合は，自宅で症状が出現する可能性もあるので，患者に自宅での状況を確認する．

表4 有害事象共通用語規準 v5.0 日本語訳 JCOG 版—免疫系障害の状態

有害事象	Grade 1	Grade 2	Grade 3	Grade 4	Grade 5	定義
アレルギー反応	全身的治療を要さない	内服治療を要する	気管支痙攣；続発症により入院を要する；静脈内投与による治療を要する	生命を脅かす；緊急処置を要する	死亡	抗原物質への曝露により生じる局所あるいは全身の有害反応
アナフィラキシー	−	−	蕁麻疹の有無によらず症状のある気管支痙攣；非経口的治療を要する；アレルギーによる浮腫/血管性浮腫；血圧低下	生命を脅かす；緊急処置を要する	死亡	肥満細胞からのヒスタミンやヒスタミン様物質の放出により引き起こされる急性炎症反応を特徴とする過剰な免疫反応. 臨床的には，呼吸困難，めまい，血圧低下，チアノーゼ，意識消失を呈し，死に至ることもある
サイトカイン放出症候群	全身症状の有無は問わない発熱	輸液に反応する低血圧；< 40%の酸素投与に反応する低酸素症	昇圧剤単剤で管理できる低血圧；≧40%の酸素投与を要する低酸素症	生命を脅かす；緊急処置を要する	死亡	サイトカインの放出により引き起こされる，発熱，頻呼吸，頭痛，頻脈，低血圧，皮疹，低酸素症

（JCOG. 有害事象共通用語規準 v5.0 日本語訳 JCOG 版〈CTCAE v5.0-JCOG〉. http://www.jcog.jp/ より引用）

過敏症に対する看護ケア

過敏症発現の予防

■予防薬の投与

過敏症発現に対する予防薬がある抗がん薬は，必ず投与前に予防薬を投与する. 予防薬が内服薬の場合もあるため，抗がん薬投与前に必ず患者に内服を確認する.

一般には，抗がん薬投与30分前に，副腎皮質ステロイド（デキサメタゾンリン酸エステルナトリウム），ヒスタミン H_1 受容体拮抗薬（ジフェンヒドラミン塩酸塩），ヒスタミン H_2 受容体拮抗薬（シメチジン，ファモチジン）を静注あるいは経口で投与することが多い.

投与速度が厳密に決められている抗がん薬は，投与速度を厳守する. 速度を上げたときに症状が発現することがあるため，速度を上げたときは特に注意する.

■過敏症の早期発見

過敏症が起こりやすい抗がん薬投与時は，開始5〜10分間は患者に付き添い，また，少なくとも1時間が経過するまでは頻繁に観察を行う. その後も定期的に過敏症の前駆症状の発現がないか観察する. 特に過敏症が起こりやすい抗がん薬の初回投与時や，過敏症のリスクが高い患者の場合は，観察しやすい場所で投与を行うなど環境面での

表5　アナフィラキシー発症時の初期対応の手順

1. バイタルサインの確認	循環，気道，呼吸，意識状態，皮膚，体重を評価する
2. 助けを呼ぶ	可能なら蘇生チーム（院内）または救急隊（地域）
3. アドレナリンの筋肉注射	0.01mg/kg（最大量：成人 0.5 mg，小児 0.3 mg），必要に応じて 5〜15 分毎に再投与する
4. 患者を仰臥位にする	・仰向けにして 30 cm 程度足を高くする ・呼吸が苦しいときは少し上体を起こす ・嘔吐しているときは顔を横向きにする ・突然立ち上がったり座ったりした場合，数秒で急変することがある
5. 酸素投与	必要な場合，フェイスマスクか経鼻エアウェイで高流量（6〜8 L/分）の酸素投与を行う
6. 静脈ルートの確保	必要に応じて 0.9%（等張/生理）食塩水を 5〜10 分の間に成人なら 5〜10 mL/kg，小児なら 10 mL/kg 投与する
7. 心肺蘇生	必要に応じて胸部圧迫法で心肺蘇生を行う
8. バイタル測定	頻回かつ定期的に患者の血圧，脈拍，呼吸状態，酸素化を評価する

（日本アレルギー学会，編．アナフィラキシーガイドライン．日本アレルギー学会；2014．p.13 より引用）

配慮も行う．

患者から，「何かおかしい」「変な感じ」と訴えてくることもあるため，患者の自覚症状にも注意を払う．

過敏症発現時の対応

過敏症発現時は，ただちに抗がん薬投与を中止する．どの抗がん薬がどの程度，体内に入ったのかなどを確認する．

■軽微な過敏症の場合

バイタルサインの測定や症状の程度の確認を行い，医師に報告し，指示により対症療法を行う．

症状が消失後，投与を再開・継続するかの指示を受ける．再開・継続する場合は，速度の変更の指示などを確認し，最初は投与速度を遅くして様子を観察する．投与再開後も注意深く前駆症状の観察やバイタルサインの測定を続ける．

■重篤な症状が出た場合

アナフィラキシー発症時の初期対応の手順を表5に示す．アナフィラキシー発症時には体位変換をきっかけに急変する可能性があるため，急に座ったり立ち上がったりする動作を行わせない[5]ようにする．発見者は患者のそばを離れず，応援を呼び，医師への報告を依頼する．

バイタルサインの測定と症状の観察を行い，必要時にはアドレナリンの筋肉注射，心電図モニターの装着，酸素投与を開始する．アナフィラキシーショックのときには，5〜15分ごとにアドレナリンの反復投与を行う．患者の状態が安定するまでは2分ごとに，その後は5分ごと30分間，その後は15分ごとにバイタルサインや動脈血酸素飽和度などのモニタリングを行う．

原因薬剤が体内に入らないように，可能であれば輸液ルートはすべて交換し，新しいルートから対症療法の薬剤を投与する．また，針内の薬液も吸引するか，新しく静脈ラインを確保する．

医師の指示に沿って，抗ヒスタミン薬，ステロイド薬などによる対症療法を行うが，

アナフィラキシーショックの場合は，救急蘇生法に則った対処が必要になることもある．

過敏症発現に備えて，救急カートの内容を確認する，過敏症の対応フローを定めておく，重症過敏症発現時に備えてシミュレーションを行っておくなど，日頃からの備えも重要である．

■ 心理的援助

急激な過敏症症状の出現に患者は強い不安感を抱く．過敏症に対する緊急的な対応を行いながらも，患者の心理面にも気を配り，少しでも安心できるよう声かけなどを行う．過敏症症状の発現により，患者は治療継続に不安をもつことがある．また，過敏症により治療が継続できなくなった患者は，治療の効果がなくなったわけではなく，過敏症のために治療法の一つを失うこととなるため，心理状態を注意深く観察し，心理的サポートを行う．

▶ 患者教育とセルフケア支援

過敏症の起こりやすい抗がん薬を投与する場合は，その危険性や前駆症状，対処法について患者に説明し，早期発見の重要性を意識づけておく．患者が十分に理解していないと，症状が出現しても医療者への連絡が遅れ，重篤化する危険性がある．いつもと違う状態だと感じたら，躊躇せず医療者を呼ぶよう説明しておく．

外来化学療法を受ける患者の場合は，自宅で症状が出現する可能性もあるため，そのことを説明し，症状出現時の病院への連絡方法を明確にしておく．また，パクリタキセルやカバジタキセルによるアルコールの影響が疑われる場合は，治療終了後もしばらく休息してから帰宅するようにし，当日の車の運転は避けるよう，あらかじめ患者に伝えておく．

● 文献
1) 西内ちあき. がん化学療法と症状管理⑥ 過敏症. 協和企画；2004. p.2.
2) 菅野かおり. 初回化学療法で重篤な過敏症を起こした患者の看護. 小澤桂子, 菅野かおり, 足利幸乃, 監. 理解が実践につながるステップアップがん化学療法看護 第2版. 学研メディカル秀潤社；2016. p.193.
3) 市川智里. インフュージョン・リアクション. 国立がん研究センター看護部, 編. 国立がん研究センターに学ぶ がん薬物療法看護スキルアップ. 南江堂；2018. p.77-78.
4) がん薬物療法に伴う主な有害事象と支持療法・看護支援. B. 過敏反応・アナフィラキシー. 日本がん看護学会教育・研究活動委員会コアカリキュラムワーキンググループ, 編. がん看護コアカリキュラム日本版. 医学書院；2017. p.143-145.
5) 日本アレルギー学会, 監. アナフィラキシーガイドライン. 日本アレルギー学会；2014. p.13.

抗がん薬の血管外漏出

小澤桂子

抗がん薬の血管外漏出は組織傷害だけでなく，患者の不安や苦痛の増強，治療の中断などを起こしうる，患者のQOLを大きく低下させる薬物の有害反応である．確実な静脈穿刺や留置針の固定などの対策と，抗がん薬投与中の定期的な観察で予防・早期発見が可能であり，症状出現時にすぐに申告するなどの患者教育も重要である．看護師の細やかなアセスメントと患者の状態に合わせた予防対策のスキルが求められる．

key words
抗がん薬，血管外漏出，CVポート，組織傷害

化学療法で血管外漏出が起こるメカニズム

抗がん薬の血管外漏出（extravasation：EV）とは，抗がん薬が皮下組織に漏れる，あるいは浸潤することである（図1）．細胞毒性をもつ抗がん薬が血管の外部に漏出することで，皮膚や周囲の軟部組織に炎症を起こし，発赤，腫脹，疼痛などが起こる．炎症が進行すると，硬結，びらん，水疱形成，潰瘍，壊死などを引き起こす．軽症の場合には，局所の疼痛，発赤，腫脹が起こり，短期間で治癒に至るが，重症になると

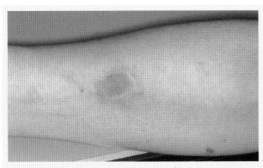
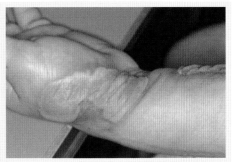

50歳，男性，悪性リンパ腫．ビンデシン，シクロホスファミド，カルボコン*，プレドニゾロン点滴終了後，4日目．点滴終了時，何の症状もなかったが，翌日より発赤，腫脹，4日目に水疱形成

53歳，女性，肺がん．シスプラチン100mg，ビンデシン3mg投与後2日目．発赤，水疱，疼痛著明

図1　血管外漏出の例
＊：現在は発売中止
（石原和之，山本明史．抗がん剤の血管外漏出とその対策―特に皮膚障害について．協和発酵；2000より引用）

長期間（3〜4か月以上）に及ぶ激しい疼痛とともに，漏出部位が潰瘍化や壊死を起こし，腱，神経，血管などの深部組織にまで不可逆的な影響を及ぼし，患者のQOLに多大な影響を及ぼす．

血管傷害性と反応の強さは，薬剤の種類，溶液のpH，浸透圧，薬剤濃度，漏出量，漏出してからの曝露時間などが関係すると されている．

末梢静脈からの起壊死性抗がん薬の血管外漏出の頻度は0.01〜6%とされている[1]．直後に症状が現れるものばかりでなく，数日してから症状が出現することもある．また，血管外漏出後2〜3か月経過してから潰瘍形成が著明になるものもあるため，慎重な経過観察が必要である．

化学療法前・中・後のアセスメント

化学療法前のアセスメント

■使用する抗がん薬の組織傷害性の程度

抗がん薬の種類によって血管外漏出時の組織傷害性の程度は異なる（表1）．使用する抗がん薬の組織傷害性の程度を把握しておく．

起壊死性抗がん薬（vesicant drug）：少量の血管外漏出でも紅斑，発赤，腫脹，水疱性皮膚壊死を起こしたり，難治性の潰瘍を形成したりする可能性がある抗がん薬である．起壊死性抗がん薬は，漏出した抗がん薬が細胞中のDNAと結合し，組織の傷害が起こり，抗がん薬が遊離することで細胞傷害が拡大するDNA結合型と，抗がん薬が細胞内に取り込まれてもDNAと結合はせず，細胞傷害の後に抗がん薬が分解・代謝されるDNA非結合型に分けられる．アントラサイクリン系抗がん薬はDNA結合型である．

炎症性抗がん薬（irritant drug）：局所で発赤，腫脹などの炎症性変化を起こすが，一般に潰瘍形成までに至ることはほとんどない抗がん薬である．ただし，大量に漏出すると強い痛みや炎症反応を起こすこともある．

起炎症性抗がん薬（non-vesicant drug）：血管外漏出が起こっても炎症や壊死を起こしにくい抗がん薬であり，皮下や筋肉内への投与が可能である．

起壊死性抗がん薬に分類されていない抗がん薬でも組織の壊死の報告があるため，どの抗がん薬でも漏出した場合は継続的な観察が重要である．

■血管外漏出のリスク因子

患者の血管外漏出のリスク因子（表2）を把握しておくことが必要である．

静脈の正常な構造性が減弱した場合，脆弱性が増し，炎症や浸潤が起こりやすくなるため，挿入後24時間以上経過した末梢ラインの使用は推奨されない[2]．また，静脈穿刺を一度試みた血管では，静脈壁が治癒するまでの24時間以内は再穿刺を試みるべきではない[3]．

■患者の現病歴や既往歴

表2のリスク因子を把握するためにも，患者の現病歴や治療歴，既往歴を把握しておく．パクリタキセル，ドキソルビシン，エピルビシン，ドセタキセルでは，以前に血管外漏出を経験し，その後再度同じ薬剤を投与した際に，以前漏出した部位で炎症が起こるリコール現象も報告されている[4]．

表1 血管外漏出時の組織傷害性に基づく分類

起壊死性抗がん薬（商品名）	炎症性抗がん薬（商品名）	起炎症性抗がん薬（商品名）
ドキソルビシン（アドリアシン®，ドキソルビシン塩酸塩®）	イホスファミド（イホマイド®）	ブレオマイシン（ブレオ®）
ドキソルビシン（リポソーム剤）（ドキシル®）	シクロホスファミド（エンドキサン®）	ペプロマイシン（ペプレオ®）
イダルビシン（イダマイシン®）	ダカルバジン（ダカルバジン®）	シタラビン（キロサイド®，キロサイド®N，シタラビン®*）
アクチノマイシンD（コスメゲン®）	シスプラチン（ブリプラチン®，ランダ®，シスプラチン®*）	エノシタビン（サンラビン®）
マイトマイシンC（マイトマイシン®）	ミリプラチン（ミリプラ®）	メトトレキサート（メソトレキセート®）
アムルビシン（カルセド®）	オキサリプラチン（エルプラット®，オキサリプラチン®*）	ニムスチン（ニドラン®）
ダウノルビシン（ダウノマイシン®）	ネダプラチン（アクプラ®）	L-アスパラギナーゼ（ロイナーゼ®）
エピルビシン（ファルモルビシン®，エピルビシン塩酸塩®*）	カルボプラチン（パラプラチン®，カルボプラチン®*）	トラスツズマブ（ハーセプチン®，トラスツズマブ BS®*）
ピラルビシン（テラルビシン®，ピノルビン®）	ゲムシタビン（ジェムザール®，ゲムシタビン®*）	リツキシマブ（リツキサン®，リツキシマブ BS®*）
パクリタキセル（タキソール®，パクリタキセル®*）	フルダラビン（フルダラ®）	ベバシズマブ（アバスチン®）
ドセタキセル（タキソテール®，ワンタキソテール®，ドセタキセル®*）	イリノテカン（トポテシン®，カンプト®，イリノテカン塩酸塩®*）	セツキシマブ（アービタックス®）
パクリタキセルアルブミン懸濁型（アブラキサン®）	エトポシド（ラステット®，ベプシド®，エトポシド®*）	パニツムマブ（ベクティビックス®）
ビンクリスチン（オンコビン®）	ノギテカン（ハイカムチン®）	オファツムマブ（アーゼラ®）
ビンブラスチン（エクザール®）	フルオロウラシル（5-FU®，フルオロウラシル®*）	モガムリズマブ（ポテリジオ®）
ビンデシン（フィルデシン®）	アクラルビシン（アクラシノン®）	ペルツズマブ（パージェタ®）
ビノレルビン（ナベルビン®，ロゼウス®*）	メルファラン（アルケラン®）	ラムシルマブ（サイラムザ®）
ラニムスチン（サイメリン®）	ボルテゾミブ（ベルケイド®）	アレムツズマブ（マブキャンパス®）
ミトキサントロン（ノバントロン®）	ペメトレキセド（アリムタ®）	エロツズマブ（エムプリシティ®）
ゲムツズマブオゾガマイシン（マイロターグ®）	ベンダムスチン（トレアキシン®）	オビヌツズマブ（ガザイバ®）
ブスルファン（マブリン®，ブスルフェクス®）	トラスツズマブ エムタンシン（カドサイラ®）	ダラツムマブ（ダラザレックス®）
エリブリン（ハラヴェン®）	ペントスタチン（コホリン®）	イノツズマブ オゾガマイシン（ベスポンサ®）
カバジタキセル アセトン付加物（ジェブタナ®）	カルフィルゾミブ（カイプロリス®）	ブレンツキシマブ ベドチン（アドセトリス®）
トラベクテジン（ヨンデリス®）	クラドリビン（ロイスタチン®）	アザシチジン（ビダーザ®）
	ストレプトゾシン（ザノサー®）	アフリベルセプト ベータ（ザルトラップ®）
		プララトレキサート（ジフォルタ®）
		テムシロリムス（トーリセル®）
		クロファラビン（エボルトラ®）
		ネララビン（アラノンジー®）
		ニボルマブ（オプジーボ®）
		ペムブロリズマブ（キイトルーダ®）
		アテゾリズマブ（テセントリク®）
		デュルバルマブ（イミフィンジ®）
		イピリムマブ（ヤーボイ®）
		アベルマブ（バベンチオ®）
		インターフェロン
		インターロイキン
		ブリナツモマブ（ビーリンサイト®）

＊：後発品

表2 血管外漏出のリスク因子

1. 血管の脆弱性	① 高齢（血管の弾力性や血流量の低下） ② 栄養不良，脱水 ③ 糖尿病や皮膚結合織疾患などの合併 ④ 肥満（血管を見つけにくい） ⑤ 血管が細い ⑥ 化学療法を繰り返している
2. 穿刺する静脈の問題	① 頻繁に静脈の穿刺を受けている部位 ② 抗がん薬の反復投与が行われている血管 ③ 静脈穿刺の際にすでに1回穿刺をした血管 ④ 輸液などですでに使用中の血管 ⑤ 循環障害のある四肢の血管（上大静脈症候群や腋窩リンパ節郭清後など，病変や手術の影響で浮腫や静脈内圧の上昇を伴う患側肢の血管） ⑥ 以前に放射線療法を受けている部位の血管 ⑦ 腫瘍浸潤部位の血管 ⑧ 創傷瘢痕がある部位の血管 ⑨ ごく最近行った皮内反応部位の下流の血管（皮内反応部位で漏出が起こる） ⑩ 24時間以内に注射した部位より遠位側の血管 ⑪ 肘関節，屈曲部など，曲げると固定がずれやすい部位の血管 ⑫ 血流量の少ない血管 ⑬ 以前に血管外漏出を起こしたことのある血管
3. 投与量・速度	薬物の投与量が多い，または投与速度が速い
4. 薬物の種類	投与中の薬物自体に強い血管刺激性がある

化学療法中のアセスメント

　血管外漏出を早期に発見することは非常に重要であるため，化学療法中は定期的に血管外漏出の有無を観察する．

　血管外漏出時の患者の自覚症状としては，針穿刺部位周囲の違和感，圧迫感，しびれ感，灼熱感，疼痛などがある．

　また，患者の自覚症状がなくても，穿刺針挿入部周囲の皮膚の腫脹・発赤，血液の逆流がない，点滴の滴下速度の低下または点滴が滴下しない，などが起こったときには，血管外漏出発生の可能性を考え，対応する．類似した症状として，静脈炎やフレア反応（抗がん薬による局所のアレルギー反応）があり，血管外漏出と区別する必要がある（表3）．

化学療法後のアセスメント

　血管外漏出が起こってから2〜3日後に水疱や硬結が生じ，2〜3週間後に潰瘍や壊死に進展することがあるため，血管外漏出部位は継続的に観察する．

表3 血管外漏出と静脈炎，フレア反応の症状と徴候

症状と徴候	血管外漏出		静脈炎	フレア反応
	即時性の症状	遅延性の症状		
疼痛	焼けるような感じや，刺すような疼痛が，投与部位に起こる．漏出しても痛みを感じない場合もある	通常，時間が経ってから痛みが増強する	末梢静脈に沿って硬結や疼痛が起こる	なし：静脈の上の皮膚が痛いことがある
発赤	通常，投与部位の周囲に発赤が起こるが，深い部位の組織に漏出した場合，常に症状を呈するわけではなく，観察が難しい	時間が経つにつれ増強する	静脈に沿って赤くなったり黒ずんだり，色素沈着が起こる	静脈に沿って即時性に紅斑や赤い線状の蕁麻疹を生じ，通常，数分以内に消失する．膨隆疹が静脈に沿って起こることがある
腫脹	漏出が表在性の組織であるほど，より容易に観察される	時間が経つにつれて腫脹が増強する	起こらない	起こらない
血液の逆流	静脈内のデバイスからの血液の逆流がない	—	血液の逆流を認める．血液の逆流がなければ，浸潤や刺激を疑う	血液の逆流を認める
潰瘍	皮膚の整合性の変化はない	血管外漏出の治療が行われていない場合は，1〜2週間以内に水疱形成と皮膚脱落が始まり，外科的デブリドメントと，皮膚移植や皮弁設置を必要とするかもしれない組織の壊死が続く	起こらない	起こらない

(Polovich M, Whitford JM, Olsen M, editors. Chemotherapy and Biotherapy Guidelines and Recommendations for Practice 4th edition. Oncology Nursing Society; 2014. p.155-163 より一部改変)

血管外漏出に対する看護ケア

血管外漏出の予防

抗がん薬の血管外漏出を予防するためには，確実に静脈ラインを確保・固定することと，穿刺部位などの観察により，血管外漏出を早期に発見することが重要である．

■適切な穿刺部位の選択

よく血管が見え，十分な太さがあり，漏出が起きても適切に対応できる部位を選択する．神経や腱から離れていて，軟部組織に囲まれている部位がよい．前腕が第一選択となる．手背・足背・関節部（動きやすく安静が保てない），前肘窩（漏出がわかりにくい），乳がんの手術後や上大静脈症候群などで浮腫のある上肢，シャント肢，麻痺側などは避ける（図2）．

■1回の穿刺で静脈確保をするよう努める

表在血管が拡張していないときは，事前に温罨法や掌握運動などを行うことで血管を拡張させる．緊張すると血管が収縮するため，リラックスできるようにする．強すぎる駆血は動脈の血流を妨げ，静脈が怒張しなくなる．また，長く駆血すると血管壁

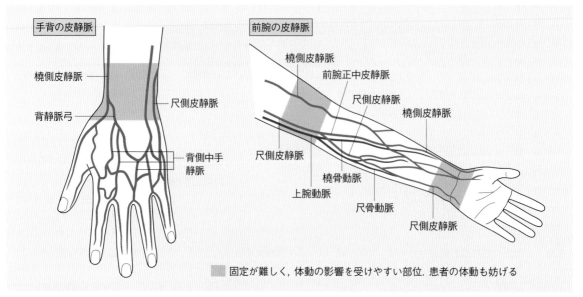

手背の皮静脈

橈側皮静脈
背静脈弓
尺側皮静脈
背側中手静脈

前腕の皮静脈

橈側皮静脈
前腕正中皮静脈
尺側皮静脈
橈側皮静脈
尺側皮静脈
橈骨動脈
上腕動脈
尺骨動脈
尺側皮静脈

■ 固定が難しく，体動の影響を受けやすい部位．患者の体動も妨げる

図2 血管の走行
（森　文子．抗がん剤の経静脈的投与の管理．看護学雑誌 2005；69（8）：798 より引用）

を過剰拡張させ静脈の伸縮性が失われるため，駆血は2分以内にすませるようにする．

ワンショット静注以外の抗がん薬投与は，翼状針ではなく，針が長く抜けにくい留置針を用いる．カテーテルを挿入してから血管を探ることは，血管壁を傷つけるおそれがあるので避ける．

一度で静脈確保ができなかった場合は，反対側の腕の血管に再穿刺する．同側で再穿刺する場合は，前の穿刺部位より体幹に近い側の血管を用いる．

化学療法を繰り返している患者の場合，そのほかのリスク因子も関連して静脈の確保が非常に困難となることがある．血管外漏出のリスクを減少させ，また，何度も穿刺される患者の苦痛軽減のために，皮下埋め込み型ポート（CVポート）の留置などの検討も必要である．

■穿刺針が血管に確実に入っているかの確認

穿刺針が血管に確実に入っているかを，血液の逆流や生理食塩液の注入，および点滴が自然滴下するかどうかにより確認する．投与量が多い，あるいは投与速度の速い指示の場合は，血管外漏出のリスクが高まるのでいっそうの注意を要する．

■確実な留置針の固定

穿刺部を観察しやすく，血管外漏出を早期に発見しやすい透明なドレッシング材を用いて穿刺部を固定する．患者の体動によってずれることがなく，また患者の体動を妨げないよう固定するとともに，患者の体動で輸液ルートが引っ張られないようルートの長さや位置に配慮する．固定の際はルートでループをつくり，患者の体動が穿刺部位に直接的な影響を与えないようにする．

■化学療法中の定期的な観察

化学療法中も定期的に穿刺部位や血液の逆流を確認することで，血管外漏出の早期発見を行う．血液の逆流は，輸液ボトルを穿刺部より低く下げる，あるいは血液を吸引する方法で確認する．輸液ルートをつま

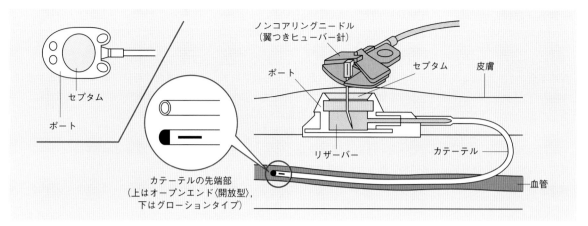

図3　CVポートの構造
ポートは直径2〜3cmほどの円盤状で，中心のセプタムとよばれる部分は圧縮されたシリコンゴムでできている．薬液の注入は，このセプタムにノンコアリングニードルを刺して行われ，注入された薬液は，セプタムの下のリザーバーとよばれるタンクに溜まり，接続されたカテーテルを通じて血管内へ投与される

んで圧をかける確認方法は，血管内皮に不要な刺激を与えるため避ける．

　患者の穿刺部の疼痛や違和感の訴えが血管外漏出の早期発見につながることも多い．患者が症状を訴えたときには，必ず穿刺部周囲の皮膚の状態や血液の逆流を確認する．

　輸液ポンプは血管外漏出時に薬液を押しこむリスクがあることを考慮して使用を決める．血管が脆弱であったり，起壊死性抗がん薬を投与したりする際には輸液ポンプは避けることが望ましいといわれている．

　穿刺部位に疼痛や腫脹がある場合はただちに投与を中止する．血液の逆流はないが滴下はスムーズなど血管外漏出がはっきりしない場合，起壊死性抗がん薬を投与していれば針を穿刺し直したほうがよい．

　マイトマイシンCやドキソルビシンの経静脈投与例で，投与時直後は疼痛・発赤などの皮膚症状がなく軽度の違和感あるいは浮腫を生じたのみであった事例が，翌日までに疼痛を伴う発赤を発症し，次いで水疱・壊死・潰瘍を形成した例が報告されている[5]ので，特に起壊死性抗がん薬投与時

の症状は軽微なものであっても早期の対応と継続的な観察が必要である．

■抗がん薬投与終了時の血管外漏出予防

　抗がん薬投与終了時は，薬液を全量注入し，また針やルート内に残った抗がん薬による血管外漏出を防ぐために，生理食塩液などでフラッシュする．抜針後はピンポイントで5分ほど強く圧迫する．

■CVポートより抗がん薬を投与する場合

　中心静脈カテーテルやCVポートを用いても，血管外漏出は起こりうる．上半身または頸部の血管外漏出は重度の組織傷害をもたらし，広範な再建術を要することがある[6]ため，末梢静脈からの抗がん薬投与時と同じように注意を払う必要がある．

①CVポート（図3）を消毒後，確実に針をポートに穿刺する．

②各CVポートの使用法に準じ，血液の吸引が可能なポートの場合は，穿刺した際に注射器で血液を吸引し，逆流で開通を確認する．血液逆流確認後は生理食塩液などでフラッシュする．吸引不可のポートの場合は，使用方法に従い，

表4 皮下埋め込み型ポートにおける主なトラブルの原因と対処

トラブル	考えられる原因	対処方法
カテーテルの機能不全	カテーテルピンチオフやフィブリンシースあるいはカテーテル内の血栓形成. カテーテルのねじれや折れの可能性もある	造影で原因を調べ, 原則としてはカテーテルを抜去. 血栓の場合, 可能であれば血栓溶解薬注入を試みる
薬液の皮下漏出	カテーテルピンチオフ, そのほか外的損傷によるカテーテルの断裂, ポートセプタムの破損	カテーテル・ポートを抜去
血栓性静脈炎・静脈血栓症	カテーテル留置血管の血栓形成や閉塞, あるいはカテーテル断裂に伴うカテーテル塞栓	カテーテルを抜去. 抗凝固療法を検討
皮膚障害	ポートを覆う皮膚が薄くて漏出あるいは感染	ポートの入れ替えを行う

（飯野京子, 森　文子. JJNスペシャル No.85　安全・確実・安楽ながん化学療法ナーシングマニュアル. p.132, 2009 より引用）

生理食塩液注入などで開通していることを確認する.

③血液逆流や生理食塩液注入が難しい場合は, カテーテル閉塞以外のトラブルの可能性も考える（表4）.

カテーテルピンチオフ：カテーテルが鎖骨と第一肋間のあいだの組織間で圧迫されるなどして生じるカテーテルの閉塞および損傷をいう. 血液の逆流が難しい, フラッシュに抵抗がある, 輸液や血液吸引に患者の体位の変更が必要な場合は発生が疑われる.

フィブリンシース：カテーテルの表面が好酸性物質と炎症性細胞から成る蛋白様物質でコーティングされることをいう. 吸引ができない, 注入した薬液が皮下に逆流してくるなどが徴候として起こる.

④針を透明ドレッシング材で固定し, 投与中の皮膚の観察ができるようにし, ループをつくる, 活動に応じて延長チューブをつけるなどして, 体動でも引っ張られないようにする.

⑤抗がん薬投与中も末梢からの投与に準じて定期的にポート周辺の皮膚を観察し, 腫脹や発赤がないか確認する.

⑥継続的に自然滴下, 針刺入部周囲の状況,

患者の自覚症状を確認する.

⑦抗がん薬投与が終了し, ロックする場合, カテーテル先端が塞がっており, 逆流防止機能を兼ねた側孔がついたグローションタイプのものは生理食塩液で, カテーテル先端が開放型のタイプのものは生理食塩液でフラッシュ後にヘパリン生理食塩液でフラッシュする.

⑧血管外漏出やカテーテルトラブルが疑われた場合は, X線, X線透視, 超音波, CTなどの画像検査で確認する[7].

血管外漏出が発生したときの対応

血管外漏出が起こったときには, すぐに抗がん薬の投与を止め, 抜針する. 針を抜く前に, 針から漏出液または血液を数mL吸引する方法が実施されているが, 血管外漏出発症後の治療, ケアとしての有用性は示されていない[8]. その後の処置方法には諸説あるが, 部署や施設で対策をあらかじめ決めておき, 速やかに対応できるようにしておくことが重要である.

血管外漏出が発生した場合のフローチャートを図4に示す.

■起壊死性抗がん薬漏出時の薬物療法

どの抗がん薬にどの薬剤がよいのかとい

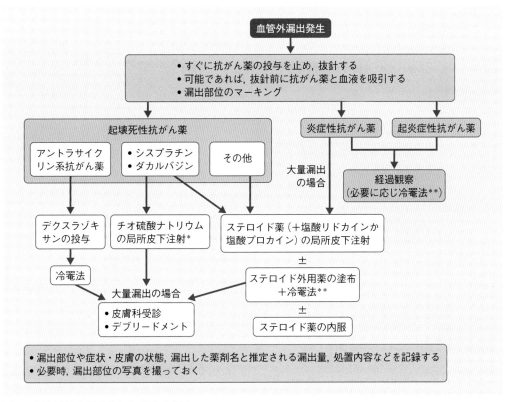

図4　血管外漏出が発生した場合の対応
＊：保険適用外
＊＊：ビンカアルカロイド，エトポシド，オキサリプラチンは冷罨法を行わない，または温罨法を行う

う標準治療法は確立されていない．また，海外では標準的に投与されているジメチルスルホキシド（DMSO）やヒアルロニダーゼなどは日本では医薬品として発売されていない．

　アントラサイクリン系の抗がん薬による血管外漏出の場合は，デクスラゾキサン（サビーン®）の投与を検討する．アントラサイクリン系抗がん薬は，トポイソメラーゼⅡと結合することで抗腫瘍効果を表すが，デクスラゾキサンは，トポイソメラーゼⅡの作用を阻害することで，組織傷害抑制作用を示すとされている．

　アントラサイクリン系抗がん薬による血管外漏出が発生した場合はデクスラゾキサンを，投与1〜2日目には$1,000 \, mg/m^2$（体

表面積），3日目には$500 \, mg/m^2$を1〜2時間かけて1日1回投与する．血管外漏出後6時間以内に可能な限りすみやかに投与を開始し，2〜3日目は1日目と同時刻に投与する．薬物有害反応として，骨髄抑制，腎機能障害，肝機能障害，悪心・嘔吐，発熱，注射部位疼痛などがある[9]．

　シスプラチン，ダカルバジンの血管外漏出の場合，チオ硫酸ナトリウムに注射用水を加えたものを局所皮下注射することで，皮下組織をアルカリ化し，DNA結合を低下させるという説もあるが，日本では保険適用外である．

　日本では血管外漏出時に使える薬剤が限られているため，有効性は明らかではないが，多くの場合行われているのはヒドロコ

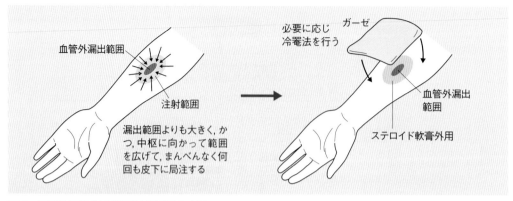

図5 局所皮下注射と局所外用処置の方法
（山本明史. 抗がん剤の血管外漏出時の皮膚障害とその対策. 臨床腫瘍プラクティス 2010；6（2）：220 より改変）

表5 抗がん薬漏出後の薬剤投与

局所皮下注射	① ソル・コーテフ® 100〜200 mg またはリンデロン® 4〜8 mg ② 生理食塩液 適当量 ③ 1〜2% 塩酸プロカインまたは塩酸リドカイン 適当量	総量 5〜10 mL くらいに調製
局所外用処置	ステロイド軟膏外用（デルモベート® 軟膏など）	1 日 2 回施行

（山本明史. 抗がん剤の血管外漏出時の皮膚障害とその対策. 臨床腫瘍プラクティス 2010；6（2）：220 より改変）

ルチゾンコハク酸エステルナトリウム（ソル・コーテフ®）やベタメタゾン（リンデロン®）などのステロイドの皮下注射などである．日本で推奨されている方法を図5および表5に示す[10]．

　血管外漏出後早い時間に処置を行うと，改善することが多いといわれている．時間が経ってしまった場合は，ステロイドの濃度や投与量を増加し，投与範囲を拡大する．24 時間以上経った場合はすでに抗がん薬の組織反応が開始していると考えられるため，ステロイドの局所注射を連日，傷害が停止するまで行う．また，ステロイド外用薬の塗布や内服鎮痛薬の処方も検討する．

　3 日以上処置を実施して疼痛も紅斑も出現しなければ，血管外漏出の影響はないと判断する．血管外漏出後に保存的治療をしても症状が悪化し，難治性の潰瘍や壊死が生じた場合はデブリードメントを行うこ

と[11]が推奨されている．大量に漏出した場合は，皮膚科医の診察を受ける．

■起壊死性抗がん薬漏出時の理学療法
　冷罨法は局所の血管収縮により漏出した抗がん薬の局在化と抗がん薬の破壊的効果の不活化を，温罨法は薬剤の分散と吸収促進が目的とされる．冷罨法や温罨法，どちらも推奨するほどの根拠はないといわれているが，DNA 結合型抗がん薬の場合は冷罨法を推奨されることもある．ONS（Oncology Nursing Society）のガイドラインでは，ビンカアルカロイド系抗がん薬の血管外漏出後は温罨法を行うことが推奨されており，ESMO（European Society for Medical Oncology）と EONS（European Oncology Nursing Society）が共同して作成したガイドラインでは，ビンカアルカロイド系抗がん薬に加えて，タキサン系抗がん薬や白金製剤の血管外漏出後は温罨法を

表6 有害事象共通用語規準 v5.0 日本語訳 JCOG 版―一般・全身障害および投与部位の状態

有害事象	Grade 1	Grade 2	Grade 3	Grade 4	Grade 5	定義
注入部位血管外漏出	疼痛を伴わない浮腫	症状を伴う紅斑（例：浮腫，疼痛，硬結，静脈炎）	潰瘍または壊死；高度の組織損傷；外科的処置を要する	生命を脅かす；緊急処置を要する	死亡	注射部位から周囲組織への漏出．注射部位の硬結，紅斑，腫脹，熱感，著しい不快感などを伴い得る
注射部位反応	関連症状（例：熱感，紅斑，そう痒）を伴う／伴わない圧痛	疼痛；脂肪変性；浮腫；静脈炎	潰瘍または壊死；高度の組織損傷；外科的処置を要する	生命を脅かす；緊急処置を要する	死亡	注射部位に生じる（通常は免疫学的な）強い有害反応

（JCOG. 有害事象共通用語規準 v5.0 日本語訳 JCOG 版〈CTCAE v5.0-JCOG〉. http://www.jcog.jp/ より引用）

行うことが推奨されている[12]．オキサリプラチンは冷却による末梢神経障害の誘発を避けるため，冷罨法は行わない．

患肢の挙上のみの介入効果を実証した研究はなく，患肢の挙上を推奨するほどの有用性は明確になっていない[13]．

■炎症性抗がん薬が漏出した場合

炎症性抗がん薬は，少量の血管外漏出であれば自然解消することが多いが，時に疼痛，発赤，腫脹が継続することがある．大量の漏出の場合は，起壊死性抗がん薬と同様の処置を行う．

■起炎症性抗がん薬が漏出した場合

特に処置は必要なく，経過を観察する．状態により冷罨法などの処置を行う．

血管外漏出部位の継続的な観察

血管外漏出が起こったときには，漏出部位を継続的に観察することが必要である．漏出部位に印をつけたり，写真を撮っておいたりすることで，経過観察をしやすくする．

血管外漏出が起こった場合は，漏出した血管の部位，漏出状況（抗がん薬名，濃度，推定される漏出量と曝露時間，漏出範囲，針のサイズ，「患者がトイレに行った後に漏出した」などの漏出時の状況），漏出部位の皮膚の状態と程度（**表6**），行った処置・対応，次回受診時の観察ポイントや対応プランなどを記録しておく．

患者への心理的援助

抗がん薬の血管外漏出は患者に痛みなどの苦痛を与えるだけでなく，外見や機能の変化を引き起こすと治療への恐怖感や医療不信につながる可能性がある．今何が起きているのか，今後の対応などをよく説明する．また，患者の思いに耳を傾け，誠実な対応を心がける．

患者教育

化学療法前の患者教育

　血管外漏出を早期に発見するため，血管外に抗がん薬が漏れることの危険性を患者に説明し，穿刺部位周辺の違和感や腫脹，疼痛，灼熱感などを感じたり，滴下不良を発見したりした場合は，すぐに医療者に連絡するよう説明する．

　また，抗がん薬投与中はできるだけ針刺入部周囲の安静を保つ，体を動かす場合は，輸液ルートを引っ張らないようにするなど，治療中の動き方などについて説明しておくことも必要である．

　前回使用した血管による投与はできるだけ避けることを，静脈穿刺の際に申告するよう，患者にも説明する．

化学療法後の患者教育

　化学療法中に症状はなくても，数日経ってから血管外漏出の遅延性の症状が出てくることもあるので，特に起壊死性抗がん薬を投与した場合には，局所の症状を継続的に観察し，症状が出現したら病院に連絡するよう説明しておく．

　漏出が起こってしまった場合には，自宅でのケア方法を患者や家族に説明し，ケアと漏出部位の観察が継続できるようにする．

◉文献
1) Schulmeister L. Managing vesicant extravasations. Oncologist 2008；13（3）：284-288.
2) 日本がん看護学会，編．外来がん化学療法看護ガイドライン1　抗がん剤の血管外漏出およびデバイス合併症の予防・早期発見・対処 2014年版 第2版．金原出版；2014. p.38.
3) 前掲書2）．p.40.
4) 田村休応．腫瘍随伴症候群，抗悪性腫瘍薬の調製・投与方法と漏出性皮膚障害．国立がん研究センター内科レジデント，編．がん診療レジデントマニュアル 第8版．医学書院；2019. p.460.
5) 前掲書2）．p.45.
6) Polovich M, White JM, Kelleher LO, eds（佐藤禮子，監訳）．第Ⅵ章抗がん剤治療に伴う即時型の合併症 A 血管外漏出．がん化学療法・バイオセラピー看護実践ガイドライン．医学書院；2009. p.109.
7) 前掲書2）．p.74.
8) 前掲書2）．p.53.
9) サビーン®点滴静注用500 mgインタビューフォーム 改訂第3版．キッセイ薬品工業；2015. p.10-36.
10) 山本明史．抗がん剤の血管外漏出の皮膚障害とその対策．臨床腫瘍プラクティス 2010；6（2）：220.
11) 前掲書2）．p.59.
12) 前掲書2）．p.68-70.
13) 前掲書2）．p.71.

3 骨髄抑制

　骨髄抑制とは化学療法後に白血球，赤血球，血小板の３系統の造血機能が低下する有害事象で，末梢血の血球減少として現れる．特に白血球，なかでも好中球減少は感染のリスクを高める．抗がん薬投与に伴う高度の好中球減少によって感染性の発熱が生じた状態を「発熱性好中球減少症（febrile neutropenia：FN）」といい，重篤な感染症を引き起こすこともあることから，顆粒球コロニー刺激因子（granulocyte colony stimulating factor：G-CSF）を用いてFNの発症を予防する．患者や家族には，感染予防や発熱時の対応について情報提供を行い支援する．症状がない状況で早期発見のセルフモニタリングや感染予防を行うことは，悪心・嘔吐など苦痛を伴う副作用対策と比較すると，効果の実感を伴わず，患者は重要性を実感できないこともある．予測される白血球や好中球の推移を示し，感染予防は「計画どおりに治療を進めるために重要で，患者自身が主体的に治療に参加して行う取り組み」であり，大きな意義があることを伝えセルフケア実践を支援する．

key words 発熱性好中球減少症（FN），感染予防

化学療法で骨髄抑制が起こるメカニズム

　骨髄にある造血幹細胞は細胞分裂の速度が速く，抗がん薬による影響を最も受けやすい細胞の一つである．抗がん薬により，造血幹細胞の白血球，赤血球，血小板などへの分化が阻害されて血球産生能が低下した結果，末梢血中の正常な白血球，赤血球，血小板が減少する．これらの血球のうち，最も抗がん薬の影響を受けやすいのは白血球，特に好中球である．

　好中球は赤血球や血小板と比べて細胞の寿命が短いため，骨髄から末梢血への供給が減ると，血中を循環する好中球は最も早く減少しはじめ，好中球減少をきたす．一般的に好中球は化学療法後１〜２週間で最低値となり，約３週間で回復する．好中球は細菌や真菌などの病原微生物を取り込む貪食能があり，感染防御で重要な働きをする．そのため，骨髄抑制が生じる時期には，病原微生物による感染のリスクが高まる．

発熱性好中球減少症（FN）の病態生理

　発熱性好中球減少症（FN）とは，抗がん薬投与に伴う高度の好中球減少によって，感染性の発熱が生じた状態のことで，「好中球数が500/μL未満，あるいは1,000/μL

未満で 48 時間以内に 500/μL 未満に減少すると予測される状態で，腋窩温 37.5℃以上（口腔内温 38℃ 以上）の発熱を生じた場合」と定義されている[1]．

FN の主な発症要因は，抗がん薬によって骨髄機能が抑制された結果，高度の好中球減少が生じることである．それに加え，がん患者の免疫機能の低下や，好中球減少の程度，化学療法に伴う粘膜バリア機能の脆弱化などの要因が加わる[2]．

■免疫機能の低下

がん患者では，がんの種類やがんの進行，化学療法や放射線療法といった治療に伴う毒性などにより免疫機能が低下し，通常よりも感染症を発症しやすく，易感染状態であることが多い．特に血液疾患では好中球機能に異常があると，好中球数は保たれていても感染のリスクが高まっていることがある．リンパ系腫瘍では細胞性免疫が低下しており日和見感染症が起こりやすい．

■粘膜バリア機能の脆弱化

粘膜には生体外からの感染を防御するバリアとしての機能があり，その脆弱化は FN の発症に深くかかわっている．好中球減少が高度になると，口腔や咽頭，腸管などの粘膜に常在する細菌叢が著しく変化し，病原菌が増殖する．また，化学療法に伴って粘膜細胞間の結合力が低下したり粘膜層が菲薄化したりすると，粘膜バリア機能が低下して，増殖した病原菌はこれらの粘膜部位から生体内へと侵入し[3]，感染症を引き起こす原因となる．

■感染症の発症と重症化

好中球が高度に減少した状況では好中球の貪食作用は乏しく，病原菌は循環血液中にまで侵入（菌血症）しやすくなる．好中球減少の程度が高く，期間が長くなるほど，生体内における病原菌の増殖力は高まる．菌血症から感染症が生じ，重篤な臓器障害が起きる敗血症へと悪化するリスクも高まる．また，菌血症だけでなく肺炎，腸炎，腎盂腎炎，胆管炎などを併発することもある．

化学療法前・中・後のアセスメント

化学療法前のアセスメント

FN 発症のリスクや骨髄抑制に伴い患者の日常生活に及ぼす影響を予測し，効果的な支援やセルフケア促進に有用な情報提供に役立てる．

■FN 発症のリスク評価

FN 発症のリスクは治療計画と患者の全身状態の評価に基づき，化学療法に伴うリスク（治療レジメン側要因）と患者状態に伴うリスク（患者側要因）から考える．

患者側要因で重要なものを**表1**に示す[4]．

表1　FN 発症リスクの患者側要因（ASCO）

- 高齢者（65 歳以上）
- performance status 不良または栄養状態不良
- 腎機能障害
- 肝機能障害（ビリルビン高値）
- 心血管疾患
- 複数の合併症
- 感染の存在
- 進行がん
- がん薬物療法施行歴または放射線治療歴
- 開放創の存在または最近の手術歴
- 治療前の好中球減少または腫瘍の骨髄浸潤

(Smith TJ, Bohlke K, Lyman GH, et al. Recommendations for the Use of WBC Growth Factors: American Society of Clinical Oncology Clinical Practice Guideline Update. J Clin Oncol 2015; 33 (28): 3199-3212 より引用)

表2 有害事象共通用語規準 v5.0 日本語訳 JCOG 版―血液およびリンパ系障害臨床検査

	Grade 1	Grade 2	Grade 3	Grade 4	Grade 5	定義
貧血	ヘモグロビン <LLN-10.0 g/dL; <LLN-6.2 mmol/L; <LLN-100 g/L	ヘモグロビン <10.0-8.0 g/dL; <6.2-4.9 mmol/L; <100-80 g/L	ヘモグロビン <8.0 g/dL; <4.9 mmol/L; <80 g/L;輸血を要する	生命を脅かす;緊急処置を要する	死亡	血液 100 mL 中のヘモグロビン量の減少. 皮膚・粘膜の蒼白, 息切れ, 動悸, 軽度の収縮期雑音, 嗜眠, 易疲労感の貧血徴候を含む
白血球減少	<LLN-3,000/mm^3; <LLN-3.0×10e9/L	<3,000-2,000/mm^3; <3.0-2.0×10e9/L	<2,000-1,000/mm^3; <2.0-1.0×10e9/L	<1,000/mm^3; <1.0×10e9/L	―	臨床検査で血中白血球が減少
好中球数減少	<LLN-1,500/mm^3; <LLN-1.5×10e9/L	<1,500-1,000/mm^3; <1.5-1.0×10e9/L	<1,000-500/mm^3; <1.0-0.5×10e9/L	<500/mm^3; <0.5×10e9/L	―	臨床検査にて血中好中球数が減少
血小板数減少	<LLN-75,000/mm^3; <LLN-75.0×10e9/L	<75,000-50,000/mm^3; <75.0-50.0×10e9/L	<50,000-25,000/mm^3; <50.0-25.0×10e9/L	<25,000/mm^3; <25.0×10e9/L	―	臨床検査にて血中血小板数が減少

(JCOG. 有害事象共通用語規準 v5.0 日本語訳 JCOG 版〈CTCAE v5.0-JCOG〉. http://www.jcog.jp/ より引用)

患者側要因には過去の治療歴や血液疾患の有無, がんの骨髄浸潤, 栄養状態不良など, 患者の全身状態に関連するものが含まれる.

治療レジメン側の要因には, 使用する抗がん薬の種類や投与量, 投与スケジュールなどがある. 単剤療法よりも多剤併用療法で, また, 大量化学療法など通常よりも投与量が多い場合に, FN が強く出現する. 進行再発がんで長期的に化学療法を継続する場合は, 徐々に骨髄機能の回復が遷延し, リスクは高まる.

■感染の誘因の評価

患者の全身状態を評価する際に, 炎症や感染の徴候がないかを確認する. う歯, 痔核, 皮膚や粘膜の炎症, 感染症があると, 好中球減少に伴って症状悪化が予測される. そのため, 化学療法開始前にこれらの治療を終えておくことが望ましい. 下痢に伴い肛門周囲の皮膚に炎症が生じたり, 便秘により肛門の亀裂が生じたりすると感染源となりうるため, 治療開始前から排便状況を確認し, 便通のコントロールをしておく.

■他者や環境からの感染のリスク

生活習慣や職業により好中球減少時のセルフケアの工夫や生活の調整が必要となる. 多くの人と接する仕事をしている場合, 家族に小さな子どもがいる場合などは特に注意が必要となる.

■清潔行動とセルフケア状況

患者の清潔行動に関する習慣や身体状況, 治療と副作用対策への準備状況, 家族から得られそうな支援内容などのソーシャルサポートに関する情報を入手する. 患者がどのように感染予防のセルフケアを実践できそうかを予測し, セルフケア支援に関する情報提供方法や内容の工夫に役立てる.

化学療法中・後のアセスメント

■検査データの確認

化学療法が開始されたら, 白血球・好中球の推移を把握する. 白血球が正常範囲内であっても好中球減少を起こしていることがあるため, 白血球だけでなく好中球の値

を必ず確認する（表2）.

化学療法初回サイクル中の好中球数の経時的変化は，次サイクル以降の治療計画や感染リスクが高まる時期の予測に重要な情報となる．細胞傷害性抗がん薬を用いた3〜4週間間隔の化学療法では，治療開始から1〜2週間後までにnadir（末梢血中の血球数が最低となる時期）となるのが一般的である．たとえば，アントラサイクリン製剤では投与から2週間後，ドセタキセルは投与から1週間後にnadirとなることが多い[5]．また，化学療法の投与回数が進むと骨髄の予備機能が低下し，好中球減少の程度が次第に高度となってFN発症のリスクが高まる傾向がある．

■感染徴候の観察（表3）

好中球減少時には，皮膚，口腔，腸管，肛門部，会陰などの常在菌による感染が起きることが多い．代表的な感染徴候は発熱だが，感染があっても発熱を伴わない，あるいは低く抑えられる場合もあり，発見が遅れるおそれがある．たとえば，鎮痛目的あるいはほかの疾患で抗炎症薬や解熱鎮痛薬，ステロイドを併用している患者や，高齢の患者の場合，発熱を伴わないからと油断せず，好中球値を考慮しながらほかの感染徴候がないかを注意深く観察を行い，早期発見に努める．

■患者のセルフケアレベル

悪心・嘔吐や倦怠感など，化学療法に伴い苦痛症状を自覚する副作用により，セルフケアが困難になる場合がある．化学療法開始前と比較して感染予防策のセルフケア状況に変化がないか確認する．

表3 感染しやすい部位と主な症状

部位	症状
頭皮	毛囊炎
口腔	口腔内の発赤・腫脹・痛み，舌苔，白斑，歯の痛み
上気道	鼻水，咽頭の発赤や痛み
肺・気管支	咳嗽，痰，息苦しさ
消化器	胃痛，腹痛，悪心，下痢
肛門周囲	発赤，腫脹，痛み
尿道，膀胱，肛門，腟	排尿時痛，頻尿，残尿感，尿混濁，肛門痛，腟炎，痔
皮膚，カテーテル挿入部	発赤，皮疹，腫脹，疼痛
全身	悪寒，戦慄，38℃以上の発熱，ショック
そのほか	頭痛，関節痛，副鼻腔の痛み，耳痛，眼の充血など

骨髄抑制に対する看護ケア

感染徴候の観察と対応

化学療法後は定期的な血液検査によって骨髄抑制の程度を観察しFN発症のリスクを評価する．患者とともに検査データを確認し，抗がん薬投与後の好中球減少を経時的に予測しながら，感染徴候の早期発見に努める．前述したように，化学療法前に評価したFNのリスクとともに，nadirの時期を予測し，感染のリスクが高まる時期に備える．

留置されているカテーテル類は定期的に交換や消毒を行い，輸液ラインなどの挿入部は透明なドレッシング材で保護して，発赤や疼痛などの感染徴候の有無を観察する．

感染予防ケアの実施

■ 標準予防策

化学療法を受ける患者に推奨される，日常生活上の感染予防策として，最も重要かつ現実的な対策は標準予防策であり，具体的には石鹸と流水による手洗いと速乾性アルコール製剤（擦式消毒用アルコール）による手指衛生の遵守である．特に目に見える汚れや蛋白性物質による汚染が手指にある場合は流水と石鹸で洗い流し，手指に目に見える汚れがなければ石鹸と流水または速乾性アルコール製剤を使用する．手洗いの後，手指がきちんと乾かされていないと，微生物のコロニーが残ることがある[6]ため，十分に乾燥させる．

■ 全身の皮膚・粘膜の清潔保持

全身の清潔保持のため，シャワー浴や入浴は基本的に毎日行い，発熱などで難しい場合には清拭や部分浴，陰部洗浄を行う．うがいや歯磨きで口腔内の清潔保持に努める．

化学療法中・後では，悪心や倦怠感など，ほかの副作用に伴う苦痛により，患者のセルフケアが困難になったり ADL が低下したりすることがある．そのような場合は使用する物品や環境を整備して，患者自身が取り組みやすいように工夫する．看護師は患者に手洗いや含嗽，排便後の洗浄なども声をかけて促して，状況に応じて清潔ケアを計画し，感染予防策を継続できるように支援する．

粘膜の清潔保持は生体のバリア機能の保持と早期回復につながる．特に口腔，鼻腔，陰部，肛門付近では細菌が繁殖しやすく，化学療法前に症状がなくても，好中球減少とともに感染症が顕在化してくることがあ

る．これらの部位の清潔ケアは，粘膜を介した病原菌の侵入を防ぐうえで重要である．

■ 顆粒球コロニー刺激因子（G-CSF）製剤の投与

FN 発症リスクが高い患者に対しては，G-CSF 製剤の予防投与が検討される．G-CSF は骨髄における好中球の分化と増殖にかかわる重要な造血因子の一つである．G-CSF 製剤は，骨髄での骨髄球系細胞の増殖を促進して末梢血中の好中球数を増加させるとともに，骨髄中の造血幹細胞を末梢血中に動員する作用をもつ[7]．

G-CSF 製剤は，抗がん薬点滴終了から24〜48時間を空けて開始されるのが一般的である．抗がん薬投与日に使用すると，G-CSF 製剤投与によって分化・増殖した好中球が抗がん薬により障害を受けて，かえって好中球減少が高度になったり遷延したりするおそれがあると考えられている．

治療レジメンによって FN 発症頻度は異なり，臨床試験において FN 発症率 20%以上であったレジメンを FN 発症リスク20% 以上とし，そのレジメンによる治療が行われる場合には，初回の化学療法後から G-CSF 製剤を使用すること（一次予防）が推奨されている（図1）．FN 発症リスク10〜20% のレジメンでは，患者の全身状態や原疾患の状況，FN 既往などのリスク要因が確認された場合に一次予防が行われる．それ以外では，FN を発症した次サイクル移行から G-CSF 製剤を使用する（二次予防）．FN 発症リスク 10% 未満の場合，一般的には一次予防は推奨されていない[8]．

■ FN 発症時の対応

化学療法中の患者が発熱した場合は，FN 発症の可能性を考えて初期検査を行う．FN と診断された場合は，MASCC（Multinational Association of Supportive Care in

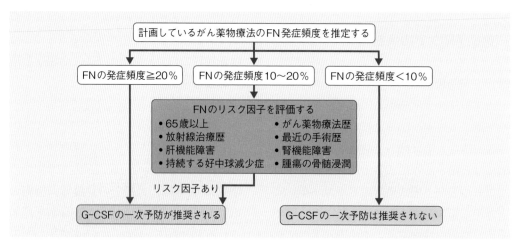

図1 がん薬物療法でのG-CSF一次予防
（日本臨床腫瘍学会，編. 発熱性好中球減少症（FN）診療ガイドライン 改訂第2版—がん薬物療法時の感染対策. 南江堂；2017. p.xiv より引用）

Cancer）スコアを用いてFNが重症化するリスクを評価し（**表4**），高リスクであれば入院して点滴静注の抗菌薬治療，低リスクであれば外来で経口の抗菌薬治療が選択される（**図2**）.

■ワクチン接種による感染予防

インフルエンザワクチンの接種は，化学療法中の患者のインフルエンザや肺炎の罹患率を低下させるとの報告があり，抗がん薬の点滴終了後7日以上経過した後の接種，もしくは次サイクルの化学療法を開始する2週間以上前の接種が勧められている[9, 10].

表4 発熱性好中球減少症患者の重篤な合併症発症リスクアセスメント（MASCCスコア）

項目	スコア
臨床症状の経過が良好（下記の1つを選択）	
無症状	5
軽度の症状	5
中等度の症状	3
低血圧がない	5
慢性閉塞性肺疾患（COPD）がない	4
固形がんであるか，もしくは真菌感染がない	4
脱水がない	3
発熱時に外来管理下	3
年齢＜60歳（ただし，16歳以上で適応）	2

あてはまる項目のスコアを加算する. スコアが高くなるほどリスクが低くなり，最高26点，21点以上でlow risk（感染合併risk＜5％）となる
（Klastersky J, et al. J Clin Oncol 2000; 18 (16): 3038-3051 より引用）

▶ 患者のセルフケア支援

感染予防のセルフケアを促す際，患者のライフスタイルや習慣を理解し，日常生活に取り入れて実践しやすい現実的な方法を患者とともに考え，提案する（**表5**）.

感染のリスクとセルフケアの必要性

感染予防のセルフケアの具体的方法について情報提供するのに先立ち，化学療法に

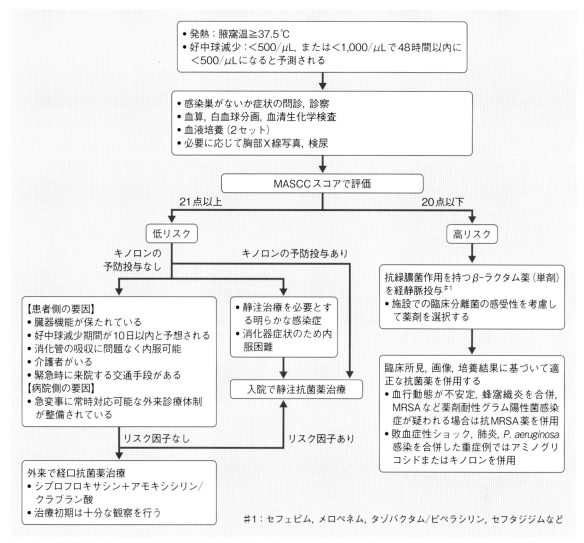

図2 FN患者に対する初期治療（経験的治療）
（日本臨床腫瘍学会，編．発熱性好中球減少症（FN）診療ガイドライン　改訂第2版—がん薬物療法時の感染対策．南江堂；2007．p.xii より引用）

表5　がん薬物療法を受ける患者に推奨される感染予防策（ステートメント〈推奨グレード〉）

> - 手洗いもしくはアルコールなどによる手指消毒を行う（推奨グレードA）
> - 好中球減少時の食材はよく加熱する（推奨グレードC1）．生の果物や野菜は十分に洗浄する（推奨グレードA）
> - がん薬物療法中は，シャワー浴などでの皮膚の清潔，うがい，歯磨きで口腔内の清潔を保つ（推奨グレードA）
> - 好中球減少時に患者に隔離もしくはガウン，マスク，手袋などの着用は必要ない（推奨グレードC2）
> - 好中球減少の有無にかかわらず医療従事者の感染の標準予防策*，患者の病原体別隔離予防策は必要である（推奨グレードA）
> - 好中球減少時は部屋に植物，生花，ドライフラワーを置かない．またペットとの同居は推奨されない（推奨グレードD）

＊標準予防策：患者の湿性生体物質での汚染を避けるための医療従事者のガウン・マスク・ゴーグル・手袋などの着用
（日本臨床腫瘍学会，編．発熱性好中球減少症（FN）診療ガイドライン．南江堂；2012．p.54 より引用）

より感染しやすくなる理由と感染に注意が必要な時期について説明する．抗がん薬による白血球・好中球の減少について，そのメカニズムも含め理解していることは，患者が主体的にセルフケアを実践する際に役立つ．感染のリスクが高まる nadir の時期は特に注意が必要であり，患者自身が好中球減少のパターンを把握し，好中球値の推移を知ることもセルフケア促進に役立つ．

セルフモニタリング（感染の経路と徴候）

患者自身が感染予防対策をしたり，感染徴候を早期に発見し医師に報告したりするなど，適切な時期に医療者の支援を求めることもセルフケアとして大切である．感染を起こしやすい経路や感染徴候を示し，毎日体温を測定すること，感染しやすい部位に発赤や腫脹，痛みなどの感染の徴候がないかの観察が大切であることを確認しておく．

身体の清潔を保つための具体的な指導内容

患者により日常生活のなかで，習慣化された清潔保持方法がある．患者が実施しているタイミングや手技を確認しながら，効果的な清潔保持方法について情報提供する．

■手洗い

手指は身の回りのあらゆるものに触れ，食事や内服など口にものを運ぶ際にも使う．特に手洗いが必要なタイミングは，食事や内服の前，口腔内に触れるとき，カテーテル類が挿入されており自己管理するとき，排泄の前後，外出後，掃除後，植物に触れた後などである．患者によって習慣化された手洗いの方法がさまざまであることを考慮して，有効な方法を具体的に示す．手洗い後，手を拭くタオルやハンカチなども常に清潔なものを使用するよう注意を促す．

■含嗽・口腔ケア

化学療法を行う際には FN 発症のリスクにかかわらず，粘膜の感染と清潔ケアについて留意する．う歯がある場合は歯科受診を済ませるなど，必要に応じ化学療法開始までに各診療科の診察を受ける．

食事・内服前と外出後の含嗽や，毎食後・就寝前の歯磨きによる口腔内の清潔保持は，上気道感染や口腔内感染の予防に欠かせない．患者により普段は「歯磨きは朝と寝る前の1日2回だけ」ということもあり，生活習慣を確認しながら有効な方法について情報提供する．

口内炎が発生しやすい時期は好中球減少の時期と重なることが多い．口腔内に痛みや出血がある場合には，歯ブラシを柔らかいものに変更したり，スポンジブラシなど口腔内の状態に適した器具を使用したりして，口腔ケアを継続できるように支援する（4章4参照）．

歯ブラシは使用後，乾燥を心がけ，1か月に1回は交換する．

■全身の清潔保持

原則として，毎日入浴あるいはシャワー浴で全身を洗浄し，皮膚や粘膜の清潔を保つことを基本とする．発熱や貧血で倦怠感が強く入浴が難しい場合は，清拭や足浴，陰部の洗浄などで，感染を起こしやすい部位の清潔を保つようにする．

入浴は清潔を保持するために必要であるが，汚れた浴室や浴槽は感染のリスクを高めてしまうことから，浴室を清潔に保つことも大切である．衣服や下着も常に清潔なものを身につけるようにする．

■排便コントロール

下痢や便秘により肛門周囲の粘膜が損傷されると，そこから感染を引き起こすおそ

れがある．日ごろから排便コントロールに努め，排泄後は温水洗浄便座の使用や微温湯で洗浄するなどして清潔に保つように心がける．洗浄が難しい場合は，市販の清浄綿を活用するのも一つの方法である．

■皮膚のバリア機能の保持

感染予防で皮膚は重要な役割をもつため，皮膚に傷をつけないように注意する．皮膚は乾燥により傷つきやすくなるため，ローションやクリームを使用して保湿に努める．

生活環境のなかにある感染の要因を除去する

■他者からの感染を防ぐ

外出時にはマスクを着用し，人の多い場所に出かけることはなるべく控え，かぜなどの病原体をもつ人と接触する機会を減らすことが大切である．会議への出席や仕事上多くの人と会う場合も同様に考えて対応し，事後には必ず手洗いと含嗽を行う．同居する家族や職場の人がかぜをひいている場合は，相手にもマスクをしてもらうように依頼したり，可能であれば別の部屋で過ごしたりするなど，できるだけ接触を避け

るよう工夫する．患者だけでなく同居する家族にもかぜやインフルエンザへの罹患を予防する手洗い，含嗽を心がけるよう促す．

■食生活での注意

好中球が $500/\mu L$ 以下に減少した場合の生鮮食品の摂取制限については，清潔に管理された食品かどうかなどによっても異なるが，基本的には加熱処理された食品を摂るようにする．一方で不必要に過度な制限とならないよう注意する．冷蔵庫で長期間保存したり調理後2時間以上経過したりしたものは避け，調理後はすぐに食べるようにする．包丁やまな板，ざる，菜箸などの調理器具や食器の衛生にも十分配慮し，使用前後によく水洗いする．食器洗い用のスポンジは清潔に管理し，食器を拭くふきんも清潔でよく乾いたものを使う．

■生活空間の整備

ほこりに付着する病原体による感染を防ぐために，居室や寝床の清掃も必要である．定期的にエアコンを清掃し，布団やカーテンも清潔に保つ．掃除の際はマスクを着用する．可能ならば，空気清浄機を設置する．

◉文献
1) 日本臨床腫瘍学会，編. FNが起こった場合の評価. 発熱性好中球減少症（FN）診療ガイドライン 改訂第2版—がん薬物療法時の感染対策. 南江堂；2017. p.2.
2) 中根 実. 発熱性好中球減少症. がんエマージェンシー—化学療法の有害反応と緊急症への対応. 医学書院；2015. p.99.
3) 前掲書2). p.101.
4) 前掲書1). p.4.
5) 前掲書2). p.117.
6) Linda HE, Janelle MT, Margaret I, ed（鈴木志津枝，小松浩子，監訳）. 感染予防. がん看護PEPリソース—患者アウトカムを高めるケアのエビデンス. 医学書院；2013. p.279.
7) 前掲書2). p.114-115.
8) 前掲書1). FNおよびがん薬物療法時に起こる感染症の予防. p.52-53.
9) 日本臨床腫瘍学会，編. CQ27がん薬物療法を受けている患者にワクチン接種は有効か？. 発熱性好中球減少症（FN）診療ガイドライン. 南江堂；2012. p.67-68.
10) Pollyea DA, Brown JM, Horning SJ. Utility of influenza vaccination for oncology patients. J Clin Oncol 2010；28：2481-2490.

4 悪心・嘔吐

坂下智珠子

化学療法誘発性悪心・嘔吐（CINV）は，化学療法を受ける患者にとって苦痛であり，医療者にとっても重要な問題の一つである．近年では悪心・嘔吐の様相がより明確になり，制吐薬が開発されるとともに，制吐薬適正使用ガイドライン[1]が発行されるなど標準化も進み、予防や症状緩和の対策が明確になってきている．そのため，より，制吐薬による予防・治療に加えてケアが重要となっている．看護師は悪心・嘔吐について理解し，患者の状況を多側面からアセスメントしたうえで，個々に合ったケアを提供する必要がある．

key words　化学療法誘発性悪心・嘔吐（CINV）

▶ 化学療法誘発性悪心・嘔吐（CINV）が起こるメカニズム

悪心・嘔吐は，延髄外側網様体にある嘔吐中枢（vomiting center：VC）が刺激されて出現すると考えられており，出現に至るまでには図1[2]に示すような4つのルートがあると考えられている．そのうち化学療法誘発性悪心・嘔吐（chemotherapy-induced nausea and vomiting：CINV）と関連しているのは，主に化学受容器引金領域（chemoreceptor trigger zone：CTZ），消化管，高位中枢神経系の3つである．

化学受容器引金領域（CTZ）

CTZは第4脳室最後野に位置し，ドパミン，セロトニンなどの神経伝達物質受容体が集まっている．CTZは血液脳関門で防御されていないため，血液中の抗がん薬など嘔吐誘発物質からの影響を受けやすい．

影響を受けたCTZは嘔吐中枢へ刺激を伝達し，悪心・嘔吐を誘発する．

消化管

胃・小腸に受けた刺激が神経末端から迷走神経および交感神経求心路を伝わり，嘔吐中枢を刺激し嘔吐が起こる．また，消化管粘膜には腸クロム親和性細胞（EC細胞）が多く存在しており，抗がん薬や放射線による刺激を受けるとEC細胞でセロトニンの分泌が亢進し，セロトニンが$5\text{-}HT_3$受容体に結合し，求心性に嘔吐中枢に作用する[2]．

サブスタンスPがニューロキニン（NK_1）受容体に接合することにより嘔吐を引き起こすメカニズムが明確にされ[3]，NK_1受容体拮抗薬であるアプレピタントも標準的な制吐薬に加わった．ほかに嘔吐に関与する

と考えられる神経伝達物質受容体を図2[2)]に示す.

高位中枢神経系

記憶, 恐怖, 予想, 痛み, 不快な臭いな

どの刺激が大脳皮質を介して悪心・嘔吐を引き起こす. これまでに受けた化学療法中の悪心・嘔吐など苦痛な体験や, 化学療法あるいは病気への強い不安や恐怖感などの精神的な要因, および視覚, 嗅覚などの感覚的な刺激により嘔吐が誘発される.

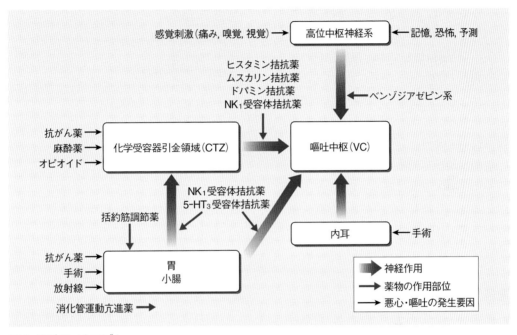

図1 嘔吐のメカニズム
（Olsen M. Gastrointestinal and mucosal side effects. Polovich M, Whitford JM, Olsen M, editors. Chemotherapy and Biotherapy Guidelines and Recommendations for Practice 3rd ed. Oncology Nursing Society; 2009. p.146 より改変）

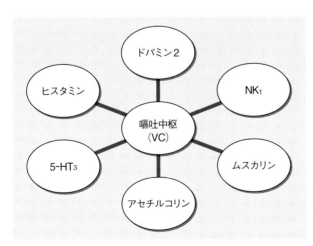

図2 神経伝達物質受容体
（Olsen M. Gastrointestinal and mucosal side effects. Polovich M, Whitford JM, Olsen M, editots. Chemotherapy and Biotherapy Guidelines and Recommendations for Practice 3rd ed. Oncology Nursing Society; 2009. p.147 より改変）

化学療法前・中・後のアセスメント

CINVのタイプ

CINV は一般的に急性，遅発性，予期性の 3 つに分類されるが，米国では突出性，難治性を加えた 5 つに分類している場合もある[4]．いずれにしても，患者に起こっている悪心・嘔吐がどのタイプであるかをアセスメントし，各タイプに合ったケアを提供することが有効な症状緩和につながる．

■急性（acute）

抗がん薬投与開始から 24 時間以内に出現する悪心・嘔吐であり，CTZ や消化管が伝達経路である．抗がん薬の種類，量，投与スケジュールが，悪心・嘔吐のリスクや程度に影響する．急性悪心・嘔吐のリスクファクターを**表1**[2]に示す．

■遅発性（delayed）

抗がん薬投与 24 時間以後に認められ，数日間続く場合もある．抗がん薬の代謝産物や精神的因子が関与していると考えられている[5]．

■予期性（anticipatory）

抗がん薬投与前に出現する悪心・嘔吐のことである．化学療法に関連する過去のネガティブな体験があると起こりうる．急性または遅発性悪心・嘔吐のコントロールが不十分であった症例などにおいて，次回以降の化学療法の際に出現することがある．

■突出性（breakthrough）

予防的治療を行っているにもかかわらず出現する嘔吐，そして/または制吐薬のレスキュードーズ（頓用）を必要とする嘔吐をさす[4]．

表1　急性悪心・嘔吐のリスクファクター

- 使用する抗がん薬のタイプと投与量
- 性別：女性＞男性
- 年齢：50 歳以下＞ 50 歳以上
- 飲酒：慢性または大量飲酒歴なし＞あり
- 疾患の進行
- 倦怠感
- 痛み
- 腫瘍の生体内総量
- 付随する医学的状況（閉塞症，膵炎，肝転移など）
- 化学療法中の強い味覚障害
- 治療前の高レベルの不安
- 胃腸障害への感受性
- 低い PS（Performance Status）レベル
- 妊娠中に悪阻，または持続するつわりの既往

(Olsen M. Gastrointestinal and mucosal side effects. Polovich M, Whitford JM, Olsen M, editors. Chemotherapy and Biotherapy Guidelines and Recommendations for Practice 3rd ed. Oncology Nursing Society; 2009. p.146-157 より引用)

■難治性（refractory）

以前のサイクルにおける予防的な制吐療法，そして/またはレスキュードーズ（頓用）が無効であり，その後の治療サイクルでも起こる嘔吐をさす[4]．

抗がん薬の催吐性リスク

「制吐薬適性使用ガイドライン」[1]では，海外のガイドラインを参考に，制吐薬の予防投与なしで，各種抗がん薬投与後 24 時間以内に発現する悪心・嘔吐（急性悪心・嘔吐）の割合（％）に従って以下の 4 つに分類している．

- 高度催吐性リスク：90％ を超える患者に発現する．
- 中等度催吐性リスク：30～90％ の患者に発現する．

- 軽度催吐性リスク：10〜30％ の患者に発現する．
- 最小度催吐性リスク：発現しても 10％ 未満である．

化学療法前のアセスメント

化学療法前に行う，抗がん薬の催吐性（**表2**)[1]と患者についての基礎的な情報およびリスクファクター（**表1**)[2]のアセスメントは，ベースラインの設定という意味でも重要である．ベースラインが明確になることで予測的な対応や変化の早期発見とケアにつなげることができる．また，患者を主体としたケアを提供するためには，患者（必要な場合，家族も含む）のセルフケア能力についてもアセスメントする必要がある．

■化学療法レジメンの内容

各抗がん薬により予測される副作用症状，使用する制吐薬の期待される効果と副作用．

■悪心・嘔吐出現パターン（すでに化学療法を受けている場合）

回数，程度（**表3**），出現時期，持続時間，症状を緩和させる要因，増強させる要因と制吐薬の使用状況・効果，予期性の悪心・嘔吐の有無．

■抗がん薬以外の要因

消化管の通過障害，便秘，下痢，頭蓋内圧の上昇，脳転移，心疾患，肝機能障害，催吐性のある他薬剤の使用（オピオイド，ホルモン薬，抗うつ薬，非ステロイド性抗炎症薬〈NSAIDs〉など），疼痛などの苦痛症状，強い不安など．

■化学療法に対する受け止め方

医師からの説明内容，化学療法に対して抱いている気持ち．化学療法前だけではなく，化学療法を続けるプロセスでの変化もみていく．

■栄養・電解質

食事摂取状況（量，回数，嗜好），血液検査（総蛋白，アルブミン，ナトリウム，カリウム，クロール，カルシウムなど）．

■セルフケア能力

化学療法の副作用の理解，予防や対処行動についての理解の程度，ADL のレベル，コミュニケーション，苦痛やストレスに対するコーピング，具体的な気分転換活動，社会的サポートの状況について情報を得る．すでに化学療法による悪心・嘔吐を体験している場合は，症状への対処とその効果についてもアセスメントする．

化学療法中・後のアセスメント

■悪心・嘔吐の出現パターン

回数，程度（**表3**），出現時期，持続時間，症状を緩和させる要因，増強させる要因と制吐薬の使用状況・効果．

■悪心・嘔吐の原因

抗がん薬の催吐性，抗がん薬によるほかの副作用の影響（口内炎，食道炎，胃炎，味覚障害，下痢，便秘，倦怠感など）か，抗がん薬以外の原因かをアセスメントする（前述の「抗がん薬以外の要因」参照）．また，以下に示す原因の鑑別を要する症状がみられる場合は，医師とともに慎重にアセスメントし，異常の早期発見につなげる必要がある．

■原因の鑑別を要する症状

頭痛，めまい，背部痛，耳鳴り，黄疸，掻痒感，腹痛，腹部膨満，38℃ 以上の発熱，コーヒー残渣様の嘔吐，代謝異常．

■食事・水の摂取状況

食前・食後のどちらに症状が強く出るか．

■セルフケアの実施状況と効果

化学療法の副作用に対する実際の予防や

表2 注射抗がん薬の催吐性リスク分類

高度（催吐性）リスク high emetic risk （催吐頻度＞90%）	中等度（催吐性）リスク moderate emetic risk （催吐頻度 30～90%）	軽度（催吐性）リスク low emetic risk （催吐頻度 10～30%）	最小度（催吐性）リスク minimal emetic risk （催吐頻度＜10%）
• AC 療法：ドキソルビシン＋シクロホスファミド • EC 療法：エピルビシン＋シクロホスファミド • イホスファミド（≧2 g/m^2/回） • エピルビシン（≧90 mg/m^2） • シクロホスファミド（≧1,500 mg/m^2） • シスプラチン • ストレプトゾシン • ダカルバジン • ドキソルビシン（≧60 mg/m^2） • carmustine（＞250 mg/m^2） • mechlorethamine	カルボプラチン（HEC に準じた扱い） 非カルボプラチン • アクチノマイシン D • アザシチジン • アムルビシン※ • イダルビシン • イノツズマブ オゾガマイシン • イホスファミド（＜2 g/m^2/回） • イリノテカン • インターフェロン-α（≧1.0 million IU/m^2） • インターロイキン-2（＞1.2～1.5 million IU/m^2） • エノシタビン※ • エピルビシン（＜90 mg/m^2） • オキサリプラチン • クロファラビン • 三酸化ヒ素 • シクロホスファミド（＜1,500 mg/m^2） • シタラビン（＞200 mg/m^2） • ダウノルビシン • テモゾロミド • ドキソルビシン（＜60 mg/m^2） • トラベクテジン • ネダプラチン※ • ピラルビシン※ • ブスルファン • ベンダムスチン • ミリプラチン • メトトレキサート（≧250 mg/m^2） • メルファラン • aldesleukin（＞12～15 million IU/m^2） • amifostine（＞300 mg/m^2） • carmustine（≦250 mg/m^2） • dinutuximab	• アテゾリズマブ • インターフェロン-α（5～10 million IU/m^2） • インターロイキン-2（≦12 million IU/m^2） • エトポシド • エリブリン • エロツズマブ • カバジタキセル • カルフィルゾミブ • ゲムシタビン • シタラビン（100～200 mg/m^2） • ダラツムマブ • トラスツズマブ エムタンシン • ドキソルビシン リポソーム • ドセタキセル • ニムスチン※ • ノギテカン • パクリタキセル • パクリタキセル アルブミン懸濁型 • フルオロウラシル • ブレンツキシマブ • ペメトレキセド • ペントスタチン • マイトマイシン C • ミトキサントロン • メトトレキサート（50～250 mg/m^2 未満） • ラニムスチン※ • ロミデプシン • aldesleukin（≦12 million IU/m^2） • amifostine（≦300 mg/m^2） • belinostat • blinatumomab • floxuridine • irinotecan（lipospomal） • ixabepilone • necitumumab • omacetaxine • talimogene laherparepvec	• L-アスパラギナーゼ • アベルマブ • アフリベルセプト ベータ • アレムツズマブ • イピリムマブ • インターフェロン-α（≦5 million IU/m^2） • オファツムマブ • クラドリビン • ゲムツズマブオゾガマイシン* • シタラビン（＜100 mg/m^2） • セツキシマブ • テムシロリムス • トラスツズマブ • ニボルマブ • ネララビン • パニツムマブ • ビノレルビン • ビンクリスチン • ビンデシン※ • ビンブラスチン • プララトレキサート • フルダラビン • ブレオマイシン • ベバシズマブ • ペグインターフェロン • ペプロマイシン※ • ペルツズマブ • ペンブロリズマブ • ボルテゾミブ • メトトレキサート（≦50 mg/m^2） • ラムシルマブ • リツキシマブ • decitabine • denileukin diftitox • obinutuzumab • pegaspargase • pixantrone • siltuximab • valrubicin • vincristine（liposomal）

注1：英語表記は本邦未承認
注2：「※」は海外のガイドラインには記載がないが，わが国では使用可能な薬剤
注3：下線付きの薬剤は 30 年以上前に開発された薬剤（アムルビシン，ネダプラチン，ピラルビシンを除く）
（日本癌治療学会．制吐薬適正使用ガイドライン 2015 年 10 月〈第 2 版〉一部改訂版 ver.2.2. 2018 年 10 月．http://www.jsco-cpg.jp/guideline/29.html より引用）

表3　有害事象共通用語規準 v5.0 日本語訳 JCOG 版―胃腸障害

	Grade 1	Grade 2	Grade 3	Grade 4	Grade 5	定義
悪心	摂食習慣に影響のない食欲低下	顕著な体重減少，脱水または栄養失調を伴わない経口摂取量の減少	カロリーや水分の経口摂取が不十分；経管栄養/TPN/入院を要する	―	―	ムカムカ感や嘔吐の衝動
嘔吐	治療を要さない	外来での静脈内輸液を要する；内科的治療を要する	経管栄養/TPN/入院を要する	生命を脅かす	死亡	胃内容が口から逆流性に排出されること

(JCOG. 有害事象共通用語規準 v5.0 日本語訳 JCOG 版〈CTCAE v5.0-JCOG〉. http://www.jcog.jp/ より引用)

対処行動について，行った時期・内容（受診相談・受診行動を含む）と効果.

■悪心・嘔吐が続く場合

① 全身状態：脱水症状（めまい，粘膜・皮膚乾燥，尿量減少），電解質異常（低カリウム血症，アルカローシス），バイタルサイン（発熱，頻脈，血圧低下），体重減少，排便状況.

② 日常生活への影響：苦痛の程度，セルフケア能力の変化，活動性（歩行状況，日中の過ごし方），睡眠パターン（睡眠時間，中途覚醒）.

③ 精神面への影響：不安，抑うつ状態，混乱.

悪心・嘔吐に対する看護ケア

　CINV が予測される場合は，抗がん薬の催吐性リスクや症状出現の時期に加え，患者の体験を理解し，医師，薬剤師と密に連携を取りながら，個々に応じた効果的な制吐薬の使用とケアを検討することが重要である. 制吐薬治療については制吐薬適正使用ガイドライン[1]より，抗がん薬の催吐性リスク分類ごとに推奨される制吐薬治療のダイアグラムを表4に示す.

CINV の分類別にみた看護ケア

■急性

　化学療法前・中の制吐薬による予防が重要である. 初回の化学療法を受ける患者は特に，病気や治療を十分に受け止められないままに，不安を抱えて治療に臨むことが多い. 看護師は事前に予防的な制吐薬の使用や悪心・嘔吐が出現した際の対処法を説明し，患者が安心して治療を受けられるように支援する. 急性の悪心・嘔吐の出現は，症状の遅延や予期性悪心・嘔吐の症状出現につながりやすいため，医師，薬剤師に相談し，早期に対処する必要がある. 高度催吐性リスクの抗がん薬治療では，アプレピタント（もしくはホスアプレピタント），5-HT$_3$受容体拮抗薬，デキサメタゾンの3剤併用が推奨されている[1]. NCCN（National Comprehensive Cancer Network）ガイドライン[4]では，高度および中等度催吐性リスクの抗がん薬による急性・遅発性悪心・嘔吐への制吐薬治療としてオランザ

表4 催吐性リスクの注射抗がん薬に対する制吐療法のダイアグラム

催吐性リスク		1日（抗がん薬投与前）	2日	3日	4日	5日
高度	アプレピタント（mg）	125	80	80		
	もしくはホスアプレピタント（mg）	💉 150				
	5-HT₃受容体拮抗薬	○				
	デキサメタゾン（mg）AC使用時2日目以降省略可（注1）	💉 9.9	💊 8	💊 8	💊 8	💊 (8)
中等度	カルボプラチン使用時（オプション：オキサリプラチン，イホスファミド，イリノテカン，メトトレキサートなど）					
	アプレピタント（mg）	125	80	80		
	もしくはホスアプレピタント（mg）	💉 150				
	5-HT₃受容体拮抗薬	○				
	デキサメタゾン（mg）	💉 4.95 (3.3)*	💊 (4)	💊 (4)	💊 (4)	
	その他のレジメン					
	5-HT₃受容体拮抗薬	○				
	デキサメタゾン（mg）	💉 9.9 (6.6)*	💊 8	💊 8	💊 (8)	
	注）デキサメタゾンを積極的に利用できない場合は，デキサメタゾン2〜4日間の代わりに，5-HT₃受容体拮抗薬2〜4日間を追加する					
軽度	デキサメタゾン（mg）	💉 6.6 (3.3)*				
	注）状況に応じてプロクロルペラジンまたはメトクロプラミド					
最小度		通常，予防的な制吐療法は推奨されない				
		急性	遅発性			

＊：括弧内は代替用量

注釈

- 高度催吐性リスクのアプレピタントを使用しない場合は，1日目のデキサメタゾン注射薬は13.2〜16.5 mgとする．高度催吐性リスクのなかで，アントラサイクリン系抗がん薬とシクロホスファミドを含むレジメンは根拠となる臨床試験が他の高度リスク抗がん薬とは異なる．AC療法のエビデンスから，2日目以降のデキサメタゾンの上乗せ効果は証明されていない（注1）．また，ホスアプレピタントの有効性や安全性も，アントラサイクリン系抗がん薬とシクロホスファミドを含むレジメンを用いる乳がん症例ではデータが少ないため，合併症に注意して慎重に投与する必要がある
- このダイアグラムは，制吐療法の一般的な全体像を示したものであるが，日常臨床では個々の症例に応じた柔軟な対応が望まれる
- 5-HT₃受容体拮抗薬の詳細に関してはを別項を参照する
- 各薬剤の推奨用量をダイアグラム内に数値で示した
- デキサメタゾンは，💉は注射薬（リン酸デキサメタゾンナトリウム4 mg/mL中にデキサメタゾン3.3 mg/mLを含有），💊は経口薬とし，一般的推奨用量と代替用量を参考値として（　）内に表記した．また，経口投与が困難な場合は注射薬での投与を検討する
- デキサメタゾンの投与日数について，⃝は状況に応じて投与の可否を選択できるものとする．また，HECでもACは2日目以降のデキサメタゾンは省略可能（高度催吐性リスクの注射抗がん薬に対する制吐療法のダイアグラムを参照）

（日本癌治療学会．制吐薬適正使用ガイドライン2015年10月〈第2版〉一部改訂版 ver.2.2. 2018年10月．hhttp://www.jsco-cpg.jp/item/29/index.htmlより引用，高度，中等度，軽度・最小度の3つの表をまとめ，マークのみ変更した）

AC：ドキソルビシン＋シクロホスファミド

ピンの使用を推奨している．しかし国内ではエビデンスがなく保険適用外であり，使用に際して眠気，また禁忌として糖尿病があることには十分に注意を要する[1]としている．

遅発性

看護ケアとしては，① 患者の状態，制吐薬の効果をこまめにアセスメントして，医師へ報告し症状が遅延することによる全身状態の悪化を防ぐこと，②苦痛への早期対処，苦痛時の身の回りのケアと環境整備により患者の苦痛や不快感を最小限にすること，に重点をおく．

制吐薬適正使用ガイドラインの高度催吐性リスクの抗がん薬治療では，アプレピタントとデキサメタゾンの併用，中等度リスクの抗がん薬治療では，デキサメタゾンの単独使用あるいはアプレピタントとの併用，もしくは5-HT$_3$受容体拮抗薬，アプレピタントの単独使用が推奨されている[1]．

予期性

最良のアプローチは，急性および遅発性悪心・嘔吐を可能な限りコントロールすることである．予期性悪心・嘔吐が発現した場合は，看護ケアとしてまずは患者の体験を理解することが重要である．予期性悪心・嘔吐を訴える患者は，同時に過度の緊張や，それまでの化学療法での悪心・嘔吐による苦痛を体験していることがある．予期性悪心・嘔吐に対して行動療法が実施されることがあり，系統的脱感作が有効とされている[4]．また，予期性悪心・嘔吐に限らないが，患者が不安や緊張，化学療法による症状に対する自己コントロール法を獲得するという目的で，リラクセーションな

どを用いた看護介入の効果が報告されている[6]．制吐薬治療としては，ロラゼパム，アルプラゾラムなどのベンゾジアゼピン系抗不安薬が推奨されている[1]．

突出性・難治性

表4のような予防を行っているにもかかわらず出現する悪心・嘔吐に対しては，制吐薬治療やケア，ほかの要因に関する丁寧な評価を行うことが必要である．制吐薬治療としては，作用機序の異なる制吐薬を複数用いて，定時投与する．また，5-HT$_3$受容体拮抗薬を予防薬として使用した場合，予防に用いたものと異なる5-HT$_3$受容体拮抗薬に変更することが推奨されている[1]．抗がん薬以外で悪心・嘔吐をきたす病態のなかに，食欲不振，胸焼け，消化不良があり，これらの症状を合併する場合は，プロトンポンプ阻害薬またはH$_2$受容体拮抗薬の投与の検討が推奨されている[1]．

症状緩和の困難なケースでは，これらの検討に加えて，トータルペインの視点からも患者の苦痛を十分にアセスメントしたうえで看護ケアを検討する必要がある．身体的側面だけではなく，不安や孤独感などの精神的側面，他者との関係や役割などの社会的側面，患者にとっての病気や人生の意味，実存的な苦痛などのスピリチュアルな側面から全体としての患者を理解することで，患者の苦痛の本質に近づき，有効なケアを提供できると考える．特に持続する苦痛はスピリチュアルペインにつながることもあるため，患者にとっての化学療法の意味や生きることの意味に焦点をあてて支えることも必要である．

患者のセルフケア支援

CINVは化学療法開始後，早期に出現する副作用であり，予防と早期対応を促すためにも，症状と対処方法について事前に情報提供しておくことが望ましい．ただし，患者によっては詳細な情報提供を望まない場合もあり，情報ニーズも患者個々によって異なる．患者のニーズや受け止め方をアセスメントし，状況によっては，必要最低限の情報提供とし，後で目を通せるようなパンフレットを渡したり，紹介したりしておくとよい．悪心・嘔吐による苦痛の強い患者では，治療そのものが苦痛となり，患者は治療を続けることや生きることにすら意味を感じられなくなっている場合もある．そのような場合，看護師は症状にだけ目を向けるのではなく，病気，治療に対する考え方を含む患者自身の気持ち，希望について理解し，自ら対処方法を見出せるように支援することが必要である．

CINVへの対応

■出現のメカニズムとタイプ，催吐性リスク症状の観察

嘔吐回数，症状の程度，食事摂取状況，増悪または緩和する要因，持続時間について観察する．

■症状出現時の対処方法

誤嚥を防止して，ガーグルベースンなどを準備する．

■医師が処方した制吐薬の確実な内服と効果の評価

アプレピタントは3日間連続して内服することで効果が得られるため必要性を十分に認識してもらい正しく内服できるように

表5 緊急対応を要する症状・徴候

- 意識低下
- 卒倒
- 24時間以上食事や水分を摂取できない
- 24時間以内に6回以上の嘔吐
- 突発的な噴射状の嘔吐
- めまい
- 制吐薬を使用しても悪心・嘔吐が続く

支援する．

■緊急時の観察と受診

緊急時（表5）に受診または相談する施設の連絡先，受診手続きについて知らせておく．

日常生活での注意点

■食事摂取

頻回に少量ずつ分けて摂取する．食べられるときに食べやすいものを摂取する．リラックスして食事に臨み，悪心・嘔吐を誘発するような匂いを避ける．刺激の少ない食品を摂取する（香辛料，揚げもの，カフェイン，脂肪の多い食品を控える）．レモンを使った食品を試す．食べられないときは水分を多めに摂取するなどの工夫を試みる．

■口腔ケア

口腔内を観察する（口内炎の有無），口腔内を清潔に保つ（嘔吐後の含嗽）．

■活動と休息

症状出現時は安静にし，症状の軽いときまたは消失時に軽い歩行や散歩などの気分転換活動を勧める（体動が悪心・嘔吐を引き起こすこともあるため，症状の増強に注意して行う）．

■リラクセーション

漸進的筋弛緩法，音楽療法，マッサージ，指圧など患者が好み，実施可能な方法を患者と検討する．

■悪心・嘔吐以外の苦痛緩和

疼痛や不眠などほかの苦痛症状が悪心・嘔吐に影響を及ぼすと考えられる場合は，患者が抱える苦痛について症状コントロールを行い，患者がセルフケアできるように支援する．

事例 **予期性悪心・嘔吐をきっかけに患者の体験を知ることができた事例**

　Bさん，70歳代，男性，3年前に妻が亡くなり1人暮らし．胃がんステージⅢ．通院治療によりS-1（テガフール・ギメラシル・オテラシルカリウム配合剤）（100 mg/日），シスプラチン（CDDP）（60 mg/m²）併用療法をすでに4回受けており，併せてグラニセトロン，アプレピタント，デキサメタゾンによる標準的な制吐薬治療が行われていた．これまでの化学療法前の問診では，Bさんは「問題ない，大丈夫」と話していた．患者は5回目の化学療法を予定して来院したが，通院治療室のベッドに横になった途端に悪心を訴え，ガーグルベースンが離せない状態となった．看護師が背中をさすりながら話を聞くと「病院に行くことを考えただけでも吐き気がする．せっかく食べられるようになったらまた治療になる．この苦しみはやったものでないとわからない」と，にらむように話し始め，自宅でのつらい症状と治療を続けることへの不安について語った．「こんなに治療前から吐いてしまったのは初めて．1回目化学療法後から食欲不振があり，CDDP投与日の夜から3日ほどは1日3回以上嘔吐することもあった．何を見ても食べる気になれず，水分を摂取するのみで，トイレ以外は臥床して過ごしていた．3週目に入ったころからやっと少しずつ食べられるようになり，買い物にも出かけられるようになった．自分のことは自分でしないと，（遠方に住む）息子は忙しいから迷惑をかけたくない．こんなにつらいなら治療をやめたほうがいいのかと考える」．最後に「こんな話を他人にしたのは初めてだ」と，つぶやいた．

　悪心・嘔吐の原因として，胃前庭部の腫瘤が考えられたが，消化管狭窄はないため通過障害の可能性は低かった．化学療法前の悪心・嘔吐は，これまでの化学療法で体験した悪心・嘔吐の記憶による予期性悪心・嘔吐と考えられる．これまでの化学療法中・後の悪心・嘔吐については，S-1は軽度催吐性であり，CDDP投与後より嘔吐しているため，CDDPの催吐作用による急性嘔吐の可能性が高いものの，予防的な制吐薬治療をしているにもかかわらず嘔吐は3日間続いていることから，遅発性または，ほかの要因がかかわる難治性の悪心・嘔吐と考えられる．苦痛症状が続いていたことにより抑うつ傾向となっている可能性もあった．「自分でしないと」と誰にも話さず，緊張が強い状況であった．

　Bさんの自宅での状況と予期性悪心・嘔吐の症状について医師に報告し，グラニセトロンをパロノセトロンに変更，ロラゼパム（ワイパックス®）が追加処方となった．その後，通院治療室に着くと「ムカムカする」との訴えはあったが予期性嘔吐はなく，以前より看護師と話すことも増えた．化学療法後の食欲不振は続いていたが，自宅での嘔吐は1回程度に減り，

その後もしばらく治療を継続した.

分析▶このケースでは,通院治療室での予期性悪心・嘔吐の発現をきっかけにBさんが自宅での体験を話してくれたことにより,帰宅後の悪心・嘔吐などによる苦痛や生活状況について知ることができ,対処につながった.問診や治療中に苦痛や症状の訴えがない場合でも,患者が答えやすいように時期や症状など具体的な質問を検討する.また今回のケースから,患者が我慢している,緊張が強い,表現が難しいなどの場合もあり,患者の状態や言動,表情などの反応を観察し,話しやすい雰囲気や関係をつくることが重要である.患者の体験を知り,患者と共有することで有効なケアにつながったと思われる.

●文献
1) 一般社団法人日本癌治療学会, 編. 制吐薬適正使用ガイドライン2015年10月（第2版）. 金原出版；2015.
2) Olsen M. Gastrointestinal and mucosal side effects. Polovich M, Whitford JM, Olsen M, editors. Chemotherapy and Biotherapy Guidelines and Recommendations for Practice. 3rd ed. Oncology Nursing Society；2009. p.146-157.
3) Campos D, Pereira JR, et al. Prevention of cisplatin-induced emesis by the oral neurokinin-1 antagonist, MK-869, in combination with granisetron and dexamethasone or with dexamethasone alone. J Clin Oncol 2001；19：1759-1767.
4) National Comprehensive Cancer Network(NCCN). Antiemesis, NCCN Clinical practice guidelines in oncology-version 3；2018.
5) 田村和夫, 編. がん治療副作用対策マニュアル. 南江堂；2003. p.80-83.
6) Devine EC, Westlake SK. The effects of psychoeducational care provided to adults with cancer: meta-analysis of 116 studies. Oncol Nurs Forum 1995；22(9)：1369-1381.

●参考文献
• Kimberly M. Nausea and vomiting. In：Hickey M, Newton S, editors. Telephone Triage for Oncology Nurses. Oncology Nursing Society；2005. p.167-169.

5 食欲不振

田墨惠子

　食欲不振は，化学療法を受ける患者の多くが体験する．食欲不振が持続したり，治療の都度，繰り返されたりすることで，体力低下に加え患者の不安が強くなったり，「食べなければ」と思うことがストレスになったりするなど，身体的・心理的な影響が生じる．一度，症状が出現すると，投薬の都度，同じパターンで症状が出現することが多く，時には持続するため，食欲不振が長期化・重篤化することもめずらしくはない．患者が低栄養状態に至らないよう，医療者が個々の患者の食欲不振に早期に気づき，専門的な知識に基づいて原因をアセスメントし，患者とともに適切なマネジメントを実施するという視点が大切である．また，食欲不振のマネジメントでは，家族の役割が大きいため，早期から家族にもアプローチする．

栄養評価，食事の工夫，経管栄養

化学療法で食欲不振が起こるメカニズム

　化学療法で食欲不振が起こるメカニズムは多岐にわたるが，二次的に起こることが多い．抗がん薬の直接作用による食欲不振には，抗がん薬投与に伴うセロトニン分泌によるものがある．二次的に食欲不振を引き起こす化学療法の副作用には，味覚障害，悪心・嘔吐，便秘，下痢，口内炎，倦怠感などがある．化学療法の作用のみならず，進行がんの器質的な問題や，心理的な問題が原因ともなる．治療前日から食欲低下を訴える患者では，化学療法の心理的ストレスが影響していると考えられる．メカニズムは原因によってさまざまである（表1）．原因が一つの症状に限られていることもあるが，いくつかの症状が重なっていることもあり，重複している場合はメカニズムも複雑になる．症状は投与サイクルによる一時的（断続的）な場合と継続する場合とがある．長期間に及ぶ食欲不振は，体重減少や栄養状態の悪化をまねくため，治療を継続するうえで問題となる．

　食欲不振は「食べたくない」「食べられない」「食べていない」という主観的な体験にはじまり，やがては体重減少，低蛋白血症，貧血など，栄養データの異常といった客観的な問題に至る．「食べたくない」「食べられない」という主観的な情報は，原因をアセスメントするためのポイントとなる．「食べられない」「食べていない」は，摂取量から栄養状態をアセスメントし，経口以外の方法で栄養を確保するべきか否かの判断を導くうえでの情報となる．

表1 がん患者の食欲不振を誘発する原因

	症状および状況	代表的な原因
身体的因子	味覚障害 嗅覚障害	薬剤性，口腔粘膜炎，舌苔，亜鉛欠乏症，中枢性・末梢性の神経障害
	消化管粘膜の障害	薬剤性，感染症，放射線療法の副作用
	悪心・嘔吐	薬剤性，器質的問題，環境，心理的な問題
	消化管の器質的な問題 ● 消化機能の低下 ● 吸収機能の低下	術後合併症（イレウス），術式，併用治療（放射線療法）の副作用，進行性の消化器がん，腹水，がん性腹膜炎
	嚥下障害 ● 口腔内の問題 ● 喉咽頭，食道の問題	腫瘍圧迫による上部消化器の狭窄：反回神経麻痺，嚥下時痛，がん性疼痛，術後合併症（食道がん，頭頸部がんなど），中枢性の神経障害，粘膜障害
	便秘・下痢	薬剤性，消化器系のがん，腹水，宿便，感染症
	倦怠感	薬剤性，活動低下，睡眠障害，進行がん（がん性悪液質），低栄養（低蛋白血症，貧血，るいそう），肝機能障害（薬剤性，進行がん）
心理社会的要因	不安，恐怖，うつ状態	がんおよび治療や身体状態に対するストレス，そのほかのストレスや心配，睡眠障害
	不適切な環境	療養環境，人間関係，食事提供者の不在

病状や併用する治療との関係

消化器をはじめとする，食事摂取・栄養代謝機能に関与する臓器の手術後は，消化器の器質的な変化や長期間の絶食などによる消化吸収機能の低下に起因する食欲不振を併発することが多い．術後補助化学療法は，微小転移病巣の増殖を防ぐために，速やかに開始されるのが通常である．術後，食欲や消化吸収機能が十分に回復しない時期に化学療法が始まることで，抗がん薬の副作用による症状が加わり，食欲不振が増強することがある．また，進行がんでは，腫瘍の増大や腹水貯留による消化管の圧迫や狭窄に伴う消化吸収機能の低下などが起こるが，その状態で化学療法を行うと，消化管粘膜の障害により，さらに食欲不振が増強する．進行がん患者では，抗がん薬の効果で腫瘍縮小効果が得られると食欲不振

が改善する可能性があるが，身体機能が低下している場合は，化学療法に耐えられず，さらに全身状態が悪化することもめずらしくない．体重減少は化学療法において重要な問題であり，胃がん術後の体重減少がテガフール・ギメラシル・オテラシルカリウムの補助化学療法継続に影響を及ぼす要因となる[1]ことや，頭頸部がんの化学放射線療法期間中の 10％ 以上の体重減少が治療完遂率低下や感染症発生率増加の要因となる[2]ことが報告されている．

頭頸部がんや食道がんの化学放射線療法は，放射線療法による口腔粘膜や消化管粘膜の強い障害により，経口摂取そのものが不可能になるため，短期間でも栄養状態が不良となる．栄養状態の悪化は，粘膜障害をさらに助長することになるため，適切な対処がなされないと食欲不振が増強するという悪循環を起こす．

化学療法前・中・後のアセスメント

食欲不振はすべての抗がん薬で発生する可能性があることや，原因となる副作用による二次的な症状が多いことより，すべてのレジメンにおいて，関連する副作用と合わせて広い観点でアセスメントすることが大切である．食欲不振は，不安やストレスとも関係するため，身体面のみならず心理的側面のアセスメントも大切である．

化学療法前のアセスメント

治療前の食習慣や個人の栄養状態はさまざまである．治療中にそれぞれの患者に応じた効率的なケアを提供するためには，治療中の食欲不振を鑑みた治療前の多角的な視点からのアセスメントが必要である（**表2**）．たとえば，食欲不振が出現している患者に，「食べたいもの」を問うても容易にはイメージできないことがある．治療前の嗜好に関する具体的な情報収集は，食欲不振時に患者が好む食品を提案するうえで有効である．

消化器がんの術後化学療法では，治療前，すでに食欲不振状態にある人もめずらしくはない．化学療法開始時点でのその人が思う「食欲がある状態」，手術前後の食事摂取量，パターン，嗜好，栄養状態の変化，および食欲不振状態にある場合は，その受けとめや対処行動も，化学療法中の継続的なアセスメントという視点で大切である．また，食欲不振時の協力が得られるかどうかという視点で，家族アセスメントをする．

治療前の栄養状態のアセスメントは，治療の適応の判断や治療中の医学的処置（経管栄養など）の必要性を早期に判断するうえでも重要である．治療前に身長，体重を基本とした栄養評価指標（**表3**），血液データなど客観的な指標を用いてアセスメントする．

化学療法中のアセスメント

■「食べたくない」「食べられない」の原因

食欲不振は悪心・嘔吐や下痢などの消化器症状をはじめ，ほかの副作用やがんの進行が要因となって起こっている場合が多い

表2　化学療法時の食欲不振のアセスメント項目

食欲に関する項目	食事の状況	食事習慣，摂取量，食事に関する価値観，嗜好，好みの味つけ（濃味，薄味，酸味，辛味など）
	身体的側面	治療レジメン，抗がん薬の副作用，抗がん薬以外の副作用，消化吸収機能，口腔内の状態，嚥下状態，病期，運動の状況，便通，睡眠状態
	心理社会的側面	不安，抑うつ，ストレスの程度や原因，ストレス耐性（コーピング能力），意欲，環境要因，家族の支援状況
栄養評価に関する項目	身体計測データ	身長，体重（通常時体重，理想体重），肥満指数（BMI），体重減少率，皮下脂肪厚
	臨床検査データ	アルブミン，トランスフェリン，プレアルブミン，総リンパ球数，クレアチニン排泄量
	そのほかの状態	皮膚の状態，筋力低下

表3　体重を基本とした栄養評価指標

指標	略	計算	備考
通常時体重（健常時体重）	UBW	治療前の健康な状態の体重	
標準体重（理想体重）	IBW	身長（m）×身長（m）×22	
％標準体重	%IBW	実体重／IBW×100	80%以下：栄養不良 <69%：極度栄養不良
肥満指数	BMI	体重／（身長〈m〉)^2	<18.5：低体重
体重減少率	％体重変化	（UBW −現在の体重）／UBW×100	異常な体重減少 1か月≧5% 3か月≧7.5% 6か月≧10%

表4　食欲不振の原因となる副作用の時間的反応

治療前	予期性悪心・嘔吐
治療当日	急性嘔吐，コリン作動性下痢，倦怠感
2〜7日後	遅延性の悪心・嘔吐，下痢，便秘，味覚障害，口腔粘膜炎，倦怠感
7日後以降	各症状の持続，発熱

ため，食欲不振のパターンと副作用出現時期（表4）や各レジメンの副作用出現頻度を参考に，原因となる症状についてアセスメントする．たとえば，食べたくても口腔粘膜炎があって食べることができない，口腔粘膜炎や嘔気などの症状はないが，食べたいと思わないなど，何が問題なのかを見極めることが大切である．なかには，粘膜炎や味覚障害が増悪することで，「食べない」という状態に至る患者もいる．頭頸部がん患者では，疾患や放射線療法の影響で，嚥下障害が出現すると，誤嚥性肺炎のリスク低減目的で，「絶飲絶食（食べない状態）」となる．また，食べたくない，努力しても食べられない場合では，食欲不振の原因が複数あると考えられるため，広い視点で原因となる症状および状況を確認していく．原因となる副作用があれば，各副作用についてアセスメントする．

■栄養摂取と栄養状態

化学療法による食欲不振では，突然「食べない」という状態が出現することはほとんどなく，摂取栄養が減少する状態が持続することで，徐々に栄養状態に影響をきたす．したがって，早期から栄養摂取および栄養状態について健常時と比較したり，化学療法継続期間の推移からアセスメントしたりすることが大切である．基礎代謝はアセスメントに不可欠であるが，化学療法中に必要なエネルギーは基礎代謝の1.5〜2.0倍といわれている[3-5]．これに活動量を加味した必要エネルギーと，摂取エネルギーから栄養の不足状態をアセスメントする．最近では身長，体重，BMI，年齢などの必要事項を入力するだけで，簡便に基礎代謝や必要カロリーを知ることができるインターネットサイトもある．化学療法では食欲不振の時期が，（経静脈投与では）投薬日や，（経口投与では）投与日数に関連してパタ

表5 有害事象共通用語規準 v5.0 日本語訳 JCOG 版—代謝および栄養障害

	Grade 1	Grade 2	Grade 3	Grade 4	Grade 5	定義
食欲不振	摂食習慣の変化を伴わない食欲低下	顕著な体重減少や栄養失調を伴わない摂食量の変化；経口栄養剤による補充を要する	顕著な体重減少または栄養失調を伴う（例：カロリーや水分の経口摂取が不十分）；静脈内輸液/経管栄養/TPN を要する	生命を脅かす；緊急処置を要する	死亡	食欲の低下

(JCOG. 有害事象共通用語規準 v5.0 日本語訳 JCOG 版〈CTCAE v5.0-JCOG〉. http://www.jcog.jp/ より引用)

ーン化することが多いため，パターンを明らかにすることや，一定期間における評価を行うことで推論的にアセスメントする．化学療法による食欲不振が出現している時期と BMI や体脂肪率などの「見た目」と血清アルブミン値とが相関していないこともある．たとえば，BMI や体脂肪率が低値を示していても，血清アルブミン値が正常な場合やその逆の場合がある．血清アルブミン値は炎症の影響を受けることも考慮する．化学療法中はいずれの状態も問題ととらえていく．貧血は，長期間の化学療法による骨髄機能の低下に起因して併発することもあるが，化学療法の初期段階では，食欲不振患者による鉄欠乏性貧血の可能性もあるため，ヘモグロビンが低い場合は，血清鉄，血清フェリチンを測定して評価する．さらに，栄養学的視点からのアセスメントは，輸液療法，経腸栄養法などの医学的処置の必要性を判断するうえでも大切である．一般的には好中球数も指標となるが，化学療法中は治療の影響による好中球の減少が一時的に出現するため，好中球数は栄養療法の指標にはしていないようである．栄養評価指標以外にも，多職種と共有できるアセスメントツールを使用して評価する（**表5**）．

なお，食欲不振時に飲水もできない場合は，早急に脱水の対処が必要となるため，注意が必要である．

■ **心理的ストレス**

「食べること」は人間の基本的欲求の一つである．したがって，食欲不振は患者の不安やストレスの要因となるため，不安やストレスの状況を明らかにすることが大切である．また，副交感神経と食欲は密接な関係があり，不安やストレスが食欲不振の原因となるため，患者が抱えているストレスや不安の様相を知ることも必要である．いずれも患者の言動などをもとに心理社会的な側面からアセスメントする．

化学療法後のアセスメント

化学療法後は，食欲および栄養状態の回復についてアセスメントする．進行がんに起因する食欲不振は，食欲が回復しない場合も多い．また長期間にわたる化学療法による慢性的な骨髄機能の低下による貧血の持続を認めることもある．治療が終了したにもかかわらず食欲不振や味覚障害が残存する場合には，患者の不安がさらに増強するため，心理面についてもアセスメントする．

食欲不振に対する看護ケア

米国がん看護協会（Oncology Nursing Society）のEBP（evidence based practice）によれば，化学療法時の食欲不振に対して根拠あるケアの一つは経口栄養介入（oral nutrition intervention）とされている[6].

化学療法後の一時的な副作用は，一定の期間をすぎれば食欲が回復するが，次のサイクルまでの期間が数日，長くても1か月以内と短いため，食欲が回復する時期に栄養価の高いものをバランスよく摂取する．悪心・嘔吐，便秘，下痢など消化器症状に起因して起こる食欲不振は，有効な支持療法薬を使用し，原因となっている症状を緩和する．化学療法を継続することで，蓄積性に出現する副作用が加わりマネジメントが複雑になることはめずらしくはない．慢

性的な食欲不振により栄養状態に異常をきたす場合は，経腸栄養や輸液療法が必要となる．

食事の工夫

食欲不振の時期には「食べたいものを食べたいときに食べたいだけ食べる」のが基本であるが，消化の良いものや，良質で高蛋白のもの，エネルギーの高いものなど栄養価の高い食品を勧める（**表6**）．患者は「何も口にしたくない」と言うこともあるが，口あたりのよいものに，より食が進む場合もある．栄養価については，患者の栄養状態によって，市販のゼリー状の食品，液体の高エネルギー食，バランス食なども利用してみる．これらの食品は患者が食べたい

表6　食欲不振時の食事の工夫

食べ方	味つけ	濃厚流動食・栄養補助食品の選び方
• 食べたいものを摂る（すぐに食べられるよう工夫する．自宅でつくりおきする場合は保存には十分注意する*） • 食べられる量だけ摂る • 分割摂取する • 空腹時は時間に関係なく摂る • 食事環境を整える • 盛りつけを考える • なるべく消化のよい食品を摂る • 少量で高カロリー，高蛋白の食事を摂る • 水分を摂るときには水や茶を避けカロリーのあるものにする • 食事の前に水分で胃を膨らませない • 朝目覚めたときに水分を飲んでみる	• 香りのよいもの • 口あたりのよいもの • さっぱりした味のもの • 冷たいもの* • 酸味のきいたもの* • のど越しのよいもの • はっきりした味のもの （食品例） 果物，ゼリー，サンドイッチ，かゆ，おにぎり，麺類，海苔巻，ヨーグルト，梅干し，酢のもの	• 濃厚流動食（適応例：食事摂取できない，体重減少率が著しい） • ミネラル強化食品 • ビタミン強化食品（適応例：野菜が摂取できない，ミネラル不足，ビタミン不足） • 水分補給食品（適応例：貧血） • とろみ調整食品・固形化補助食品（適応例：嚥下障害）

*：好中球減少時は，生ものは避ける

（静岡県立静岡がんセンター，日本大学短期大学部食物栄養学科，編．抗がん剤・放射線治療と食事のくふう．女子栄養大学出版部；2009. p.180.／神田清子．食欲不振．看護技術 2001；47（11）：29-34を参考にして作成）

と思ったタイミングですぐに食べられると
いう点でも有効である．また，患者や家族
に栄養価の高い具体的な食品の理解や，食
べたいもののイメージを促すという点では，
食品が写真や絵で示されているパンフレッ
トやテキスト[7, 8]を利用することや，治療
前に好きだった食品を提案することも方法
の一つである．全く経口摂取をしなくなる
と唾液分泌が減少することによる味覚の低
下や口腔内環境の悪化，消化管運動の抑制
など消化器系の問題を起こし，さらに食欲
不振が助長されることになるため，少しで
も摂取するよう促す．食欲不振時には「食
べたい気分」を促すため，盛りつけを工夫
する，誰かと一緒に食べるようにするなど，
環境を調整することも大切である．栄養サ
ポートチーム（NST）や栄養士と協働する
ことも有効である．

外来治療では NST の介入が困難という
問題があり，入院治療では患者が食べたい
ものをすぐに準備できないというデメリッ
トがあるが，できないことにとらわれるの
ではなく，それぞれの利点を活かすことを
考える．外来では食べたいものを家族が準
備できるよう支援する．なお，入院中に家
族が持ち込む食品については衛生上の管理
に十分に注意する．

味覚嫌悪学習の防止[9]

ある食べものを食べ不快な思いをしたと
きに，その関連を学習する能力を味覚嫌悪
学習という．また，そのような食べものを
再び食べたときに，同様に不快な思いをす
ることがある（ガルシア効果，古典的条件
づけ，という）．したがって，食べたくな
いときや食べたくないものの摂取は控える
ようにしたい[9]．なお，化学療法の1～2

時間前から終了後3時間のあいだは味覚嫌
悪学習の防止の観点から，特に好物の摂取
を控えることが推奨されている[9, 10]．

経口摂取以外の方法

体重減少が著しい場合や栄養データの悪
化をきたす場合，また頭頸部の放射線療法
の併用など，栄養状態の悪化が高い確率で
予測される場合は，早い時期に栄養療法を
検討する．栄養療法には経腸栄養法と経静
脈栄養法とがある．

経腸栄養法は経静脈栄養法と比較して，
腸管粘膜萎縮がなく免疫機能が維持できる，
生理的な代謝による栄養価が維持できる，
感染などの合併症が少ない，安価といった
利点があり栄養療法の第一選択である．化
学療法では，治療に伴う口腔内および喉咽
頭，食道など上部消化管の粘膜障害による
食欲不振のある患者に適用される．経腸栄
養法は，消化管の機能が必要であり，イレ
ウスを併発している場合や高度の下痢によ
る栄養障害の場合などには利用できないた
め，経静脈栄養法を選択するが，長期間に
わたる高カロリー輸液は消化器の機能低下
の原因となるため，がんの治療に伴う食欲
不振の対処としては，必要最小限の期間と
する．経腸栄養剤や高カロリー輸液には成
分的にさまざまな種類があるため，患者の
栄養状態に適した製剤を選択するためには，
NST とともにチームでアプローチするこ
とを検討する．また経口摂取が可能となっ
た場合は，早期に経腸栄養から離脱できる
よう計画的にケアを進める．

■PEG

経皮的内視鏡胃瘻造設術（percutaneous
endoscopic gastrostomy：PEG）は経腸栄
養法の一つである．経鼻栄養チューブでは，

嚥下時の違和感や患者の苦痛が問題となる．しかし，PEG を利用することでこれらの問題を回避できる．近年，頭頸部がんの化学放射線療法では PEG が実施されることが多い．PEG 造設術は Pull 法，Push 法に加え，Introducer 法がある．Introducer 法はカテーテルが口腔内を通過せず，腹壁から胃内に挿入できるため，術後，PEG 挿入部の創部感染症併発のリスクが低い[11]．また，Introducer 法は，頭頸部がんや頸部食道がんなどの担がん患者に，Pull 法もしくは Push 法で胃瘻を造設するときに生じるがんの implantation*予防の最善策とされていた[12]が，増設時は細いカテーテル（14 Fr）しか挿入できないという特性があった．最近では，Introducer 変法が開発され，太いカテーテルの挿入が可能になっている．PEG に用いられるカテーテルとバルーンには種類があり，固定の安定性や交換の頻度において長所と短所があるため，看護師は留置している器材の特性に応じたカテーテルケアを行う．カテーテルの事故抜浅・抜去，閉塞，留置部位の皮膚障害に注意する．経腸栄養剤を利用する際，1 回注入量，速度，温度に注意する．また下痢や嘔吐のある患者では，1 回注入量，速度のほか，経管栄養剤の種類について考慮が必要である．反回神経麻痺をはじめ，嚥下障害のある患者では嘔吐時の誤嚥に注意する．また経腸栄養患者は経口摂取が少なく，唾液分泌が減少するため，口内環境が維持できず，感染症や舌苔が発生しやすくなる．状態に応じて経口摂取を勧めるとともに，食物を摂取していなくても口内ブラッシングをすることが必要である．

薬物療法

化学療法時の食欲不振に対する有効な薬剤はない．コルチコステロイドは食欲増進作用があるが，ムーンフェイス（満月様顔貌）や易感染など副作用の問題から長期間の使用は避けるべきであり，化学療法中の食欲不振には推奨されない．ただし，デキサメタゾンは支持療法として一時的に用いられており，悪心・嘔吐の抑制や食欲不振予防の効果を得ている．また，メドロキシプロゲステロンも食欲増進作用があるが，保険適用外である．

糖尿病をもつ患者のケア

糖尿病の既往のあるがん患者は少なくない．支持療法としてステロイド薬を投与するレジメンは多くあるため，治療中の血糖の管理には十分な注意が必要である．ステロイド使用時に血糖が上昇することは周知されているが，食事摂取ができないときには（血糖降下薬やインスリンにより）低血糖をきたすこともある．治療前に血糖コントロールが安定している患者でも，食欲不振が出始めた時点で，食事量と血糖値の推移についてアセスメントし，必要に応じて専門医に相談する．

精神的サポート

食は人間の基本的欲求の一つであり，健康のバロメーターでもあるほか，おいしいと感じることが楽しみとなるなどのストレス緩和効果もある．食欲不振の持続は精神

＊PEG におけるがんの implantation：胃瘻造設が原因で，胃と胃壁にがん細胞が転移することを指す．メカニズムとしては，口腔，咽頭，食道を胃瘻カテーテルが通過する際に，がん細胞が胃瘻カテーテルに生着し，それが胃壁や腹壁に転移する[12]．

的ストレスや不安を増強する要因となる．医療者にとっても患者の食事は重要な問題である．それゆえに，ついつい食事量ばかりを尋ねたり，食べるように励ましたりすることが多くなってしまう．しかし，そのことが患者のストレスを増強させてしまうことがある．食べられないことを否定するのではなく共感し，少しでも食べられたこ

とをともに喜ぶ姿勢が必要である．励ましと見守りをうまく使い分け，患者のストレス緩和を図るようなケアを提供していく．また，がん患者が抱えるさまざまな不安によって食欲不振を起こしている場合もあるため，患者が誰かに不安な思いを話せるような環境を整える．

事例 パンフレットの効果

　外来で化学療法を受けている男性患者のCさんの食欲不振は，自身で思いつく原因となる症状がなく，そうめんしか食べたいものが思いつかないという．栄養成分とともにさまざまな食品がカラーで載っているパンフレットを用いて，食べられるものについて話し合ったところ，いちご，スープなど食べられそうな食品がいくつか見つかり，「妻に買ってきてもらう」と笑顔がみられた．

　同様に外来で化学療法を受けているDさんの食欲不振は，がんの進行による器質的な障害が原因の一つである．外来の待合室に置いてあったパンフレットの「食べたいときに食べたいだけ食べてください」という説明を読んだDさんは，「食べたいときがなかったので食べなかった．食べなければ胃も楽だからそのほうがいい」と理解していた．しかし，2日で体重が1kgも減ってしまったため，Dさんは「無責任なパンフレットだ」と看護師に不満そうに言った．その1kgを取り戻すためには，さらに努力して摂取しなければならなかった．

分析▶上記は同じパンフレットを利用した結果である．Cさんは食べたいものが見つかったことで一時的にでもストレスが緩和されたが，Dさんのストレスは増強し，看護師との信頼関係も危うくなってしまった．もし，看護師がDさんと一緒にパンフレットを見て話し合っていれば，このような結果を回避できたと考えられる．パンフレットはどの患者にも適応できるように作成されているため，患者が自由に持ち帰る場合はこのような結果をまねくこともある．パンフレットに沿って患者と一緒に考えるなかで，「食べられない」ことへの共感，患者の理解の確認などを行うことが大切である．

▶ 患者のセルフケア支援

　食欲不振には，家族の支援を含めたセルフケアが有効であることを理解してもらう．食欲不振が化学療法の投与日と関連してパターン化している場合には，パターンを見つけるため，主観的体験を聞いたり，患者

にも考えてもらったりして，症状マネジメントに患者が参加できるようにする．味覚障害や嘔気など，ほかの副作用が原因となっている場合には，関連性を理解してもらう．患者が具体的にどうすればいいのかが

わからなかったり栄養に関する知識がなかったりするのは当然のことである．わからないままでは症状の改善は望めないうえ，そのような状況が持続すれば，患者・家族ともに意欲が低下することもある．患者と家族が理解できるように，食品や料理方法を提示したり，より具体的に栄養指導を実施したりするなど，個々の患者に合わせた支援を行う．家族がいない患者では，市販の総菜や即席食品のアレンジ[6]について提案する．家族の協力がある患者では，患者と家族とがお互いを理解しながら，症状マネジメントに取り組めるように支援する．「何を買ってきても，食べてくれないから途方に暮れる」「栄養のあるものを準備しても，いらないと言う」など，家族の思いを聞くことがある．家族が望む「食べる」と，その患者の身体状況として可能な「食べる」にずれが生じている場合もある．患者が食べないことは家族の責任ではないことを伝え，マネジメントについて一緒に考え

てみるとよいだろう．

　Dさんの事例のように，患者・家族任せにしていては，マネジメントは成功しない．患者・家族とともに考える姿勢で指導する．また，治療が長期に及ぶ場合には，ストレスも強くなるので，患者・家族の努力や取り組みを認めるなど，エンパワーメントを心がけ，マネジメントが継続できるような支援をする．強い食欲不振がある時期は患者のストレスも強いため，指導は時期を見極めて行う．「食べさせる」ではなく「どうすれば食べることができるのかをともに考えていく」という視点で指導を実施することが大切である．経腸栄養法を導入した場合には，メリットとデメリットを理解してもらい，患者が口腔内衛生をはじめ必要なセルフケアを行えるよう，また適切な時期に経口摂取に移行するためにも，患者が「食べる」ことに意欲的に取り組めるような支援を，家族とともに考え，実践していくことが大切である．

◉文献

1) Aoyama T, Yoshikawa T, Shirai J, et al. Body weight loss after surgery is an independent risk factor for continuation of S-1 adjuvant chemotherapy for gastric cancer. Ann Surg Oncol 2013；20（6）：2000-2006.
2) Van Bokhorst-de Van der Schuer MA, Langendoen SI, Vondeling H, et al. Perioperative enteral nutrition and quality of life of severely malnourished head and neck cancer patients：a randomized clinical trial. Clin Nutr 2000；19（6）：437-444.
3) 神田清子. がん化学療法で変化する味覚にどう対応する？. エキスパートナース 2000；16（10）：16-20.
4) 佐藤重美. 化学療法を受ける癌患者の栄養管理. 看護 1994；46（6）：199-212.
5) Yong VR. Energy metabolism and requirements in the cancer patient. Cancer Res 1997；37：2336-2347.
6) Oncology Nursing Society ホームページ. https://www.ons.org/pep/anorexia
7) 静岡県立静岡がんセンター, 日本大学短期大学部食物栄養学科, 編. 抗がん剤・放射線治療と食事のくふう（改訂版）. 女子栄養大学出版部；2018.
8) がん研究振興財団. こころとからだを支える がんサバイバーのための かんたんおいしいレシピ. がん研究振興財団；2017.
9) 狩野太郎. がん治療に伴う食欲低下. 日本がん看護学会, 監. がん治療と食事. 医学書院；2015. p.26.
10) Grant B, Bloch AS, Hamilton KK, et al. American Cancer Society Complete Guide to Nutrition for Cancer Survivors：Eating Well, Staying Well During and After Cancer 2nd ed. American Cancer Society；2010. p.227-262.
11) 丸山道生. PEG 管理の注意点. 佐々木雅也, 幣憲一郎, 編. 経管栄養ハンドブック A to Z. 南江堂；2009. p.162-169.
12) 鈴木　裕. がん治療における栄養管理. 北原　規, 相場惠介, 編. 化学放射線療法プラクティカルガイド. 南山堂；2009. p.71-72.

味覚障害

田墨惠子

味覚障害は，がん患者の多くが体験する症状であり，食欲不振の原因となる代表的な症状の一つでもある．味覚障害のさまざまな報告がされるなか，味覚変化がQOLの多側面に影響を及ぼすことが示唆されている[1]．時には栄養状態に影響が及ぶこともあり，心理的にも身体的にも，患者や家族の負担となる症状である．メカニズムはある程度，明らかになっているが，標準的なマネジメント方法が確立されているとはいえない状況である．味覚障害が起こり食べないことで，さらに症状が悪化するため，タイムリーなアセスメントを行い，その患者の個別性に応じたケアを提供することが大切である．

key words

口腔の衛生，味つけ

化学療法で味覚障害が起こるメカニズム

味覚障害のメカニズム

味覚は五感の一つであり，生理学的に基本味とされる味は，甘味，酸味，塩味，苦味，うま味の5つである．「コーヒー味」「イチゴ味」などと表現されることがあるように，味覚は嗅覚の影響を受ける．また，味覚障害時に患者が体験する好まれない味である金属味は，基本味以外の味の一つである．

口に入った食物は，唾液と混合され，舌にある有郭乳頭の側壁にみられる味蕾細胞（図1）を刺激し，味覚細胞に達する[2]．味覚細胞が刺激されると，舌の前2/3は顔面神経，舌の後ろ1/3は舌咽神経，口蓋は大椎体神経を介して脳に伝えられ，味として

判断される[3]．味蕾細胞は成人では9,000〜1万個存在する．食事のおいしさは味覚以外にも嗅覚，触覚，視覚などにより総合的に判断される．十分な唾液分泌がなければ味を識別することはできない．唾液は咀嚼運動によって唾液腺（耳下腺，舌下腺，顎下腺）より分泌されるほか，咀嚼された食物から得る粘膜刺激などによって分泌される．唾液分泌は自律神経の影響を受けるため不安が強いなど緊張状態にある場合，分泌が減少する．また，舌苔の付着や舌の真菌感染は味蕾細胞の味孔を塞ぐため味を知覚できなくなる．味蕾細胞は，ターンオーバーが早いため抗がん薬の影響を受けやすい．

多くの味覚異常は，唾液分泌，味蕾細胞，神経伝達，咀嚼機能，味覚以外の感覚など

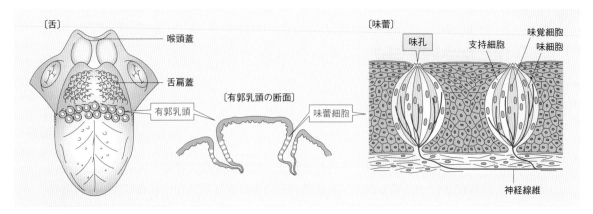

図1 味覚器

表1 味覚異常の原因

腫瘍の直接的な影響	腫瘍浸潤（部位）	• 口腔内 • 耳下腺（耳下腺は最大の唾液腺），顎下腺，舌下腺 • 味覚の伝達や関連する感覚（嗅覚，触覚，視覚）を支配する神経領域
	全身状態の悪化	• 脱水による唾液分泌の減少 • 新陳代謝が阻害されることによる味蕾の再生の遅れ • 舌苔の付着　など
がん治療の影響	手術	• 味覚に関連する部位の手術
	放射線療法（頭頸部の照射）	• 唾液分泌の減少（唾液腺，耳下腺） • 味蕾細胞の破壊 • 口腔粘膜障害 • 感染症（真菌感染）
	化学療法	• 味覚障害の頻度の高い抗がん薬の使用（例：亜鉛のキレート作用） • 味蕾細胞の直接障害と再生の遅延 • 神経障害の症状[3] • 口腔粘膜障害 • 感染症（真菌感染）：支持療法に使用するステロイドによりリスクが高い
味覚に影響する要因	身体的	• 加齢[4] • 性別：男性＜女性[4,9] • 喫煙：苦味，塩味を感じにくくする[4] • ストレス：苦味を感じにくくする[4] • 亜鉛欠乏症：味蕾細胞の新陳代謝を遅らせる[4] • ビタミンB_{12}・鉄の不足：味蕾細胞の新陳代謝を遅らせる[4]

のいずれかに問題が生じた場合に起こる．味覚障害を起こす要因はさまざまである（**表1**）．女性のほうが男性より味覚に敏感なため，味覚異常は女性に出現しやすいといわれている[4,5]．また味蕾細胞は加齢で減少し，味覚は70歳以上で軽度鈍感になるが[4]，味覚障害の出現頻度への影響については不明である．基本味の味覚は舌全体で同じように感じるため，部位のいずれかで，ある基本味を特化して知覚しているわ

けではない．味覚障害については唾液量測定や味覚機能検査などによる評価もあるが，化学療法の副作用に対する評価は，一般に日常診療では行われていない．

薬剤性の味覚障害

味覚障害の原因は，特発性，亜鉛欠乏性，薬剤性，感冒後，全身疾患性，心因性，中枢性，医原性，風味障害がある[5]．味覚障害は，食への意欲を著しく低下させるほか，「口あたりがいい」と感じるものが少なくなるため，食事の選択の幅を狭めることにもなる．化学療法を受ける患者の45～84%に発生しており[6,7]，1993年の神田らの報告によると，化学療法中では26.4～44.5%，治療後では26.4～35.5%の人に味覚障害が発生している[8]．一方，味覚障害患者は2003年以降，13年間で1.8倍に増加しているという報告もあり[9]，抗がん薬の種類が増えてきていることにより，化学療法の副作用である味覚障害も増加していることが推測できる．抗がん薬以外にも味覚障害や唾液分泌の減少を副作用にもつ薬剤は多数あるため，抗がん薬以外に使用している薬剤についても注意が必要である．

薬剤性の味覚障害の主な原因は，味蕾細胞の破壊や障害，末梢神経障害，亜鉛欠乏症であるが，薬剤に関しては後述するフルオロウラシル以外，特性などの詳細なメカニズムは不明である．

味蕾細胞の新陳代謝には，必須微量元素である亜鉛が必要であり，欠乏すると，味覚に障害を起こすことが知られている．亜鉛欠乏は，亜鉛吸収の低下，排泄の増加により起こる．長期にわたる食欲不振が亜鉛欠乏の原因となるほか，フルオロウラシルは亜鉛キレート作用をもち，亜鉛の吸収を阻害する．

化学療法前・中・後のアセスメント

化学療法前のアセスメント

味覚障害は化学療法以外の原因でも起こるため，化学療法開始前の味覚の状態を確認する．もしすでに味覚障害があるようなら，原因についてアセスメントし，舌苔をはじめとする治療可能な問題は改善しておく．特に原因がないにもかかわらず，治療前から味覚が低下している患者は，血清亜鉛を測定し，亜鉛欠乏についてもアセスメントする．味覚についてのみ問うのではなく，治療前の口腔内の状態，唾液分泌の状態，また歯磨きの習慣なども情報収集し，アセスメントする．

治療中の味覚障害をアセスメントするためにも，健常時の患者の好み・味つけを知っておく．問診時に，「濃い味と薄味のどちらを好むか」という漠然とした問い方よりは，「病院食の味つけをどう感じるか」や「漬物にかけるしょう油の量はどの程度か」などの問いのほうが客観的に評価でき，治療による影響を把握しやすい．味覚障害が出現すると，酸味が有効なため，酸味の好き嫌いについても情報を得ておくとよいだろう．

表 2　味覚障害のアセスメント項目

原因となっている問題	● 表1，表4参照
出現パターン	● 出現する時期：治療との関係 ● 持続期間：一過性なのか慢性的なのか，治療経過と持続期間の変化
味覚障害の状態と程度 身体的側面を含む	● 口腔内の状態：唾液分泌の状況，舌苔の有無，感染症の併発の有無 ● 障害の種類：味覚の変化（どの基本味が感じないのか），味覚の減退，無味 ● 食欲への影響 ● 食事摂取量への影響 ● 栄養状態への影響（5章5参照） ● 治療経過と程度の増悪 ● 食が進む食品
心理・社会的側面	● ストレスや不安の程度 ● セルフケア能力 ● 食欲不振以外に起こっている問題（例：家族の食事準備の困難さ，付き合いの困難さ） ● 家族の協力 ● 家族の負担やストレス

化学療法中のアセスメント

　味覚障害が出現した場合は，身体的な状況，また心理・社会的な面からアセスメントする（表2）．症状評価ツール（例：「化学療法に伴う味覚変化症状評価スケールCiTAS〈Chemotherapy-induced Taste Alterations Scale〉」[10, 11]〈味の感じ方，不快な味覚変化や症状，困りごとなどを評価する〉）を使うと，系統的なアセスメントや情報共有が可能になる．症状の出現時期，持続期間，程度などは患者の自覚症状と食事摂取状況などの客観的な情報を関連づけてアセスメントする．味覚障害の頻度の高い抗がん薬を含むレジメンでは特に注意が必要である（表3）．また，味覚障害を副作用にもつ薬剤は多種多様なため，抗がん薬以外の薬剤にも注意する．

　症状には，甘味を強く感じる，苦味を強く感じるというような味覚の変化と，味を全く感じない無味とがあり，後者の場合，患者から「砂を食べているようだ」といっ

た表現を聞くことがある．口腔内の状態は，味覚障害出現の徴候にもなるため，患者の自覚症状がなくても，治療開始後，早期から継続的に観察する．支持療法にステロイドを使用している場合は，特に口腔内の真菌感染に注意が必要である．唾液分泌の減少は，口腔内環境の悪化や味覚異常をまねく要因となるため，日々アセスメントする．味覚障害の症状が軽度だと患者は砂糖や塩を多めに使うことで，対処していることもあるため，味つけの変化についても注意する．過度のストレスにより味覚が変化することもあるため，患者がストレスを受けていないか，ふさぎこんでいないかなどにも注意する．食欲不振により必要な食事摂取量が維持できない場合は，食欲不振時のアセスメントに沿って，栄養状態の評価を行う．

化学療法後のアセスメント

　味覚障害は多くの場合，化学療法終了後（3.5か月以内）に回復する[12]．しかし，唾

表3 添付文書に味覚障害の頻度が記載されている薬剤 (抜粋)

種別	頻度	一般名 (商品名)
分子標的治療薬	20% ≦	スニチニブ (スーテント®)
	10〜30%	ボルテゾミブ (ベルケイド®)
	10% >	ベバシズマブ (アバスチン®), エルロチニブ (タルセバ®)
	0.2〜1%	トラスツズマブ (ハーセプチン®)
	1〜5%	イマチニブ (グリベック®)
	頻度不明	ソラフェニブ (ネクサバール®)
抗がん薬	5〜10%	オキサリプラチン (エルプラット®)
	5% ≦	ビンブラスチン (エクザール®), テガフール・ギメラシル・オテラシルカリウム配合 (ティーエスワン®)
	1〜10%	ゲムシタビン (ジェムザール®)
	10% >	カペシタビン (ゼローダ®)
	0.1〜5%	シクロホスファミド (エンドキサン®), フルオロウラシル (5-FU®)
	5% >	ペメトレキセド (アリムタ®), パクリタキセル (タキソール®), ドセタキセル (タキソテール®), ビンデシン (フィルデシン®)
	1% >	カルボプラチン (パラプラチン®), エトポシド (ベプシド®, ラステット®)
	頻度不明	エストラムスチン (エストラサイト®), イリノテカン (トポテシン®), フルダラビン (フルダラ®), メトトレキサート (メソトレキセート®)

(岡本禎晃, 田墨惠子. 代表的な抗がん薬・分子標的治療薬の副作用一覧表. 荒尾晴惠, 田墨惠子, 編. スキルアップ がん化学療法看護. 日本看護協会出版会；2010. 巻末より改変)
上記以外にビンクリスチン, ビノレルビン, ピラルビシン, ミトキサントロン, シスプラチンも味覚障害を起こしやすい[12]

液分泌の減少や口腔内の感染などにより味覚障害が引き起こされている場合や, 神経障害の症状として出現した場合は, 原因となる症状が改善されるまで回復しないこともある. 頭頸部領域 (特に舌) の化学療法の場合は, 改善のためにさらに時間を要する (約1〜2年)[12,13]. 治療終了後は, 味覚のより早い回復を促すためにも, 症状のアセスメントを継続する. なお, 頭頸部の放射線療法を併用した患者は, 不可逆的な唾液腺障害を併発していることがあり, 化学療法が終了しても症状は回復しない. このような場合は, 患者のストレスや不安もより強くなると考えられるため, 心理・社会的側面からのアセスメントが重要になる.

味覚障害に対する看護ケア

味覚障害の予防と対処（表4）

■味蕾の新陳代謝を高める

味蕾の新陳代謝を高める亜鉛，ビタミンB_{12}，鉄を多く含む食品の摂取を促す．患者・家族が食品をすぐに選択できるよう，具体的な食品を挙げて説明をする．さらに唾液分泌を促す方法を取り入れる．化学療法を受けている患者が食欲不振になると，栄養状態のことが気になるのは当然であるが，味覚障害がある場合は，嫌だと思う食品を無理に食べることは避けるほうがよい．酸味のきいたフレッシュジュースは唾液腺を刺激する点は有効であるが，グレープフルーツジュースはCYP3A4を阻害するため，CYP3A4が代謝に関与する薬剤を使用している場合は避ける．

■味覚異常時の味つけや食事形態の工夫

金属味がある場合は，塩味を控えめにして，味をはっきりさせる．味をはっきりさせる方法として以下が推奨されている[14]．

- うまみやこくをきかせる．
- 酸味をきかせる．

表4 味覚異常の予防と対処

味蕾細胞の新陳代謝を促す	① 亜鉛の豊富な食品を取り入れる 抹茶，緑茶煎茶（一番茶），牡蠣，かずのこ，玄米茶，ココア，イワシみりん干し，煮干し，タラバガニ（茹），サザエ，あまのり，あさくさのり，きなこ，赤色辛味噌，カシューナッツ，アーモンド，ゴマ（いり） ② ビタミンB_{12}（サンマ，シジミ）・鉄（ヒジキ，ホウレンソウ）の豊富な食品を取り入れる
味蕾細胞の感受性を高める	① 口腔内の衛生を保つ：食事前後のうがい，食後の歯みがき ② 白苔への対応：舌をブラッシングする ③ 料理の工夫：香り，ダシ，香辛料を活かす
唾液の分泌を促す	① レモンや炭酸水でうがいをする ② 頻回に水，フレッシュジュースを口に含む ③ 水，人工唾液を補充（噴霧）する ④ 口腔粘膜を傷つけないシュガーレスガム，キャンディを口に含む ⑤ 酢のもの・酸味食品を利用する
食物嫌悪になるのを予防する	① 嫌いに思う食べものは無理に摂らずに，別のタンパク源を探す ② 甘味や塩味を集中させ，少し味を濃くするなどの工夫をする ③ 不快な臭いを避ける ④ 熱いものは冷ます ⑤ 金属味には，シュガーレスガム，キャンディを口に含む
ストレスの緩和方法を見つける	① リラクセーション ② 深呼吸（意識して吐き出す息を長くする） ③ 味覚異常があることを伝え，料理などの理解を得る

（神田清子．味覚異常．濱口恵子，小迫冨美恵，坂下智珠子，ほか，編．がん患者の在宅療法サポートブック．日本看護協会出版会；2007．p.64より引用）

- 冷ましてから食べる.
- 食材のもち味を活かす.
- からし，カレー，しょうが，梅などで味にアクセントをつける（抗がん薬投与中は消化管粘膜が脆弱になっているため，香辛料の使用には注意する）．ただし，強い味は症状によっては不快に感じることもある.

　甘味を強く感じる場合は酸味でアクセントをつける，食べものを苦く感じるときは，汁物で舌の上を早く通過させることが紹介されている[15]．いずれの方法も患者に提案し試してもらい，患者に合った方法を見つけることが大切である.

　唾液分泌の減少がある場合は，水分の多いもの（汁物やおかゆなど）を試してみる.

■口腔の清潔を保つ

　歯磨きは，口腔内の不衛生による味覚障害の原因をつくらないという点，また味覚障害出現中には，さっぱり感による味覚の変化に期待できるという点で，予防と対処の双方において有効である．無糖のガムをかむことで唾液分泌を促すことは，口腔内の環境を維持するという点でも有効である.

■精神的サポート

　一般には，味覚障害によりストレスを生じるが，ときには，強いストレスにより味覚障害を生じる場合もある．いずれにしてもストレスが少しでも緩和されるようケアすることが大切である．味覚障害は個人の主観的な体験であり，ストレスは患者ごとに違うため，体験や患者の思いを聞いたうえで，個別のストレスにアプローチする．味を感じないつらさに共感することや，患者とともに対処を考えることは，効果的なケアの一つである．またリラックスできる環境で食事ができるよう環境調整を行う.

味覚障害と亜鉛製剤

　亜鉛不足は味覚障害の原因となるが，血清亜鉛値の低下を認めない事例に対する亜鉛製剤の投与については明確にされていない．血清亜鉛が正常値であっても診断的治療として服用させてもよい[16]とする一方で，化学療法に関する味覚障害において亜鉛製剤の効果の報告は少なく，臨床では化学療法による味覚異常に対して亜鉛製剤を積極的に用いることはできない[17]とする見解もある．亜鉛含有製剤には，酢酸亜鉛のほか，胃潰瘍治療薬であるポラプレジンクがあるが，低亜鉛血症は適用外である.

▶ 患者のセルフケア支援

　味覚障害の予防のためには，患者のセルフケア能力に働きかけ，予防行動をとってもらうことが大切である．また，味覚障害が出現しても努力して摂取することで，かろうじてではあっても，栄養状態が維持できることが多いため，対処という点においてもセルフケアは有効である．患者が味覚障害のメカニズムを理解し，必要なセルフケアを行えるよう，患者のセルフケア能力に働きかける．味覚障害が出現していない時期の亜鉛含有量の多い食品などの摂取について「嫌いだから食べられない」というのではなく，努力して摂取できるよう支援する．味覚障害が出現したときは，栄養バランスよりもまずは食べられる食品を探すことを優先すべきである．同じ食品でも調

理法を変えることで，口あたりがよくなることがある点を理解してもらい，一度食べたときにだめだったからもう二度と食べないのではなく，方法を変えて，試してみる価値があることを理解してもらう．有効とされている方法は，早期から伝えていく，また，味覚障害が改善している時期があるのなら，そのときにできるだけ栄養価の高いものを食べるように促すなどである．

患者が，自分の口腔内の状態をアセスメントできるよう，患者とともに口腔内を観察し，定期的な歯磨きや，日常的な舌のブラッシングを行えるよう支援する．

味覚障害がストレスとなっているときは，そのことばかりを尋ねられると，さらにストレスが強くなることもあるため，患者の反応を観察しながらアプローチする．ストレスが強いときにはリラクセーション法を取り入れることについて提案するほうがよいだろう．

患者が家族の誰かに調理をしてもらっている場合は，調理法について，看護師が家族と話し合うことが必要である．また，患者に，家族が作ってくれた料理について，感想をフィードバックすること，食べられそうな食物や調理方法を伝えることを提案する．家族に患者の味覚障害を認識してもらうとともに，味覚障害のある患者を家族が心にかけていることを，患者自身が認識できるよう，看護師から家族のがんばりを伝えることは，患者・家族双方のストレス緩和という点で，大切なケアである．

●文献

1) 海津未希子，小松浩子．化学療法による味覚変化が栄養とQOLに与える影響—システマティックレビュー．日本がん看護学会誌 2018；32：1-11.
2) 神田清子．味覚異常．濱口恵子，小迫冨美恵，坂下智珠子，ほか，編．がん患者の在宅療法サポートブック．日本看護協会出版会；2007. p.60.
3) 羽田達正．味覚障害．大村健二，編．がん患者の栄養管理．南山堂；2009. p.50.
4) 前掲書2). p.61.
5) 任　智美．味覚障害の診断と治療．臨床栄養 2015；127（1）：19.
6) Wickhman RS, Rehwaldt M, Kefer C, et al. Taste changes experienced by patients receiving chemotherapy. Oncol Nurs Forum 1999；26（4）：697-706.
7) Gamper EM, Zabernigg A, Wintner LM, et al. Coming to your senses：detecting taste and smell alterations in chemotherapy patients. A systematic review. J Pain Symptom Manage 2012；44（6）：880-895.
8) 神田清子，飯田苗子，太田紀久子．がん化学療法を受けた患者さんの味覚変化に関する研究第1報　がん化学療法剤と味覚変化との関係．日本がん看護学会誌 1993；12（2）：3-10.
9) Ikeda M, Aiba T, Ikui A, et al. Taste disorders：a survey of the examination methods and treatment used in Japan. Acta Otolaryngol 2005；125（11）：1203-1210.
10) Kano T, Kanda K. Development and validation of a chemotherapy-induced taste alteration scale. Oncol Nurs Forum 2013；40（2）：E79-E85.
11) 狩野太郎．化学療法に伴う味覚変化—症状評価スケールを用いた評価と症状に合わせた対処の工夫．がん看護 2013；18（4）：419-424.
12) 石川　寛．味覚障害（味覚異常）—薬を飲み始めてから食事の味が変わりました。これって薬の副作用かしら？何とかなりませんか？薬事 2018；60（4）：705.
13) Bernhardson BM, Tishelman C, Rutqvist LE. Chemosensory changes experienced by patients undergoing cancer chemotherapy：a qualitative interview study. J Pain Symptom Manage 2007；34（4）：403-412.
14) 静岡県立静岡がんセンター，日本大学短期大学部食物栄養学科，編．抗がん剤・放射線治療と食事のくふう．女子栄養大学出版部；2009. p.146.
15) 前掲書14). p.147.
16) 前掲書3). p.54.
17) 前掲書12). p.707.

下痢

長谷川久巳

　下痢とは，便が水分を多く（200 mL/日以上）含む状態（軟便，泥状便，水様便など），あるいは1日3回以上の無形便が排泄される場合とされている[1, 2]．しかし，排便回数に明確な基準はなく，1日1回でも水分量が多い便が排泄されれば下痢という[1, 3]．

　化学療法および放射線療法に起因する下痢は，CTID（cancer treatment-induced diarrhea），化学療法のみに起因する下痢は CID（chemotherapy-induced diarrhea）と称される[4, 5]．下痢により腹痛，残便感，食欲不振，悪心などの不快症状が生じるだけでなく，下痢への不安から活動範囲を制限するなど，生活にも大きく影響するものである．加えて，下痢が続くことで肛門部の疼痛や出血，体重減少，電解質異常，脱水，そして場合によっては生命の危険も生じうる．

key words　早発性・遅発性下痢，腸粘膜の傷害，免疫チェックポイント阻害薬

化学療法で下痢が起こるメカニズム

　下痢は腸管の運動，分泌，炎症，吸収の異常により発生するが，化学療法で生じる下痢は，主に次の3つが考えられている[4, 6-11]．

　1つ目は，コリン作動性と考えられるもので（早発性下痢），抗がん薬投与開始後24時間以内と早期に出現し，持続時間は比較的短く，一過性のものである．腸は副交感神経の支配を受けているが，抗がん薬により副交感神経が刺激され，腸管運動の亢進，水分吸収阻害が起こり，下痢をきたすものである．

　2つ目は，抗がん薬が代謝回転の速い細胞も攻撃することによって生じる腸粘膜の傷害によるものである．これは，抗がん薬投与開始後24時間以降から数日たって出現するもので（遅発性下痢），抗がん薬あるいはその代謝物による腸粘膜の絨毛の萎縮，脱落により，水分吸収阻害，腸液分泌過多，体液の漏出などが起こると考えられている．遅発性下痢は，抗がん薬投与を中止してもなかなかよくならず，電解質異常や脱水などを引き起こすこともあり，重篤になると生命にかかわる可能性もある．

　3つ目は，腸粘膜の傷害により粘膜防護機構が低下することで，感染のリスクも高くなり，特に白血球の減少時や抗菌薬の投与時の腸管感染により，下痢となる場合である．

イリノテカン[4-11]

コリン作動性によるものと腸管粘膜傷害によるものの2つがある．コリン作動性によるものは，イリノテカンのアセチルコリンエステラーゼ阻害作用により副交感神経が刺激されることによるもので，投与中・直後から数時間以内に出現するが，持続期間は短く，抗コリン薬の投与が有効である．遅発性のものは，投与後5～6日以降から10日前後経過してから生じるもので，イリノテカンの活性体SN-38による腸管粘膜の傷害によると考えられている．イリノテカンは，肝臓でカルボキシルエステラーゼにより活性体SN-38となり，これが抗腫瘍効果を示すが，さらにUGT1A1[*]によってグルクロン酸抱合を受け，非活化体SN-38グルクロニド（SN-38glu）となる．これらは肝臓より胆汁内に排泄後，腸内細菌β-グルクロニダーゼが非活性型SN-38glu を脱抱合して，再び毒性の強い活性型SN-38となり，腸壁を傷害すると考えられている．

分子標的治療薬[5, 7, 11-13]

分子標的治療薬による下痢は，それぞれが異なったメカニズムで生じる．たとえば，上皮成長因子受容体（EGFR）阻害薬では，

[*]UGT：ウリジンニリン酸（UDP）-グルクロン酸転移酵素(UDP-グルクロノシルトランスフェラーゼ).

消化管粘膜（EGFRの高発現部位）で，塩化物の分泌抑制を調整しているEGFRを阻害することにより，腸管粘膜Cl⁻の排泄阻害が生じ，分泌性下痢を引き起こすと考えられている．また，腸管に存在し腸の運動機能に関係するCajal細胞はKIT（細胞の増殖に関与する因子）を発現している．イマチニブにはKITの抑制や消化管粘膜への刺激作用があるため，下痢が生じる．KIT阻害作用を有する薬剤では同様の機序が推定されている．そのほか，血管内皮細胞増殖因子受容体（VEGFR）阻害薬による下痢は消化管粘膜の直接障害，mTOR阻害薬による下痢は腸管細菌叢の変化，ボルテゾミブによる下痢は自律神経障害によるものが考えられている．

免疫チェックポイント阻害薬[5, 7, 14, 15]

免疫チェックポイントは免疫反応の恒常性維持に関与しており，免疫チェックポイント阻害薬の使用により，このバランスが崩れ，さまざまな臓器で自己免疫反応として炎症が生じ，免疫関連有害事象（irAE）とよばれる副作用が生じる．特に皮膚や消化管，肺，内分泌器官は発現頻度が高い臓器となっている．薬剤の種類や投与量によって発現の頻度は異なるが，抗CTLA-4抗体の下痢の発生頻度は全Gradeで23～33%（Grade 3以上で3～6%），抗PD-1抗体では全Gradeで11～19%（Grade 3以上で1～4%）となっている．

化学療法前・中・後のアセスメント

化学療法前のアセスメント

治療内容や治療経過，身体状態などから下痢が生じるリスクと，排便状況，それに対する対処といった患者の認識やセルフケアの状況をアセスメントする．

■ 投与薬剤・治療レジメンの下痢の発生頻度・時期・持続期間

表1に下痢が生じやすい薬剤を示す．治療内容から単剤および併用での下痢の発生頻度・時期・持続期間などを，薬剤のインタビューフォーム（医薬品添付文書を補完する総合的な医薬品解説書）などから確認し，下痢が生じるリスクを推測する．

イリノテカンでは[4, 6-11]，早発性および遅発性の両方の下痢が生じる可能性があるが，そのほかは治療開始後数日（7〜10日）たってから出現する．フルオロウラシルは，投与量，投与回数の増大により下痢が増す傾向がある．一般に連日投与や持続点滴投与より，ボーラスによる1回大量投与を毎週繰り返した場合のほうが，激しい下痢をきたす危険性がある．

分子標的治療薬においては[7, 11-13]，エルロチニブはゲフィチニブよりも下痢の発生頻度は高く，発生時期は投与開始から中央値7日（1〜140日）であるが，一般的に分子標的治療薬により下痢が重篤化することはまれとされている．

免疫チェックポイント阻害薬においては[7, 14, 15]，イピリムマブ，ニボルマブでGrade 3以上の腸炎の好発時期は約7〜8週，ペムブロリズマブで約6か月という報告があるが，初回治療数日での発現や，治療終了から数か月経過した後に腸炎が発現した場合もあり，治療開始初期から下痢の評価が不可欠とされている．

■ がんの状態とがんの治療経過

表2にがん患者の下痢の原因を示す．抗がん薬以外の薬剤性の下痢，がん治療関連の下痢，腫瘍そのものが原因となる下痢など，がんの状態や治療によっても下痢は生じる[1, 2, 6, 10]．がんの転移の有無やその部位，症状出現の有無などからがんの状態や

表1　下痢が生じる主な抗がん薬

細胞傷害性	分子標的治療薬
• イリノテカン • エトポシド • フルオロウラシル（ボーラス投与，ロイコボリンホリナートカルシウム投与により頻度が高まる） • カペシタビン • テガフール・ギメラシル・オテラシルカリウム • メトトレキサート • トリフルリジン・チピラシル • ドセタキセル • パクリタキセル • シタラビン • ドキソルビシン • アクチノマイシン • マイトマイシンC • オキサリプラチン • シスプラチン • シクロホスファミド • シトシンアラビノシド • ダウノルビシン	抗EGFR抗体薬 　• セツキシマブ 　• パニツムマブ EGFR-TKI 　• エルロチニブ 　• ゲフェチニブ 　• アファチニブ 　• オシメルチニブ mTOR阻害薬 　• テムシロリムス 　• エベロリムス そのほかの低分子化合物 　• ラパチニブ 　• スニチニブ 　• ソラフェニブ 　• アキシチニブ 　• パゾパニブ 　• イマチニブ 　• ダサチニブ 　• ボスチニブ 　• ボルテゾミブ 　• レゴラフェニブ 　• レンバチニブ
免疫チェックポイント阻害薬	
• イピリムマブ • ニボルマブ • ペムブロリズマブ	

表2 がん患者の下痢の原因・要因

	原因・要因	留意点
薬剤性	抗がん薬，下剤，（ほとんどの）抗菌薬，制酸薬（マグネシウムなどを含む），胃酸分泌抑制薬（H_2ブロッカー，PPI〈プロトンポンプ阻害薬〉），コルヒチン，テオフィリン，コリン作動薬，コリンエステラーゼ阻害薬，メトクロプラミド，プロスタグランジン製剤（ミソプロストールなど），NSAIDs，鉄剤，ビタミン・ミネラルサプリメント，漢方薬	多岐にわたる．他院で処方されている薬剤やサプリメントも確認する
治療関連	放射線療法，GVHD〈移植片対宿主病〉，消化管関連手術後（胃全摘，膵頭十二指腸切除，膵臓全摘，小腸切除，結腸切除など），腹腔神経叢（内臓神経）ブロック	治療の時期と下痢の発現のタイミングを確認する
感染症	ウイルス性（ロタウイルス，ノロウイルスなど），細菌性（クロストリジウム・ディフィシル，エンテロトキシン産生大腸菌，MRSAなど），原虫，カンジダ	食事内容，渡航歴，家族歴，便の状態（血液や膿の混入），随伴症状（発熱・悪心・嘔吐）に注意する
腫瘍性	大腸がん，直腸がん，膵臓がん，カルチノイド腫瘍，膵島腫瘍，VIP（Vipoma）産生腫瘍，ガストリン産生腫瘍，小腸直腸瘻，がん性腹膜炎	がんの状態を確認する
閉塞・狭窄	腫瘍による部分的閉塞，宿便（溢流性便秘），麻薬性腸管症候群	
併発症	糖尿病，甲状腺機能亢進症，炎症性腸疾患（潰瘍性大腸炎，クローン病），過敏性腸症候群，乳糖不耐症	既往歴などを確認する
食事・栄養	果実，アルコール，香辛料，経管栄養剤，高脂肪食	食事や水分摂取の内容や量を確認する

（小林健二．消化器疾患の診かた，考えかた．中外医学社；2017．p.53，大坂 巌．便秘・下痢のアセスメントと治療．薬事 2017；59（3）：533-534，鍛治園 誠．下痢．吉村知哲，田村和夫，監．がん薬物療法副作用管理マニュアル．医学書院；2018．p.42を参考にして作成）

がん治療によって下痢が生じる可能性があるかをアセスメントする．たとえば腹部や骨盤への放射線療法による下痢は，治療開始2～3週後に最も高頻度にみられるが，治療終了後にも持続することがあり，照射範囲や期間を把握する必要がある．そのほか，薬剤も排便に影響を及ぼすため，使用している薬剤の確認や整理も検討する．

■ 健康時および現在の排便状態（回数，量，性状，色）・パターン

通常の排便状態やパターンは個人差が大きいため，健康時はどのような状態・パターンであったかを確認するようにする．また，手術や放射線療法などの治療によって排便状態が変化する場合があるため，現時点（化学療法前から1週間程度）での排便状態も併せて把握し，ベースラインとなる排便状態を明確にしておく．また，前治療で化学療法を経験している場合は，その際の排便状態（化学療法前後での排便の変化など）の情報も収集する．

■ 全身状態，栄養状態，水分出納バランス，体重

高齢者や全身状態の低下，脱水傾向，栄養状態不良などがみられる患者は，下痢が生じると重症化する可能性がある．PS（performance status）の評価，食事・水分の摂取状況，栄養状態，体重に加え，血液検査所見も確認し，脱水傾向にないか，栄養状態について治療前のベースラインを把握する．

■ 患者・家族の認識，対処方法，生活背景

これまでのがんの治療経過で患者・家族ががんや治療についてどのように認識し，

表3 有害事象共通用語規準 v5.0 日本語訳 JCOG 版─胃腸障害

	Grade 1	Grade 2	Grade 3	Grade 4	Grade 5	定義
下痢	ベースラインと比べて＜4回/日の排便回数増加；ベースラインと比べて人工肛門からの排泄量が軽度に増加	ベースラインと比べて4〜6回/日の排便回数増加；ベースラインと比べて人工肛門からの排泄量の中等度増加；身の回り以外の日常生活動作の制限	ベースラインと比べて7回以上/日の排便回数増加；入院を要する；ベースラインと比べて人工肛門からの排泄量の高度増加；身の回りの日常生活動作の制限	生命を脅かす；緊急処置を要する	死亡	排便頻度の増加や軟便または水様便の排便
大腸炎	症状がない；臨床所見または検査所見のみ；治療を要さない	腹痛；粘液または血液が便に混じる	高度の腹痛；腹膜刺激症状	生命を脅かす；緊急処置を要する	死亡	大腸の炎症

(JCOG. 有害事象共通用語規準 v5.0 日本語訳 JCOG 版〈CTCAE v5.0-JCOG〉. http://www.jcog.jp/ より引用)

対処してきたのか，これからの治療に対する期待や不安を理解する．同時にどのような背景で治療を行おうとしているのか，生活背景を把握することは，患者が行いやすいセルフケアの方法を考えるうえで重要である．

化学療法中・後のアセスメント

下痢は，表2に示したようにさまざまな原因で生じ，かつ特徴的な臨床検査所見や画像所見はない．そのため，患者が排便状態をモニタリングし，それを医療者と共有し，下痢の程度や，化学療法以外での下痢の可能性を客観的に評価し，重症化させないことが大切である．

排便状態（回数，間隔，性状，量，色）

毎日の便の回数，間隔，性状，量，色を確認する．便の状態を正確に記憶しているとは限らないため，簡単なメモをとってもらうような習慣づけの工夫が必要である．

また，有形便，軟便，泥状便，粥状便，水様便，粘液便などの具体的な便の性状を表す言葉などを患者と共有しておく．ブリストル便形状スケール（5章8「表3」参照）などを活用してもよい．

下痢の程度・重症度

下痢では便の水分量が増加していくとともに，排便回数が増加していく．泥状便から水様便，粘液便となって，血液が混入されることもある．便の性状が泥状便から粥状便になり，1日3回以上となるようであれば，いつからどのくらいの期間続いているか，下痢の量はどのくらいか，血液などの混入はないかを確認する．下痢の重症度については，有害事象共通用語規準（Common Terminology Criteria for Adverse Events：CTCAE）（表3）などの共通の指標を参考にして評価する．下痢の発現と，抗がん薬治療の状況（治療開始日，クール，投与量，投与回数），化学療法以外の治療状況（どのような治療をいつ開始し，いつ

終了したかなど），食事との関連などについて，下痢の発現時期と合わせ，原因・要因がないか患者から聞きとるようにする．

■下痢の随伴症状，身体への影響

下痢の強さや程度をアセスメントする．随伴症状である腹痛，悪心・嘔吐，食欲低下などの症状，下痢による脱水の有無やその程度（発熱，起立性低血圧，頻脈，乏尿，口渇，皮膚乾燥，体重減少などの症状），下痢によって生じる肛門部のトラブル（肛門部痛，出血，感染など）を把握する．下痢の原因を明確にする検査はないが，血液検査所見から，感染の有無（白血球・好中球の推移，CRP），脱水や電解質異常（電解質，栄養データなど）の有無とその程度を検討する．感染性腸炎の鑑別のため便の培養を行うこともある．

イリノテカンの早発性下痢はコリン作動性のため，流涙，流涎，発汗，鼻汁などのコリン症状を伴うことが多い[4, 6, 8]．発熱や好中球減少を伴う場合には感染性腸炎を考慮する．そのほか，下痢が重症化する因子としてPSの低下，強い腹痛，Grade 2以上の悪心，発熱，好中球減少，脱水，敗血症，出血があるためこれらの症状に注意する．

■下痢による日常生活への影響や対処状況

食事や水分摂取を中心とした日常生活の状況や，下痢による生活への支障の程度，活動状況などを確認し，下痢により日常生活や社会生活への支障がないか把握する．また，患者・家族が水分摂取や食事内容の調整，市販薬の服用などで対処していたり，治療を続けたいために下痢を軽視し症状が悪化してから初めて申し出たりするようなこともある．患者・家族がどのように下痢を認識し，対処しているのかを理解し，必要に応じて適切な知識の提供や，具体的な対処方法を検討するようにする．

下痢に対する看護ケア

排便について患者がモニタリングし，コントロールが行えるようにすること，医療者と情報を共有できること，下痢が生じた場合は早期に対処し悪化を防ぐ看護ケアを行うことが大切である．

ついてセルフモニタリングすることは重要であり，便の性状についての表現方法や，記憶だけではなく，記録もしておくことなど，日常的に患者が無理なくモニタリングできる方法をともに検討する．

セルフモニタリングへの支援

排便習慣は，個別差が大きい．排便の間隔や回数など，患者なりに快適と認識している排便パターンがある．化学療法を行うことで，下痢が生じるリスクや，早期に対処する必要があることを患者・家族に理解してもらうようにする．日々の排便状況に

心身の安静の保持

腸管への機械的刺激を軽減し，下痢の持続による体力の消耗や倦怠感を緩和するため，できるだけ安静が保てるように配慮する．また，不安やストレスは自律神経を刺激し，腸蠕動や粘液の分泌を亢進させ，下痢を悪化させる可能性がある．そのため，

下痢に伴う不安や心配が軽減できるよう，症状や対処方法などについて繰り返し説明する．特に，下痢による便失禁が怖いという患者は多い．トイレの場所の確認やポータブルトイレの設置，パッドの使用など，患者の不安が和らぐような工夫を考える．

腹部の温罨法

腹部の保温は腸蠕動を鎮静させ，腹痛の緩和や内臓の循環改善により消化吸収を促進させる．患者と相談しながら，好みに合わせてホットパックなどで腹部の温罨法を行う．

食事療法の援助

腸管への刺激を避け，負担を軽減できるよう，温かくて消化吸収のよい，食物残渣の少ない食事を，数回に分けて少量ずつ摂取できるようにする．腸管に刺激のある香辛料，アルコール類，カフェインの入った飲料，繊維質や脂肪分を多く含む食品，牛乳・乳製品，高濃度の塩分，冷たいものや熱いものは避けるようにする．

イリノテカンを使用する場合は乳製品（乳酸菌やヨーグルト）の摂取により腸管内が酸性に傾くため，控えるよう説明することがある[4, 6]．また，白血球・好中球減少時には，生ものの摂取により腸管感染を引き起こす可能性があるため摂取は控える．下痢の程度により，食事摂取そのものを控える場合もある．

適切な薬剤の使用

細胞傷害性抗がん薬と分子標的治療薬によって生じる下痢に対する薬剤と，免疫チェックポイント阻害薬によって生じる下痢に対する薬剤は異なるため，適切に薬剤を使用する必要がある[5, 6, 14, 15]．経口抗がん薬の場合は，下痢による治療の中止には担当医師の判断が必要なため，連絡が必要となる症状を説明し，必要時，患者に連絡してもらうようにしておく．また，下痢に対する薬剤の服用方法について医師と話し合い，患者と共有する．通院の場合，電話で相談を受けるなどの体制を整えておく必要がある．

■早発性下痢

コリン作動性によるため，抗コリン薬（ブチルスコポラミンなど）の投与が有用であり，予防投与をすることも可能である．抗コリン薬の使用においては，前立腺肥大や緑内障の有無を確認する[4-10, 16]．

■遅発性下痢

細胞傷害性抗がん薬や分子標的治療薬による遅発性下痢については，ASCO（American Society of Clinical Oncology）のガイドライン[5]での治療が推奨されている．Grade 2の下痢では症状改善まで化学療法を中止し，減量を検討する．Grade 1〜2で合併症がない場合は，下痢の評価や食事などのマネジメントを行ったうえで，軽症から中等度の下痢であれば，ロペラミドを4 mgで開始し，4時間ごとに（あるいは下痢のたびに）2 mg追加し，12〜24時間後に再評価する．下痢が改善されれば12時間後にロペラミドを中止するが，下痢が持続すればロペラミド2 mgを2時間ごとに投与，経口抗菌薬の投与を開始し，12〜24時間後に再評価するとしている．それでも下痢が持続していたり，重症となったりする場合，あるいは，腹痛や発熱・脱水などがある場合は，入院治療とし，オクトレオチドの投与（開始量100〜150 μg 1日3回

皮下注射，あるいは静脈注射〈25〜50 μg/時〉，脱水時 500 μg まで増量）と補液，抗生物質の静脈投与を開始するとしている．ただし，ロペラミドの投与量は日本の承認用量より高用量であり，抗がん薬による下痢に対するオクトレオチドの使用は保険適用外となっている[7]．

重症な下痢や持続する下痢にはロペラミドを使用するが，腸管の μ 受容体に作用して便秘を誘発し，腸管麻痺をまねくおそれもあるため，評価を繰り返し，漫然と投与しない．

イリノテカンは，肝排泄で未変化体および SN-38 は投与後 72 時間でほぼ完全に血中から消失するが，排便がないと薬剤がとどまり副作用が増悪する可能性がある．そのため，投与後 72 時間で薬剤を排泄させるよう下痢を完全に止めず，排便があるようにする[6, 7]．また，イリノテカンの遅発性下痢に対しては，半夏瀉心湯の予防投与や，腸内のアルカリ化のための排便コントロールの予防投与（炭酸水素ナトリウム，酸化マグネシウム，ウルソ，アルカリイオン水）も報告されているが，その使用にはさまざまな見解がある[4, 6-8]．

そのほか，止痢薬として収斂薬（タンニン酸アルブミンなど）や吸着薬（天然ケイ酸アルミニウムなど），感染のリスクの高い場合は，腸内細菌叢の異常を是正するために整腸薬（ビフィズス菌，酪酸菌製剤，有胞子性乳酸菌など）の投与も考慮される[4]．

■免疫チェックポイント阻害薬による下痢[5, 6, 14, 15]

従来の抗がん薬でみられる下痢・大腸炎とは対処法が異なる．ロペラミドなどのような止痢薬では，適切な対処が遅れ重症化する危険性があるため，注意が必要である．

Grade 1 の下痢・大腸炎であれば，免疫チェックポイント阻害薬の投与を継続するが，3 日以上 Grade 2 の下痢・大腸炎が続く場合は，投与を中止し消化器専門医と協議のうえ，経口による全身性ステロイドの投与がなされ，場合によっては下部内視鏡検査の実施が考慮される．さらに 3〜5 日以内に症状が改善しなければ，Grade 3 として取り扱い，高用量の全身性ステロイドの経静脈投与が推奨されている．それでも症状が改善しない場合は抗 TNF-α 抗体製剤（インフリキシマブ）の追加投与が検討されるとされている．

脱水予防・輸液管理

下痢により脱水や電解質異常を生じることがある．一般的な脱水の指標として，食事摂取量低下，体重減少，尿回数・量低下，口渇，皮膚の乾燥，頻脈（通常より 20 以上の増加），起立性低血圧（拡張期 10 mmHg 以上の低下），口腔内の乾燥などがある．これらの症状について患者に説明しておき，看護師も客観的な評価を行う．水分の摂取や電解質を含んだスポーツ飲料，経口補水液（oral rehydration solution）の摂取，重湯に少量の塩分を混ぜたものや，みそ汁の上澄みなどでの塩分補給，カリウムの喪失予防のために，生の果物や果汁，野菜ジュースなどの摂取など，患者の摂取可能な方法を提案する．

下痢が重症な場合は，経口による飲水・飲食を控える場合もある．経口摂取が困難な場合や，強い下痢の際には，輸液を行う．特に，高齢者は腎機能低下により生命にかかわることもあるため，適切な補液を行い，利尿を確保する．

肛門周囲の清潔の保持

下痢や失禁が続くと，スキントラブルが生じやすく，白血球・好中球減少時には，肛門周囲粘膜のびらんや亀裂などで細菌感染を起こしやすくなる．そのため，温水洗浄便座や洗浄綿などを使用し，拭き取りによる皮膚の摩擦や乾燥を避け，清潔が保てるようにする．

便による抗がん薬の曝露対策

抗がん薬とその代謝物は尿・便のほか，汗や血液，吐物などに含まれるため，投与後最低限 48 時間は曝露対策が必要とされている[17]．下痢が生じている場合は，トイレでの周囲への飛び散りを防ぐため，洋式トイレを使用し，水洗時は蓋をすること，周囲の汚染時は清掃を行うことを患者に指導しておくようにする[18]．ストーマを装着している場合や床上排泄などの場合は，施設の基準に従い医療者も防護具の装着や清掃，排泄物の取り扱い方法を明確にしておく．また，経口抗がん薬の場合も，薬剤の取り扱いに注意し，直接薬剤に触れないように自身で内服する[19]．自宅でのトイレの取り扱いについても，患者・家族に説明しておく．

患者のセルフケア支援

排便習慣は患者の生活習慣と密着しており，排便に対する認識や対処方法も個々により大きく異なる．排便に注目してもらい，医療者と排便状況を共有し，無理なく患者自身に新たな対処方法を身につけてもらう必要がある．排便状況をモニタリングする目的や方法を，それまでの患者の認識や対処方法を活かしたり，修正したりしながら，患者が理解できるよう説明する．そして，患者からの報告や看護師からの情報提供といった情報の共有を通して，患者が生活に合わせて具体的に排便の評価や調整，対処が行えているのかを確認し，それを促進できるようタイミングよく的確なアドバイスや保証を行う．

また，下痢を重症化させないようにするためには，排便パターンや性状の変化が生じ始めた早期に看護師や担当医師に相談してもらうようにしておくこと，どのような状態のときに医療者に相談するか（電話連絡を含む）という基準を明確化しておくことが重要である．特に通院で経口抗がん薬による治療を行っている場合には，抗がん薬を継続するか否かを担当医師に確認する必要がある．これらのことは，患者のみならず，身近な家族にも説明しておき，日常生活上での注意点などを理解してもらうよう支援する．

●文献
  1) 小林健二. 消化器疾患の診かた，考えかた. 中外医学社；2017. p.47-56.
  2) 大坂　巖. 便秘・下痢のアセスメントと治療. 薬事 2017；59 (3)：529-536.
  3) 名尾良憲，村上義次，勝　健一. 下痢. 主要症候からみた鑑別診断学. 金芳堂；2003. p.850.
  4) 中原善朗，大江加奈江，下山　達. 下痢. 佐々木常雄，岡元るみ子，編. 新 がん化学療法ベスト・プラクティ

ス. 照林社；2012. p.129-149.

5) 後藤慶子. 消化器症状に対するアプローチ. 国立がん研究センター内科レジデント, 編. がん診療レジデントマニュアル 第7版. 医学書院；2016. p.419-422.

6) 木村道子. 下痢. 勝俣範之, 足利幸乃, 菅野かおり, 編. がん治療薬まるわかりBOOK. 照林社；2015. p.287-289.

7) 鍛治園 誠. 下痢. 吉村知哲, 田村和夫, 監. がん薬物療法副作用管理マニュアル. 医学書院；2018. p.38-49.

8) 佐竹悠良, 辻 晃仁. 消化器毒性 B. 下痢・便秘, 麻痺性イレウス. 岡元るみ子, 佐々木常雄, 編. 改訂版 がん化学療法副作用対策ハンドブック. 羊土社；2015. p.70-77.

9) 温泉川真由. 消化器毒性. 西條長宏, 編. 抗悪性腫瘍薬安全使用マニュアル. 医薬ジャーナル社；2014. p.648-654.

10) 田墨恵子. 下痢. 日本がん看護学会, 監. 病態・治療をふまえた がん患者の排便ケア. 医学書院；2016. p.32-40.

11) 瀬戸山 修. QOL重視のがん薬物療法—薬理作用を考慮した副作用対策. Nurs Tools；2010. p110-116.

12) 遠藤久美. 消化器毒性 下痢. 日本がん看護学会, 監. 分子標的治療薬とケア. 医学書院；2016. p.233-237.

13) 佐藤太郎. 消化管障害. 弦間昭彦, 編. 分子標的治療薬の副作用マネジメント. 南江堂；2011. p186-191.

14) 日本臨床腫瘍学会, 編. がん免疫療法ガイドライン. 金原出版；2016. p.37-40.

15) 白井敬佑. 注意すべき副作用とその管理. 佐藤隆美, 編. 免疫チェックポイント阻害薬の治療・副作用管理. 南山堂；2016. p.176-185.

16) Benson AB 3rd, Ajani JA, Catalano RB, et al. Recommended guidelines for the treatment of cancer treatment-induced diarrhea. J Clin Oncol 2004；22(14)：2918-2926.

17) 日本がん看護学会, 日本臨床腫瘍学会, 日本臨床腫瘍薬学会, 編. がん薬物療法における曝露対策合同ガイドライン2015年版. 金原出版；2015. p.66-67.

18) 平井和恵. 病院/クリニックにおける曝露対策 患者の排泄物・体液/リネン類の取り扱い. 日本がん看護学会, 監. 見てわかる がん薬物療法における曝露対策. 医学書院；2016. p.104-107.

19) 飯野京子, 市川智里. 在宅における曝露対策. 前掲書18). p.118-120.

便秘

長谷川久巳

　排便習慣は個人差が大きく，便秘の詳細についての定義はない．一般的には，排便回数が3日に1回あるいは週3回以下とされている[1,2]．慢性便秘症のガイドラインでは「本来体外に排出すべき糞便を十分量かつ快適に排出できない状態」[3]，日本緩和医療学会の疼痛ガイドラインでは「腸管内容物の通過が遅延・停滞し，排便に困難を伴う状態」[4]と定義しており，便秘とは糞便が腸管内にとどまり，排便に努力や苦痛を伴うもので，それにより排便回数や排便量が少なくなっている状態ととらえることができる．

　便秘は主観的なもので，個人の排便パターンや排便状況によって認識されるものであり，日常的にさまざまな要因で生じうる．加えて化学療法中は，抗がん薬そのものや，化学療法の際に使用する薬剤などにより，便秘が誘発され，場合によってはイレウスに至ることもあるため，患者の認識を確認しながらセルフケアを行えるよう支援する必要がある．

key words 適切な下剤の選択，排便習慣の確立

化学療法で便秘が起こるメカニズム[2,5-10]

　ビンカアルカロイド系やタキサン系による便秘は，腸管の運動を支配する自律神経の神経細胞，軸索，樹状突起などに高密度に存在する微小管が，抗がん薬により障害されることで自律神経の機能異常を生じ，それにより腸管運動の抑制が生じるために起こると考えられている．これらの薬剤では，数％ではあるが，腸管閉塞・腸管麻痺から麻痺性イレウスに進行することがある．分子標的治療薬による便秘もあるが，

そのメカニズムは明確になっていない．

　また，化学療法の支持療法に使用される制吐薬の5-HT$_3$受容体拮抗薬やNK$_1$受容体拮抗薬ではセロトニンの放出抑制や，腹部迷走神経求心路末端への作用による腸管運動の抑制で，便秘になるといわれている．そのほか，化学療法による食事・水分摂取の低下，活動性の低下なども便秘の要因となる．

化学療法前・中・後のアセスメント

化学療法前のアセスメント

　患者の排便状態や病状などから便秘が生じるリスクをアセスメントする．また，患者・家族から排便に関する情報を得て，患者がセルフケアを行ううえでの理解力や対処能力，心理状態をアセスメントする．

■投与薬剤・治療レジメンの便秘の発生頻度・時期・持続期間[2, 5-10]

　治療薬剤についてインタビューフォーム（医薬品添付文書を補完する総合的な医薬品解説書）などから便秘のリスクを確認しておく．便秘を生じやすい抗がん薬を**表1**に示す．ビンカアルカロイド系では，ビンクリスチンが最も頻度が高く，投与後3～10日がピークとなる．神経障害は用量依存性が認められている．次いでビンデシン，ビンブラスチンの順であり，ビノレルビンでも約0.4%に麻痺性イレウスが経験される．

　また，タキサン系抗がん薬であるパクリタキセルやドセタキセル，イリノテカンの重症の傷害性下痢の後に便秘や麻痺性イレウスが発症することがある．これらは少量では出現せず，投与総量がある程度蓄積してから生じることが多く，投与を中止しても5～12日間続く．

　分子標的治療薬のボルテゾミブでは下痢が用量制限毒性であるが，頻度不明でイレウスが生じることもあり注意が必要である．

■がんの状態・がんの治療状況

　がん患者には，便秘を生じる原因・要因が多数存在する[11-14]．患者の病状・病態，治療のための使用薬剤が，便秘を生じる可

表1　便秘を生じやすい抗がん薬

分類	薬剤名
ビンカアルカロイド系	ビンクリスチン，ビンデシン，ビンブラスチン，ビノレルビン
タキサン系	パクリタキセル，ドセタキセル，イリノテカン
アルキル化薬	テモゾロミド，ストレプトゾシン，ベンダムスチン
代謝拮抗薬	アザシチジン
分子標的治療薬	ボルテゾミブ，アレクチニブ，クリゾチニブ
そのほか	サリドマイド，亜ヒ酸

能性がないかを検討することが大切である．**表2**にがん患者の便秘の原因・要因を示す．たとえば，腸管内外にがんが存在している場合には腸管の圧迫や腸管の狭窄・閉塞によって便が通過しづらくなったり，内分泌障害や代謝性障害では腸管の血流不足や腸運動低下などで便の輸送障害を起こしたりする．また，消化器がんの手術後に腸が狭窄するなど，治療に伴う変化より便秘が生じている可能性がある．

　がんの症状緩和やがん治療の支持療法としての薬剤の使用状況も併せて確認する．特に，最近ではオピオイドを服用しながら化学療法を行っている患者も多い．オピオイドによる便秘は，オピオイド誘発性便秘症（opioid-induced constipation：OIC）とよび，オピオイド療法開始後，排便の習慣やパターンに変化が現れること（便回数が減る，いきみを伴う，残便，排便に苦痛を感じる）と定義されている[15]．オピオイドを使用している場合は，オピオイド療法の開始・変更・用量増加時の排便パターンの変化や，下剤の使用状況を必ず確認しておく．

表2　がん患者の便秘の原因・要因

分類	原因・要因
がんの直接的影響	• 腫瘍（腸管腫瘍，腹腔内腫瘍）による腸管の圧迫，閉塞・狭窄 • がん性腹膜炎による腸蠕動運動の低下 • 腰仙髄・馬尾・仙骨神経症の障害による腸蠕動運動の低下，麻痺性腸閉塞 • 高カルシウム血症による腸管上皮分泌減少
がんの二次的な影響	• 全身衰弱，活動性低下・長期臥床による腸蠕動低下 • 食事量低下，脱水，食物繊維の摂取低下による便の性状の変化 • せん妄による便意の消失
薬剤性	• オピオイド，抗コリン薬，抗けいれん薬，抗うつ薬，抗精神病薬，カルシウムやアルミニウムを含む制酸薬，利尿薬，鉄剤，降圧薬，化学療法薬，5-HT$_3$受容体拮抗薬，NK$_1$受容体拮抗薬
全身状態・全身疾患の影響	• 加齢，神経疾患（パーキンソン病，脳血管疾患，脊髄疾患） • 内分泌・代謝異常（低カリウム血症，低マグネシウム血症，糖尿病，甲状腺機能低下症）
局所の疾患・異常	• 腸ヘルニア，腸管憩室，臓器脱（直腸脱，直腸瘤，脱肛） • 直腸・肛門疾患（裂肛，肛門狭窄，痔核）
機能性	• 弛緩性便秘（結腸通過時間遅延型） • 直腸性便秘（排出障害型）
そのほか	• 排泄環境，排便時の動作 • 動揺・緊張などのストレス，うつ

■健康時および治療開始前の排便状態（回数，量，性状）

健康時や治療開始前の排便の間隔，回数，量，性状を確認する．また，排便の際に何らかの苦痛や困難（いきみ，努力，残便感など）があるか，患者の考える最もよい状態はどのような状態で，治療開始前の時点ではそこからどれくらい逸脱しているかなどを尋ね，排便状態を正しく把握する．

■患者が行っている便秘対策

もともと便秘傾向にある患者の場合は，食事・水分摂取，活動量の調整，下剤の服用など，何らかの予防策や対策を講じていることが多い．そのため，排便を促すために行っていることや使用薬剤の有無，使用頻度を確認する．下剤についてはどのようなときに，何をどれくらい使用し，おおむねどの程度でどのような排便があるのかを確認する．下剤使用による経験的な排便状況について患者から情報を得る．

■食事・水分摂取状況，活動状況

便秘の要因となる食事・水分摂取状況と活動状況を把握する．全身状態（performance status：PS）の評価や，体重を確認し，治療前のベースラインとなるようにする．特に高齢者は，加齢による身体機能のさまざまな変化でも便秘は生じやすくなる．加齢に伴い，消化液の分泌低下，腸の蠕動運動の低下，歯の脆弱化，体内水分量の減少，筋力の低下，活動性の低下，腸管感覚の低下による便意の脆弱などが生じるためである[16]．年齢に伴い食生活習慣（食事回数，内容，量）や活動状況（日常生活動作の実施状況など）も変化していることがあるので，治療開始前の数週間から1か月以内の状況を具体的に確認しておくようにする．

■既往歴

表2に示すように，患者が有する疾患によっても便秘は生じやすくなるため，がん以外の既往症や併存症を把握しておく．

■患者・家族の認識，対処方法，生活背景

これまでのがんの治療経過で患者・家族ががんや治療についてどのように認識し，対処してきたのか，これからの治療に対する期待や不安を理解する．同時にどのような背景で治療を行おうとしているのか，生活背景を把握することは，患者が行いやすいセルフケアの方法を考えるうえで重要である．

化学療法中・後のアセスメント

化学療法開始後は，患者・家族と排便状態を共有し，便秘の有無や要因についてアセスメントを行う．

以下に，アセスメントのポイントを示す．

■排便状態および排便にかかわる努力状況

排便状態や排便に伴う苦痛の状況を具体的に患者に尋ねる．便の回数だけではなく，たとえば排便が定期的にみられていても硬便で，排便困難や肛門痛，残便感などがあれば，便秘傾向にあると判断できる．排便状態については，スケール（ブリストル便形状スケール〈表3〉，CAS〈constipation assessment scale〉など）を活用してもよい[17]．また，便秘の評価は，有害事象共通用語規準（表4）などの共通の指標を使用する．加えて，排便のために食事や水分摂取を工夫しているか，薬剤などを使用しているかなどを聞き，便秘の有無とその程度を把握する．

表3　ブリストル便形状スケール

1		硬くてコロコロの便（排便困難）
2		ソーセージ状であるが硬い便
3		表面にひび割れがあるソーセージ状の便
4		表面がなめらかで軟らかいソーセージ状，または蛇のようなとぐろを巻く便
5		はっきりとしたしわのある軟らかい便
6		境界がほぐれて，ふにゃふにゃの不定型の小片便，泥状の便
7		水様で固形物を含まない完全に液状の便

表4　有害事象共通用語規準 v5.0 日本語訳 JCOG 版―胃腸障害

	Grade 1	Grade 2	Grade 3	Grade 4	Grade 5	定義
便秘	不定期または間欠的な症状；便軟化薬/緩下薬/食事の工夫/浣腸を不定期に使用	緩下薬または浣腸の定期的使用を要する持続的症状；身の回り以外の日常生活動作の制限	摘便を要する頑固な便秘；身の回りの日常生活動作の制限	生命を脅かす；緊急処置を要する	死亡	腸管内容の排出が不定期で頻度が減少，または困難な状態
イレウス	症状がなく画像所見のみ	症状がある；消化管機能の変化；消化管の安静を要する	消化管機能に高度の変化がある；TPN を要する；チューブ挿入を要する	生命を脅かす；緊急処置を要する	死亡	回腸が腸管内容を輸送することができない

（JCOG．有害事象共通用語規準 v5.0 日本語訳 JCOG 版〈CTCAE v5.0-JCOG〉．http://www.jcog.jp/ より引用）

また，注意しなくてはならないのは，溢流性の下痢・便秘である．これは，直腸や結腸などで便塊が停滞しているにもかかわらず，隙間からわずかに水様便が排出されているような状態である[12, 14]．少量の水様便が毎日ある，便意の切迫があるにもかかわらず排便が全くなかったり，排便時の強い不快感や残便感などがあったりするときは，詳細をよく聞きとり，疑われる場合は，腹部の触診や打診，直腸診などを行う必要がある．

■便秘の随伴症状の有無とその程度

腹部膨満感，食欲不振，腹部不快感，腹痛，鼓腸，悪心・嘔吐，イレウス症状，放屁，口臭，舌苔，頭重感，集中力の低下，不安，精神的イライラなどの便秘の随伴症状の有無とその程度を把握する．

■食事・水分摂取量

食事や水分摂取量，水分出納，食事内容を確認し，便秘の要因・増悪因子となっていないかを検討する．

■活動量，生活リズム

活動量，生活のリズムに変化が生じていないか，これらと便秘の関連の把握や日常生活への便秘の影響を確認する．PSの評価も必要時行う．

■腹部の触診・打診・聴診

便秘がみられる場合，腹部の触診により圧痛の有無や，腹部の柔らかさ，宿便の有無（便塊が触れないか）を確認する．また，聴診，打診で，ガスの貯留状況や腸の蠕動状況を確認し，腹部状態のアセスメントやイレウスの可能性を検討する．

■イレウスのアセスメント

イレウスとは，一般に小腸や大腸が便とは異なる機序で部分的または全体的に閉塞した状態をいう[2]．高度な便秘とイレウスは，症状が類似しており，症状のみでは鑑別することが困難とされる．加えて，抗がん薬による麻痺性イレウスは，徐々に症状が出現するため，出現時期の判断が難しい[6]．ゆえに，腹部からの強い圧痛，腸蠕動音を聴取した際の異常などの変化があれば，医師と連携し，X線，CT，エコーなどの検査所見を確認する．

■患者・家族の便秘の受け止め方，対処法

患者・家族が便秘についてどのように認識し，どの程度積極的に対処していこうとしているか，誤った知識をもとに便秘予防や対処をしていないかを確認する．

▶ 便秘に対する看護ケア

便秘のリスクがある場合には，定期的な排便の必要性を患者が理解し，患者・家族が自らの排便状態をモニタリングし，対処できるようにすることが重要である．排便状況を確認しながら，患者の日常生活に合わせ，患者とともに評価しながら，専門的視点からのアドバイスを具体的に行うことが重要である．

▶ 一般的な予防策

■排便習慣を整える

患者の排便パターン・習慣を理解したうえで，少なくとも2～3日に1回排便があることというように目標を共有する．患者の生活に合わせて排便環境を整え，食事・水分，薬剤使用のタイミングなどを明確に

しておく.

便意の意識的な抑制や，慣れない環境，羞恥心や周囲への遠慮などは，自律神経系に影響し，便秘の要因や増悪因子となる.入院すると必ず便秘になるという患者も多い.ベッド上での排泄や，室内でポータブルトイレを使用する際には，特に周囲への臭いや音の対策，排泄物の迅速な片づけなどを行い，患者が負担に感じないようにする.

また，胃-結腸反射の起こりやすい朝食後など，1日のなかでゆとりのある時間帯を定め，毎日一定時間排便を試みることで，条件反射による排便習慣を確立できるようにする.

■食事・水分摂取への援助

食物繊維に富む食品や，水分を摂取することで，便秘を予防する.化学療法による食欲不振，悪心・嘔吐があるときは，食事や水分摂取を促すと，さらに悪心・嘔吐を助長することにもなるため，無理はさせず，可能なときに消化のよいものを回数を増やして摂取できるように促す.

■腸管への刺激

体動により腸蠕動が促されるため，散歩などの適度な運動を行うようにする.また，腹部のマッサージやツボ刺激，温罨法なども腸蠕動を促すことになるため，患者の好みや心地よさを確認しながら，ケアに取り入れる.

薬剤の使用

化学療法中は，前述のような一般的な対策のみでは便秘を予防することが難しい場合が多いため，並行して薬剤の使用を検討する.

■下剤の使用

一般的に使用されている下剤を**表5**に示す.できるだけ下剤は服用せずに食事や活動などで排便があるようにしたいという患者も多く，これまでに下剤を服用して下痢を体験したことがある患者は，特に下剤の服用に抵抗感が強い場合もある.しかし，オピオイドの服用中など便秘が明らかに生じる状態では，下剤をうまく使用することが大切であること，数日排便がなく下剤を増量した後には一度塊が排出されてもその後は下痢となる可能性があることなどをあらかじめ説明しておくことが重要である.下剤の特性や作用発現時間などをふまえ，適切な薬剤の選択や，1回投与量，1日投与回数，投与時間やタイミングを調整できるよう患者と話し合いながら，予防的に使用していけるようにする.また，下剤による蠕動痛などの苦痛症状が生じていないかも確認し，患者が調整できるよう具体的なアドバイスを行うようにする.たとえば，1日排便がなければ，何をどれくらい，いつ内服するようにするのか，便が硬い場合は下剤をどれくらい，いつ内服するのかなどを決めておき，患者とともに評価していく.

■浣腸，坐薬の使用

一定期間排便がなく，便が下行結腸以下に停滞していると考えられる場合に，浣腸，坐薬の使用を検討する.浣腸は，粘膜損傷などのリスクもあるため，腹部のフィジカルアセスメントを十分に行い，また可能であれば腸閉塞になっていないか，便がどのあたりにあるかを把握するための腹部X線撮影なども行ったうえでの実施が望ましい.

摘便

肛門付近に宿便がみられる場合には，摘

表5　一般的に使用される主な下剤

分類	薬剤名	作用・注意点
浸透圧性下剤	塩類下剤 ● 酸化マグネシウム ● クエン酸マグネシウム	● 腸管内水分移行，便軟化作用 ● 腎機能障害のある患者には注意
	糖類下剤 ● ラクツロース	● 腸管内水分移行，蠕動亢進 ● 甘味を嫌う患者では服用が困難な場合がある
	● D-ソルビトール	● 腸管内水分移行，便軟化作用
大腸刺激性下剤	アントラキノン系誘導体 ● センナ ● センノシド	● 大腸の蠕動運動刺激作用 ● 消化管狭窄が疑われる場合や蠕動による腹痛が強い場合は使用できない
	ジフェニール系誘導体 ● ピコスルファートナトリウム	● 大腸の蠕動運動亢進作用，水分吸収抑制作用 ● 消化管狭窄が疑われる場合や蠕動による腹痛が強い場合は使用できない
	● ビサコジル（坐薬）	● 結腸・直腸の粘膜を直接刺激し蠕動運動を亢進，結腸腔内の水分吸収を抑制 ● 粘膜刺激性が強いため直腸に炎症があるときは注意が必要
漢方薬	大建中湯 （だいけんちゅうとう）	● 消化管運動促進作用，腸管血流増加作用，消化管分泌作用が総じて蠕動運動を亢進
	大黄甘草湯 （だいおうかんぞうとう）	● 酸化マグネシウムとの併用で効果増強．大黄が大腸刺激性下剤として働く
	桃核承気湯 （とうかくじょうきとう）	● トウニンが含まれており，緩下作用，のぼせ，イライラを改善させる
そのほか	ルビプロストン（上皮機能変容薬）	● 小腸上皮の ClC クロライドチャネルを活性化し，腸管内の水分分泌を促す ● 高価．1日2回の服用．若年女性では悪心・嘔吐が生じやすい
	リナクロチド（過敏性腸症候群治療薬）	● グアニル酸シクラーゼC受容体に作用し，腸液分泌と腸管輸送能を促進させる ● 1日1回の服用
	エロビキシバット（胆汁酸トランスポーター阻害薬）	● 回腸末端の胆汁酸の再吸収を抑制することで大腸粘液の分泌を促進させる．大腸運動も促進させる ● 1日1回の服用
	ナルデメジン（オピオイド誘発性便秘症治療薬）	● 消化管のμ受容体に拮抗する．オピオイドによる便秘を改善する ● 高価．1日1回の服用
	炭酸水素ナトリウム（坐薬）	● 直腸内で炭酸ガスを発生し，直腸粘膜を刺激
	グリセリン浣腸	● 便の潤滑軟化作用，直腸壁への刺激 ● 腸管穿孔や腸管出血，強度の全身衰弱のある患者においては禁忌

便が効果的である．ただし，直腸壁に病変がある，血小板減少がある，高齢者など粘膜の脆弱化が予測される，頭蓋内圧亢進がある患者などには，摘便の実施には注意が必要であり，患者の全身状態を検討したうえで行う．

患者のセルフケア支援

　患者自身が便秘に対してどのような認識をもち，どのように対処しているのか，治療による影響をどのように考えるかによって便秘予防への取り組みは異なる．便秘は，排便がない期間が長くなればなるほど，便の停滞時間が増し，それによりさらに便が硬くなり，便秘が増悪し不快症状が増す．食欲低下や悪心・嘔吐，腹部膨満感などの症状により，治療や日常生活へと影響を及ぼすこともある．そのため，患者・家族が排便状態をモニタリングし，便秘とならないように早期から対策を講じられるようにすることが大切である．看護師が患者の排便状態を把握し，予防の必要性や方法を患者が理解できるように説明し，具体的な対処方法を話し合い，患者が取り入れていけるように支援することが大切である．

●文献
1) 小林健二. 消化器疾患の診かた，考えかた. 中外医学社；2017. p.8-9.
2) 下井辰徳，北村裕貴，下山　達. 便秘・イレウス. 佐々木常雄，岡元るみ子，編. 新 がん化学療法ベスト・プラクティス. 照林社；2012. p.134-139.
3) 日本消化器病関連研究会，慢性便秘の診断・治療研究会，編. 慢性便秘症診療ガイドライン 2017. 南江堂；2017. p.2.
4) 日本緩和医療学会，緩和医療ガイドライン委員会，編. がん疼痛の薬物療法に関するガイドライン 2014 年版. 金原出版；2014. p.15.
5) 小林国彦. 消化器症状とその対策　B. 下痢・便秘. 吉田清一，監. がん化学療法の有害反応対策ハンドブック 第4版. 先端医学社；2004. p.144-150.
6) 北田なみ紀. 便秘・イレウス. 勝俣範之，足利幸乃，菅野かおり，編. がん治療薬まるわかり BOOK. 照林社；2015. p.290-292.
7) 佐竹悠良，辻　晃仁. 下痢・便秘，麻痺性イレウス. 岡元るみ子，佐々木常雄，編. 改訂版 がん化学療法副作用対策ハンドブック. 羊土社；2015. p.70-77.
8) 小澤桂子. 化学療法における排便ケア：便秘. 日本がん看護学会，監. 病態・治療をふまえたがん患者の排便ケア. 医学書院；2016. p.41-49.
9) 田墨惠子. 下痢・便秘. 荒尾晴惠，田墨惠子，編. 患者をナビゲートする！ スキルアップ がん化学療法看護 —事例から学ぶセルフケア支援の実際. 日本看護協会出版会；2010. p.60-68.
10) 橋本浩伸. 便秘・下痢・炎症性腸疾患（IBD）. 南　博信，監. ハイリスク患者のがん薬物療法ハンドブック—多様化・複雑化する患者への治療戦略を身につける. 羊土社；2017.
11) 松原康美. 排便障害の原因とアセスメント. 前掲書8），p.7-16.
12) 今井堅吾，立石るか. 便秘のメカニズムと治療. がん看護 2015；20（2）：160-166.
13) 山内敏弘. 便秘・下痢. 森田達也，木澤義之，監. 緩和ケアレジデントマニュアル. 医学書院；2016. p.148-155.
14) 大坂　巌. 便秘・下痢のアセスメントと治療. 薬事 2017；59（3）：529-536.
15) 森田達也. PAMORA時代の便秘治療—オーバービュー. 緩和ケア 2018；28（4）：245-249.
16) 川崎優子. 便秘のアセスメントとケア. がん看護 2015；20（2）：167-171.
17) 松原康美. 排便障害に関するアセスメントツール. 前掲書8），p.17-24.

●参考文献
• 長谷川久巳. オピオイド系鎮痛薬使用中の便通対策. 前掲書8），p.64-72.
• 森田達也. 緩和治療薬の考え方，使い方Ver2. 中外医学社；2017. p.169-177.
• 佐藤淳也. 下痢，便秘. 薬局（増刊 病気とくすり2018—基礎と実践Expert's Guide）2018；69（4）：825-835.

9

末梢神経障害

田墨惠子

　末梢神経障害は，一般に「しびれ」として表現されることが多いが，感覚異常，深部腱反射や振動覚の低下など，さまざまな症状がある．抗がん薬に起因する末梢神経障害は，CIPN（chemotherapy-induced peripheral neuropathy）とよばれる．末梢神経障害は不快な症状が持続するうえに，それまでできていたことができなくなることも多く，患者の QOL は著しく低下する．現時点では薬剤の減量や中止以外に有効な治療方法がないため，アセスメントツールを含め，CIPN を効果的にマネジメントする方法を開発することが，現在の課題となっている．

key words　感覚性障害，二次障害，蓄積毒性

化学療法で末梢神経障害が起こるメカニズム

　末梢神経障害は，ビンカアルカロイド系，タキサン系，白金製剤，および一部の分子標的治療薬など，限定された薬剤で特異的に認められる副作用である．主として薬物による神経細胞の軸索変性が考えられており，蓄積性に増強する．軸索変性に至るまでのメカニズムは薬剤によって違いがあるが，その詳細までは，明らかになっていない．軸索変性が起こると回復に時間を要する．

　白金製剤は，神経細胞体が直接的な損傷を受けることで二次的に軸索や髄鞘に障害が発生し，後述するオキサリプラチンの急性の神経障害とはメカニズムが異なる．白金製剤では，症状が出現する閾値がある程度わかっている．シスプラチンは総投与量が $300 \, mg/m^2$ になるとアキレス腱反射の低下を伴う下肢優位の振動覚の低下が出現

するが，位置覚，表在覚の障害は比較的軽い[1,2]．$500〜600 \, mg/m^2$ でほぼ全例に症状を認めるものの，運動神経は無傷のことが多い．また症候性難聴が出現することがあり，ほぼ，不可逆性といわれている[3,4]．

　オキサリプラチンは，二種類の特異的な症状が出現する．数日で改善する急性の末梢神経障害と症状が遷延する慢性の症状である．主に手足の末梢に起こるしびれ感をはじめとする感覚異常であるが，急性の末梢神経障害は，寒冷刺激でしびれが誘発・増強されるという特徴がある．冷たい飲みもので咽頭や喉頭の絞扼感を自覚することもある．咽頭や喉頭の絞扼感の自覚は，時に呼吸困難感を訴えるなど，ショックの前駆症状と似ているが，気道攣縮（酸素飽和度の低下）や血圧低下は伴わない．メカニズムについてはさまざまな報告があり，オ

表1 末梢神経障害を起こしやすい主な抗がん薬

	頻度	薬剤名
細胞傷害性抗がん薬	85〜95%	パクリタキセル（アブラキサン®）*，オキサリプラチン（エルプラット®）
	40〜50%	パクリタキセル（タキソール®）
	5〜50%未満	ビンクリスチン（オンコビン®），ドセタキセル（タキソテール®），カバジタキセル（ジェブタナ®），ネララビン（アラノンジー®）
	5%以上	カルボプラチン（パラプラチン®），ビンブラスチン（エグザール®），ビンデシン（フィルデシン®），ビノレルビン（ナベルビン®），ネダプラチン（アクプラ®），エリブリン（ハラヴェン®）
	頻度不明	フルオロウラシル（5-FU®），シスプラチン（ランダ®，ブリプラチン®）
分子標的治療薬	5〜50%未満	イキサゾミブ（ニンラーロ®），トラスツズマブ エムタンシン（カドサイラ®），ブレンツキシマブ ベドチン（アドセトリス®），レナリドミド（レブラミド®），ボルテゾミブ（ベルケイド®）
	頻度不明	サリドマイド（サレド®），ポマリドミド（ポマリスト®）

＊：パクリタキセル アルブミン懸濁型
（頻度は記載の製剤の医薬品添付文書を参考にして作成）

キサリプラチンの代謝産物によるキレート作用やイオンチャネルの障害などが原因のようである．オキサリプラチンの慢性症状は蓄積性に増強し，総投与量が 850 mg/m^2 で 10% 程度，1,200 mg/m^2 程度より高頻度になる[5,6]．

タキサン系，ビンカアルカロイド系は微小管の合成を阻害してがん細胞の増殖を抑制する微小管阻害薬であるが，なかでもパクリタキセル，ビンクリスチンが末梢神経障害の発現頻度の高い代表的な薬剤として知られている（表1）．

神経細胞の軸索内（図1）に多数存在する微小管は，軸索内輸送に関与し神経細胞の成長に不可欠な役割を担っている．したがって軸索は微小管阻害薬の影響を受けやすく，軸索内輸送が障害され二次的に髄鞘が障害されることで末梢神経障害が発生する．神経細胞体は保たれているため，早期の薬剤中止により回復が見込まれるのが特徴である[7]．ビンクリスチンは多くの場合，指先のしびれ感が先端から始まり，次第に

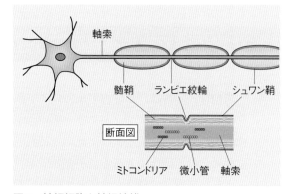

図1 神経細胞と神経線維

上行し深部腱反射の低下が症状として現れる[8]．ビンクリスチンは末梢神経障害が用量制限毒性であり，1回投与量は最大2 mg/body に制限されている．パクリタキセルの末梢神経障害は，glove and stocking 型といわれ，手袋と靴下を着用する部分が症状の好発部位である．増強すると振動覚の低下，深部腱反射の消失などを伴うこともある[9]．蓄積毒性であるが，白金製剤のような蓄積量の閾値はなく，投与の継続に伴う症状の出現や増強は個人差がある．

分子標的治療薬でも末梢神経障害を生じさせる薬物が複数ある．ボルテゾミブは通常，5〜6 mg の累積投与量で末梢神経障害が生じるといわれている[10]．

化学療法前・中・後のアセスメント

末梢神経障害には，感覚性と運動性の障害がある．末梢神経障害は感覚性優位であり，初期に出現する軽度の症状は，他覚的にはわからないため，患者の自覚症状が主な情報源となる．末梢神経障害を簡便に測定する方法がないため，有害事象共通用語規準（Common Terminology Criteria for Adverse Events：CTCAE）を用いて評価することが多い．CTCAE は症状の変化の詳細をとらえるには区分が大きいため，症状が及ぼす日常生活の影響や苦痛など，患者の主観的評価をとらえてアセスメントを進めることが現実的である．

化学療法前のアセスメント

前述したように，末梢神経障害は，ある抗がん薬に特異的に出現するが，製剤によって出現形態にいくらかの違いがある．白金製剤のように体表面積あたりの総投与量が影響する薬剤では，1 回投与量がレジメンによって違うため，治療レジメンや投与回数の把握が重要である．なお，末梢神経障害が出現する抗がん薬による治療歴や糖尿病性の末梢神経障害の既往は，リスク因子となるので注意する．通常，治療導入前には神経障害症状はないが，なかには既治療による症状の残存や，腫瘍の神経浸潤（脊椎やリンパ節転移）による神経障害症状の出現もあるため，治療前には，神経症状の有無や状態を確認する．

末梢神経障害は食欲不振などと違い，日常で一般的に体験されるものではないため，治療前の患者の反応から，症状のとらえ方や不安の程度についてもアセスメントする．また，指先のしびれが増強すると細かい作業が困難になるため，仕事や家事労作の影響など，社会的側面からのアセスメントも必要である．

化学療法中のアセスメント

治療中はアセスメント項目（表2）に沿って，症状の出現状況を薬剤の特徴と関連づけてアセスメントする．FOLFOX 療法（オキサリプラチン，フルオロウラシルを含む），パクリタキセル投与では，投与から投与までのあいだでも症状の変化があることが報告されている[11]．投与回数が増すにつれ症状の増悪や遷延が認められるため，各クールでの症状の変化もみていく．症状，程度，範囲など基本的な項目は，身体図や visual analogue scale（VAS，図2）など，客観的に評価できる指標を用いることが望ましい．また CTCAE による評価は多職種との情報共有に有効である（表3）．ケア提供のためには，もう少し詳細な評価ができるアセスメントツールが必要であるが，現時点で確立されたものはない．高度の症状が出現する Grade 3 では，自覚症状のほか，転倒や損傷など，続発する問題のリスクアセスメントなども含め，日常生活の支障の程度を継続的にみていくことで，症状の変化を細かくタイムリーに評価できる．

表2 末梢神経障害のアセスメント項目

レジメン	薬剤，スケジュール，1回投与量，総投与量，併用薬剤，既治療薬剤
身体的側面	神経障害症状の有無と程度（感覚性，運動性，症状，症状の範囲，程度），がんの状況（神経圧迫，神経浸潤），皮膚の損傷，支障をきたしている機能，症状マネジメント（薬物・非薬物療法）の効果
セルフケア	症状の理解や伝え方，二次障害の予防のための取り組みと効果，皮膚の損傷がある場合のケア状況，日常生活の工夫
心理社会的側面	症状の受け止め，症状によるストレスの程度，不安の程度，生活や仕事への影響，支援者の状況，QOL

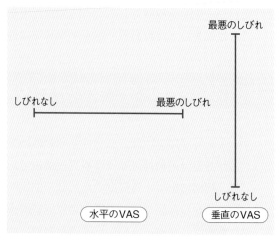

図2 visual analogue scale（VAS）

表3 有害事象共通用語規準 v5.0 日本語訳 JCOG 版—神経系障害

有害事象	Grade 1	Grade 2	Grade 3	Grade 4	Grade 5	定義
末梢性運動ニューロパチー	症状がない；臨床所見または検査所見のみ	中等度の症状；身の回り以外の日常生活動作の制限	高度の症状；身の回りの日常生活動作の制限	生命を脅かす；緊急処置を要する	死亡	末梢運動神経の損傷または機能障害
末梢性感覚ニューロパチー	症状がない	中等度の症状；身の回り以外の日常生活動作の制限	高度の症状；身の回りの日常生活動作の制限	生命を脅かす；緊急処置を要する	死亡	末梢知覚神経の損傷または機能障害

（JCOG．有害事象共通用語規準 v5.0 日本語訳 JCOG 版〈CTCAE v5.0-JCOG〉．http://www.jcog.jp/ より引用）

主観的な訴えのみならず，患者の些細な行動を観察して症状の程度を客観的にとらえることも大切である．皮膚損傷が認められる場合には，程度や治癒状態について評価する．蓄積毒性をもつ薬剤は，総投与量に注意する．しびれの急激な増悪や，左右非対称の出現を認めた場合は，脊椎転移や脳転移による神経障害の可能性も否定できないため，安易に抗がん薬の副作用と決めつけず，医師とともに鑑別診断のためのアセスメントを実施する．シスプラチンを含むレジメンでは，聴力低下の自覚症状に注意する．

続発する症状の予防および機能維持とい

う点より，症状のとらえ方をはじめとするセルフケア能力のアセスメントは必須である．また症状が，仕事や生活に支障をきたすようになると，不安やストレスが増強するため，心理社会的な側面からのアセスメントを行う．末梢神経障害を有する患者のQOLは，「治癒をめざす治療」を受ける患者のほうが，「進行を抑える治療」を受ける患者より高いと報告されており[12]，単に症状の程度のみではなく，個々の患者の背景と関連づけてアセスメントする．つらさやQOLについては尺度を用いた評価が理想的であるが，臨床現場で標準的に実施することは難しい．さらに症状の増強が原因

で，医師から抗がん薬の減量，休薬，中止を提案されている場合は，医師の説明内容，患者の理解や対処について情報収集しアセスメントする．

化学療法後のアセスメント

一般に末梢神経障害は薬剤の中止・減量で症状の緩和や改善が得られるが，なかには不可逆性となる場合もあるので，治療後も治療中と同様のアセスメントを実施する．また，症状の緩和や改善までの期間については，明確に提示できるデータがなく個人差がある．末梢神経障害は不快な症状のため，少しの軽減だけでは，患者は「よくなっている」と感じることができない．さらに，症状の緩和に関しては，個々の患者がおかれている状況などにより，満足できるレベルにも相違がある．薬剤を中止したにもかかわらず症状が改善しない場合は，治療中以上に不安が強くなることもあり，治療中止に対する患者の受け止めや対処もアセスメントのポイントとなる．

事例 パクリタキセル投与中にはしびれの訴えが少なかった患者の例

Gさんは再発乳がんの患者でパクリタキセルの投与を受けていたが，手足のしびれが増強し，歩行困難をきたしていた．

医師からはパクリタキセルを中止するという選択について説明があったが，Gさんは継続を希望した．結局，治療開始6か月目にprogressive disease（PD，進行）となったため，パクリタキセルは中止となった．同時期，Gさんは骨転移の悪化により歩行が困難となり，杖歩行となった．しかし，手が全体的にしびれているため，杖をつくのも危うい状況だった．

約3か月が経過してもしびれはわずかに軽減しただけで改善はなく，Gさんの不安は増強した．パクリタキセル投与中は，しびれに対する訴えが少なかったにもかかわらず，治療中止後は日常生活への影響を看護師に訴え，「薬をやめたのにしびれが治らない，どれぐらいで治るのか」と，納得できない様子だった．投与中に訴えが少なかったのは，「使える薬がもう残っていないので，しびれが強くてもこの抗がん薬を中止するわけにはいかないから仕方がないし，訴えすぎると治療を中止されてしまうかもしれない」と考えてがんばったからだった．

結局，Gさんは，骨転移の症状に残存する末梢神経麻痺が加わり，治療終了後もQOLは低下したままだった．

分析▶治療中，Gさんの訴えがなかったため，しびれは許容できる程度とアセスメントしていた．しかし実際，症状はかなり強かったことが後になってわかった．治療中にGさんの主観的な訴えのみに頼るのではなく，些細な行動を観察していれば，症状をキャッチできていたと推測できる．

末梢神経障害に対する看護ケア

患者への説明

治療前，「しびれをはじめとする末梢神経障害の症状が出現することがある」と医師から説明を受けても，症状を体験していない患者が，その苦痛を理解できないのは当然である．看護師は，以下の点について十分に説明し，患者が末梢神経障害をイメージできるようにする．

- 各薬剤の症状出現の特徴．
- 具体的に生活に及ぼす影響．
- 続発する損傷（転倒，創傷，熱傷など．「続発する損傷の予防」p.229 参照）．
- 損傷の予防のためのセルフケア．
- 症状を医療者に伝える方法やその必要性．
- 症状増強時には有効な対処方法がなく，治療を中止しても不可逆的となる可能性がある．

末梢神経障害のメカニズムは専門的で複雑なので，神経細胞が損傷されることにより症状が出現するという理解を得る程度の説明で十分である．この点が理解されれば，一般の神経痛と類似したメカニズムなので，発生すれば，治癒に時間を要することが理解しやすくなる．また，蓄積性について説明し，初回治療で症状が出現しないことで安堵することがないようにする．症状のセルフケアを促すために，症状出現前，および症状が軽度である期間に，症状は主観的であり患者の訴えが大切であることや，その対処はセルフケアがキーとなることについて理解を促す．症状が増強した場合の薬剤の減量，中止については，患者が「抗がん薬を休薬（減量）したくない」という理由で医療者に症状を訴えず我慢することがないよう，リスクとベネフィット（利益と不利益）について説明することも大切である．末梢神経障害は，薬剤によって症状の出現に特徴があるため，看護師が十分にその特徴を理解し，患者の個別性に配慮しながら，出現の時期や程度，部位などを関係づけて説明する．また，インフォームド・コンセントの内容と患者の理解度を確認しておくことも重要である．

非薬物的な症状緩和方法

末梢神経障害は，オキサリプラチンの寒冷刺激の防止以外には，薬物療法，非薬物療法のいずれにおいても，根拠ある緩和方法の報告がない．以下にいくつかの方法を紹介するが，症状緩和の自覚には個人差があるため，症状緩和が得られない場合は無理に継続する必要はない．ただし，オキサリプラチンの寒冷刺激の防止はエビデンスが確立されているため，標準的に実施すべきである．

■足を締めつける靴下や靴を履かない

足を締めつけることで症状を増強させる可能性がある．

■しびれている部位を温める

湯たんぽや湯の温度によっても症状緩和に違いがある．しびれている部位はいわゆる知覚異常であり，40℃ ぐらいの湯でしびれを強く感じる場合もある．冷え切っている部位を湯につけるときは，実際の温度以上に熱いと感じるため注意する．

■マッサージを行う

個人差があり，不快と感じる場合もある．

また抗がん薬により皮膚が脆弱になっているので，強いマッサージは避けるべきである．

■手指の運動を行う

末梢循環の改善にも効果がある．

■寒冷刺激を避ける（オキサリプラチンの場合）

手袋や靴下を着用するほか，洗面や手洗いなどは水ではなく温水を用いたり，冷たいものの飲水を避けたりする．

なお，末梢神経障害が遠位側末梢に限局して出現することにより，薬物投与中の手の冷却や圧迫も報告されているが，現時点では，非薬物治療として確立されるには至っていない．また，冷却法は，オキサリプラチンには禁忌である．

■そのほか

パクリタキセル（タキソール®），パクリタキセル アルブミン懸濁型（アブラキサン®）の末梢神経障害に対する冷却法や圧迫法の予防効果が報告されている[13-15]．

続発する損傷の予防

■日常生活での注意

転倒，熱いものを入れた食器を落とす，包丁などで手を切る，熱傷などに注意する．

■靴の選択

靴を購入するときは，実際に試着し歩行したうえで，自分の足に合ったものを購入する．また，ヒールのついている靴は転倒のリスクが高くなるので避ける．

■深爪の防止

指先がしびれている場合，深く切りすぎる可能性があるため注意する．

■症状が出現している部位の観察

知覚異常がある場合，感覚が鈍くなっているので，少しの傷には気づかないで過ごす場合が多い．特に足は見る機会も少ないため，知らないうちに傷が悪化している場合があるので，よく観察する．

薬物療法

現在のところ，薬物の減量・中止（休薬）以外に，末梢神経障害に対する効果の高い薬物治療はない．American Society of Oncology（ASCO）のガイドラインでは末梢神経障害の予防法はなく，症状緩和として推奨される方法はデュロキセチンのみである[16]．日本でのデュロキセチンの適用はうつ病，うつ状態，糖尿病性神経障害であり，眠気をはじめとする副作用をもつ．末梢神経障害，神経炎に使用するビタミン薬（ビタミン B_6，B_{12}）やしびれに使用する漢方薬（牛車腎気丸）が処方されることもある．疼痛を伴う場合は非ステロイド性抗炎症薬（NSAIDs）やオピオイドを使用することもあるが，鎮痛効果が得られてもしびれをはじめとする知覚異常には効果がない．現時点では効果が期待できる薬物療法はないに等しい状況であることを，患者に説明することも大切である．

オキサリプラチンの末梢神経障害は中止によって 40% の症例で，6〜8 か月後に回復すると報告されている．カルシウム，マグネシウムの投与に関してはいくつかの報告はあったが[17, 18]，現時点で予防効果はないと報告されている[19]．大腸がんでは，末梢神経障害への対処として，オキサリプラチンに休薬期間を設けることがあり「stop and go」とよばれている．ボルテゾミブは末梢性ニューロパチー，または神経障害性疼痛出現時の減量方法について薬剤添付文書に明記されている．

なお，2017 年に『がん薬物療法に伴う末

梢神経障害マネジメントの手引き』[20]が発刊されている.

心理社会的サポート

末梢神経障害による症状増強は患者のQOL低下の要因となる．症状が増強すれば，治療効果が得られているときでさえ，薬剤の減量や中止を余儀なくされることもある．患者の多くは，症状の出現や増強により不安が増す．医療者は患者が抱えている仕事や日常生活の問題およびそれに伴うストレスを理解したうえで，患者が現状に対処できるような支援を行っていく．

▶ 患者のセルフケア支援

末梢神経障害のマネジメントには患者のセルフケアが大切である．一般に末梢神経障害は治療を継続する限り症状が増強する．また，症状緩和のための方法がないことや，症状の苦痛が高いことがセルフケア能力を発揮するうえでの障壁になる場合がある．症状緩和のための方法がないことを理解することもセルフケア能力の一つである．続発する損傷が出現すれば，患者のQOLはさらに低下する．セルフケアによる症状緩和は期待できないが，続発する損傷の予防は可能である．続発する損傷の予防は，患者の生活を十分に理解したうえで，具体的な方法を提案しながら，患者とともに考えていく．セルフケアを進めるうえでは，患者が実施したセルフケアを評価しフィードバックする．

末梢神経障害は自覚症状が中心となるため，患者が症状を医療者にうまく伝えられるようにする．もしも転倒などを起したときには必ず報告するよう指導し，その状況から原因を患者とともにアセスメントすることで再発を予防する．

オキサリプラチンは寒冷刺激により，症状の誘発や増強をきたすという特徴をもつため，患者が冷たいものを飲食したり手足を冷やしたりしないよう家族も含めて指導する．ほかの薬剤は症状が出現してから本格的な指導が開始されるが，オキサリプラチンについては，症状が出現する以前から寒冷刺激を避けるよう指導する．

主観的な症状のため苦痛が理解されにくいという特徴もある．家族が患者をサポートできるよう，家族が患者の苦痛を理解できるようにかかわる必要がある．

●文献
1) 真野和夫. 神経障害とその対策. 吉田清一, 監. がん化学療法の有害反応対策ハンドブック 第4版. 先端医学社；2005. p.244.
2) Cavaletti G, Marzorati L, et al. Cisplatin-induced peripheral neurotoxicity is dependent on total-dose and single-dose intensity. Cancer 1992；69：203-207.
3) Oldenburg J, Kraggerud SM, Cvancarova M, et al. Cisplatin-induced long-term hearing impairment is associated with specific glutathione s-transferase genotypes in testicular cancer survivors. Clin Oncol 2007；25(6)：708-714.
4) 宮本裕士, 渡邊雅之, 馬場秀夫. 白金製剤. 相羽惠介, 編. 抗がん薬の臨床薬理. 南山堂；2013. p.202.
5) 津田南都子, 白尾国昭. オキサリプラチン. 日本病院薬剤師会雑誌 2005；41(12)：1553-1556.
6) 吉野孝之, 朴 成和. オキサリプラチンを用いた大腸癌化学療法. 総合消化器ケア 2005；10(1)：104-111.

7) 荒川和彦, 鳥越一宏, 葛巻直子, ほか. 抗がん剤による末梢神経障害の特徴とその作用機序. 日本緩和医療薬学雑誌 2011；4：1-13.

8) 真野和夫. 新しい有害反応対策 神経障害. 癌と化学療法 2003；30（6）：779-786.

9) 山本 昇. 神経毒性. 西條長宏, 監. がん化学療法の副作用と対策. 中外医学社；1998. p.153-166.

10) 照井康仁. ビンカアルカロイド系. 前掲書4), p.320.

11) 高橋裕美, 神田清子, 武居明美, ほか. 外来化学療法における末梢神経障害の特徴に基づく看護支援の検討―副作用症状の自己記録ノートの分析から. 北関東医学 2010；60（2）：143-149.

12) 日下那美, 神田清子, 今井洋子, ほか. がん化学療法による慢性末梢神経障害を抱える患者のQOLに及ぼす要因の分析. 日本がん看護学会誌 2018；32：88-97.

13) 田中宏樹, 山田易余, 天池 寿, ほか. Nab-paclitaxelを用いた 乳癌術後補助化学療法施行時に合併する 末梢神経障害に対する四肢冷却法の有用性の検討. 京都府立医科大学雑誌 2016；125（7）：455-461.

14) Hanai A, Ishiguro H, Sozu T, et al. Effects of Cryotherapy on Objective and Subjective Symptoms of Paclitaxel-Induced Neuropathy：Prospective Self-Controlled Trial. J Nat Cancer Inst 2018；110（2）：141-148.

15) Tsuyuki S, Yamagami K, Yoshibayashi H, et al. Effectiveness and safety of surgical glove compression therapy as a prophylactic method against nanoparticle albumin-bound-paclitaxel-induced peripheral neuropathy. Breast 2019；47：22-27.

16) Hershman DL, Lacchetti C, Dworkin RH, et al. Prevention and management of chemotherapy-induced peripheral neuropathy in survivors of adult cancers：American Society of Clinical Oncology clinical practice guideline. J Clin Oncol 2014；32（18）：1941-1967.

17) Gamelin L, Boisdron CM, Delva R, et al. Prevention of oxaliplatin-related neurotoxicity by calcium and magnesium infusions：a retrospective study of 161 patients receiving oxaliplatin combined with 5-Fluorouracil and leucovorin for advanced colorectal cancer. Clin Cancer Res 2004；10（15）：4055-4061.

18) Hochster HS, Grothey A, Childs BH. Use of calcium and magnesium salts to reduce oxaliplatin-related neurotoxicity. J Clin Oncol 2007；25（25）：4028-4029.

19) Loprinzi LC, Qin R, Dakhil SR, et al. Phase III randomized, placebo-controlled, double-blind study of intravenous calcium and magnesium to prevent oxaliplatin-induced sensory neurotoxicity（N08CB/Alliance）. J Clin Oncol 2014；32（10）：997-1006.

20) 日本がんサポーティブ学会, 編. がん薬物療法に伴う末梢神経障害マネジメントの手引き 2017年版. 金原出版；2017.

◉参考文献

・佐々木康綱, 編. 抗がん剤安全使用ハンドブック―臨床試験から実地医療まで. 医薬ジャーナル社；2000. p.199-207, 341-349.

・Marrs J, Newton S. Updating your peripheral neuropathy "know-how". Clin J Oncol Nurs 2003；7（3）：299-303.

・坂井建雄. 系統看護学講座 専門基礎 ① 人体の構造と機能〔1〕解剖生理 第7版. 医学書院；2005. p.35.

・安井久晃. 大腸がんにおける新しい化学療法. がん看護 2005；10（4）：294-299.

・日本がん看護学会教育・研究活動委員会コアカリキュラムワーキンググループ, 編. 末梢神経障害. がん看護コアカリキュラム日本版―手術療法・薬物療法・放射線療法・緩和ケア. 医学書院；2017. p.168-170.

・静岡県立静岡がんセンター. 末梢神経障害を起こしやすい抗がん剤について. https://www.scchr.jp/book/manabi2/manabi-body10/mashoshinkei_shogai_chemo5.html

皮膚障害

小島千恵美，森　文子

　化学療法による皮膚障害は，従来から用いられてきた細胞傷害性の抗がん薬（以下，抗がん薬）による副作用としてだけでなく，近年臨床使用が増加している分子標的治療薬，免疫チェックポイント阻害薬による副作用としても注目されている．皮膚障害そのものは，直接生命に影響する副作用ではないが，発症した部位や程度によっては日常生活行動に影響し，QOL 低下の原因となる．日常的に継続したスキンケアを行うことは，皮膚障害による QOL の低下を予防するために役立つ場合が多い．患者の状態やセルフケア能力，行われる治療および使用薬剤を適切にアセスメントし，皮膚障害のリスクに応じた予防，発症時の対応を行い，患者のセルフケアを支援することが看護師には求められている．

key words
清潔の保持，保湿，物理的・化学的刺激の回避

化学療法で皮膚障害が起こるメカニズム

　化学療法によって生じる皮膚障害には**表1**のようなものが含まれる[1,2]．過敏症，血管外漏出，脱毛については他稿で述べられているため，それ以外の皮膚障害に焦点をあてて述べる．

皮膚障害の現れ方

　皮膚に炎症が生じると痛みやかゆみを伴う．患者は「痛がゆい」「むずむずする」「ピリピリする」などと表現することが多く，局所を無意識に掻いたりさすったりするしぐさをみせる．熱感を伴う場合，冷たいものに触れていると症状が和らぐため，冷たい飲みものの容器を握ったり局所にあてたりしていることもある．

　抗がん薬により皮膚そのものが脆弱化し，圧迫により痛みが増強したり，皮膚の損傷やびらんが進行したりする．手足症候群とよばれる，手掌や足底のびまん性の炎症性皮膚障害が生じると，物を手でつかむ，ペットボトルを開栓するなどが困難になったり，足底が体重で強く圧迫されることにより，立位保持や歩行ができなくなったりすることもある．そのほかにも，皮膚の色素沈着や乾燥，角化やひび割れ，爪の変化（変形，変色，亀裂など）が生じ，外見上の変化も現れることがある．

　分子標的治療薬による皮膚障害の特徴的な現れ方（**表2**）は，痤瘡様皮疹，脂漏性皮膚炎，皮膚乾燥，爪囲炎などである．これらの特徴的な皮膚障害は，出現時期や消

表1　抗がん薬・分子標的治療薬投与によって生じる皮膚障害

要因	有害事象	主な症状・反応
アレルギー反応	過敏症	皮膚の発赤，腫脹，発疹，かゆみ，痛み，不快感
サイトカイン放出	インフュージョンリアクション	皮膚の発赤，腫脹，発疹，かゆみ，痛み，不快感
薬剤が皮膚に直接作用する	血管外漏出	薬剤が漏れた部位とその周辺の局所の発赤，腫脹，痛み，圧迫感，灼熱感，硬結形成，皮膚びらん，潰瘍，壊死など．漏出した薬剤の組織侵襲の程度による
	薬剤の曝露	曝露した部位の発赤，腫脹，びらん，潰瘍，壊死など．曝露した薬剤の組織侵襲の程度による
薬剤の全身投与により（血行性），組織細胞傷害や特異標的への影響による反応が生じる	脱毛	頭髪，体毛，眉毛，睫毛が抜けて減少する．治療終了後の発毛時にも毛質が変化することがある
	色素沈着	皮膚の色がくすむ，黒ずむ，シミができる
	手足症候群	手掌・足底を主体とした皮膚の発赤，剥離，びらん，潰瘍，接触や圧迫で局所の痛みが増強する
	痤瘡様皮疹	毛穴に一致した皮膚の発赤疹，かゆみを伴うことがある
	脂漏性皮膚炎	分泌した皮脂が毛根部などに貯留したような発赤丘疹，紅斑や鱗屑を伴うことがある
	皮膚の亀裂	皮膚乾燥が進行すると，表皮の弾力性が失われ，皮膚に亀裂・裂傷を生じ，痛みや出血を伴うことがある
	爪の変化	変色，変形，二枚爪，爪剥離，爪囲炎
そのほか	リコール現象	薬剤投与時に，過去に血管外漏出が起こった部位や放射線照射によって皮膚障害をきたした部位に発赤，腫脹，痛み，圧迫感，灼熱感などの症状が出現する

退時期のパターンがある程度わかってきている．また，分子標的治療薬では，抗がん薬の場合とは現れ方の異なる手足症候群が生じることもある．手掌や足底の限局部位の発赤症状から発症し，圧迫や外的刺激を受けやすい部位では強い皮膚の角化を起こす．症状が進行すると水疱形成し，痛みを伴う．分子標的治療薬のソラフェニブでは，手足症候群が問題となるが，国内外の臨床試験の結果によると，欧米よりもアジア諸国からの報告のほうが頻度が高い傾向にある．

　免疫チェックポイント阻害薬の皮膚障害は，投与初期に起こりやすく，頻度は高いものの軽症であり，皮疹の形状は多彩である．特記すべきこととして悪性黒色腫の場合，白斑の出現は治療効果と相関するこ

とが知られている．抗PD-1抗体の投与既往のある患者では，次に投与される薬剤との組み合わせによって重篤な皮疹が生じる割合が高くなることも知られており，注意が必要である．

皮膚障害の原因

　化学療法で皮膚障害が起こるメカニズムは，明確には不明とされている[1]．細胞周期の短い細胞に作用するという細胞傷害性抗がん薬の特徴から，細胞周期が短い皮膚や爪，毛母細胞などは抗がん薬の影響を受けやすい[2]．また，フッ化ピリミジン系の抗がん薬では，発症頻度が高い．汗，涙液，唾液などにも一部含まれて排泄される抗がん薬の不変化体や代謝産物が直接作用し，

表2 分子標的治療薬による皮膚障害の特徴

所見	時期	特徴
痤瘡様皮疹	投与後1週目頃より出現し，ピークは2〜3週目頃．その後軽快することが多い	毛包に一致した丘疹が多発する．膿疱（水疱のなかに膿がある）を形成したり，かゆみを伴ったりする．痤瘡と異なり細菌感染を伴わない．頭部，顔面，前胸部，下腹部，背部，四肢などに出現しやすい
脂漏性皮膚炎	痤瘡様皮疹と同様	脂漏の多い部位に光沢のある紅斑や鱗屑（白く粉をふいたようになる，皮がむける）を生じる．顔面の特に鼻翼の外側から頬，眉，前額，頭皮，耳周囲，前胸部，背部などに出現しやすい
皮膚乾燥	投与後3〜5週目頃より出現	皮膚乾燥が進行すると，皮膚の角化（硬く厚くなって，ガサつく）が生じ，手足先端や踵などが亀裂を起こしやすくなる
爪囲炎	投与後4〜8週目頃より出現	爪周囲に紅斑や炎症，痛みがあり，進行すると，亀裂が生じる．脆くなった爪の欠損により皮膚を損傷しやすくなったり，側爪郭に肉芽形成したりすることもある．手指や第1足指に好発し，亀裂により出血や滲出液が生じ，痛みを伴うこともある
手足症候群	薬剤により，投与開始から3〜12週までの発症と幅がある	手掌・足底の限局性の紅斑から始まり，痛みを伴うことが多い．圧迫や荷重，外的刺激が繰り返される部位の皮膚は角化を生じやすく，進行すると水疱を形成する

皮膚症状として現れる可能性もある．手足症候群では，物をつかむ，あるいは立位や歩行によって手掌や足底に一時的に圧迫が加わり毛細血管が破壊されると，そこから抗がん薬が微量に漏れることによって皮膚障害が起こるとも考えられている[3]．

　分子標的治療薬は，特異的な標的に作用することで正常細胞に影響する副作用の軽減が期待されたが，従来使用してきた抗がん薬とは異なるメカニズムで副作用症状を生じさせている．EGFR系阻害薬（エルロチニブ，セツキシマブ，パニツムマブなど）は，上皮成長因子受容体（epidermal growth factor receptor：EGFR）に結合することでシグナル伝達を阻害し，細胞分裂の停止，アポトーシスの促進，血管新生の阻害，腫瘍細胞浸潤・転移の抑制などによって抗腫瘍効果をもたらす．EGFRはもともと腫瘍細胞で過剰発現し，皮膚を構成するさまざまな細胞でも発現する．よって抗EGFR抗体製剤を投与することで皮膚のEGFRにも影響を与え，皮膚組織での正常な細胞の成長が阻害され，皮膚や爪，頭髪などの変化が生じると考えられている．

　免疫チェックポイント阻害薬は全身に免疫関連副作用を起こすことが知られており，皮膚障害も皮膚表面の免疫反応として起こるといわれている．

　皮膚の構造とターンオーバーの周期について図1に示す．血流に乗った抗がん薬や分子標的治療薬は，基底細胞が角化する過程に影響を与える．皮膚障害の発症時期は皮膚のターンオーバー周期の影響も受ける．

　表3に示すような薬剤では皮膚障害を生じやすい．多剤併用療法での薬剤の組み合わせ，投与量，患者の治療前の皮膚状態や基礎疾患なども皮膚障害の発症に影響すると考えられる[3]．皮膚障害に影響する因子について，表4に示す．

　汗腺の多い部位（手掌，足底，腋窩）や，粘膜組織に近い陰部などの皮膚障害は悪化

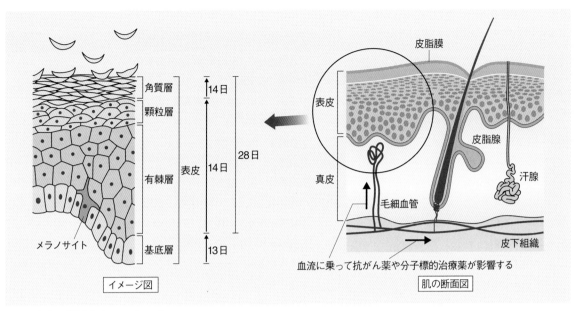

図1 皮膚の構造とターンオーバー

しやすい．また，男性では，女性と比較して日常的にスキンケア（洗浄や保湿，保護のケア）を継続する習慣が少ないため，皮膚状態を維持したり悪化を予防したりするセルフケアを継続できないことが影響する場合もある．食道がんや頭頸部がんのように放射線療法と併用する化学療法の場合では，放射線と抗がん薬の両方の影響を受けて，照射野の皮膚障害が進行し，長期化しやすい．損傷した皮膚から局所感染を生じる場合もある．

湿度や気温などの季節・気候の影響や日常生活動作の影響からも乾燥しやすい指先や爪は，皮膚の色素沈着や角化，爪の変形が遷延しやすい．また，日光曝露により皮膚の色素沈着が生じやすくなったり，出現時に悪化したりすることもある．

注意すべき合併症

好中球減少をきたしている時期に皮膚障害が悪化すると，皮膚の創部が感染源や細菌の侵入門戸となって敗血症を生じるリスクが高くなる．皮膚自体に常在菌があるので，細菌のない状態をつくる必要はないが，創傷には血液や分泌物などの蛋白質を多く含む体液が存在し，細菌繁殖の温床となりうる．清潔な状態と，通気がよく，適度な湿潤環境を維持するケアを継続する必要がある．

また，低アルブミン血症の状態では，全身の浮腫が生じやすくなり，皮膚も脆弱化する．抗がん薬の影響を受けた皮膚は特に脆弱になりやすいため，栄養状態にも十分注意する必要がある．

表3 皮膚障害をきたしやすいがん治療薬と皮膚症状

一般名	商品名	皮膚症状
ダカルバジン	ダカルバジン®	光線過敏症（光線曝露による血管痛）
アクチノマイシンD	コスメゲン®	痤瘡，皮膚炎
パクリタキセル	タキソール®	皮疹，皮膚剥離，皮膚潰瘍，爪の変化，リコール現象
ドセタキセル	タキソテール®	皮疹，皮膚剥離，皮膚潰瘍，爪の変化
メトトレキサート	メソトレキセート®	皮膚炎，光線過敏症
シクロホスファミド	エンドキサン®	皮膚炎，爪の変形
フルオロウラシル	5-FU®	皮膚炎，手足症候群（発赤，水疱，びらん）
シタラビン	キロサイド®	皮膚炎，手足症候群（発赤，水疱，びらん）
ブレオマイシン	ブレオ®	皮膚肥厚，爪の変形，強皮症様変化
ブスルファン	マブリン®	色素沈着，回復が遅い脱毛，黒皮症
ドキソルビシン	アドリアシン®	色素沈着
ダウノルビシン	ダウノマイシン®	発疹
アムルビシン	カルセド®	色素沈着
ピラルビシン	テラルビシン®，ピノルビン®	色素沈着
エトポシド	ベプシド®，ラステット®	紅斑，掻痒感，色素沈着
ビンクリスチン	オンコビン®	発汗の亢進，皮膚落屑
シスプラチン	ランダ®，ブリプラチン®	掻痒感，色素沈着
テガフール・ギメラシル・オテラシルカリウム合剤 (S-1)	ティーエスワン®	皮膚炎，色素沈着，手足症候群（発赤，水疱，びらん）
カペシタビン	ゼローダ®	皮膚炎，手足症候群（発赤，水疱，びらん），爪の変化
ドキソルビシン塩酸塩リポソーム注射剤	ドキシル®	皮膚炎，手足症候群（発赤，水疱，びらん），爪の変化
ソラフェニブ	ネクサバール®	手足症候群（発赤，水疱，皮膚剥離），皮膚炎，紅斑
スニチニブ	スーテント®	手足症候群（発赤，水疱，皮膚剥離），皮膚炎，紅斑
エベロリムス	アフィニトール®	手足症候群（発赤，水疱，皮膚剥離），皮疹，皮膚炎，掻痒症
セツキシマブ	アービタックス®	痤瘡様皮疹，脂漏性皮膚炎，皮膚乾燥・亀裂，爪囲炎，掻痒症
パニツムマブ	ベクティビックス®	痤瘡様皮疹，脂漏性皮膚炎，皮膚乾燥・亀裂，爪囲炎，掻痒症
ゲフィチニブ	イレッサ®	痤瘡様皮疹，脂漏性皮膚炎，皮膚乾燥・亀裂，爪囲炎，掻痒症
エルロチニブ	タルセバ®	痤瘡様皮疹，脂漏性皮膚炎，皮膚乾燥・亀裂，爪囲炎，掻痒症
ラパチニブ	タイケルブ®	痤瘡様皮疹，脂漏性皮膚炎，皮膚乾燥・亀裂，爪囲炎，掻痒症
テムシロリムス	トーリセル®	痤瘡様皮疹，脂漏性皮膚炎，皮膚乾燥・亀裂，爪囲炎，掻痒症
アファチニブ	ジオトリフ®	痤瘡様皮疹，脂漏性皮膚炎，皮膚乾燥・亀裂，爪囲炎，掻痒症
オシメルチニブ	タグリッソ®	痤瘡様皮疹，脂漏性皮膚炎，皮膚乾燥・亀裂，爪囲炎，掻痒症

細胞傷害性抗がん薬

分子標的治療薬

表4　抗がん薬による皮膚障害に影響する因子

がん治療に関連するもの	投与される薬剤の種類
	投与される薬剤の投与量
	投与される薬剤の作用機序・排泄経路
	併用されている治療方法（放射線療法，手術）
患者の状態に関するもの	皮膚状態（基礎疾患，乾燥・湿潤状態，発汗）
	日常的に行っているスキンケア
	その人自身のセルフケアの実施状況
	身体の可動性
	カテーテル類の挿入や固定テープの貼用
	排泄方法，おむつの使用
	栄養状態（低アルブミン血症による浮腫）
	抗がん薬投与後の骨髄抑制（好中球減少，血小板減少）
	抗がん薬投与後の粘膜障害
そのほか	季節の違い（湿度・気温・日光などの影響）
	● 冬は乾燥しやすい
	● 夏は発汗が多くなり，皮膚の衛生状態が悪くなりやすく，紫外線の影響が強くなる

▶ 化学療法前・中・後のアセスメント

アセスメントのポイントを**表5**に示す．

化学療法前のアセスメント

化学療法前は，今回投与される抗がん薬の特徴をもとに，皮膚障害のリスクをアセスメントする．該当する要因が多いほどリスクは高くなるため，患者教育が重要となる．患者と話し合うなかで患者のセルフケア能力をアセスメントし，セルフケア支援のための患者教育につなげる．

分子標的治療薬の場合は，皮膚障害の程度が大きいほど，治療効果も高かったという報告もある．皮膚障害の苦痛を軽減する予防的セルフケアや発症時早期からの治療的介入をうまく取り入れながら，予定されている治療を変更することなく継続できるよう，皮膚障害への対応を計画的に進めることが必要である．患者自身が皮膚障害の

発症や重症化を予防するための基本的スキンケアを実施できる能力や環境（患者をサポートする人的・物理的リソース）があるか，などをアセスメントすることはとても重要である．このアセスメントに基づいて，実施可能なセルフケアを工夫したり，家族や周囲の人々のサポートを調整したりする．

免疫チェックポイント阻害薬の場合，悪性黒色腫での白斑の出現は治療効果との相関がみられることが知られており，皮膚障害の予防的セルフケア支援とともに心理的サポートも重要である．

化学療法中のアセスメント

化学療法中は，抗がん薬の投与中に生じる反応に重点をおいてアセスメントする．過敏症などでは，初期症状が皮膚に出現する場合もあるので，皮膚の観察は十分に行

表5　皮膚障害のアセスメント

化学療法前	皮膚障害のリスクをアセスメントする
	投与される抗がん薬の種類・投与量・投与経路 治療前の皮膚の状態 ・乾燥・湿潤状態 ・損傷はないか ・テープ貼用部位のかぶれはないか，など 放射線療法の併用 過去の治療歴 ・過去の化学療法で皮膚障害の出現はなかったか ・過去の皮膚障害出現時の対応策とその効果など
	患者のセルフケア能力をアセスメントする
	患者のセルフアセスメント能力 スキンケアに関する認識・知識 日常的に行っているスキンケア どのような方法であれば皮膚状態の観察とスキンケアを継続できるか
化学療法中	抗がん薬投与中に生じる反応をアセスメントする
	抗がん薬の血管外漏出や曝露による皮膚の変化 過敏症やインフュージョンリアクションの皮膚症状
化学療法後	皮膚状態と自覚症状，日常生活への影響，ほかの副作用や合併症の影響を総合的にアセスメントする
	皮膚状態の外見上の変化（表皮，爪，粘膜の色，損傷，表皮剥離，水疱，びらん，滲出液，潰瘍，出血） 自覚症状（かゆみ，不快感，痛みなど） 日常生活への影響（できなくなっていること） スキンケアの方法（適切な方法で実施できているか） 苦痛になっていること 検査データ（白血球数，好中球数，血小板数，血清アルブミン値など）

う．患者にも注意すべき皮膚の変化や自覚症状について伝え，異常を感じた場合にはすぐに看護師に知らせるよう指導する．

化学療法後のアセスメント

化学療法後は，遅発する副作用としての皮膚症状に対処するためのアセスメントを行う．手足症候群は重症化すると著しくQOLを低下させるため，早期に対処ができるようにアセスメントする．

外来の場合，患者は自宅で症状に気づくことが多くなるため，患者教育は重要である．外来受診時に皮膚の変化について，患者や家族の話を聞き，皮膚状態を観察し，

自覚症状と検査データなども含めて総合的にアセスメントしたうえで，可能な対処方法を一緒に考えていく．注意すべき初期（Grade 1）の皮膚の変化（手足症候群，痤瘡様皮疹，爪囲炎）は図2のとおりである[4,5]．

皮膚障害の程度を評価する共通基準を用いて，客観的に一定の評価を継続することも重要である．毒性評価規準としては，有害事象共通用語規準の日本語訳を用いることが多い（表6）．所見そのものを把握すると同時に，日常生活への支障の程度でGrade 2とGrade 3が判定されるものが多い．厚生労働省が公開している「重篤副作用疾患別対応マニュアル　手足症候群」[5]

手足症候群

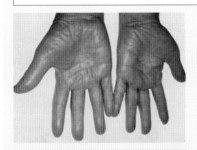

Grade 1	
薬剤	カペシタビン
疾患	乳がん
所見	両手掌にびまん性の紅斑が認められる．手指は多少，光沢を帯び，指紋がやや不明瞭となっている．疼痛はないのでGrade 1と判定した

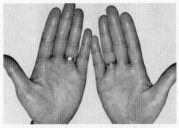

カペシタビンで治療中の患者の手掌．手掌全体が赤くなり少し腫れている

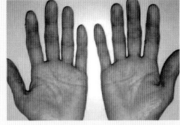

ソラフェニブで治療中の患者の手掌．指が部分的に赤く腫れて痛みがある

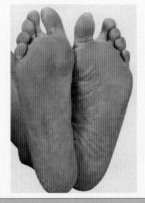

Grade 1	
薬剤	ソラフェニブ
疾患	腎細胞がん
所見	足底にびまん性の紅斑が認められる．土踏まず部などの非荷重部で病勢がやや弱い．疼痛はなくGrade 1と判定

ざ瘡様皮膚炎

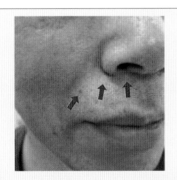

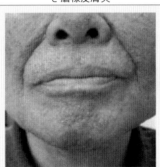

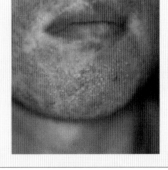

爪囲炎

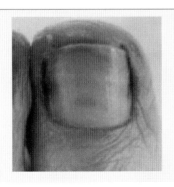

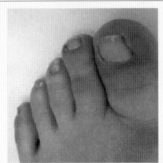

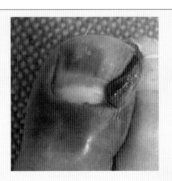

図2　早期発見したいGrade 1の皮膚症状

（手足症候群は，厚生労働省．重篤副作用疾患別対応マニュアル　手足症候群〈平成22年3月〉．p.7, 17. https://www.mhlw.go.jp/topics/2006/11/dl/tp1122-1q01.pdf／ざ瘡様皮膚炎と爪囲炎は，武田薬品工業．ベクティビックス®適正使用ガイド―第6版―．2017年3月．p.14. より引用）

表6　有害事象共通用語規準 v5.0 日本語訳 JCOG 版―皮膚および皮下組織障害

有害事象	Grade 1	Grade 2	Grade 3	Grade 4	Grade 5	定義
皮膚乾燥	体表面積の＜10％を占め，紅斑やそう痒は伴わない	体表面積の10-30％を占め，紅斑またはそう痒を伴う；身の回り以外の日常生活動作の制限	体表面積の＞30％を占め，そう痒を伴う；身の回りの日常生活動作の制限	―	―	鱗屑を伴った汚い皮膚；毛孔は正常だが，紙のように薄い質感の皮膚
そう痒症	軽度または限局性；局所治療を要する	広範囲かつ間欠性；掻破による皮膚の変化（例：浮腫，丘疹形成，擦過，苔癬化，滲出/痂皮）；内服治療を要する；身の回り以外の日常生活動作の制限	広範囲かつ常時；身の回りの日常生活動作や睡眠の制限；副腎皮質ステロイドの全身投与または免疫抑制療法を要する	―	―	強いそう痒感
ざ瘡様皮疹	体表面積の＜10％を占める紅色丘疹および/または膿疱で，そう痒や圧痛の有無は問わない	体表面積の10-30％を占める紅色丘疹および/または膿疱で，そう痒や圧痛の有無は問わない；社会心理学的影響を伴う；身の回り以外の日常生活動作の制限；体表面積の＞30％を占める紅色丘疹および/または膿疱で，軽度の症状の有無は問わない	体表面積の＞30％を占める紅色丘疹および/または膿疱で，中等度または高度の症状を伴う；身の回りの日常生活動作の制限；経口抗菌薬を要する局所の重複感染	生命を脅かす；紅色丘疹および/または膿疱が体表のどの程度の面積を占めるかによらず，そう痒や圧痛の有無も問わないが，抗菌薬の静脈内投与を要する広範囲の局所の二次感染を伴う	死亡	典型的には顔面，頭皮，胸部上部，背部に出現する紅色丘疹および膿疱
手掌・足底発赤知覚不全症候群	疼痛を伴わない軽微な皮膚の変化または皮膚炎（例：紅斑，浮腫，角質増殖症）	疼痛を伴う皮膚の変化（例：角層剥離，水疱，出血，亀裂，浮腫，角質増殖症）；身の回り以外の日常生活動作の制限	疼痛を伴う高度の皮膚の変化（例：角層剥離，水疱，出血，亀裂，浮腫，角質増殖症）；身の回りの日常生活動作の制限	―	―	手掌や足底の，発赤，著しい不快感，腫脹，うずき　手足症候群としても知られている
斑状丘疹状皮疹	症状の有無は問わない（例：そう痒，熱感，ひきつれ），体表面積の＜10％を占める斑状疹/丘疹	症状の有無は問わない（例：そう痒，熱感，ひきつれ），体表面積の10-30％を占める斑状疹/丘疹；身の回り以外の日常生活動作の制限；軽度の症状の有無は問わない，体表面積の＞30％を占める皮疹	中等度または高度の症状を伴う，体表面積の＞30％を占める斑状疹/丘疹；身の回りの日常生活動作の制限	―	―	斑状疹（平坦な）および丘疹（隆起した）がある．麻疹状の発疹としても知られている，最もよくみられる皮膚の有害事象で，体幹上部に求心的に広がり，そう痒を伴う
光線過敏症	疼痛を伴わない紅斑が体表面積の＜10％を占める	体表面積の10-30％を占める圧痛を伴う紅斑	体表面積の＞30％を占める落屑を伴う紅斑；光線過敏症；経口副腎皮質ステロイドを要する；疼痛コントロールを要する（例：麻薬性薬剤，NSAIDs）	生命を脅かす；緊急処置を要する	死亡	光線に対する皮膚の感受性の亢進

表6 有害事象共通用語規準 v5.0 日本語訳 JCOG 版—皮膚および皮下組織障害（続き）

有害事象	Grade 1	Grade 2	Grade 3	Grade 4	Grade 5	定義
皮膚色素過剰	体表面積の≦10％を占める色素沈着；社会心理学的な影響はない	体表面積の＞10％を占める色素沈着；社会心理学的な影響を伴う	－	－	－	メラニンの過剰による皮膚色素沈着
皮膚疼痛	軽度の疼痛	中等度の疼痛；身の回り以外の日常生活動作の制限	高度の疼痛；身の回りの日常生活動作の制限	－	－	皮膚の著しく不快な感覚
爪変色	症状がない；臨床所見または検査所見のみ	－	－	－	－	爪の変色
爪脱落	症状のない爪の剥離または爪の脱落	爪の剥離または爪の脱落による症状；身の回り以外の日常生活動作の制限	－	－	－	爪のすべてまたは一部の脱落
爪線状隆起	症状がない；臨床所見または検査所見のみ；治療を要さない	－	－	－	－	垂直方向または水平方向の爪の隆起
スティーヴンス・ジョンソン症候群			体表面積の＜10％を占める表皮壊死による症状（例：紅斑, 紫斑, 表皮剥離, 粘膜剥離）	体表面積の 10-30％を占める表皮壊死による症状（例：紅斑, 紫斑, 表皮剥離, 粘膜剥離）	死亡	通常は体表面積の 10％ 未満の体皮の真皮からの剥離. この症候群は皮膚と粘膜における複合的な過敏症と考えられている

（JCOG. 有害事象共通用語規準 v5.0 日本語訳 JCOG 版〈CTCAE v5.0-JCOG〉. http://www.jcog.jp/ より引用）

表7 手足症候群の Grade

グレード	臨床領域	機能領域
1	しびれ，皮膚知覚過敏，ヒリヒリ・チクチク感，無痛性腫脹，無痛性紅斑，色素沈着，爪の変形	日常生活に制限を受けることのない症状
2	腫脹を伴う有痛性紅斑，爪甲の高度な変形・脱落	日常生活に制限を受ける症状
3	湿性痂皮・落屑，水疱，潰瘍，強い痛み	日常生活を遂行できない症状

「手足症候群 Hand-Foot Syndrome Atlas より」
（厚生労働省. 重篤副作用疾患別対応マニュアル 手足症候群〈平成 22 年 3 月〉. p.22. https://www.mhlw.go.jp/topics/2006/11/dl/tp1122-1q01.pdf より引用）

の患者向けの内容では，手足症候群の症状の Grade は表7 のとおりに提示されている．このような目安をあらかじめ伝えておくことは，患者や家族が皮膚症状を観察し，変化に応じたセルフケアを行うために有効である．

皮膚障害に対する看護ケア

患者・家族の体験の理解

　大切なことは，皮膚障害によって患者の日常生活にどのような影響があるのか，できなくなっていることや困っていること，何とかしたいと思っていることは何かについて丁寧に聞き，理解を示すことである．皮膚障害は生命に直接影響しないため，患者は遠慮したり，我慢して一人で悩んでいたりすることがある．外観の変化による自己イメージの変化のため，外出を控え，他者とのかかわりが減ってしまい，孤独や不安を強めている場合もある．また，皮膚症状の程度によっては，治療を休止したり，投与量を減量したりすることがあるが，患者にとっては，がん治療を予定どおりに進められないことで，病状悪化などの不安につながる点も留意しておく必要がある．きっかけをつくり，話を聞くことで，解決策を見出せることもある．

　具体的に対処しているなかでも，仕事や学校に戻る過程，女性・男性それぞれの特有の悩み，家族や周囲の人たちの協力が得られるか，家族や周囲の人たちの反応に戸惑っていないか，などについて継続的にかかわる必要がある．

基本的スキンケアの知識と技術

　皮膚障害の予防と対処のためのスキンケアの基本は，乾燥と浸軟（ふやけ）を避け，皮膚の清潔と湿潤環境を保ち，外部からの物理的・化学的刺激を避け，創傷の治癒過程を促進することである（表8）．予防的

に基本的スキンケアを行い，保湿を強化することは効果的であるが，予防的にステロイド外用薬や抗生物質を投与することについては，検討が必要とされている．

■清潔の保持

　皮膚には常在菌がいる．また，多数の毛穴と体毛があり，細菌が多く存在する．健常であれば問題にならない細菌も，化学療法により健常な皮膚の役割が果たせなくなっていたり，好中球減少や血小板減少などのほかの副作用が重なっていたりすると問題になる．皮膚を常に清潔に保ち，健常な皮膚機能を維持・回復することが必要になる．これは，皮膚を消毒し無菌状態をつくるということではなく，常識的な範囲で，普通に清潔な状態を維持することを意味している．

　入浴やシャワー浴は皮膚の清潔を保つために有効であるが，皮膚の保湿という点から，セルフケアを行ううえで留意することがある．正常な皮膚にも必要な皮脂膜を洗い落としすぎない湯の温度設定（ぬるめの37〜39℃程度）や皮膚組織内の保湿成分の維持のために湯船につかる時間を20分以内にすること，洗浄時には石鹸やボディソープをしっかりと泡立て，肌を泡で包み込むようにやさしくマッサージすることなどは，患者・家族がセルフケア行動を継続するために，具体的で重要な指導内容になる．

■保湿

　皮膚が健常な状態で機能するためには，適切な潤いが必要である．そのため保湿に留意する．皮膚が乾燥すると，傷つきやすい状態をつくってしまうので，必要以上に皮脂を洗い流さない配慮が必要になる．皮

表8 皮膚障害予防のための基本的スキンケアのポイント

清潔の保持	毎日洗浄すること
	1. 表面を流水で洗い流す 2. 皮膚に刺激の少ない，弱酸性の石鹸をよく泡立てて洗う 留意点） 　●泡で包み込むようにして表面の汚れを除去できればよい．強くこする必要はない 　●柔らかいタオルやスポンジでよく泡立てて洗浄する．硬いナイロン製のタオルなどで強くこすることで，かえって必要な皮脂膜や角質まで除去したり，皮膚を損傷したりする場合がある 3. 洗剤分はしっかりと洗い流す 4. 水分はタオルやガーゼで押さえ拭きをする
保湿	必要以上に皮脂を落とさない
	1. 入浴やシャワーなどで湯を使用する際は，37℃程度のぬるめの湯を使用する 2. 長時間の入浴は避ける（湯船につかるのは20分以内程度とする） 3. 柔らかいタオルやスポンジでやさしく洗浄する．強くこすりすぎない
	洗浄後の皮膚に保湿薬を塗布して保湿する
	1. アルコールの含まれない低刺激の保湿薬を用いる 2. 食事や排泄のために手洗いすると，手は乾燥してしまうため，手洗い後には必ず保湿薬を塗布する 3. 入浴後の保湿薬の塗布は，できるだけ早く（10〜15分以内），皮膚が湿っているうちに行う 保湿薬の例） 　親水軟膏：水溶性．塗布する際ののびが悪い場合がある 　白色ワセリン：油性．塗布後のべたつき感が不快な場合がある 　親水ワセリン軟膏：上記2剤の混合
物理的・化学的刺激の回避	圧迫や損傷を避ける
	1. 皮膚を圧迫したりぶつけたりして傷つけない 2. 皮膚をやさしく保護する 　●ゆるめの手袋や靴下を着用する 　●損傷部位の保護の場合は，非固着性シリコンガーゼを使用する 　●低刺激のテープを使用する（粘着力は弱い） 3. 爪を保護する 　●爪のカットの工夫（爪切りよりも爪用やすりで長さを整える，深爪しない，角をおとすなど） 　●二枚爪の保護（マニキュアや水絆創膏，密閉しないテーピング保護） 　●爪と皮膚の境目のくぼみも開いて洗浄する 　●きつい靴や靴下の締めつけを避ける
	薬剤の影響やpHの相違による皮膚への刺激を少なくする
	1. アルコール分の含まれる薬剤や軟膏類は可能な限り控える 2. おむつ着用中の場合，皮膚がアルカリ性の排泄物にさらされる時間を少なくするために，排泄後は速やかに処理する

膚の洗浄後は，アルコール分を含まない低刺激の保湿薬を皮膚に塗布して保湿する．入浴やシャワー浴の後は，皮膚の水分量が急速に拡散しやすいので，10〜15分以内に保湿薬を塗布する．食事や排泄のための手洗いでも乾燥してしまうため，手洗い後には必ず保湿薬を塗布する習慣をつけるとよい．

保湿薬は特別な成分が含まれるものを用いる必要はなく，親水軟膏や白色ワセリンなど，薬剤入り軟膏の基剤とされるものを塗布するだけでも十分である．経済的にも安価で用いやすい．市販の保湿薬でアルコール分や保存料を含まない（もしくは控えた）ものもあるため，患者が入手しやすく使用感のよいものを選択する．身体の広い範囲に保湿薬を塗布するときは，軟膏よりもクリームタイプやローションタイプの保湿薬のほうがのびもよく，塗布しやすい．しかし，軟膏は保湿効果が持続するという利点もある．また，保湿薬が常温保存されていたり，暗所保存されていたりすると，塗布するときに冷たく不快に感じたり軟膏がのびにくくなったりすることがある．塗布する前に手掌で温めることで不快感を和らげられ，塗布しやすくなる．

■物理的・化学的刺激の回避

まず，皮膚を圧迫したりぶつけたりして傷つけないことである．圧迫や損傷を避けるためには，強く圧迫するものの着用を避け，皮膚をやさしく保護する．手や足はゆるめの手袋や靴下を着用することによって，物理的刺激を和らげることができる．

そして，薬剤の影響やpHの相違による皮膚への刺激を少なくすることである．アルコール分を含む薬剤や軟膏類は可能な限り控える．おむつ着用中の排泄後は速やかに処理して，皮膚がアルカリ性の排泄物にさらされる時間を少なくする．

紫外線曝露対策を行い，日焼けを予防することも必要である．日焼け止めのローションやクリームなどの選択においては，アルコールや添加物の含有が少なく，皮膚への刺激が少ないものを考慮する（乾燥肌用や敏感肌用など）．SPF値20，UA++程度のものが皮膚への刺激性も少なくでき，

日焼け予防の効果も期待できる目安である．時間経過や発汗などにより，塗布した日焼け止めの効果は薄れるため，2〜3時間程度経過するごとに塗り直すとよい．

皮膚障害を予防するために特別に行うこと

■ガーゼやテープの選択と取り扱い

シクロホスファミドなどのアルキル化薬の投与後（特に大量療法後），中心静脈カテーテルの保護のために，ガーゼやテープを貼用していた部位や心電図モニターの電極を貼っていた部位の色素沈着が長期間残ることがある．これは，汗からも抗がん薬が排泄されるため，抗がん薬を含んだ汗を吸収したガーゼやテープの貼用部位は長時間曝露することになり，皮膚障害が生じると考えられている[6]．皮膚障害のリスクが高い薬剤の場合，ガーゼやテープ類の使用にも注意が必要である．

使用するテープはできるだけ皮膚に刺激の少ないものを選択する．しかし，皮膚に刺激の少ないテープだと粘着力が劣り，カテーテル類の固定や挿入部位の保護が弱くなるというデメリットもある．このことを念頭において，カテーテルの保護や固定状態に注意しながら，必要最低限のテープの使用とする．

テープを除去する際は，テープを皮膚から一気にはがすように引っ張ると，表皮剥離をきたしやすい．皮膚を押さえながら，少しずつはがすようにしていくと，痛みも少なく，皮膚を必要以上に引っ張って刺激しないですむ．

新しいテープを貼る前には，はがした部分に残った粘着剤と汚れを除去するために，泡立てた石鹸でやさしくマッサージして洗浄する．石鹸を十分洗い流して皮膚の水分

を除去してから，新しいテープを貼る．

■爪の手入れ

化学療法により皮膚乾燥が強くなったり，抗がん薬そのものが爪の発育に影響を及ぼしたりすることで，爪の変形（凹凸，亀裂，変色，二枚爪など）が生じやすくなる．爪や爪周辺の皮膚の乾燥が強くなると，爪の辺縁が湾曲し，指先の皮膚面に陥入しやすくなる．指先や爪辺縁部分は乾燥による角化や亀裂が生じやすい部位である．ハンドクリームを塗布する際，手掌や手の甲，指関節には丁寧に塗っても，指先や爪にも塗ることは忘れやすい．意識的に指先や爪にも保湿薬を塗布するよう説明する．

乾燥した爪は割れやすく，カットしながら割れたり，爪を短くしすぎたりすることがある．爪をカットするときは，入浴後や手浴後など，爪が柔らかくなっているうちにカットするとよい．爪を伸ばしすぎないようにし，爪切りでカットするよりも，爪用やすりで削りながら長さと断面を整えるようにしたほうが，深爪にならないようにできる．陥入爪を予防するため，爪をカットする際に，短く切りすぎないこと，爪先端の白色部分を少し残し，まっすぐにカットし，角のとがった部分を角取りする方法（スクエアカット）も有効である．

■クーリング（フローズングローブ・ソックスの効果）

抗がん薬投与中の局所の冷却が爪の障害を予防する効果があることが報告されている．

Scotteらは，ドセタキセル投与中の患者に，−30〜−25℃に冷却したフローズングローブあるいはフローズンソックスを90分間（投与前後の15分間ずつと投与中の60分間）右手あるいは右足に着用してもらい，左右差を比較した（左側を対照群とし

た）[7, 8]．その結果，爪障害の発症は有意に低く，発症しても軽度であった．皮膚障害については左右差はなかった．

Mangiliらは，ドキソルビシン投与患者に，皮膚の保湿ケアなどと併用して投与中に手足を冷却することにより，手足症候群の発症と重症化を予防できる可能性を示唆した[9]．

フローズングローブ・ソックスによるクーリングは，爪障害の予防には効果が期待できるが，着用時にしっかりと密着させ，低温を維持しなければならず，体感する寒さや末梢神経障害がある場合はしびれの増悪に注意する．

皮膚障害出現時のケア

■皮膚障害出現時の薬物療法

EGFR阻害薬などの分子標的治療薬による皮膚障害出現時の薬物療法については，図3の治療アルゴリズムが紹介されている[4]．薬物療法による皮膚障害予防の効果については，いくつかの施設であらかじめセット処方として計画的に薬物療法を開始し，その効果を確認している段階である．

カペシタビン，ドキソルビシン，ソラフェニブなどによる手足症候群に対する予防法や治療法は確立されておらず，確実な処置は原因となる薬剤の休薬とされている．

抗がん薬や分子標的治療薬の減量や休薬により，皮膚障害の回復が期待できるため，薬剤により症状出現の程度別の休薬とその後の回復状況による投与量の減量・投与中止の目安が示されている[4, 5]．治療計画調整の判断基準となるため，皮膚障害の状態を適切に観察し，アセスメントすることは重要である．

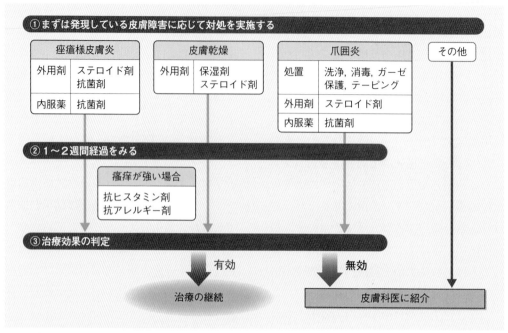

図3　皮膚障害の治療アルゴリズム

（山﨑直也，監．ベクティビックス®副作用アーカイブ 皮膚障害（第4版）．武田薬品工業；2017年12月．p.22．https://www.takedamed.com/medicine/vectibix/pdf/hifukaisetusho1-5-5750.pdf より引用）

■皮膚の炎症や痛みがある場合

　抗がん薬の皮膚障害の初期症状は，局所の発赤と腫脹であることが多い．手足症候群では，手掌や足底の発赤がびまん性に徐々に進行し，腫脹を伴うようになる．表皮は緊張を増し，刺激に対して敏感になる．手掌に症状が現れると，手で行う作業が困難になる．特に物を握ったりつかんだりする圧迫時に，痛みが生じるようになる．足底に症状が生じると立位や歩行が困難になる．分子標的治療薬では，症状は圧迫や刺激を受けやすい部位に限局されることが多いため，局所の圧迫や刺激を避ける必要がある．

　圧迫されることで皮膚損傷のリスクを高め，痛みを増強させるため，圧迫や刺激を和らげるようにする．手は十分に保湿し，綿素材のゆるめの手袋を着用することを勧めるとよい．ボタンのかけはずしや錠剤の

シートの開封などは，指先に強い圧迫が加わり痛みを増強させるので，介助が必要になる場合もある．足は，厚手の靴下や底のクッション素材が柔らかいゆるめの履物の使用を勧めるとよい．痛みのために立位や歩行が苦痛になっている場合は，体勢の保持も不安定になりやすいので，転倒予防のために動作を介助したり，代償したりする必要がある．

　炎症所見が強い場合は，アズレンのような消炎作用薬含有の軟膏も効果がある．洗浄した後に軟膏を塗布し，保湿薬を重ねた後，手袋や靴下を着用して局所の保湿と刺激の除去に努める．ステロイド外用薬や抗生物質の投与は，発症早期から開始することで炎症や疼痛の軽減や重症化予防になる．

　痛みへの対処方法は鎮痛薬の全身投与である．消化管の障害がなければ，内服投与も可能である．また，損傷している皮膚の

スキンケアを行うことは，局所の痛みを和らげ，健全な皮膚の再生を促進するために重要である．炎症性の痛みが強ければ，NSAIDsを用いることもあり，末梢神経刺激症状に類似する場合は，プレガバリンの投与が有効となることもある．

■皮膚の損傷，びらんが生じた場合

損傷やびらんのある部位は正常な皮膚のバリア機能が働いていないため，外界からの刺激や細菌の侵入に対して脆弱になっている．清潔な状態を維持するために洗浄は欠かせず，外界からの刺激を和らげるために適切に局所を保護することが大切である．

清潔にするためには，基本的なスキンケア同様に石鹸の泡を用いて表面の汚れを除去し，洗い流すことが必要になるが，損傷した皮膚の場合，痛みを伴うため苦痛になる場合も多い．可能な範囲で低刺激の石鹸の泡を用いて摩擦を少なくし，洗浄には生理食塩液を用いるとよい．生理食塩液は浸透圧が体液に近い組成になっているため，創部がしみて痛くなることが少ない．また，温度も人肌程度に温めておくと刺激を少なくすることができ，患者の苦痛が少ない状態で清潔保持のケアを実施することができる．事前に鎮痛薬を使用し，疼痛緩和を図りながら処置を行うこともある．

局所の消毒効果をねらって，ポビドンヨードで消毒を行うことがある．しかし，ポビドンヨードにはアルコール分が含まれているため，局所を乾燥させ，損傷した皮膚の上皮化を妨げる作用があり，創傷の治癒過程を阻害してしまうことになりかねない．局所の消毒のためにポビドンヨードを用いた場合は，消毒後に滅菌生理食塩液でポビドンヨードを洗浄し，水分を清潔なガーゼなどで除去して局所を保護する．

洗浄後の損傷部位の保護の際は，その部位が乾燥・浸軟しないように注意する．乾燥を避けるためには，軟膏類で保湿する．直接ガーゼなどで損傷した部位を保護すると，損傷・びらん部位にガーゼが固着してしまい，ガーゼを除去する際に痛みを伴い，さらに組織を損傷してしまう可能性がある．そのため，局所を保湿し，非固着性シリコンガーゼなどを併用して皮膚を保護する．浸軟を避けるには，ある程度の通気性を確保した保護材を用いて固定を行う．滲出液が多い場合はポリウレタンフォームドレッシング材（ハイドロサイト®）などを用いて吸収させ，局所を完全に密封しないように保護する．おむつを着用している部位に損傷やびらんを生じて処置をする場合は，通気性に十分配慮しておむつを着用するようにする．排泄物が長時間おむつ内に放置されないように注意する．

■爪の変化

爪に何らかの変化が生じている患者は多い．しかし，日常生活に支障がなければ医療者に伝えたり，対処したりすることが少ないため，変化がかなり進行してから気づく場合が多い．爪の変形や亀裂が生じると，気づかないうちに衣服や寝具にひっかけたり，爪で皮膚を損傷したりする．そこで，爪の表面や先端の変形を滑らかにし，外傷を予防するための対処が必要になる．水絆創膏を使用するとマニキュアをしたような状態になり，爪の表面が滑らかに保たれ，保護される．水溶性なので，除去するときに除光液のようなアルコール分の多いものを使用する必要がない．何か作業したり，物を持ったり運んだりするときは手袋を着用すると，指先はさらに保護される．

爪の変形は末梢の低酸素状態や栄養状態不良によって生じることもある．また，化学療法は繰り返し長期間継続されるため，

変形した爪が完全に生え変わるまで，セルフケアを維持する必要がある．栄養状態をよくし，スキンケアや爪のケアを続けられるよう助言とサポートを行う．

二枚爪になったとき（抗がん薬投与後）：抗がん薬そのものの影響による爪の変形は，抗がん薬治療終了後，抗がん薬の影響を受けずに発育した爪とおき換わっていくことで改善が期待できる．このおき換わっていく経過中に，抗がん薬の影響を受けた古い爪と影響を受けていない新しい爪が重なるように生えている状態がいわゆる「二枚爪」の状態である．二枚爪の古いほうの爪は乾燥して割れたり欠けたりしやすい．衣服や寝具に引っかけてしまい，無理に爪をはがしてしまうような状態になったり，爪と指先の損傷をきたしたり，身体のほかの部分を傷つけたりすることがないように，爪先を保護する必要がある．

爪の保護方法，カット方法：爪先を保護するときは，指先を保湿した後，爪に直接テープを貼らないように，小さく切ったガーゼなどで爪表面を覆い，その上をテープ固定する．完全に密封してしまうことで，爪の浸軟化が起こり，治癒を遅延させてしま

うことがあるので，ゆるめにテーピングし，通気をよくしておく．

爪をカットする場合，浮き上がった古い爪を爪用やすりなどで削るのは難しいので，はさみや爪切りを使用せざるをえなくなる．古い爪を押さえて固定し，小刻みにカットして長さと断面を整えていくように指導する．患者本人がケアすることは難しい場合が多いので，家族のサポートが必要になる．

■神経障害を伴う場合

多剤併用療法で末梢神経障害を生じる抗がん薬と皮膚障害を生じやすい抗がん薬や分子標的治療薬が併用される場合は，十分な観察と予防的介入，患者へのセルフケア支援を行うことが重要である．神経障害があると皮膚の損傷に気づきにくくなり，放置して悪化させてしまうことがある．皮膚症状が出現し，傷つきやすくなった皮膚を保護し，観察するよう患者に指導する．それとともに，皮膚を損傷しないように体動時には周囲に注意したり，転ばないようにつかまりながらゆっくり動いたり，必要に応じて家族や周囲の人たちの協力を得たりするようにしてもらう．

患者のセルフケア支援

スキンケアの重要性への理解を促すこと

皮膚障害は，発症早期に発見して，適切な対処をとることで二次感染や損傷の拡大を防ぎ，重症化を避けることが可能である．また，日常的に皮膚状態を良好に保っておくことも皮膚障害の予防につながる．そのため，患者自身がスキンケアの重要性をよ

く理解し，セルフケアを継続することが必要である．重要性を理解することは，セルフケアの動機づけともなる．「皮膚障害に対する看護ケア」の項で述べた「基本的スキンケアの知識と技術」（p.242 参照）は，健常な皮膚状態を維持するための基盤であると同時に，スキンケアの重要なポイントである．患者や家族の理解力やセルフケア能力をよくアセスメントして，必要最低限

の知識を伝える．伝えられた知識は，日常的なスキンケアを実践していくなかで，意味づけされたり，理解している内容を確認・補強したりすることによって，さらに確かな知識となって，患者のセルフケアを支える．

患者自身とセルフケアに協力する家族などの理解を助け，セルフケアを促進する資料やパンフレット，日誌のような記録の活用も有効である．それぞれの理解度に合わせて使用し，患者自身が資料やパンフレットを生活のなかで使いこなせるように，日常生活のパターンや動作などを確認しながら，重要な内容を一緒に確認する．また，症状の状態やセルフケアの実施状況を記録できる日誌のようなものを活用し，対話の機会を設けることも，自宅での状況確認がしやすくなると同時に，患者自身にとっても励みになることが期待できる．

抗がん薬の皮膚への影響を伝えること

基本的スキンケアの重要性に加えて，患者に生じる皮膚障害と行われている化学療法との関係について，患者に伝えることも必要である．皮膚障害が抗がん薬の副作用として生じることはもちろん，抗がん薬によるほかの副作用（好中球減少，血小板減少，神経障害，粘膜障害など）が皮膚障害に与える影響についても，その時期や期間，起こりうる問題を知ることで，患者自身の心構えができ，リスクの高い時期を予測しながら予防的にセルフケアすることも可能になる．

患者に投与される抗がん薬の皮膚障害のリスクとメカニズム，皮膚障害がいつ頃，どのような現れ方をするのか，皮膚障害に影響するほかの副作用，予想される経過などについて，患者の理解を確認しながら伝える．

皮膚障害が重篤な場合は，一時的に抗がん薬の投与を休薬することで症状の改善が期待できる．皮膚障害の Grade を判定し，休薬が判断された場合に，患者の理解を得ることが必要である．治療薬が一時的にでも投与されないということは，患者の不安につながる．これを機に，継続可能なセルフケアを再考し，患者のセルフケアを促進することも必要である．セルフケア継続により，皮膚障害を重症化させないことが，適切な治療の継続を可能にし，治療効果を低下させないことにもなる．

スキンケアの方法を獲得してもらうこと

■皮膚の観察方法

起こりうる皮膚の変化や症状を患者がセルフモニタリングできるように，具体的にいつ頃，どのようになるのかを説明する．写真や図などを用いて，視覚的にわかりやすくするとよい．入浴やシャワー浴は，皮膚の状態観察とスキンケアのための大切な時間として位置づける．観察しづらい部位は家族の協力も得られるようにする．

外観上の変化だけでなく，痛みやかゆみ，不快感，接触や圧迫の影響などの自覚症状についても注意する．また，好中球減少や血小板減少が生じる時期には，皮膚の損傷や出血にも注意する．

これらの皮膚の変化や症状によって，日常生活で困ること，できなくなっていること，それに対する工夫についても記録に残しておき，医療者に伝えるときに役立ててもらう．

■皮膚のケア方法

基本的スキンケアを患者や家族に実践し

てもらう（「基本的スキンケアの知識と技術」〈p.242〉参照）．「清潔の保持」「保湿」「物理的・化学的刺激の回避」の3点を継続してもらう．石鹸は何を使うか，どうするとうまく泡立つか，洗うときの力の強さはどのくらいか，保湿の軟膏はどこにどのくらい塗ればよいかなどについて，患者や家族と簡単に継続できる方法を一緒に考え，実践してみる．実施した後は，うまくできていること，続けていけることを互いに確認し合って，継続的にフォローしていく．高齢者や独居の患者も多く，長期間にわたる基本的スキンケアを継続することは難しい．症状の変化に合わせて，ケアの方法を変更することも必要になるため，変化した場合に医療者への報告も大切なケアの一つであることを伝え，一緒に考え，具体的な提案をしていく．

■連絡する必要がある場合と連絡方法

皮膚障害の悪化や，痛みや不快感による苦痛の増強によってスキンケアができない，あるいは日常生活にも支障が出ているなどの場合には，医療者への連絡が必要である．また，発熱や皮膚障害のある部位からの滲出液・出血の増加などは，局所の感染や過敏反応なども考えられるため，連絡が必要になる．

入院中であれば，医療者への報告は容易であるが，外来通院中の場合は，自宅から連絡することになるため，緊急対応できる連絡先を伝えておく．その際に，氏名，担当医，現在の治療，困っている症状や気になること，いつ頃から起こったかなど，報告してもらいたいことも含めた文書を渡しておくと，患者は落ち着いて確実に連絡できる．

継続的なサポート

抗がん薬や分子標的治療薬による皮膚障害は，患者自身が行う予防的スキンケアの実施で症状の発症や重症化を予防できることを伝え，患者自身がスキンケアの重要性を認識できるようにサポートすることが重要である．また，爪の変化や脱毛なども含めた皮膚障害は，回復までに時間を要するため，セルフケアを継続する意欲を維持することが大切である．患者や家族が行っているセルフケアを高く評価し努力を認めること，患者が困ったときに支援を得られるように体制を整えることは，長期にわたって継続される化学療法においてセルフケア能力を高めるために意義深い．

皮膚障害によるボディイメージの変化に対する支援も必要である．外見の変化に影響を与え，日常生活動作にも支障をきたすことのある皮膚障害は，患者の自分自身に対する自己概念をも変化させることがある．外見上の変化やできていたことがスムーズにできなくなることは，他者との付き合いや外出，活動などへの制限につながる．しかし，身近にあるものを少し工夫して活用することで，外見上の変化をカバーできたり，治療前と変わりなくおしゃれを楽しんだりできることに気づくと，患者は気持ちを切り替えられる場合もある．同様の問題や悩みを抱える患者同士が一緒に情報を得て，一緒にカバー方法を楽しめる，患者教室のような場の提供が有効となる場合もある．

治療の場は外来へシフトしている．分子標的治療薬や免疫チェックポイント阻害薬のように長期的に使用することも増えてきた．継続的にセルフケアが必要となるため，

定期的にセルフケア能力を確認し，具体的行動を維持または修正する支援が必要である．セルフケアによって，症状の改善がみられたり，「うまく対処できている」と患者や家族が実感できたりすることは，皮膚障害への対処に自信をもてるだけでなく，化学療法を続けながら生活すること，がんとともに生きることに対する自信や安心感，満足感にもつながるものと考える．

●文献

1) Polovich M, et al. Cutaneous toxicity. Polovich M, Whitford JM, Olsen MM, ed. Chemotherapy and Biotherapy Guidelines and Recommendations for Practice 3rd ed. Oncology Nursing Society；2009. p.182-197.

2) Viale PH. Chemotherapy and cutaneous toxicities：Implications for oncology nurses. Semin Oncol Nurs 2006；22(3)：144-151.

3) Wilkes GM. Palmar-plantar erythrodysesthesia. J Clin Oncol Nurs 2005；9(1)：103-106.

4) 武田薬品工業. ベクティビックス®適正使用ガイド―第6版―. 2017年3月. p.14.

5) 厚生労働省. 重篤副作用疾患別対応マニュアル　手足症候群（平成22年3月）. http://www.mhlw.go.jp/topics/2006/11/dl/tp1122-1q01.pdf

6) Singal R, et al. Discrete pigmentation after chemotherapy. Pediatr Dermatol 1991；8(3)：231-235.

7) Scotte F, et al. Multicenter study of a frozen glove to prevent docetaxel-induced onycholysis and cutaneous toxicity of the hand. J Clin Oncol 2005；23(19)：4424-4429.

8) Scotte F, et al. Matched case-control phase 2 study to evaluate the use of a frozen sock to prevent docetaxel-induced onycholysis and cutaneous toxicity of the foot. Cancer 2008；112：1625-1631.

9) Mangili G, et al. Prevention strategies in palmar-plantar erythrodysesthesia onset：The role of regional cooling. Gynecol Oncol 2008；108：332-335.

11 脱毛

渡邉眞理，寺岡和美

　毛髪には，本来は感覚の働き，頭皮の保護，保温，日光の紫外線や熱に対するバリアとしての役割がある．また，まつ毛や鼻毛にはほこりの侵入を防ぐなどの役割がある．

　脱毛は化学療法の副作用のなかでも高頻度に出現する副作用であり，脱毛により毛包周囲の知覚神経と触覚が損なわれる．また，毛髪は美容上の意義が大きく，特に女性の場合，脱毛はボディイメージの変化に大きな影響を及ぼす．さらに，脱毛の可能性を案じて化学療法を選択しないといったケースもある．これらのことから，脱毛についての患者の心理的ケアや不安の軽減など看護ケアおよび患者のセルフケア支援は重要である．

key words　アピアランスケア，かつらの利用，眉毛・まつ毛の補整

化学療法で脱毛が起こるメカニズム

毛髪の構造

　毛髪は，皮膚の角質が分化してできた角質性の付属物である．

　毛髪の皮膚面から出ている部分が毛幹，皮内に埋もれているところが毛根で，毛根の根元は毛包に包まれている（**図1**）．毛根は皮膚表面から約4～5 mm陥入し，その端は成長期の毛髪ではフラスコ状の毛乳頭になっているが，休止期の毛髪では膨らみがなく棒状である．断面を見ると中心部に毛髄質があり，それを毛皮質と毛小皮（キューティクル）の層が取り囲んでいる．毛根には毛を直立させる立毛筋があるほか，脂腺が口を開き，毛の表面を脂性の分泌物

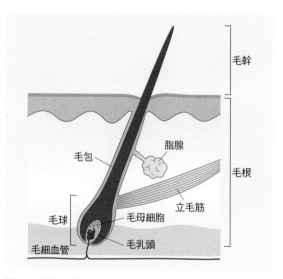

図1　毛髪の構造

で覆っている．

　毛髪は，成長期，退行期，休止期からな

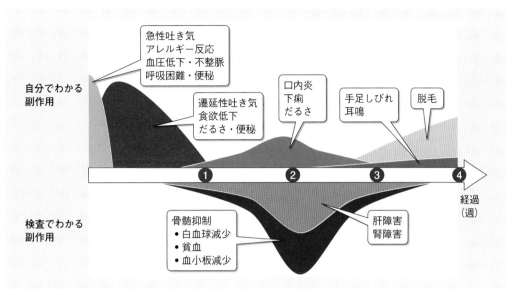

図2 抗がん剤の副作用
(国立がんセンター, 監. 抗がん剤治療を安心して受けるために―患者さんとそのご家族の方へのてびき. がん研究振興財団. p.11 より引用)

る毛周期を繰り返している. 成長期は毛髪が成長する時期をいい, 2～6 年経過すると毛球が萎縮して退行期になる. 約 2 週間の退行期を経て休止期になると毛が抜けやすい状態になる. 抗がん薬により毛母細胞の細胞分裂が抑制されると毛球が壊死を起こして脱毛する.

脱毛のメカニズム

脱毛は化学療法で起こりうる副作用の一つである (**図2**)[1]. その程度は, 毛髪がすべて脱毛する場合, 部分的に残る場合, 毛髪だけでなく眉毛やまつ毛まで抜ける場合など, 抗がん薬の種類や組み合わせによって異なる. なかでも, シクロホスファミド (エンドキサン®), イホスファミド (イホマイド®) など**表1**の「高度」の抗がん薬は, 著しい脱毛を発現させる[2].

頭皮毛器官は, ほかの部位の毛器官より生物学的活性が著しく高いために, 抗がん薬による副作用を受けやすい. 脱毛の正確な機序は判明していないが, 抗がん薬が毛包内毛母細胞を障害するためと考えられている.

毛母細胞の機能に対する障害が強く, 毛母細胞の細胞分裂が抑制されると, 毛球が変性壊死を起こして, 成長期脱毛を起こす. 毛母細胞に対する障害が軽い場合は, 毛器官は急速に休止期に移行して, 休止期脱毛を起こす. 成長期脱毛は抗がん薬の最初の投与からおおよそ 2～3 週間後と比較的早期から始まる. はらはらと少しずつ抜ける場合と, バサッと大量に抜ける場合とさまざまである. 抜け始めて間もない頃, 頭皮にかゆみや痛みを感じる場合もある. 休止期脱毛は抗がん薬投与後 3～4 か月で起こる.

毛母細胞が完全に障害されて無になることはないため, 抗がん薬による脱毛は一過性, 可逆性であり, 抗がん薬投与終了後から 1～2 か月で再生が始まり, 3～6 か月ほどで回復する. 再生した毛は, 毛母細胞再

表1 主な抗がん剤の種類と脱毛の種類

	一般名	商品名
高度	シクロホスファミド	エンドキサン
	イホスファミド	イホマイド
	ドキソルビシン	アドリアシン，ドキシル
	アムルビシン	カルセド
	パクリタキセル	タキソール，パクリタキセル，アブラキサン
	ドセタキセル	タキソテール，ドセタキセル，ワンタキソテール
	イリノテカン	トポテシン，カンプト，イリノテカン
	エピルビシン	ファルモルビシン，エピルビシン
	エトポシド	ベプシド，ラステット，エトポシド
中等度	アクチノマイシンD	コスメゲン
	ブレオマイシン	ブレオ
	ビンクリスチン	オンコビン
	ビノレルビン	ナベルビン，ロゼウス
	カルボプラチン	パラプラチン，カルボプラチン
	メトトレキサート	メソトレキセート
軽度	シスプラチン	シスプラチン，ブリプラチン，ランダ
	メルファラン	アルケラン
	フルオロウラシル	5-FU
	ゲムシタビン	ジェムザール

（静岡県立静岡がんセンター，監．主な抗がん剤の種類と脱毛の程度．SURVIVOR SHIP. https://survivorship.jp/datsumou/know/03/index.html より引用）

生時の変化やメラノサイト（メラニン色素再生細胞）の分布の影響でもとの髪質より硬くなったり，柔らかくなったり，縮れたり，カールが入ったりするなど脱毛前とは異なることはあるが，約2年ほどでもとの髪質に戻るとされている（図3）．

化学療法前・中・後のアセスメント

脱毛の評価には，有害事象共通用語規準（表2）を用いる[3,4]．

化学療法前のアセスメント

脱毛に対して予防的なかかわりは難しく，患者の心理的ダメージを軽減できるように患者が脱毛に対してどのように理解しているかをアセスメントする．具体的には毛髪や容姿に対する思い・心理状況，職業，脱毛に対する対処方法の知識と準備状況などである．また，女性の患者に目がいきがちであるが，男性の患者でも仕事の関係や価値観などにより外見を気にする場合があるので，配慮が必要である．

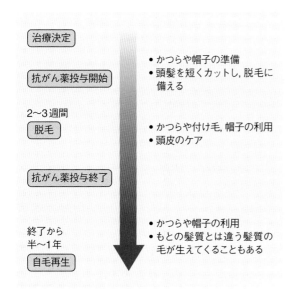

図3　抗がん薬の副作用による脱毛の経過

化学療法中のアセスメント

脱毛の程度・部位，脱毛による頭皮の不快感などの随伴症状の有無と程度，随伴症状がある場合はそのセルフケア状況，頭皮の状況をアセスメントする．また，社会生活への影響，家族の支援状況など，患者の心理面にも注意する．

化学療法後のアセスメント

発毛が始まるまでは，化学療法中のアセスメントを引き続き行う．毛髪が再生する時期になったら頭皮の状況を観察し，毛髪の再生状況をアセスメントする．

表2　有害事象共通用語規準 v5.0 日本語訳 JCOG 版―皮膚および皮下組織障害

	Grade 1	Grade 2	Grade 3	Grade 4	Grade 5	定義
脱毛症	遠くからではわからないが近くで見るとわかる 50% 未満の脱毛；脱毛を隠すために，かつらやヘアピースは必要ないが，通常と異なる髪形が必要となる	他人にも容易にわかる 50% 以上の脱毛；患者が脱毛を完全に隠したいと望めば，かつらやヘアピースが必要；社会心理学的な影響を伴う	－	－	－	年齢，部位に相応の量よりも毛髪が減少

(JCOG. 有害事象共通用語規準 v5.0 日本語訳 JCOG 版〈CTCAE v5.0-JCOG〉．http://www.jcog.jp/ より引用)

脱毛に対する看護ケア

事例　治療方法の意思決定時に脱毛の問題がかかわったケース

乳がん患者のHさんは，センチネル生検術＋乳房温存術を受け，外来で手術時の病理結果について担当医から説明を受けた．また，術後の補助療法として化学療法とホルモン療法についても説明された後に，相談室を訪室した．Hさんは「化学療法で髪の毛が抜けるのがとても心配なのと，自律神経失調症があるのでホルモン療法の副作用も怖い」と話していた．

看護師は，Hさんの化学療法やホルモン療法に対する思いや不安について傾聴し，その後，化学療法による脱毛について，脱毛の時期・程度，かつらやコットンキャップの利用，抗がん薬のほかの副作用についても説明した．

その後，これらの情報をもとにHさんは「髪の毛が抜けることは嫌だけど，かつらなどを

利用してうまく切り抜けます．再発や転移が怖いので化学療法を受けることにしました」と，治療法を決めたことについて話した．

Hさんのように治療方法の意思決定時に，脱毛に関する知識が必要となる場合がある．看護師は脱毛や抗がん薬によるほかの副作用について十分な知識を提供し，そのうえで患者が意思決定できるようサポートしていく必要がある．

また，脱毛前と脱毛中・後のボディイメージの変化に対する心理的苦痛や不安への援助を行い，心理的安定と容姿の補整ができるよう支援する必要がある．そのためにも前述のような患者の脱毛についての理解の程度，毛髪や容姿に対する思いや心理状況，脱毛の対処方法の知識・準備状態，脱毛の程度・部位，脱毛による頭皮の不快感などの随伴症状，社会生活への影響，家族状況などのアセスメントが重要である．そのうえで，患者の状況に合った情報提供をすることが必要である．

なお，脱毛予防の方法として，頭部冷却法や育毛プロテインクリームなどの使用が試行されたことはあるが，有効性は証明されておらず，確立した方法はない．

▶ 患者のセルフケア支援

事例 大量に脱毛し，パニックになったケース

Iさんは子宮がんの術後に化学療法を受けた．脱毛の可能性について治療前に看護師から説明を受けていたが，さほど気にとめていなかった．抗がん薬投与後8日目頃からぱらぱらと髪が抜け始め，12日目にバサッと大量に脱毛した．「髪が長かったため絡んでしまい，取るに取れない状態になり，パニックになってしまった」と後日，看護相談時に泣いて話していた．

脱毛対策の知識があるのとないのとでは，実際に脱毛が起こったときの心理的ダメージに大きな違いがある．そのため，脱毛前からセルフケアに向けた指導は十分に行う必要がある．

脱毛前

脱毛は可逆的であることがほとんどだが，脱毛時の心理的影響が大きいため，心理的ケアを十分に行う必要がある．化学療法の開始前にあらかじめ脱毛の可能性，脱毛の時期，脱毛時の頭髪や頭皮のケアの方法，かつらやコットンキャップの利用について説明する必要がある．

■事前のカット

特に長い髪がバサッと大量に抜けると，抜けたことによる心理的ダメージが強いうえに，髪がもつれて絡まってしまう．脱毛が始まる前に短く髪をカットしておいたほうが，抜けた髪の始末が簡単で心理的ダメージも少なくてすむ．また，脱毛が目立ちにくくなる．

■かつら

　脱毛により，容姿の変容を伴うため，社会生活を送るうえでは容姿を補整する必要性がある．その方法として，かつらは代表的なものであり，女性用はもちろん，男性用もある（**図4**）．医療用かつらはあまり一般的ではなく，選択する際の情報量が少ないものの，取り扱っているメーカーが非常に多いので，患者は選択に際して戸惑いを感じる．以下にかつらの種類や選択時のポイント，またよくある質問を述べる．

かつらの種類▶かつらには，全かつらと部分かつらがある．化学療法による脱毛は全かつらが必要となる場合が多いが，治療中・治療後，毛髪が生えた後，頭頂部や前髪の部分だけが生えそろわないときには，ヘアピース（部分かつら）という選択もある．

① 材質の種類と特徴（一般的な特徴）

人工毛：化学繊維などで人工的につくられており，テカリが目立ちやすく，静電気を帯びやすいため，ロングタイプは適さない．カールが崩れにくいのでセットが容易である．

人毛：ヒトの毛髪100％のため，見た目や質感が自然であり，特にロングタイプを選ぶ際には適している．ただし，カールの維持は困難であり，自毛と同様の手入れをする必要がある．

ミックス毛：人工毛と人毛の混合であることから，両方の特徴をもっている．すなわち，カールが維持しやすく，見た目や質感が自然に近い．

② 製造法による種類と特徴

既製品：スタイルやカラーなどができあがっているので，そのなかから自分に合ったものを選ぶ．すでにできあがっているので，即日持ち帰りが可能である．

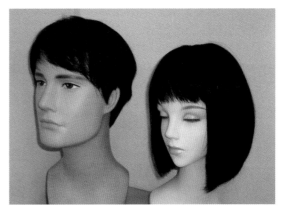

図4　女性用・男性用かつら
（写真提供：株式会社スヴェンソン）

フルオーダー品：個人に合わせた頭のサイズ，希望の髪形やカラーなどに応じて作成する．そのため，できあがりまでに長い時間を要する．

セミオーダー品：ある程度，できあがったものを希望のヘアスタイルや頭のサイズなどに調整して作成する．即日持ち帰りが可能である．

③ ヘアスタイルの種類

　毛髪の長さやヘアスタイル（ストレートやパーマヘア），カラーなど，セミオーダー品やフルオーダー品では，もとのヘアスタイルに近い状態に再現できる．白髪の混入もでき，分け目の部分に人工皮膚があれば，自然な分け目も再現できる．また，毛髪が生え始めた時期に頭頂部や前髪の部分だけが生えそろわないときには，ヘアピースという選択もある．

④ かつらの価格

　メーカーやかつらの素材などで価格は異なり，数千円のものから数十万円までと幅が広い．フルオーダー品や人毛の割合が多い場合，高価になる．また，分け目に人工皮膚を使っていると値段も高価になる．

かつらを購入する場合の選択ポイント▶毛髪の生える速度は1か月に1cm程度なので，

抗がん薬投与終了後，少なくとも半年はかつらの装着が必要となる．脱毛時期から治療期間も含めると，個人差はあるが1年半〜2年くらいは，かつらを使用するケースが多い．一般的には医療用かつらを取り扱っている大手百貨店，病院内に併設している店，インターネット店，かつら専門店などで購入する．ファッションウィッグ（人工毛）を購入する患者もいる．かつらだけでなく脱毛前後のメーカーのサービス内容を知ることは，メーカーの選択肢の手段ともなる．

　個室美容室の併設があれば，脱毛前から毛髪が生えそろうまで，人目を気にせず自毛のカットが受けられる．また，かつらのサイズ調整サービスがあれば，毛髪量の変化に応じ個々のサイズに調整をしてもらえるため（脱毛時期や生え始め時期は，毛髪のボリュームが変化する），安定感がよく安心できる．自宅や入院先への出張サービスがあれば，体調によって店舗まで行くことが困難な場合にも購入することができる．なお，耐久性はメーカーによって異なり，クリーニングをしてくれる美容室もあるため，あらかじめ確認しておく．

かつら以外での補整方法▶家でくつろぐときや体調がすぐれないときなどは，かつらを装着しないで容姿を補整するとよい．たとえば，バンダナやスカーフ，付け髪（図5），コットンキャップなどで補整する方法がある．

　バンダナやスカーフを使用する場合，黒いウィッグ用のネットなどの上から装着すると，ずれにくく，たとえ隙間ができても脱毛がわかりにくい．前髪や襟足の毛髪が残っていれば，コットンキャップを装着するだけで，脱毛しているようには見えにくい．ほとんど毛髪が残っていない状態でも

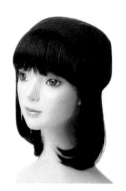

図5　付け髪例
綿生地にミックス毛を取りつけている
（写真提供：株式会社スヴェンソン）

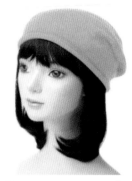

図6　コットンキャップを利用した補整例
毛付き帽子の上からコットンキャップをかぶっている
（写真提供：株式会社スヴェンソン）

付け髪の上から，手持ちの帽子をかぶると簡単に補整ができる（図6）．かつらよりも暑さや締めつけ感が少なく，治療を受ける期間も安楽である．

価格が高いかつらに関する活用できる社会資源▶抗がん薬などの治療費に加えて補整用品にも費やすことになれば，家計への負担が生じる．脱毛は治療に伴う副作用であるが，容姿の変容を補整するための費用は，現在のところ保険や医療控除の適用はない．

　このような，経済的な問題に対し企業やNPO団体との共同企画で，抽選ではあるが，かつらを贈呈する社会活動が行われている（「キレイの力」プロジェクト）．また，ボランティア活動で，寄付されたかつらの無料貸し出しを行っているところもある．加えて，メーカーにおいても経済的な問題を重視し，レンタル形式を取り入れているところもある．1か月単位でレンタルできれば，経済的に困難な家庭でも，子どもの入学式や結婚式などの式典に合わせて，その期間だけの支払いですむ．メーカーにより，新品を個人の要望に合わせてスタイルをつくるところもあれば，中古品の場合もある．

看護師は，かつらに関する社会的活動やメーカーなどの情報を収集して，患者が経済的困難な状況においても，安心して社会生活が送ることができるよう，支援できることが望ましい．

脱毛中

■整髪

髪が抜けるのが気になるという理由で整髪を行わない人もいるが，毛の柔らかいブラシを用いてとかすと髪がもつれたり絡んだりしにくくなる．ドライヤーを用いるときは低温でゆっくり乾かす．

■抜け毛の始末

衣類や枕についた髪はガムテープや粘着テープつきローラーで取ると簡単に始末できる．家ではバンダナやタオル帽子，コットンキャップなどで髪を保護しておくと，抜けた髪の始末も簡単にできる．

■洗髪

洗髪は通常どおりの頻度で行ってよいが，頭皮を傷つけないよう爪は短くしておく．刺激の強いシャンプーやリンスは避ける．骨髄抑制のため白血球減少がある時期に洗髪を怠ると，毛嚢炎を起こすことがある．

■パーマ，カラーリング

パーマやカラーリングは刺激が強いため，頭皮の様子をみて担当医の許可が出るまで待つ必要がある．

■眉毛の描き方，まつ毛がない患者へのケア

脱毛は眉毛やまつ毛に及ぶ場合がある．眉毛の補整には，眉ペンシルで描く方法が一般的である（図7）．まつ毛の補整には，付けまつ毛やアイラインを入れる方法（図8）がある．眉毛やまつ毛の脱毛は美容上または心理的にも影響がある．社会生活を

Column   寺岡和美

かつらに対して，一般的に抱いている患者の不安は，下記の「かつらと気づかれないか？」「かつらが脱げたらどうしよう」という2点が多い．

Q　かつらと気づかれないか？

A　かつらは，事前に装着をして選ぶことが必要である．かつらを活用する期間は脱毛をしているので，専用のネットなどで毛髪をまとめ，脱毛している状態に近づけて試着するとよい．確認する点は，もみ上げ部分や襟足，分け目が気にならないかである．もしも分け目が気になるようであれば，人工皮膚がついているタイプを選ぶ方法もある．家族や友人などに同伴してもらいながら，納得がいくものを選ぶことを勧める．

Q　かつらが脱げたらどうしよう

A　基本的に，サイズがピッタリ合っていれば，風が吹いても脱げることはない．しかし，脱毛時期や生え始め時期には，毛髪のボリュームに応じてサイズを調整する必要がある．また，襟が固い洋服（コートなど）の場合は，かつらの襟足部分がもち上がりやすくなるため，かつらごとマフラーやスカーフで固定するという工夫もある．

送るうえで，これらの補整が必要となった場合，事前に練習をしておくことを勧める．近年，化粧品メーカーやNPO団体による，がん体験者への美容サポートとしてのメイク教室も開催されており，これらの情報を看護師が提供することも脱毛に対する支援となる．

脱毛後

頭皮を清潔に保ち，かつらやコットンキャップ，帽子を上手に使って新しい毛が生

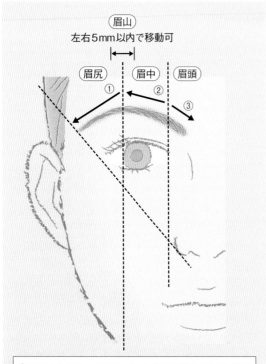

①眉山から眉尻へかけて，すっと自然に描き下ろす．眉尻は眉頭より低くならないように
②眉中から眉山に向かって，動きのある短い線で描く
③眉中から眉頭へ向かって描く
④仕上げに，茶のシャドーの濃・淡2色をブラシにとって眉にのせるとやわらかい印象になる

図7　眉の描き方
（かづきれいこ．メディカルコスメ．濱口恵子，小迫冨美恵，坂下千珠子，ほか，編．がん患者の在宅療養サポートブック．日本看護協会出版会；2007．p.145 より引用）

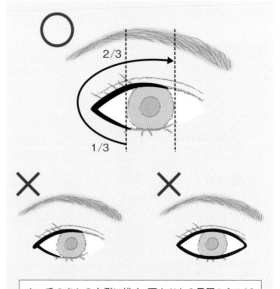

まつ毛のきわの内側に描く．下まぶたの目尻から1/3のところより描き始め，目尻を通って上まぶたの2/3まで一気につなげて描き上げる
＊上下を別々に描くと，上まぶた側が長くなりがちで，目尻が下がって見えてしまうので注意
＊目のまわり全部にアイラインを引いてしまうと，目が小さく見えてしまうので注意

図8　アイラインの入れ方
（かづきれいこ．メディカルコスメ．濱口恵子，小迫冨美恵，坂下千珠子，ほか，編．がん患者の在宅療養サポートブック．日本看護協会出版会；2007．p.146 より引用）

えてくるまで過ごす．

▶ アピアランスケア[5]

　がんやがん治療により，脱毛，肌の色の変化，皮疹，爪の変化，手術痕，部分欠損などで外見に変化が起こる．外見が変化することで，他人とのかかわりを避けたくなったり，外出をしたくなくなったりと，今まで通りの生活が送りにくくなる人がいる．
　アピアランスケアとは，「医学的・整容的・心理社会的支援を用いて，外見の変化を補完し，外見の変化に起因するがん患者の苦痛を軽減するケア」[5]とされている．
　アピアランスケアセンターは，がんやがん治療による外見の変化や不安について患者の相談に応じる部門で，国立がん研究センター中央病院をはじめ，がん診療連携拠点病院にも広がりつつある．医師や看護師，薬剤師，臨床心理士，美容専門家などが連携し，治療中も安心して過ごせるようサポートをする．
　アピアランスケアセンターには，ウィッグや皮膚変色をカバーする化粧品，脱毛した眉に用いる色落ちしにくいアイブロウや

スタンプ状のアイブロウスタンプなどのカバーメイク化粧品，爪の変化に対処するマニキュアなどだけでなく[6]，人工乳房やエピテーゼ（身体の欠損部などを補う人工物）など外見の変化に対応するさまざまな物品が揃っており，自由に見たり，試したりすることができる．

　アピアランスケアに関しては，各種がん治療のように定型化された方法はまだ確立されていないが，外見に関する相談を通して患者・家族の QOL の向上を目指している．

◉文献

1) 国立がんセンター，監. 抗がん剤治療を安心して受けるために―患者さんとそのご家族の方へのてびき. がん研究振興財団. p.11.
2) 静岡県立静岡がんセンター，監. 主な抗がん剤の種類と脱毛の程度. SURVIVOR SHIP. https://survivorship. jp/datsumou/know/03/index.html
3) 有害事象共通用語規準 v5.0 日本語訳 JCOG 版（CTCAE v5.0-JCOG）. JCOG ホームページ. http://www.jcog. jp/
4) 飯野京子，編著. オンコロジーナースのためのがん化学療法ハンドブック. 医療ジャーナル社；2010. p.38-42.
5) 国立がん研究センター中央病院 アピアランス支援センター. https://www.ncc.go.jp/jp/ncch/division/ appearance/index.html
6) 株式会社スヴェンソン. がん患者様向け通販サイト レディススヴェンソンストア. https://ladys-store. svenson.co.jp/?_bdld=27RlSY.mW7EbT-

◉参考文献

• 坪井正博，監. ナースのためのやさしくわかるがん化学療法のケア 第2版. ナツメ社；2018；p.174-179.
• 長場直子，本村茂樹，編. がん看護セレクション がん化学療法. 学研；2012. p.127-131.
• 小松浩子，中根 実，神田清子，ほか. 系統看護学講座 別巻 がん看護学 第2版. 医学書院；2017.
• 野澤桂子，川野友美，和泉秀子，ほか. アピアランス支援の現状と今後―オレンジクローバー活動. がん看護 2016；21（1）：43.
• 西村裕美子. ここまでできる！がん化学療法を支える看護 Q&A 薬物有害反応のマネジメント 脱毛. 月刊ナーシング；2006；26（2）：29-32.
• 吉田清一，監. がん化学療法の副作用対策 改訂版. 先端医学社；1996. p.286-293.
• 長場直子，本村茂樹. がん化学療法中の理解とケア. 学研；2005. p.72-75.
• 渡辺 亨，飯野京子，編. 患者の「なぜ」に答えるがん化学療法 Q&A. 医学書院；2002. p.112-117.
• 飯野京子，坂本照美. 脱毛のセルフケア. 看護学雑誌 2003；67（11）：1060-1065.
• 嶺岸聖子. 脱毛とその対策―ボディイメージの変容に伴う精神的苦痛の緩和をめざして. がん看護 2000；5（6）：472-475.
• TODAY！編集部. 体験者が伝える乳がん安心！生活 BOOK 第2版. VOL-NEXT；2007. p.44-65.
• 寺岡和美. 脱毛時の過ごし方 1　ウィッグの活用. 濱口恵子，小迫冨美枝，坂下智珠子，ほか，編. がん患者の在宅療養サポートブック. 日本看護協会出版会；2007. p.145
• 寺岡和美. 脱毛時の過ごし方 2　帽子・スカーフなどの工夫―ウィッグ以外のものでおしゃれをする方法. 濱口恵子，小迫冨美枝，坂下智珠子，ほか，編. がん患者の在宅療養サポートブック. 日本看護協会出版会；2007. p.146
• 飯野京子，森 文子，編. 安全・確実・安楽ながん化学療法ナーシングマニュアル JNN スペシャル 85. 医学書院；2009. p.94.

◉取材協力・情報提供（五十音順）

• 特定非営利法人　キャンサーリボンズ. http://www.ribbonz.jp.　Tel 03-3546-6101
• 株式会社スヴェンソン. https://www.svenson.co.jp/.　女性用医療用ウィッグ　Tel 0120-69-0480，男性用医療用ウィッグ　Tel 0120-59-0480

12 倦怠感

川地香奈子

　健康な人が「疲れ」や「だるさ」を体験することは，過労を防ぐサインとして有益であり，休息や睡眠をとることで回復する．それに対してがん患者によくみられる倦怠感は，栄養状態の低下やがんが原因のさまざまな症状と強く関係し，苦痛を伴う主観的な症状である．エネルギーや活動能力の低下により休息しても完全には回復しない持続的な状況で，「だるい」「身の置きどころがない」「おっくうで何もやる気が起こらない」などと表現される．倦怠感は患者の日常生活を妨げる重要な症状だが，患者の倦怠感を見逃している場合も少なくない．倦怠感のマネジメントは症状をキャッチすることから始まり，多職種チームで患者を支援していく．

key words がん関連倦怠感（CRF），定期的なスクリーニング

化学療法で倦怠感が起こるメカニズム

　がん患者の倦怠感はがん関連倦怠感（cancer related fatigue：CRF）といわれ，「最近行った活動に合致するものではないが，日常生活機能の妨げとなるような，がんまたはがん治療に関連した，つらく持続する主観的な感覚で，身体的，感情的，認知的な疲労感や消耗感をいう」と定義されている[1]．

　倦怠感は一つの要因からではなく，身体的，心理社会的な多くの要因が複雑に絡みあって生じると考えられる．また，正確な発生メカニズムは明らかになっていないが，炎症性サイトカインの産生や視床下部-下垂体-副腎系の機能不全，サーカディアンリズム（概日リズム）の脱同調，骨格筋の消耗などがあるとされている．ほかに，筋代謝物の蓄積やエネルギーの消費と産生のバランスが崩れることも要因とされている．

　抗がん薬との関連では細胞傷害作用により，一時的な体細胞の生理機能の障害や，悪心・嘔吐，下痢，肝障害，腎障害，抗利尿ホルモン分泌異常症などの副作用に基づく間接的症状との関連も考えられている[2]．

倦怠感を引き起こす要因

■がんとがん治療に伴う症状

　倦怠感のある患者は，しばしば疼痛，精神的苦痛，貧血，悪心・嘔吐，栄養状態の変化，睡眠障害，活動低下などを体験している[3]．がんの進展に伴う苦痛症状や化学療法の副作用，治療に伴う生活パターンの変化は倦怠感発現の要因となる．

　たとえば，化学療法中に24時間も輸液

ライン類に拘束されることへのストレスや，夜間の排尿回数の増加により十分な睡眠がとれないこと，制吐療法に用いられるステロイド薬の副作用として睡眠障害が生じることなどがある．

■サイトカインの関与

がん細胞がつくり出す生理活性物質（サイトカイン）は内分泌系や神経系細胞，免疫システムにも複雑に関係していると考えられている．細胞性免疫であるT細胞の機能低下，好中球の機能低下，末梢リンパ球減少などから免疫能が低下し，低栄養状態となって倦怠感が促進される．

■電解質バランス

嘔吐や下痢による体液喪失や利尿薬を使用している場合，低ナトリウム血症や低カリウム血症をきたすことがある．がんに併発する高カルシウム血症では，進行性の強い倦怠感，傾眠状態などを引き起こす．また，特に高齢者では化学療法に伴い食事や水分摂取が少なくなると脱水になりやすい．

■代謝異常とエネルギー消費の亢進

がん細胞のエネルギー代謝では，多量のエネルギーを消費する．そのため，がんの進行に伴い代謝異常が生じており，糖質・蛋白質・脂肪の異化が亢進し，代謝とエネルギー消費が亢進して倦怠感を生じることが多い．糖質代謝においては，がん組織でのブドウ糖の消費が増大し，肝臓での糖新生が活性化される．蛋白質代謝では，がん細胞の増殖の際に血漿中のアルブミンの取り込みが促進される．血漿中のアルブミンを補うため，臓器組織の蛋白合成よりも血漿中のアルブミン合成が優先される．一方，がん患者は食欲不振，消化管の通過障害や吸収障害で飢餓状態となりやすく，アミノ酸の補給が減少し，肝臓での蛋白合成能力も低下していることが多い．このため骨格筋蛋白の分解速度が進み，アルブミン分解速度が亢進し，低アルブミン血症となる．

■そのほか

中枢神経系における脳内伝達物質の異常や感染症，低酸素血症，臓器不全などが倦怠感を引き起こす．薬剤との関連では，抗がん薬による影響以外に，オピオイド製剤や向精神薬の副作用が要因となったり，ステロイド薬の使用をやめたときに出現したりすることもある．

化学療法前・中・後のアセスメント

倦怠感は患者の主観的な体験であるため，スクリーニングによって症状の有無を把握することから始める．また，痛みや精神的苦痛，貧血，栄養状態の低下，睡眠障害など，がんやがん治療に伴う症状，治療可能な症状の有無も評価する．倦怠感に対する治療やケアを行いながら，スクリーニングと評価を繰り返す．最初のスクリーニングで倦怠感がない場合も治療経過とともに発現する可能性があること，発現と消退を繰り返すことを考慮して，治療開始後は定期的にスクリーニングを行う．

倦怠感のスクリーニングと評価

一般的に化学療法の有害事象の評価に用いられるCTCAEでは，倦怠感は疲労（fatigue）として挙げられている（**表1**）．近年，がん臨床試験の有害事象評価にも患者自身による主観的評価（patient-reported out-

表1 有害事象共通用語規準 v5.0 日本語訳 JCOG 版――一般・全身障害および投与部位の状態

	Grade 1	Grade 2	Grade 3	Grade 4	Grade 5	定義
疲労	休息により軽快する疲労	休息によって軽快しない疲労；身の回り以外の日常生活活動作の制限	休息によって軽快しない疲労で，身の回りの日常生活動作の制限を要する	－	－	日常生活の遂行に十分なエネルギーが明らかに不足し，全身的に弱くなった状態

(JCOG. 有害事象共通用語規準 v5.0 日本語訳 JCOG 版〈CTCAE v5.0-JCOG〉. http://www.jcog.jp/ より引用)

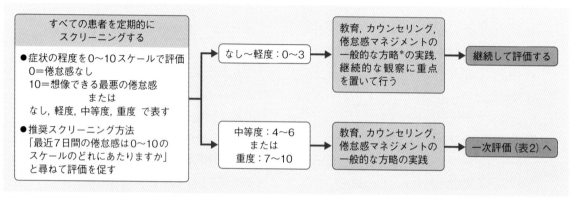

図1 がん関連倦怠感のスクリーニング

(National Comprehensive Cancer Network. NCCN Guidelines for Cancer-Related Fatigue Version 2. National Comprehensive Cancer Network；2018. p.FT-3 をもとに作成)

＊：図 2 参照

come：PRO）の重要性が広く認識されるようになってきた．既存の CTCAE に PRO の要素を導入し，患者の自己評価にもとづいた有害事象を測定できるツールとして米国国立がん研究所（NCI）でPRO-CTCAE が開発され，日本語版も公開されている[4]．このなかでは「疲れ，だるさ，活力低下」が直近の 7 日間でどの程度だったかを尋ねている．

NCCN（National Comprehensive Cancer Network）のCRF ガイドライン（**図1**）のスクリーニング法もあり，中等度以上の倦怠感がある場合はさらに詳細なアセスメントを行う（**表 2**）．ほかに，がん患者の倦怠感を評価する質問票（cancer fatigue scale：CFS，**表 3**），簡易倦怠感調査票（brief fatigue inventory：BFI，**表4**）もある．

いくつかの評価方法があるが，最も重要なのは，患者が倦怠感を体験していることに気づくことである．

治療可能な要因の評価

貧血，低酸素血症，感染症，脱水など，がんに付随して生じる症状の有無を評価する．抑うつがある場合には，うつに対する治療，不眠の解消，代謝・電解質の適正化，貧血の改善などにより倦怠感の改善が期待できる．また，抗ヒスタミン薬，不眠やうつ治療に用いられる睡眠薬，抗不安薬などは倦怠感の原因となる可能性もある．すでにこれらの薬剤を使用している場合は，その必要性を再検討する．

表2 がん関連倦怠感の一次評価——一次スクリーニングの倦怠感スコア（中等度から重度〈4〜10〉）

病歴聴取	治療可能な寄与因子の評価
●病状と治療 　●再発または進行を除外する 　●処方薬/一般薬およびサプリメント ●処方薬/副作用/薬物相互作用 ●詳しい倦怠感歴の聴取 　●発症，パターン，持続期間 　●経時的変化 　●関連要因または緩和要因 　●身体機能の妨害 ●ソーシャルサポートの状況/介護者を利用できるか ●経済的な状況とサポート源	●疼痛 ●精神的苦痛 　●抑うつ・不安 ●貧血 　●睡眠障害/不眠を引き起こす習慣（例：不眠症，ナルコレプシー，閉塞性睡眠時無呼吸，下肢静止不能症候群） ●栄養不良/栄養バランスの不均衡 　●ビタミン不足 　●体重/カロリー摂取量の変化 　●体液電解質のアンバランス：ナトリウム，カリウム，カルシウム，マグネシウム ●身体機能の低下状況 　●活動レベル・体力低下 ●併存疾患/がん治療後の続発症 　●アルコール/薬物乱用・心機能障害 　●内分泌機能障害（例：ホットフラッシュ，甲状腺機能低下症，性腺機能低下症，副腎機能不全） 　●消化管機能障害・肝機能障害 　●神経機能障害・肺機能障害 　●腎機能障害

(National Comprehensive Cancer Network. NCCN Guidelines for Cancer-Related Fatigue Version 2. National Comprehensive Cancer Network；2018. p.FT-4をもとに作成)

化学療法前のアセスメント

　化学療法開始前には必ず倦怠感のスクリーニングを行い，患者側の要因の評価とともに，治療計画に基づき，治療後の経過を予測する．抗がん薬そのものの影響（**表5**）のほかにも，たとえば，治療に伴う悪心・嘔吐などの副作用の発現リスクが高い場合は，栄養状態が変化したり電解質バランスが崩れたりする可能性があり，倦怠感発症のリスクも高まる．併存疾患や過去の治療歴による主要臓器や神経機能障害を評価し，抗がん薬とともに行われるハイドレーションが心肺機能に及ぼす影響，治療や支持療法にステロイド薬を併用する場合の睡眠障害など，治療の特徴から経過を予測する．

■患者の倦怠感のとらえ方

　アセスメントの際には多側面から倦怠感を評価する．患者が倦怠感をどのようにとらえているか，日常生活行動にどのような影響があるか，倦怠感を増強させる要因の有無，間欠的または持続的など倦怠感の出現パターンも確認する．さらに，倦怠感がどのようなときに出現するか，持続する期間はどの程度かなどを把握し，化学療法開始前の倦怠感の程度を評価し，化学療法開始後に現れる倦怠感と比較できるようにする．

化学療法中・後のアセスメント

　化学療法中の患者は「病気があって治療

表3 Cancer Fatigue Scale ─マニュアル

氏名 様			記入日 年 月 日 時			
この質問票ではだるさについておたずねします．各々の質問について，現在のあなたの状態に最も当てはまる番号に，ひとつだけ○をつけて下さい．あまり深く考えずに，第一印象でお答え下さい．						
いま現在…			いいえ	すこし	まあまあ	かなり	とても

	いま現在…	いいえ	すこし	まあまあ	かなり	とても
1	疲れやすいですか？	1	2	3	4	5
2	横になっていたいと感じますか？	1	2	3	4	5
3	ぐったりと感じますか？	1	2	3	4	5
4	不注意になったと感じますか？	1	2	3	4	5
5	活気はありますか？	1	2	3	4	5
6	身体がだるいと感じますか？	1	2	3	4	5
7	言い間違いが増えたように感じますか？	1	2	3	4	5
8	物事に興味をもてますか？	1	2	3	4	5
9	うんざりと感じますか？	1	2	3	4	5
10	忘れやすくなったと感じますか？	1	2	3	4	5
11	物事に集中することはできますか？	1	2	3	4	5
12	おっくうに感じますか？	1	2	3	4	5
13	考える早さは落ちたと感じますか？	1	2	3	4	5
14	がんばろうと思うことができますか？	1	2	3	4	5
15	身の置き所のないようなだるさを感じますか？	1	2	3	4	5

【点数計算方法】Cancer Fatigue Scale は，身体的倦怠感・精神的倦怠感・認知的倦怠感という3つの下位尺度から構成されています．各下位尺度とも倦怠感が全くない状態が0点となるように補正するために，各質問項目の得点を加算後，引き算が必要となります．また，精神的倦怠感の項目が全て逆転項目となっていますので，この部分のみは，20から項目の合計点数を引いて下さい（下記参照）．高得点ほど強い倦怠感を表します．最高得点は，身体的倦怠感：28点，精神的倦怠感：16点，認知的倦怠感：16点，総合的倦怠感：60点です

各下位尺度ごとに，回答された得点を加算：
- 身体的倦怠感＝（項目1＋項目2＋項目3＋項目6＋項目9＋項目12＋項目15）－7＝□点
- 精神的倦怠感＝20－（項目5＋項目8＋項目11＋項目14）＝□点
- 認知的倦怠感＝（項目4＋項目7＋項目10＋項目13）－4＝□点

各下位尺度の得点を加算：
- 総合的倦怠感＝□点

(Okuyama T, Akechi T, Kugaya A, Okamura H, Shima Y, Maruguchi M, Hosaka T, Uchitomi Y. Development and validation of the Cancer Fatigue Scale：a brief, three-dimensional, self-rating scale for assessment of fatigue in cancer patients. Journal of Pain and Symptom Management 2000；19：5-14 より引用)

を受けているのだから，倦怠感があるのは当然で，あえて伝える必要があるだろうか」と，医療者への報告をためらうことがある．たとえば，「普段と変わりない」と言っていても，生活状況をよく確認すると「治療翌日から1週間くらいは疲れやすくて，そのときは横になって休んでいる」「新聞を読もうと思っても内容が頭に入ってこない」「治療後2週目は少し元気が出てきて，3週目はもとに戻る」というパターンを繰り返していることがある．このような場合は，治療サイクルごとに似たようなパター

表4 日本語版 Brief Fatigue Inventory（簡易倦怠感尺度）

簡易倦怠感調査票

登録番号＿＿＿＿＿＿＿＿　　　　　　　　　　　　　　　　　　　病院番号＿＿＿＿＿＿＿＿

日付：＿＿＿／＿＿＿／＿＿＿　　　　　　　　　　　　　　　　　　時刻＿＿＿＿＿＿＿＿

氏名：＿＿＿＿＿＿＿＿　＿＿＿＿＿＿＿＿
　　　　　　姓　　　　　　　　名

だれでも一生のうちには，とても疲れたり，とてもだるかったりすることがあります．この1週間に，普通とは異なる疲れやだるさを感じましたか？　　　　　　　　　　　　　　　　　　　　　　　　　はい☐　　いいえ☐

1. あなたが今感じているだるさ（倦怠感，疲労感）をもっともよく表す数字1つに○をして下さい.

0	1	2	3	4	5	6	7	8	9	10

だるさなし　　　　　　　　　　　　　　　　　　　　　　　　　　　　　　　　　これ以上考えられ
　　　　　　　　　　　　　　　　　　　　　　　　　　　　　　　　　　　　　　ないほどのだるさ

2. この24時間にあなたが感じた通常のだるさ（倦怠感，疲労感）をもっともよく表す数字1つに○をして下さい.

0	1	2	3	4	5	6	7	8	9	10

だるさなし　　　　　　　　　　　　　　　　　　　　　　　　　　　　　　　　　これ以上考えられ
　　　　　　　　　　　　　　　　　　　　　　　　　　　　　　　　　　　　　　ないほどのだるさ

3. この24時間にあなたが感じたもっとも強いだるさ（倦怠感，疲労感）をもっともよく表す数字1つに○をして下さい.

0	1	2	3	4	5	6	7	8	9	10

だるさなし　　　　　　　　　　　　　　　　　　　　　　　　　　　　　　　　　これ以上考えられ
　　　　　　　　　　　　　　　　　　　　　　　　　　　　　　　　　　　　　　ないほどのだるさ

4. この24時間のうちで，だるさがあなたの生活にどれほど支障になったかをもっともよく表す数字1つに○をして下さい.

A. 日常生活の全般的活動

0	1	2	3	4	5	6	7	8	9	10

支障なし　　　　　　　　　　　　　　　　　　　　　　　　　　　　　　　　　　完全に支障になった

B. 気持ち，情緒

0	1	2	3	4	5	6	7	8	9	10

支障なし　　　　　　　　　　　　　　　　　　　　　　　　　　　　　　　　　　完全に支障になった

C. 歩行能力

0	1	2	3	4	5	6	7	8	9	10

支障なし　　　　　　　　　　　　　　　　　　　　　　　　　　　　　　　　　　完全に支障になった

D. 通常の仕事（家庭外での仕事や毎日の生活における雑事を含む）

0	1	2	3	4	5	6	7	8	9	10

支障なし　　　　　　　　　　　　　　　　　　　　　　　　　　　　　　　　　　完全に支障になった

E. 対人関係

0	1	2	3	4	5	6	7	8	9	10

支障なし　　　　　　　　　　　　　　　　　　　　　　　　　　　　　　　　　　完全に支障になった

F. 生活を楽しむこと

0	1	2	3	4	5	6	7	8	9	10

支障なし　　　　　　　　　　　　　　　　　　　　　　　　　　　　　　　　　　完全に支障になった

【対象】がん患者

【項目数】10項目．倦怠感の有無1項目，倦怠感の強さ3項目，倦怠感による生活への支障6項目

【評価】「この24時間の」倦怠感の強さと，生活などへの支障について評価します

【採点方法】9つの0-10数値評価尺度の平均点を算出して，Global fatigue score（総合的倦怠感スコア）とします．私たちの研究結果からは，軽症1-3，中等症4-6，重症7-10と定義することが適切と考えています

（Okuyama T, Wang XS, Akechi T, Mendoza TR, Hosaka T, Cleeland CS, Uchitomi Y. Validation study of the Japanese version of the brief fatigue inventory. J Pain Symptom Manage 2003；25（2）：106-17 より引用）

表5 倦怠感が出現しやすい抗がん薬

	一般名	商品名
植物アルカロイド	ビンクリスチン ビンデシン エトポシド イリノテカン	オンコビン® フィルデシン® ベプシド®, ラステット® カンプト®, トポテシン®
代謝拮抗薬	シタラビン エノシタビン	キロサイド® サンラビン®
アルキル化薬	シクロホスファミド イホスファミド	エンドキサン® イホマイド®
白金製剤	シスプラチン カルボプラチン	ブリプラチン®, ランダ® パラプラチン®
抗がん性抗生物質	ブレオマイシン	ブレオ®
トポイソメラーゼ阻害薬	エトポシド	ラステット®, ベプシド®
そのほか	インターフェロン インターロイキン-2	

取り，それとともに心理的な苦痛が増強していないかを評価する．倦怠感の出現に伴い日常生活の調整が必要となることが多いため，症状に応じて仕事や家庭での役割の調整や，日常生活のサポートを求める場があるかをアセスメントすることも大切である．

そのほか，悪心・嘔吐や下痢，発熱など，倦怠感を増強させる副作用の有無を把握しておく．一般的に，化学療法に伴う倦怠感は抗がん薬投与数日で強くなり，次の治療までには徐々に回復していくことが多いが，長期にわたり化学療法を継続している患者では，抗がん薬の累積に伴い症状や日常生活への影響が徐々に強くなることがある．また，予定された治療が終わった後に長期的に倦怠感が持続する場合，化学療法による影響よりも，ほかの要因によって症状が発現している可能性を考慮する．

治療前〜後のどの時期であっても，倦怠感を体験している患者を見落とさないようスクリーニングとアセスメントを継続することが重要であり，診療やケアのプロセスのなかで効率よく実施されるよう施設内で仕組みが定められていることが望ましい．

ンを繰り返していることについて「普段と変わりない」と表現しているのである．

化学療法開始後は開始前，あるいは倦怠感によって日々の生活がわずらわされていないときと比較して，どの程度倦怠感が増強しているかという症状の強さと，心身の活動性の変化など日常生活への影響を聞き

倦怠感に対する看護ケア

化学療法中の倦怠感に関する情報提供やカウンセリング，倦怠感マネジメントの一般的な方略（図2）に沿って支援を行う．痛みや睡眠障害，抑うつなど，ほかに倦怠感に影響を及ぼす可能性のある苦痛が存在する場合は，同時にそれらに対する症状マネジメントを実践する．スクリーニング時に倦怠感がない，あるいは軽度のみであった患者には，倦怠感に対する標準的なケア

を継続する．

がん治療中および治療後の患者の倦怠感に関する介入についてレビューを行った文献では，効果があると考えられるものとして運動，治療可能な倦怠感の要因のスクリーニング，同時に生じている症状のマネジメント，構造化されたリハビリテーション，心理的教育，不眠や痛み・抑うつに対する認知行動療法，栄養相談，エネルギーの温

患者/家族への教育とカウンセリング	倦怠感マネジメントの一般的な方略	非薬物療法
●治療中および治療後に生じる倦怠感のパターンに関する情報提供を行う ●がん治療に関連した倦怠感は，がんの進行の指標ではないことを伝えて過度に不安にならないようにする	●倦怠感レベルのセルフモニタリング ●エネルギーの保存・管理 ・一日の活動の優先順位を決め現実的予測を立てる ・ペースを整える ・他者に任せる ・エネルギーがピークになるときに何をするかリストアップする ・省力化器具の活用 ・不要不急の活動は後回しにする ・夜間の睡眠を妨げないように昼寝は1時間以内とする ・日々の日課をスケジューリングする ・一度に取り組む活動は一つにする ●現在置かれている状況に意味を見出す ・意味のある相互作用を重視する ・患者の尊厳を高める ●適切な専門家やサポーティブケア実践者に紹介することを検討する	●身体的活動 ・活動の最適なレベルを維持する ・活動レベル決定時に以下の点を考慮する ・骨転移　・血小板減少症　・貧血 ・発熱や活動性の感染 ・転移病巣や他の併存症による制限 ・持久力トレーニング（ウォーキング，ジョギング，スイミング），抵抗力（重力）トレーニングの両方からなる運動プログラムの開始，継続を奨励することを考慮する ・ヨガ ・リハビリテーション（理学療法士，作業療法士，理学療法専門医）への紹介を考慮する ●身体へのケア ・マッサージ ●心理社会的ケア ・認知行動療法/行動療法 ・心理教育療法 ・支持的精神療法 ●栄養相談 ●睡眠のための認知行動療法 **薬物療法** ●ほかの倦怠感要因が除外されれば精神刺激薬（メチルフェニデート）の使用を考慮する ●必要に応じて痛みや心理的苦痛，貧血の治療 ●睡眠障害，栄養不良/アンバランス，併存症の治療を最適化する

図2　化学療法を受ける患者の倦怠感マネジメントの方略
(National Comprehensive Cancer Network. NCCN Guidelines for Cancer-Related Fatigue Version 2. National Comprehensive Cancer Network；2018. p.FT-5-6 をもとに作成)

存と活動のマネジメントを挙げている[5]．

先を予見した情報提供

　治療開始前の準備として，予測的に今後起こりうることやそれらへの対処方法について，あらかじめ情報提供する．倦怠感を体験すると，患者は病状の悪化と直接結びつけて考えやすい．倦怠感は必ずしも病状の進行を反映する指標ではなく，化学療法中に体験する可能性のある副作用であることと，一般的な発現時期をあらかじめ伝えておく．それに合わせて治療サイクル中の日課や予定を組み立てたり，就労中であれば仕事の調整を試みたりすることを提案し，患者とともに考えていく．

　倦怠感発現の要因となる事項をあげ，化学療法中のほかの副作用が影響を及ぼし，悪心や発熱などが生じると倦怠感も増強することや，同時に複数の副作用が生じる可能性について情報提供を行う．そして，各々の副作用対策を十分に行う用意があることを伝える．がん治療後も長引く可能性があることについても，情報提供する．

身体的活動，運動療法

　倦怠感があるときの休息は重要であるが，

過度な安静状態は筋力や体力の低下をまねき，かえって疲労感や倦怠感を増強させる可能性がある．治療中のがん患者を対象に倦怠感，不安，情緒的健康などに対する運動の効果について検討したレビューでは，運動プログラム中と終了後のさまざまな時点で倦怠感が減少していた[6]．運動療法は，がん治療中の患者には倦怠感を緩和させ，治療後の患者には疲労感からの回復効果があるという報告があり，効果は治療の時期によりやや違っている[7]．

　運動療法は治療の時期や体調を考慮し，骨転移や心肺機能障害，発熱など，運動に適さない状態ではないことを確認し，医師をはじめとした多職種で患者の身体状況を慎重に評価して行う．一般的に運動療法を取り入れる際，散歩など低いレベルから始めること，抗がん薬投与後の時期や，副作用の出現状況を考慮し運動量や時間を増減すること，息切れや胸痛，めまい，悪心などが生じた場合は休止することも説明する．

構造化されたリハビリテーション

　運動内容の処方や経過観察のために，必要時，理学療法士や理学療法専門医など，リハビリテーションの専門家に紹介する．運動プログラムは患者の年齢や性別，がんの種類，身体機能などに応じて個別化する．ウォーキングや水泳などの持久力トレーニングと，ウェイトトレーニングなどを組み合わせる．最初は低い強度，短い時間から開始し，徐々に増していき，患者の状況に応じて修正する[8]．

集学的チームによるケア

　倦怠感の評価とマネジメントのガイドラインの実施は，個々の患者のニーズに応じて介入できる集学的チームによって最もよい成果が期待できる．適切な専門家やサポーティブケア担当者への紹介を検討する（サバイバーシップ，緩和ケア，心理士，精神科，など）．

栄養相談

　必要なエネルギーを摂取できる食事の献立や，適度な水分補給について見直すことも大切である．化学療法中は，悪心や食欲不振を伴うことも少なくない．栄養補助食品などを取り入れ，量よりも質を重視し，可能な限りバランスのとれた食事内容とする．ただし，味覚障害や悪心・食欲不振により食べられるものが限られている場合があることも考慮し，患者の好きな食品を選択できるように助言し，少しずつ回数を多くして食べられるよう工夫する．栄養士や栄養サポートチーム（NST）の支援を得られるように調整することも有用である．食欲が低下しているときは，水分摂取量も減少していることが多い．食事と同様，一度に多くの水分を摂るのではなく，少量ずつ回数を増やして摂るようにする．

そのほか

　生活パターンに合わせて気分転換を図るための活動を意図的に計画する．患者が感情を表出したり，ストレスを緩和したりできるような場をもつ．具体的には音楽鑑賞や散歩などがある．信頼し安心して思いを表出できる他者と会話をすること，患者の苦痛を他者が理解し共感する機会をつくることも含まれる．家族などのキーパーソンや医療者からの受容・肯定的なかかわりに

よって，安心感や快い感覚が増すことは，倦怠感の感じ方に影響を及ぼすと考えられる．マッサージやヨガによりリラクセーションを促し，ストレスを和らげることで倦怠感を低下させることも期待できる．

患者のセルフケア支援

予測的な情報提供とセルフモニタリングの支援

倦怠感は治療後数日で強くなり，時間の経過とともに徐々に緩和すること，また身体的な症状のみでなく，患者自身が倦怠感の体験をどのようにとらえるかといった認知的要因，日ごと，普通にしていたことができなくなることによる苦痛などの精神的要因が影響を及ぼすことも説明する．悪心・嘔吐や下痢，発熱などにより倦怠感が増強される可能性があること，これらの症状に対する治療により倦怠感が緩和されることも伝えておく．

症状マネジメントには患者自身のセルフモニタリングが不可欠である．セルフモニタリングにより症状の強さや日常生活への影響の内容と度合いを把握することは，次の治療サイクル以降の日常生活の調整に役立つことを伝える．ほかの副作用症状とともに治療日誌に記録として残すことで，客観的に症状とその変化を確認できる．ただし，患者が自身の症状を確認するための記録であるため，「記録すること」にこだわらなくてよいことも伝える．

休養と活動パターンの調整

倦怠感を体験する患者は，日常生活において活動の優先順位を考え，1日の活動をどのようにエネルギー配分するかの調整が必要となる．患者の生活パターンや大事にしたいことをもとに，休息と活動パターンを調整する提案をする．日常生活上の活動の優先順位を考えるのと同時に，身体機能が低下しないように維持することの意義を伝える．エネルギーを最大限に効果的に使うためには十分な休息・睡眠が大切で，倦怠感を強く感じる時間帯や出現パターンを患者自身が見つけて休息をとること，短時間の休息をこまめにとること，適度な運動を取り入れることを心がける．倦怠感が出現しても適度な家事や散歩など，患者にとって意味のある活動にエネルギーを費やすことは，「倦怠感があっても必要なことはできる」という認識につながる．

このように，活動に要するエネルギーと保存しておくエネルギーのバランスをとるため，活動と休息のパターンを調整する意義と具体的方法について，患者の日常生活に即した形で相談，助言する．

睡眠の質を最適化する

最適な睡眠の質を得るための認知行動療法が，倦怠感の改善に役立つとされている．長時間や遅い時間の午睡を避ける，睡眠時だけベッドに寝るように制限する，決まった時間に寝起きする，夜間のカフェイン摂取や刺激的な活動を避ける，就寝前の1時間はくつろぐといったリラクセーショントレーニングなども含まれる．

271

●文献

1）National Comprehensive Cancer Network. NCCN Guidelines for Cancer-Related Fatigue Version 2. National Comprehensive Cancer Network；2018. p.FT-1. https://www.nccn.org/professionals/physician_gls/pdf/fatigue.pdf

2）古江　尚. 倦怠感とその対策. 吉田清一，監. がん化学療法の有害反応対策ハンドブック 第4版. 先端医学社；2004. p.250.

3）Dodd MJ, Miaskowski C, Paul SM. Symptom clusters and their effect on the functional status of patients with cancer. Oncol Nurs Forum 2001；28（3）：465-470.

4）National Cancer Institute. NCI-PRO-CTCAE™ ITEMS-JAPANESE. https://healthcaredelivery.cancer.gov/pro-ctcae/pro-ctcae_japanese.pdf

5）Mitchell SA, Hoffman AJ, Clark JC, et al. Putting evidence into practice：an update of evidence-based interventions for cancer-related fatigue during and following treatment. Clin J Oncol Nurs 2014；18（supple）：38-58.

6）Mishra SI, Schere RW, Snyder C, et al. Exercise interventions on health-related quality of life for people with cancer during active treatment. Cochrane Database Syst Rev 2012；8：CD008465.

7）Puetz TW, Herring MP. Differential effects of exercise on cancer-related fatigue during and following treatment：a meta-analysis. Am J Prev Med 2012；43（2）：e1-24.

8）前掲書1）. p.MS-11.

13 性機能障害

稲村直子，森　文子

　化学療法を受けた患者の多くが何らかの性機能障害を体験しているといわれる．化学療法による性機能障害は，薬剤の影響によって一時的な場合と半永久的あるいは永久的な場合があり，直接生命に影響は及ぼさないが，長期的に QOL を低下させる問題である．化学療法が引き起こす問題には，性腺機能障害による生殖機能やホルモン異常，性生活の問題などがある．しかし，がんそのものやその人が受けたがん治療によりボディイメージや自己概念の変化にも大きく影響するため，抗がん薬の影響のみをアセスメントし，介入するだけでなく，長期的で全人的なかかわりも重要である．

　がんの早期発見や診断が可能になり，治療技術も進歩したことで，長期のがんサバイバーが増加している．化学療法による性機能障害に対処することは，患者にとって新しい自分の生き方をつかんでいくうえで大切な課題である．

　ここでは，化学療法による性腺機能障害を中心に，がん患者が体験する性機能障害とそのケアについて述べる．

key words　性腺機能障害，セクシュアリティ，妊孕性温存

化学療法による性腺機能障害のメカニズム

性腺機能障害の現れ方とメカニズム─女性の場合

　化学療法は卵胞発育を傷害し，一時的な無月経をきたすことは多いが，回復するものも多い．その一方で，卵巣への毒性が高く，アルキル化薬や白金製剤は，卵子数を減少させ，薬剤総使用量の増加により，治療後早期の永続的な卵子消失，ホルモン産生能低下を生じさせる[1]．その結果，月経異常，早期閉経による更年期障害，不妊，腟粘膜の乾燥，腟狭窄などが生じる．また，

閉経後 10 年程度経過後に骨粗鬆症や動脈硬化の発症リスクが高まる．

　アルキル化薬による卵巣機能不全の場合，無月経，エストラジオール（卵胞ホルモンのうち最も有効なもの）の減少，性腺刺激ホルモンレベルの変化が生じる．卵巣機能抑制状態となると，閉経前の女性でも閉経後の更年期障害症状（ほてり，倦怠感・疲労感，不安・抑うつ，睡眠障害，腟乾燥など）を生じることがある．特に 40 歳以上で化学療法を受けた女性に多い．まず，ほてりや抑うつ症状から発症し，生殖器の乾

燥や萎縮を生じる．長期的には脳血管障害や骨粗鬆症のリスクも増加するため，ホルモン依存性のがん腫でなければ，ホルモン補充療法も考慮される[2]．不妊は投与される薬剤や投与量，化学療法を受けたときの年齢によって，一時的な場合と永久的な場合がある[3]．

性欲の減退，腟潤滑液の分泌不足や腟狭窄による性交痛は性交に対する不快感や嫌悪感を生じ，パートナーとの関係にも影響を及ぼす場合がある．これらの女性としての性機能の障害は，その人にとっての女性らしさや女性であることに対する価値観・人生観にも影響を及ぼし，心理社会的にも大きな苦痛として体験していることが多い．

性腺機能障害の現れ方とメカニズム─男性の場合

アルキル化薬は精原細胞数を減少させ，薬剤の総使用量の増加により，治療後，永続的な無精子症や精子減少症となる．倦怠感や貧血などのほかの副作用症状も関連して，性欲の減退，勃起障害や射精障害が生じることもある．これらの性機能障害は女性の場合と同様，男性らしさや男性であることに対する価値観，人生観にも影響を与え，患者は社会的な孤立感や不安を感じている場合がある．

性腺機能障害の原因となる抗がん薬

性腺機能障害を引き起こすと考えられている薬剤を理解するために，性腺毒性のリスク分類がある（『小児，思春期・若年がん患者の妊孕性温存に関する診療ガイドライン 2017年版』の性腺毒性のリスク分類[4]を参照）．アルキル化薬の場合，高頻度に性腺機能障害が出現する．また，催奇形性のリスクも高いことが知られている[1-3]．

性腺機能障害に影響する因子

投与された抗がん薬の種類，投与量，投与期間，性別，年齢，放射線療法の併用の有無と部位などが性腺機能障害の発症に影響すると考えられている．

女性の場合，抗がん薬治療を受けたときの年齢が40歳以上か40歳未満かということが，卵巣機能障害に大きく影響する．40歳以上では化学療法後に早期閉経となるリスクが高い．また，35歳以上と35歳未満の比較では，35歳未満の女性のほうが不妊を回避できる可能性が高いといわれている．投与された抗がん薬やレジメンが同じでも，年齢が違うと卵巣機能障害のリスクも変わる[5]．なお，男性の場合，年齢による性腺機能障害リスクの違いは明らかでない．

化学療法前・中・後のアセスメント

化学療法前・中のアセスメント

治療前のアセスメントとして重要になるのは，投与が予定されている抗がん薬の性腺機能障害や不妊・妊娠への影響のリスクの程度である．性腺機能障害のうち，特に不妊となる可能性が高いとされる抗がん薬

の投与やレジメンが予定されている場合，妊孕性（生殖能力）を温存するための手段を考慮する必要がある．抗がん薬の種類やレジメンだけでなく，年齢，性別，放射線照射歴や手術歴，化学療法前からすでに妊孕性に問題はないかなどの影響因子も併せて考慮する必要がある．

性腺機能障害とは異なるが，抗がん薬自体に催奇形性を有するものがあり，抗がん薬投与直後の妊娠や妊娠中の抗がん薬投与は，時期によって，胎児の先天異常や妊娠継続困難などの発生リスクに影響を及ぼす．妊娠中にがんの診断を受けた場合，妊娠初期を避け，安定期に入ってから化学療法を開始することもある．

また，患者と家族やパートナーにとっての挙児希望（子どもを望む）や性生活の意味と重要性，心理社会的な状態，身体の変化，患者・家族・パートナーの背景などは，長期経過後に生じる晩期障害とその対応を段階的に支援していくために必要な情報となる．

粘膜障害を起こしやすい抗がん薬の投与が行われる場合には，陰部の粘膜障害が出現することも考えられる．化学療法中や投与から 10 日〜2 週間程度の期間は，骨髄抑制や粘膜障害および皮膚障害が出現しやすいので，感染症，粘膜・皮膚損傷を予防するために性交渉は避けたほうがよい．患者とパートナーや家族がこれらのことを理解しているか，対処行動をとれるかどうかをアセスメントする．

化学療法後

化学療法開始後 2〜3 か月間は，抗がん薬が体液に移行している可能性があり，抗がん薬の曝露や妊娠した場合の催奇形性の問題を考慮する必要がある．患者と家族の挙児希望を確認し，治療計画と妊娠のタイミングをよく話し合うことも必要となる．

性腺機能障害が出現したことで生じる症状や，それによって苦痛となっていること，日常生活上影響が出ていること，身体的・心理社会的な影響，性生活への満足感，化学療法のほかの副作用の影響（倦怠感，しびれ，粘膜障害，好中球減少，血小板減少，皮膚障害）がないか，パートナーとの関係やコミュニケーションの状態などは，長期にわたってアセスメントし続けることが必要になる．性機能障害に関することは，身体の回復に伴って問題として取り上げることの重要性が増す．

妊孕性温存のアセスメントと方法

妊孕性温存のアセスメント

2017 年 6 月，日本癌治療学会は「小児，思春期・若年がん患者の妊孕性温存に関する診療ガイドライン」を作成した．そのなかで，「米国臨床腫瘍学会ガイドライン（ASCO）2013」のがん患者に対する妊孕性温存のアセスメントと相談のアルゴリズム（図 1）を紹介している[1]．

そこでは，患者の意思決定が可能となるように配慮しつつ最大限の情報提供の必要性が述べられており，がん治療にかかわるすべての医療者は，患者の不妊症となるリ

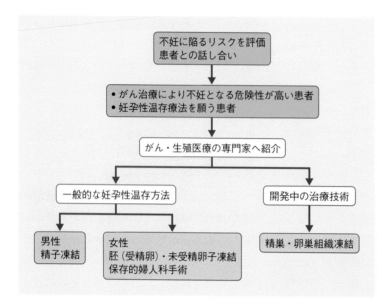

図1　がん患者に対する妊孕性温存のアセスメントと相談のアルゴリズム ASCO 2013 ガイドライン

（日本癌治療学会，編. 小児, 思春期・若年がん患者の妊孕性温存に関する診療ガイドライン 2017 年版. 金原出版；2017. p.16 より引用）

スクを評価し，患者やパートナー，家族（特に患者が小児の場合）とよく相談したうえで，リスクの高い患者，妊孕性温存を希望する患者に対し，がん患者の妊孕性温存を行う専門家へ紹介するよう勧めている.

　妊孕性対策に対する意思決定支援アセスメントの視点について**表1**に示す. 患者と家族の状況を多角的にアセスメントしたうえで，必要な時期に適切な支援をしていくことが求められる. 原疾患と治療関連要因には，治療内容のほかに，治療開始までの期間・緊急度などがあり，乳がんの場合はホルモン感受性の有無も妊孕性対策を行う際に考慮する必要がある[6]. 患者自身の要因としては，挙児希望の有無だけではなく，パートナーの有無，女性については最終月経，月経周期，現在の月経状況なども確認していく. また男性は，射精経験の有無，病状に関連した勃起射精障害の有無により精子凍結保存への支援方法が異なるため，確認が必要である.

表1　妊孕性対策に対する意思決定支援アセスメントの視点

原疾患・治療関連要因	予定されている治療内容が与える生殖毒性の評価 治療開始予定までの期間・緊急度 原疾患のホルモン感受性 生殖医療に影響を与える有害事象の有無（WBC, Plt, CRP 等） 卵巣への浸潤のリスク 遺伝性乳がん卵巣がん症候群（HBOC）の可能性
妊娠・出産・性，生殖機能関連要因	将来の挙児希望の強さ 最終月経/現在の月経状況 診断時年齢から予測される生児率 パートナー・子どもの有無 不妊治療の経験の有無 射精経験・射精障害の有無
本人の認知・感情	妊娠・出産・親になることに対する思い がんと診断されたことやがん治療に対する受け入れ がん治療の優先度 生殖医療に対する考え方 意思決定能力 精神状態
周囲の状況	担当医からの情報提供の積極度 家族・パートナーの意向 経済状況 生殖医療へのアクセシビリティ

（高橋由妃, 鈴木　直, 渡邊知映. 妊孕性温存療法の試み―若年がんサバイバーの QOL 向上を目指して. がん看護 2017；22（4）：417 より引用）

表2 女性がん患者の妊孕性温存法

	胚（受精卵）凍結	未受精卵凍結	卵巣組織凍結
対象となる 主な疾患	白血病，乳がん，リンパ腫，消化器がん，婦人科がん，悪性黒色腫，胚細胞腫瘍，脳腫瘍，肉腫など	白血病，乳がん，リンパ腫，消化器がん，婦人科がん，悪性黒色腫，胚細胞腫瘍，脳腫瘍，肉腫など	乳がん，リンパ腫など（自己移植を考慮する場合）
対象年齢*	16～45 歳	16～40 歳	0～40 歳
婚姻	既婚	未婚	未婚，既婚
治療期間	2～8 週間	2～8 週間	1～2 週間
凍結方法	ガラス化法	ガラス化法	緩慢凍結法 ガラス化法
融解後生存率	95～99% 以上	90% 以上	90% 以上？
分娩例	多数	6,000 例以上	60 例以上
特徴 問題点	胚あたり妊娠率 30～35%	卵子あたり妊娠率 4.5～12%	多量の卵母細胞を凍結できる 微小残存病変の可能性 卵胞の生着効率が悪い

*対象年齢は施設により異なる
（日本癌治療学会，編. 小児，思春期・若年がん患者の妊孕性温存に関する診療ガイドライン 2017 年版. 金原出版；2017.
p.27 より引用）

妊孕性温存の方法

妊孕性温存の方法を**表2，図2**に示す. 不妊患者に対する生殖補助医療は，今日では安全性・有効性がほぼ確立し，がん患者に対する妊孕性温存においても重要である.

■女性の場合

胚（受精卵）凍結は卵子凍結よりも妊娠率が高いため，パートナーを有する場合は胚凍結が選択され，卵子凍結はパートナーがいない場合の妊孕性温存法として位置づけられている. 一般的に，月経開始後に排卵誘発剤を用いて過排卵刺激を行い，通常採卵まで 2～5 週間を要する. 若年性乳がん患者において診断から治療開始までの期間が 6 週間を超えると，有意に予後不良となったとの報告があり[7]，妊孕性温存治療を選択する場合には，がん治療医に治療開始までの期間について確認し，治療計画に

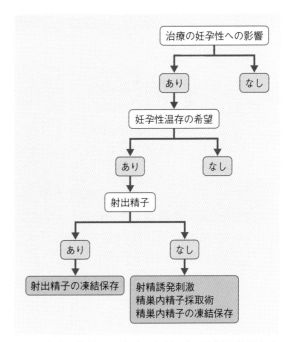

図2 治療開始前の男性がん患者における妊孕性温存療法のアルゴリズム
（日本癌治療学会，編. 小児，思春期・若年がん患者の妊孕性温存に関する診療ガイドライン 2017 年版. 金原出版；2017. p.31 より引用）

支障がないように配慮する必要がある．また，エストロゲン受容体陽性の乳がん患者では，過排卵刺激による血中エストラジオール値の上昇による腫瘍の発育に影響する可能性があり，安全性に配慮した排卵誘発方法もしくは卵巣組織凍結を検討する．卵巣組織凍結は，多量の卵母細胞を採取でき，月経周期に関係なく実施できることから小児がん患者やがん治療までに急を要する患者の選択肢となるが，ASCO 2013 ではいまだ確立されていない技術とされている（図1）．また，卵巣組織内の微小病変の可能性や卵胞の生着効率が悪いなどの点も考慮し，適応を慎重に判断する必要がある．

妊孕性温存のための GnRH（ゴナドトロピン放出ホルモン）アゴニストの使用について

いてはエビデンスが確立されておらず，推奨はされていないが，ほかの妊孕性温存治療が不可能で患者の希望がある場合は，がん治療医・生殖専門医とよく相談するよう勧める．

■男性の場合

精子凍結保存が有効性，安全性ともに確立されている．精子採取方法はマスターベーションによる性液採取が一般的であるものの，がんに罹患しているだけで造精機能が低下していることは少なくない．マスターベーションによる採取が難しい場合，射精誘発刺激や精巣内精子採取術の適応となるが，日本では普及していない現状がある．精巣凍結保存については，思春期以前の男児の適応となるが，症例はまだ少ない[1]．

性腺機能障害に対する看護ケア

実際に，患者・パートナーを前にして性機能障害について情報提供する際や，患者・家族から性の悩みについて相談された際に「性機能障害のことを伝えてどう思うだろうか」「何か質問されたときに答えられるだろうか」と戸惑いを感じる医療者は多い．その理由としては，患者と医療者双方の羞恥心や躊躇，性的影響に関する患者・医療者双方の情報不足，時間をかけて安全に相談できる環境の欠如（医療者の多忙，ほかの患者への気がね，プライバシーが保てる場所確保の難しさ）が挙げられる[8]．これらの理由を踏まえたうえで，がん患者の性に対して看護師にはどのような支援ができるのかを以下に述べる．

性について話す環境を整える

性に関する情報提供や相談の際は，まずは医療者がゆっくり相談にのれる時間を調整し，プライバシーの保てる場所を確保したうえで実施する．

適切な時期の情報提供を心がける

化学療法による妊孕性への影響に関する情報提供は，生殖機能への影響が懸念される若年がん患者・家族に対し，治療方針の説明時に医師より行われることが多い．妊孕性温存治療の多くは，できるだけ化学療法を行う前に実施することが望ましい．特に女性の月経周期に影響する方法を選択する場合，実施のタイミングを図ることがが

表3 妊孕性に関して患者が参考にできる情報資源―パンフレット

対象：抗がん剤治療を受ける患者	
HP タイトル	小児・若年がんと妊娠
提供先	「小児・若年がん長期生存者に対する妊孕性のエビデンスと生殖医療ネットワーク構築に関する研究」班
入手先	http://www.j-sfp.org/ped/index.html
対象：乳がん患者	
HP タイトル	がん・生殖医療に関して（日本がん・生殖医療学会立ち上げに向けて）
提供先	聖マリアンナ医科大学病院 生殖医療センター
入手先	http://www.marianna-u.ac.jp/hospital/reproduction/feature/case/case02.html
対象：男性患者	
HP タイトル	がん治療前の凍結保存
提供先	獨協医科大学越谷病院 リプロダクションセンター
入手先	http://www.dokkyomed.ac.jp/dep-k/repro/preservation/
対象：化学療法を受ける患者	
HP タイトル	若年乳がん
提供先	神田善伸，渡邊知映，編
入手先	http://www.jakunen.com/html/taojin/seiseikatsu.html#book

（国立がん研究センター中央病院 相談支援センター，編. がんと妊娠の相談窓口　がん専門相談員向け手引き 第2版. 国立がん研究センター中央病院 相談支援センター；2016. p.17-18 より引用）

ん治療の時期や効果に影響を及ぼすことも考えられるため，治療方針を検討する早い段階からの情報提供が必要である．外来の場合，多数の患者の診療を担う医師がすべての情報提供を行うことは時間的制約からも困難であるため，看護師によるフォローアップが必要である．事前に医師-看護師間で情報提供について分担しておくとスムーズに行える．

　性機能障害に対する情報提供については，治療についてのオリエンテーション時など性的問題が起こる前に，できるだけ早期にパンフレットや小冊子などを用いて行う．

情報提供のためのツールを活用する

　性に関する情報提供の場合，話題が非常にプライベートであるため医療者と患者間で照れや躊躇などを感じることが多く，内容をうまく伝えられないことも多い．したがって，情報提供のためのパンフレットを活用すると，看護師にとっては情報提供がしやすく，患者や家族にとっては後からゆっくり内容を確認することができ，パートナーとのコミュニケーションのきっかけになりうるため，準備しておくとよい．情報提供の内容について，以下に示す．

■妊孕性について

　妊孕性に関する情報提供の内容は，治療による妊孕性への影響，妊孕性温存治療の方法，治療後の妊娠，費用や期間，医療機関の検索方法，今後の診療の流れなどである．妊孕性に関して患者が参考にできるパンフレットについて表3に示す．妊孕性温存治療を受けるメリット，デメリットも含め，個別性に合わせた情報提供を行い，生殖医療専門医への紹介について考慮する．また，妊孕性温存治療は，保険診療の適用

とはなっておらず，費用の負担が大きいため，特定不妊治療費助成制度（各自治体が窓口）や基金などの補助制度についての情報提供も行う.

性機能障害

性機能障害に関する情報提供の内容は，化学療法によって性機能に障害が生じること，具体的にどのようなことが起こる可能性があるのか，性機能障害のメカニズムと患者に行われる化学療法との関係，性機能障害に対応する方法についてである. 年齢やパートナーの有無によらず全患者への基本情報として，情報提供する. 診断後早期や治療による苦痛の強い時期には，患者や家族・パートナーの反応に注意し，情報提供のタイミングや内容，方法を工夫するなど回数を分けたり，繰り返し伝えたり，考える時間をつくったりするなどの配慮が必要である.

パートナーとのコミュニケーション

化学療法も含めたがんの治療によって，さまざまな身体の状態や気持ちの変化から，パートナーとの関係も影響を受けることは多い. 互いの気持ちや体の状態を理解し合って，一人で悩んでしまうことがないように，パートナーとのコミュニケーションを大切にすることを伝える. 自分の気持ちや悩みを互いに率直に伝え合うこと，相手の思いを聞いてみることは，セクシュアリティの問題を解決に向かわせるために大切なプロセスである.

また，性生活の再開においては，身体に生じた変化を十分考慮することが患者とパートナーとのよりよい関係のために重要である. 女性の場合，腟粘膜の乾燥や分泌物の減少から，性交時の痛みを強く感じ，恐怖感や嫌悪感を強めてしまうこともある. そのことでパートナーに対して罪悪感を感じたり，性交を求めるパートナーに対して思いやりや愛情を感じ取れなくなったりして，関係に影響を及ぼすこともある. 苦痛を少なくするために，潤滑ゼリーを十分に使うことや，2人にとっての愛情表現を大切にし，性生活のあり方について話し合うことで対処できる場合もある. 性生活の再開においては，予想される問題について対処する方法を伝えておくことも必要である.

性行為の際に患者・パートナーに伝えたいアドバイスについて**表4**に示す. 情報提供の内容としてパンフレットに盛り込んでもよい. 『乳がん患者さんとパートナーの幸せな性へのアドバイス』[9]は，がん治療が性生活に及ぼす影響と対処法，独身の人やパートナーに向けての情報，Q&A，相談窓口，参考資料など，必要な情報を網羅している小冊子なので，参考にしていただきたい.

十分な説明と治療方針についての意思決定のサポート

患者・家族・パートナーに対し，化学療法による性機能障害は医療による対応が可能であることや，妊孕性温存の方法について十分に説明する必要がある. また，抗がん薬そのものの催奇形性のリスクとして，妊娠や胎児への影響を考慮する必要があることや，治療と挙児の優先度を話し合う必要があることを説明する. 患者はこれらの説明を受けたうえで，治療計画の妊娠のタイミング，妊孕性温存の方法をどのように選択するかについて考慮することになるが，医療者はこれを，治療方針について意思決定するプロセスに含めてサポートしていく必要がある.

表4 患者本人とパートナーに伝えたい「気持ちが楽になる性行為のヒント」

1. 性行為によって病気が進行することはない

2. 起こりうる性的変化を知ろう
   - 外科手術後のからだの構造を理解する
   - 各種治療によって起こりうる変化とそのメカニズムを知る
   - 性に影響しそうな併用薬（抗うつ薬，降圧薬など）の有無を確認する
   - 年齢相応の加齢現象もある

3. 少しずつ，ゆっくり始めよう
   - ゆったりした雰囲気をつくる（照明，音楽，話題など）
   - いきなり成功を目指さない（手をつなぐ，優しく抱き合う，背中や手足のマッサージなどから始める）

4. 発病前のパターンにこだわらなくても OK
   - 時間：性行為は夜だけでなく疲労が溜まっていない時間帯でもよい
   - 体位：患者側に負担が少ないように留意する
   - 着衣：そのときに最も楽なかたち（抵抗があるなら着衣のままでも）で OK
   - 「相手の満足」だけでなく「自分の満足」を大切に

5. 何はなくてもコミュニケーション！
   - 察し合いはやめて，言葉によるコミュニケーションを心がけよう
   - 無理ながまんは長続きしない

6. 疼痛などの症状コントロールが不十分なら医療者に相談を

7. 暮らし全体を見直そう
   - 暮らしのベースに無理はないか
   - パートナーと一緒にゆったりとした時間を過ごせているか
   - 自分の時間も大事にできているか

8. 使える商品や窓口を活用しよう
   - 看護師による相談窓口（ストーマ外来を含む）
   - 膣潤滑ゼリー
   - 膣ダイレーター

（高橋　都. 女性がん患者の性機能障害とその支援. がん看護 2014；19（3）：279 より引用）

■治療前の妊孕性温存についての意思決定支援

がんの診断から間もない時期に早急に意思決定しなければならない場合や，病状や救命を優先するために，妊娠継続や妊孕性温存をあきらめざるをえなくなる場合もある．患者や家族はがんの診断を受けたことや今後の経過，治療に対する不安，死の恐怖などに対処しながら，性機能障害や不妊についても考えなければならなくなる．

治療によって妊娠ができなくなるという情報により，患者や家族は，妊孕性温存を選択しなければならないと考えてしまいやすく，実際に支援をする看護師自身もそのような意識があると推察する．しかし，性に対する価値観は個人によって異なるため，患者の社会背景，家族背景についても確認し，あくまでも治療後の妊娠・出産がゴールではなく，自分らしく生きるための選択肢の一つとして「治療後に子どもをもつこと」について一緒に話し合うという視点で支援することが重要と考える．そのうえで，挙児希望がある場合は，治療後に生殖機能が回復する可能性，パートナーの有無などを考慮したうえで，妊孕性温存治療について情報提供を行う．

また，妊孕性温存治療への意思決定が難しい場合や，がん治療後の妊孕性の確認，妊娠を希望する場合の相談も生殖医療専門家からの説明やフォローアップを受けることで納得し，次のステップに進むことができる患者が多いため，相談のなかで意思決定しようとせず，専門家と連携を積極的にとっていく．

■妊孕性温存治療選択後の支援

妊孕性温存治療の経過や結果について共有し，気持ちの表出を促し，妊孕性温存治療を受けた場合は労をねぎらう．そのうえで，治療後に妊娠を希望する場合，妊娠の年齢も考慮する必要があるため，妊娠時期についてもがん治療医との十分な話し合いが必要となることを説明する．

妊孕性温存治療を選択しても，治療開始までの期間が短いため，女性の場合，排卵が過ぎてしまい卵子の採取が難しかったり，年齢や病状のために卵子採取を行ったものの育たず凍結保存まで至らなかったりすることがある．また，男性の場合，病状のために無精子症となっていて精子保存ができないこともある．そのため，看護師は継続して相談ができるような姿勢で患者・家族と接し，長期的にフォローアップをしていく．必要に応じて生殖専門のカウンセラーなどの専門家と連携を取りながら支援する．

妊孕性温存治療を選択しなかった患者については，気持ちの表出を促し，結果的に自分らしい選択ができたことを承認する．実際，初期治療が一段落して，生活の幅が広がっていくなかで改めて妊娠・出産について考え始める患者も多いため，今後がん治療を受けた後に，気持ちが妊娠に向くことがあってもおかしくないこと，その場合にはいつでも相談できることを伝える．長期的な相談ができるような関係性を継続す

表5 性や生殖の相談に応じる際のポイント

1. 相談には真摯に対応する（ただし個人としては受け止めない）
2. 関連情報をできるだけ早期に提供する（できれば治療選択時，遅くとも退院オリエンテーション時）
3. 当事者が答えを見つけることを支援する
4. 患者とパートナーのコミュニケーションを促す
5. 専門家の立場で個人的価値観を押しつけない

（高橋 都. がん治療を受ける患者の性をどう支えるか. がん看護 2014；19（3）：272 より引用）

ることで良き理解者として患者・家族の支えになることができると考える．

患者・家族・パートナー自身が答えを見つけるプロセスをサポートする

性機能障害にとどまらないセクシュアリティの問題は，原因やさまざまな影響要因，個人の考え方や価値観，人間関係などが混在したデリケートなものである．セクシュアリティの問題についての答えは，患者や家族・パートナーが自分自身で見出すことに意味がある．セクシュアリティに関することに目を向け，十分に考えていくプロセスをたどること，自分なりに納得できる答えを見出すために考えたプロセスそのものに満足できることは重要である．そのときに必要となるのが，そのプロセスをともにたどり，ともに考えサポートしてくれる人の存在である．

性や生殖の相談に応じる際のポイントを表5に示す．専門職としての看護師の役割は，適切な情報提供と悩みが生じたときの問題の整理である[10]．相談には真摯に対応することが求められるが，性や生殖には個人的価値観が大きく影響するため，看護師の立場で個人的価値観を押しつけないように配慮し，患者が答えを見つけられるように支援をする．

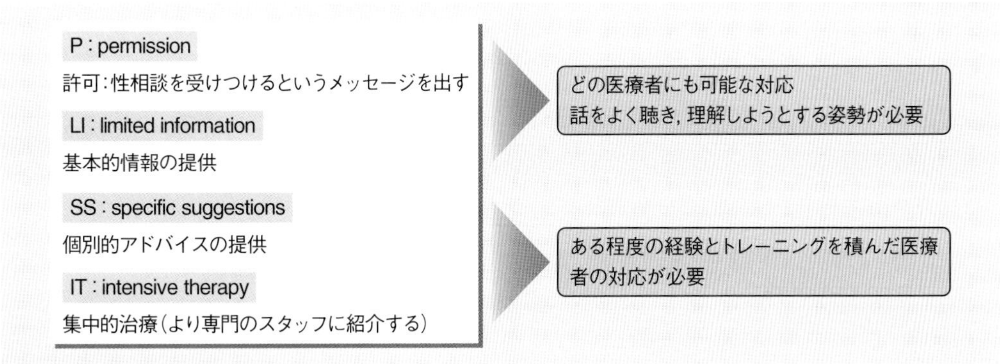

P：permission
許可：性相談を受けつけるというメッセージを出す

LI：limited information
基本的情報の提供

SS：specific suggestions
個別的アドバイスの提供

IT：intensive therapy
集中的治療（より専門のスタッフに紹介する）

どの医療者にも可能な対応
話をよく聴き，理解しようとする姿勢が必要

ある程度の経験とトレーニングを積んだ医療者の対応が必要

図3　PLISSIT モデルに基づく介入
（Annon JS. The PLISSIT Model：A proposed conceptual scheme for the behavioral treatment of sexual problems. J Sex Educ Ther 1976；Spring-Summer：1-15 より引用）

相談の際の看護師が行う支援について以下に示す．

■症状，起こっていること，体験していることに理解を示す

患者や家族・パートナーに起こっている出来事，症状，そのことで困っていることや悩みなど，体験していることをまるごと受けとめ，理解を示すことが大切である．性機能障害の問題や悩みは個人的な内容であり，治療や身体症状が落ち着き，長期経過後に重視される場合が多い．自分と異なる性別の医療者に相談することをためらったり，他者に相談するタイミングをつかめず困っていたりすることもある．自分のつらさや努力を認めて理解してくれる人がいるとわかるだけでも，安心できる場合がある．

■長期的・継続的なサポーターとしての存在を示す

PLISSIT モデル（図3）：Annon による，セクシュアリティの問題についての医療者のかかわり方を示したモデルである[5, 10]．セクシュアリティの問題について患者とともに考え，問題解決を図るために活用されている．

BETTER モデル（図4）：Mick らは，看護師

ががん患者のセクシュアリティの問題について効果的にアセスメントし，患者を支援するうえで役立つモデルを報告した[11]．

生殖医療の専門家と連携を図る

妊孕性温存治療の意思決定において，生殖医療の専門家による患者への説明は，受療の有無にかかわらずその後の患者の満足度が高いとの報告もあり[12]，また，がん治療後の妊孕性について不安を抱える患者も少なくないため，積極的に生殖医療の専門家との連携を図る．

生殖医療が自施設内で実施されていない場合は，生殖医療機関との連携が行われているかどうかを確認し，連携がされていない場合には，日本がん・生殖医療学会（http://www.j-sfp.org/cooperation/index.html）や，日本産科婦人科学会（http://www.jsog.or.jp/public/shisetu_number/index.html）のホームページで検索をする．

妊孕性温存治療のアセスメントの際に得た情報は，がん治療関連情報とともに妊孕性温存治療を行う際に必要な情報になるため，生殖医療専門医と情報共有できるようにフォーマットを作成するなどの整備が必

Bring up issues of sexuality

セクシュアリティに関する話題を取りあげる

Explain that sexuality is part of quality of life

セクシュアリティは多くの人にとって生活の質の大切な要素で，話し合うことは重要であることを説明する

Tell patients that resources are available

活用できるリソースを伝える．必要な情報や資源を得られるように支援する

Timing is important

タイミングは重要．患者や家族が望んでいるときに，話し合うことを促したり，情報提供をしたりする

Educate patients and families

患者と家族に可能性のある性的活動への影響や変化，生殖機能への影響について教育する

Record discussions, assessments, interventions, and outcomes

話し合ったこと，アセスメント，介入，成果について患者の記録に記載する

図4　BETTER モデルに基づく介入
（Mick J, Hughes Met, Cohen MZ. Using the BETTER Model to assess sexuality. Clin J Oncol Nurs 2004；8（1）：84-86 より引用）

要である．生殖医療専門医との連携に必要な情報としては，病名，病期，予想される予後，治療経過，患者の身体状況（検査値，月経周期，最終月経，勃起射精障害の有無など），精神状況，妊孕性温存に対する期待度，パートナー・子どもの有無，予定される治療，治療開始時期などが挙げられる．日本・がん生殖医療学会のホームページ（http://www.j-sfp.org/cooperation/index.html）には，がん・生殖医療相談情報提供用紙のフォーマットが掲載されている．

▶ 患者のセルフケア支援

患者が自身に起こっている性機能障害に関連した出来事や問題について知識を得て，対応するための具体的で有効な方法を身につけるための教育と継続的な支援は，患者や家族・パートナーが化学療法による性機能障害を乗り越えて，自分たちの生活や生き方を見出していくためにも大切である．

性機能障害に関する相談はいつでも受けられることを伝えたうえで，患者や家族・パートナーにとってのタイミングやニーズをよくアセスメントし，段階的に教育と支援を進める．

活用できる情報や資源について知る

性機能障害やセクシュアリティの問題に対して活用できる情報や資源について知識を得ることは，患者や家族・パートナーが，今後自分たちの力で問題に向き合い，セルフケアを行っていくために重要である．

■パンフレット，書籍，インターネットなど

日本国内でもさまざまなパンフレット，書籍，インターネット上の情報が存在して

いる．これらをすべて知らせることは困難であるが，情報の信頼性や妥当性を医療者として吟味し，患者や家族・パートナーにとって適切で有効な情報を選択して伝えることが必要である．

『がん患者の〈幸せな性〉』という書籍[13]は，米国がん協会が患者・家族向けに提供している，がんやがん治療による性の問題やその対処方法について解説されたパンフレットの翻訳である．たいへんわかりやすく，具体的で，患者や家族・パートナーに役立つ内容である．

■相談窓口となるところ

さまざまな相談窓口で，個々の患者や家族・パートナーが活用しやすい窓口を伝える．日本性科学会には専門のカウンセリング室（有料・予約制）もあるので，そのような情報を得ておくことも必要である．インターネットを使えないという人に，ウェブ上の窓口や電子メールを用いた相談窓口を伝えても活用できない．それぞれの患者や家族・パートナーが心地よく，わかりやすく活用できる窓口を複数紹介する．

■サポート・グループ，セルフ・ヘルプ・グループ

性機能障害やセクシュアリティの問題だけを取りあげたグループは少ないが，当事者が参加するグループ活動に参加することは，同様の問題について語り合うきっかけを得ることにつながったり，有効な対処方法や多くの情報を得る機会になったりする．

ボディイメージの変化に対処する

化学療法は性機能障害だけでなく，皮膚障害や脱毛による顔貌の変化，指先や爪から皮膚全体の外観にも影響を及ぼす副作用が生じるため，ボディイメージの変化に対処することも必要である．外観に変化が生じることで，これまでの自分自身とは違った自己イメージをもち，女性として，あるいは男性としての魅力を失ってしまったように感じてしまうことがある．そのような外観の変化や性機能障害が生じたとしても，その人が一人の人として大切な存在であることが感じ取れるような人間関係を保つことは，ボディイメージや自己概念の変化に対処するために大切である．

更年期障害・晩期障害に対処する

女性で卵巣機能抑制が生じると，早期閉経となる可能性が高い．更年期障害としての症状の苦痛に対処する必要があるほか，骨粗鬆症のリスクも高まるため，危険防止にも留意する必要がある．ホルモン依存性のがんでなければ，ホルモン補充療法によって，更年期障害症状に対処することは可能である．婦人科などの専門医に相談し，適切な対応をとれるようにすることが，更年期障害症状に対処するために大切である．

■ホルモン補充療法，薬物療法

ホルモン依存性のがんでない場合には，性腺機能障害に対してホルモン補充療法を行うことがある．女性の更年期障害の場合，エストロゲン単剤やプロゲステロンとエストロゲンを併用して投与することで，エストロゲン欠乏による症状を予防し，効果的にコントロールできることがわかっている．しかし，乳がんなどのホルモン依存性のがんの場合は，がんの罹患率や再発率が高くなる可能性があるため，ホルモン補充療法は推奨されないことに留意する．

このようなホルモン薬やそのほかの薬剤についての情報を求めてもよいということを，患者や家族・パートナーがわかるよう

にしておく必要がある．患者や家族・パートナーは，薬剤に関する情報をどこで得ることができるのかがわからない場合もある．わからなくて困っていることや，症状による苦痛に対処しようとしていることを受容し，ホルモン薬やそのほかの薬剤で対応ができると説明すること，ホルモン補充療法や薬物療法について適切に対応できる病院や窓口を紹介することも支援となる．

病状や治療方針，また起こりうる副作用や合併症について説明するのと同じように，疾患や治療による性機能障害や不妊の可能性と対処方法を説明し，今後も継続的にサポートしていく姿勢を示すこと，患者・家族・パートナーが意思決定していくために，ともに考える時間やリソースを提供できることを伝える必要がある．

●文献

1) 日本癌治療学会．小児，思春期・若年がん患者の妊孕性温存に関する診療ガイドライン 2017 年版．金原出版；2017．p.10-3.
2) Polovich M, et al. Alterations in sexuality. Polovich M, Whitford JM, Olsen M, ed. Chemotherapy and Biotherapy Guidelines and Recommendations for Practice 3rd ed. Oncology Nursing Society；2009. p.315-320.
3) Lee JS, et al. American society of clinical oncology recommendations on fertility preservation in cancer patients. J Clin Oncol 2006；24(18):2917-2931.
4) 前掲書1). p.14-15.
5) Annon JS. The PLISSIT Model：A proposed conceptual scheme for the behavioral treatment of sexual problems. J Sex Educ Ther 1976；Spring-Summer：1-15.
6) 髙橋由妃, 鈴木 直, 渡邊知映. 妊孕性温存療法の試み─若年がんサバイバーのQOL向上を目指して. がん看護 2017；22(4):414-418.
7) Smith EC, Ziogas A, Anton-Culver H. Dlay in surgical treatment and survival after breast cancer diagnosis in young women by race/ethnicity. JAMA Surg 2013；148(6):516-523.
8) 髙橋 都. がん治療を受ける患者の性をどう支えるか. がん看護 2014；19(3):271-273.
9) 髙橋 都, 大野真司, 国立病院機構九州がんセンター臨床研究センター看護部. 乳がん患者さんとパートナーの幸せな性へのアドバイス. アストラゼネカ；2013.
10) 渡邊知映. セクシュアリティの障害. 看護技術 2006；52(12):94-100.
11) Mick J, Hughes Met, Cohen MZ. Using the BETTER Model to assess sexuality. Clin J Oncol Nurs 2004；8(1):84-86.
12) Letourneau JM, Ebbel EE, Katz PP, et al. Pretreatment fertility counseling and fertility preservation improve quality of life in reproductive age women with cancer. Cancer 2012；118(6):1710-1717.
13) アメリカがん協会, 編(髙橋 都, 針間克己, 訳). がん患者の〈幸せな性〉. 春秋社；2002.

心障害

小山富美子

　心障害には，心筋障害や心不全，虚血，不整脈などがあり，発生頻度は高くないが，不可逆的で，時には治療中止や致命的な転帰となることもあるため注意が必要な副作用である．心障害の対策は治療前のリスクの確認，ハイリスク患者への投与回避あるいは慎重投与，総投与量の上限の厳守，定期的な心機能のモニタリングによる早期発見が重要となる[1]．近年，広く使用されているアントラサイクリン系抗がん薬の長期使用や，分子標的治療薬（トラスツズマブ，ベバシズマブ，スニチニブ）などによる心障害に注意が必要である．

key words　治療前からのリスクマネジメント，アントラサイクリン系抗がん薬，分子標的治療薬

化学療法で心障害が起こるメカニズム

　心障害の発生メカニズムは十分に解明されていない．アントラサイクリン心筋症発生は，① 薬剤と心筋の核の DNA（デオキシリボ核酸）との介在，② フリーラジカルによる障害および活性酵素の生成，③ ミトコンドリアの障害，④ 細胞膜内外の水と電解質のシフト（Na-K dependent ATPase〈アデノシントリホスファターゼ〉活性の抑制や薬剤と細胞膜受容体との介在），⑤ カルシウムによる心筋壊死，⑥ ヒスタミンやカテコールアミンなどの血管作用性物質の放出，⑦ マクロファージからの腫瘍壊死因子（tumor necrosis factor：TNF）や単球からのサイトカインの放出，などが仮説として挙げられる．

心障害をきたす抗がん薬

　心障害に注意が必要な抗がん薬は，心筋障害を起こすドキソルビシンなどアントラサイクリン系の薬剤が代表的なものである．そのほかアルキル化薬ではシクロホスファミド，イホスファミド，代謝拮抗薬ではフルオロウラシル（5-FU®），biologic response modifier（BRM：生物学的反応修飾物質）ではインターロイキン-2（IL-2），インターフェロン（IFN），そのほかタキサン系のパクリタキセルやドセタキセルなどがある．

　分子標的治療薬では，トラスツズマブ，ベバシズマブ，スニチニブなどが心障害の原因となる．乳がん治療などで広く使用されるトラスツズマブはアントラサイクリン系との併用でリスクが上昇するとの報告があり，注意が必要である（表1）[2]．

表1　心不全を起こしやすい抗がん薬

	薬剤	心障害
アントラサイクリン系 アントラキノン 抗がん性抗生物質	ドキソルビシン	うっ血性心不全（≧ 400 mg/m² でリスク増大），心筋症，心室性期外収縮，急性・亜急性心筋障害（不整脈・心不全）
	ダウノルビシン	心不全，心筋症，心電図異常，心筋炎，心膜炎
	エピルビシン	心不全，上室性頻拍，心筋炎，心電図異常
	ピラルビシン	うっ血性心不全，心筋炎，心電図異常
	イダルビシン	心不全，心筋炎，心膜炎
	ミトキサントロン	心膜炎，心筋虚血/梗塞（≧ 160 mg/m² でリスク増大），不整脈
	マイトマイシン C	心不全（≧ 30 mg/m² でリスク増大）
	ブレオマイシン	心膜炎，心筋虚血/梗塞
TOPOII 阻害薬	エトポシド	冠動脈スパズム，心筋虚血/梗塞
アルキル化薬 白金製剤	シクロホスファミド	心不全，不整脈，汎心筋炎，急性拘束性心筋症，心膜炎，心嚢液貯留
	イホスファミド	上室性不整脈，洞徐脈，ST-T 変化，心不全（≧ 6.25〜10 mg/m² で報告）
	ブスルファン	心膜線維症
	シスプラチン	心房細動，虚血性心臓病，心不全，晩期障害として高血圧
タキサン系 ビンカアルカロイド	パクリタキセル	洞徐脈，房室ブロック，低血圧，心筋虚血
	ドセタキセル	不整脈，浮腫・腔水症
	ビンクリスチン，ビンブラスチン	心筋虚血/梗塞
代謝拮抗薬	5-FU®	上室性・心室性不整脈，心筋虚血/梗塞
	シタラビン	洞徐脈，心膜炎，狭心症，心不全
	カペシタビン	虚血性心疾患
	メトトレキサート	不整脈，心筋虚血/梗塞
	フルダラビン	低血圧，狭心症
	ペントスタチン	心不全
ホルモン薬 分子標的治療薬 生物学的製剤	インターフェロン	心房・心室性不整脈，心房ブロック，低血圧，虚血性心疾患
	インターロイキン-2	うっ血性心不全，低血圧，不整脈，虚血性心疾患
	トラスツズマブ	心筋症，うっ血性心不全
	リツキシマブ	低血圧，血管浮腫，不整脈
	イマチニブ	心嚢液貯留，心不全，浮腫
	スニチニブ	収縮機能低下
	ベバシズマブ	収縮機能低下
	OK-432	自己免疫性心筋障害
	ATRA	心筋虚血/梗塞，心嚢液貯留，レチノイン酸症候群
	亜ヒ酸	QT 延長

（田村和夫．心毒性．コンセンサス癌治療 2006；5（4）：208 より改変）

化学療法前・中・後のアセスメント

化学療法前のアセスメント

■危険因子の把握

心障害の危険因子（表2）[3]を把握しておくことが重要である．アントラサイクリン系抗がん薬の総投与量（表3）は期間が空いていても問題となるため，再発治療の場合は術後補助療法に使用した薬剤とその投与量を確認するほか，過去の化学療法歴や胸部への放射線療法歴を可能な限り把握することが重要である．

化学療法中・後のアセスメント

■症状の観察

心障害は急性毒性，亜急性毒性，慢性毒性，遅発性毒性に分けられる[4, 5]．心障害の起こりうる時期とその症状を理解し，予測的にアセスメントを行う（表4）．また，リスクの高い患者や薬剤を使用している場合は，定期的に必要な検査（心エコー検査など）の実施とその結果を確認する．

表2 心障害の危険因子

1. アントラサイクリン系薬剤総投与量
2. 高血圧を含む心血管障害
3. 左胸部および縦隔への放射線照射
4. 小児および高齢者
5. 急速投与や大量投与
6. パクリタキセル併用
7. 大量シクロホスファミドの投与後（移植時など）

（岡元るみ子．癌化学療法副作用対策のベスト・プラクティス．照林社；2003．p.49 より引用）

表3 心障害に対するアントラサイクリン系の総投与上限量

ドキソルビシン（アドリアシン®）	500 mg/m²
エピルビシン（ファルモルビシン®）	900 mg/m²
イダルビシン（イダマイシン®）	120 mg/m²
ピラルビシン（テラルビシン®）	950 mg/m²
ミトキサントロン（ノバントロン®）	160 mg/m²
ダウノルビシン（ダウノマイシン®）	25 mg/kg

（添付文書を参考にして作成）

■心障害の評価

心障害の症状を把握し，有害事象共通用語規準による評価を行う（表5）．

Grade 3 以上で化学療法中止の対象となるが，検査データや自覚症状などの変化を注意深く観察し，繰り返し評価することが重要である．

表4 発現時期による分類

発現時期		症状
数時間以内	急性毒性	総投与量には関係なく上室性の頻脈性不整脈，心電図変化（ST-T 波変化，QRS 波の減高，T 波の平坦化，上室性・心室性期外収縮）．主に一過性で休薬や対症療法により回復する．まれに重篤な心室性不整脈を起こす
数日〜数週間	亜急性毒性	心筋炎，心膜炎が起こる
数週間〜数か月以降（多くは1年以内）	慢性毒性	用量依存性の心筋障害（心筋症）の結果，重大なうっ血性心不全を起こす．年齢（70歳以上），胸部への放射線照射，高血圧，心疾患で増強する
1年以降〜数年後	遅発性毒性	心機能障害，不整脈

表5　有害事象共通用語規準 v5.0 日本語訳 JCOG 版—心臓障害

	Grade 1	Grade 2	Grade 3	Grade 4	Grade 5	定義
心不全	症状はないが，検査値（例：BNP［脳性ナトリウム利尿ペプチド］）や画像検査にて心臓の異常がある	中等度の活動や労作で症状がある	安静時またはわずかな活動や労作でも症状がある；入院を要する；症状の新規発症	生命を脅かす；緊急処置を要する（例：持続的静注療法や機械的な循環動態の補助）	死亡	組織代謝に必要な量の血液を心臓が駆出できない状態．充満圧の上昇のみにより十分な血液を駆出できない場合も含む
左室収縮機能障害	—	—	心拍出量の低下により症状があるが治療に反応する	心拍出量の低下による心不全が治療に反応しないまたはコントロール不良；心室補助装置や静脈内昇圧剤のサポートまたは心臓移植を要する	死亡	十分な心拍出量を左室が拍出できない状態
心筋梗塞	—	症状がなく，心筋酵素の軽微な異常があるが，心電図上の虚血性変化はない	高度の症状；心筋酵素の異常；循環動態は安定；心電図変化は梗塞を示す	生命を脅かす；循環動態が不安定	死亡	心筋の著しい壊死．灌流領域への血流の遮断による
心筋炎	—	中等度の活動や労作で症状がある	安静時または最小限の活動や労作でも症状があり重症；症状の新規発症	生命を脅かす；緊急処置を要する（例：持続的静注療法や機械的な循環動態の補助）	死亡	心臓の筋組織の炎症
心囊液貯留	—	症状がない少量から中等量の心囊液貯留	生理機能に影響する心囊液貯留	生命を脅かす；緊急処置を要する	死亡	心囊内の液体貯留．多くは炎症による
心膜炎	症状はないが，心電図または理学所見（例：摩擦音）が心膜炎を示す	症状のある心膜炎（例：胸痛）	生理機能に影響する心膜炎（例：収縮性心膜炎）	生命を脅かす；緊急処置を要する	死亡	心外膜（心臓周囲の保護囊）の層におよぶ炎症
心室性不整脈	症状がなく，治療を要さない	内科的治療を要するが緊急性はない	緊急処置を要する	生命を脅かす；循環動態の悪化	死亡	心室に起因するリズム不整

（有害事象共通用語規準 v5.0 日本語訳 JCOG 版〈CTCAE v5.0-JCOG〉．http://www.jcog.jp/ より引用）

心障害に対する看護ケア

化学療法前の十分なアセスメント

心電図や胸部X線，心エコーの検査結果，心障害の危険因子（**表2**）の程度を確認し，予防策を立てる．

症状の観察

症状の観察は心障害の早期発見のために重要である．リスクに応じて心電図モニターなどの利用を検討する．

■主な観察項目

① 頻脈，呼吸促迫，咳嗽，頸静脈怒張（**図1**），異常心音の聴取，末梢性浮腫，心拡大などの有無と程度．

② 呼吸困難，動悸，息切れ，倦怠感，胸痛などの自覚症状の有無と程度．

③ 水分バランス（輸液量，飲水量，尿量などの in-out バランス）．

④ 心電図や胸部X線，心エコー（駆出率：EF）などの検査結果．

以上の点について定期的にアセスメントし，急性毒性，慢性毒性，遅発性毒性（**表4**）の出現に注意する．

心疾患の既往のある患者のケア

■治療前

- 心疾患の症状や程度，現在の治療の内容（内服薬）を確認する．
- 治療に対する患者のアドヒアランスについてアセスメント（内服行動，受診行動など）し，抗がん薬治療中のセルフケア支援を検討する．

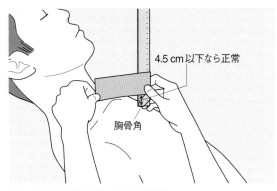

図1　頸静脈圧亢進の有無の確認
右心不全の徴候の観察
中心静脈カテーテルラインが入っていない場合の観察方法として，頸動脈の怒張を測定することで判断が可能．ベッドを45度挙上し，頸動脈の怒張や波動の最高点と胸骨角との垂直距離を測定．4.5cmを超えるようであれば中心静脈圧の上昇が強く疑われる
（藤崎　郁. フィジカルアセスメント完全ガイド. 学研；2000. p.98をもとに作成）

■治療当日

- 観察：治療前のバイタルサインの確認，内服薬の確認を行い，心障害の症状出現に細心の注意を払う．バイタルサインと自覚症状の観察を密に行う．

■治療当日から治療後

- セルフケア教育：症状のセルフモニタリング，症状出現時の対応（医療者への報告，安静，内服薬の適切な使用など）を説明し，実施できるように支援する．

- モニタリングのサポート体制：外来通院の患者でセルフケア能力が低い患者（高齢者，高齢者2人暮らし）など，治療後自宅でのモニタリングについてサポートが必要な場合は，家族や在宅医師，看護師へモニタリングのサポートを依頼する．

心障害発生後の観察とケア

心電図モニターでの持続的な監視や中心静脈圧の測定，心不全の程度の変化（**表6**），浮腫の程度や体重の変化を継続的に観察する．

治療は利尿薬，血管拡張薬，強心薬，カテコールアミンの投与など，通常のうっ血性心不全の治療が行われる．患者のセルフケア能力をアセスメントし，内服指導や日常生活指導を行う．

心理的苦痛へのケア

心障害の症状である呼吸困難や動悸，咳嗽などは身体的苦痛が強く，そのために不安が高まる．迅速に症状の軽減を図るとともに，心理的苦痛への対応は重要なポイントとなる．

■悲嘆のケア

副作用のために本来の化学療法が延期や中止になることがある．治療中止は患者にとってはたいへんつらく悲しいことである．また，副作用に対する治療は「新たな病気になった」ととらえられ，悲嘆が強くなる．心障害の検査や治療（投薬），患者のセルフケア支援を行う際には心理的苦痛が伴っていることを忘れず，悲嘆を理解したうえで，共感的態度でかかわることが重要となる．

表6 ニューヨーク心臓協会（NYHA）心機能分類

I	心疾患はあるが身体活動に制限はない．日常的な身体活動では著しい疲労，動悸，呼吸困難あるいは狭心痛を生じない
II	軽度ないし中程度の身体活動の制限がある．安静時には無症状．日常的な身体活動で疲労，動悸，呼吸困難あるいは狭心痛を生じる
III	高度な身体活動の制限がある．安静時には無症状．日常的な身体活動以下の労作で疲労，動悸，呼吸困難あるいは狭心痛を生じる
IV	心疾患のためいかなる身体活動も制限される．心不全症状や狭心痛が安静時にも存在する．わずかな労作でこれらの症状は増悪する

（日本循環器学会，日本心不全学会合同ガイドライン．急性・慢性心不全診療ガイドライン〈2017年改訂版〉．2018年6月25日更新．http://www.j-circ.or.jp/guideline/pdf/JCS2017_tsutsui_h.pdf の日本語訳に基づく）

■不安の軽減

治療を要する副作用の症状は，患者にとって新たなストレスとなる．症状を緩和する方法や，治療の効果への期待について，患者が理解できる言葉で説明する．苦痛出現時には，迅速な対応や適切な情報提供などが不安軽減につながる．また，「がん治療の行方がどうなるのか」「心障害の症状がよくなるのかどうか」など，不安の増強により不眠となることがある．不安について傾聴するとともに，睡眠薬の使用を検討するなど不眠への対処を適切に行うことが重要である．さらに，受け入れられるタイミングを図って患者が副作用治療に参加できるよう支援することは，患者のコーピングを支えることにつながり，不安の軽減に役立つ．

患者のセルフケア支援

セルフモニタリングと対処

　心障害は症状出現時の早期対処が重要となる．治療前にはオリエンテーションを行い，化学療法中やその後の生活において患者自身で身体の変化をとらえ，対処することの重要性について説明する．疲労感，息切れ，動悸，狭心痛などが出現した場合には，まず身体を休めたり，症状について看護師や医師に伝えたりすることが重要である．しかし，化学療法による倦怠感などほかの副作用がある場合，症状の出現に気づきにくい．そのため，体調変化のとらえ方をわかりやすく具体的に説明し，メモや日記などに記して診察の際に医師や看護師，薬剤師と共有できるようにするなど，症状の把握の工夫が必要である．

●文献
1) 竹内　進，酒井　洋．分子標的治療薬による特異的な副作用とその対策―心毒性・浮腫．癌と化学療法 2008；35(10)：1654-1658.
2) 田村和夫．心毒性．コンセンサス癌治療 2006；5(4)：207-211.
3) 岡元るみ子．心毒性のケア．佐々木常雄, 監．癌化学療法副作用対策のベスト・プラクティス．照林社；2003. p.49.
4) 佐々木康綱, 編, 抗がん剤安全使用ハンドブック―臨床試験から実地医療まで．医薬ジャーナル社；2001. p.208-227.
5) 西條長宏, 監．がん化学療法の副作用と対策．中外医学社；1998. p.122-131.

●参考文献
• 林千鶴子, ほか．抗がん剤の毒性対策．最新医学 2001；56(3月増刊号)：290.
• Barton-Burke M. Cancer Chemotherapy：A Nursing Process Approach. 2nd ed. Sudbury, Mass：Jones and Bartlett；1996. p.153-157.

15 腎障害

　腎臓は肝臓同様，多くの薬剤の代謝・排泄経路となっている．また，治療によってがん細胞が急速に破壊された場合に生じる腫瘍崩壊症候群も腎障害の原因となる．腎障害を起こしやすい抗がん薬としては，シスプラチンやメトトレキサートなどが代表的で，近年，多剤併用療法や大量化学療法により腎臓への負担も増加しているため注意が必要である．化学療法による腎機能低下は不可逆的となることが多いため，抗がん薬の特徴を理解し，予防と早期発見が重要である．特に，シスプラチンを含むレジメンが外来治療に移行しており，水分や尿量，体重の管理が患者や家族にゆだねられるようになった．そのため，さらにセルフケア教育が重要である．また，高カルシウム血症やその治療であるビスホスホネート製剤なども腎障害を惹起することがあるため，抗がん薬治療だけにとどまらず，包括的なアセスメントと継続的なモニタリングが求められる．

key words　シスプラチン，メトトレキサート，腫瘍崩壊症候群（TLS）

▶ 化学療法で腎障害が起こるメカニズム

　腎障害はシスプラチンやメトトレキサートのように抗がん薬の腎障害によって直接障害を起こすものと，抗がん薬の腫瘍効果による障害がある．図1にネフロンと抗がん薬による主な障害部位を示す．

腎障害をきたす抗がん薬

　腎障害を起こしやすい抗がん薬としては，シスプラチンやメトトレキサートなどが代表的である（表1）．

■シスプラチン
　腎障害が用量制限毒性（dose limiting toxicity：DLT）となっている代表的な薬剤

であり，可逆性の急性腎障害から不可逆性の慢性腎障害までさまざまな病態を呈する（投与後1〜2週間）．主に近位尿細管の障害が起こることが原因となり，シスプラチン投与後に低マグネシウム血症や低ナトリウム血症を起こす．シスプラチンの腎障害は用量依存的に増加し蓄積性がある．高用量では急性尿細管壊死などの重篤な障害をまねく危険性がある．

対策 ▶ 大量水負荷を行う．投与前・終了後ともに1,000〜2,000 mLの輸液を4時間以上かけて投与すること，および必要時マンニトール，フロセミドなどの利尿薬を利用し，尿量確保に注意することが推奨されて

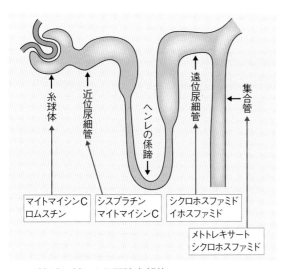

図1 抗がん剤による腎障害部位
(佐々木康綱，編．抗癌剤安全使用ハンドブック―臨床試験から実地医療まで．医薬ジャーナル社；2000．p.262 より引用)

糸球体

近位尿細管 ── マイトマイシンC
ロムスチン

ヘンレの係蹄

近位尿細管 ── シスプラチン
マイトマイシンC

遠位尿細管 ── シクロホスファミド
イホスファミド

集合管

メトトレキサート
シクロホスファミド

いる．

■ メトトレキサート

メトトレキサートは完全な腎排泄型の薬剤であり，大量投与，腎機能低下患者への

通常量投与，腎障害をきたす薬剤の併用で腎障害がさらに増強する可能性がある．メトトレキサートは高濃度，酸性尿において結晶化しやすく，尿細管および集合管で結晶化することにより，腎障害を起こす．

対策 ▶ 十分な輸液と，利尿薬による十分な尿量確保，炭酸水素ナトリウム（メイロン®）による尿のアルカリ化が予防にとって重要である．尿を酸性化するフロセミド，チアジド系などの利尿薬は使用を避ける．

■ イホスファミド

イホスファミドは腎尿路系に出血性膀胱炎（代謝産物であるアクロレインによる膀胱上皮障害），尿細管障害をもたらし，時に致死的となるため注意が必要である．症状としては，尿細管障害（尿糖，尿細管性アシドーシス，低カリウム血症，蛋白尿，低リン酸血症），ファンコニー症候群（近位尿細管の汎再吸収機能障害），血清クレ

表1 腎機能障害を起こす薬剤・治療と障害機序

腎障害の機能	原因となる薬剤	障害機序
最も多い	シスプラチン（CDDP）	集合管障害
	メトトレキサート（MTX）	尿細管障害
	シクロホスファミド（CPA）	出血性膀胱炎
	イホスファミド（IFM）	近位尿細管障害
時折みられる	カルボプラチン（CBDCA）	
	オキサリプラチン（L-OHP）	集合管障害
	白血病治療レジメン	
	悪性リンパ腫治療レジメン	腫瘍崩壊症候群
	胚細胞腫瘍治療レジメン	
まれにみられる	ゲムシタビン（GEM）	溶血性尿毒症候群
障害を起こさないが腎機能により用量調節を要する	フルダラビン	
	カペシタビン（CAP）	
	ペメトレキセド（PEM）	腎排泄率およそ 50% 以上
	エトポシド（ETP）	
	ブレオマイシン（BLM）	

（関 好孝，山本 昇．外来化学療法のための重篤な副作用対応マニュアル．コンセンサス癌治療 2009；8（4）：207-210 より引用）

アチニンの上昇がみられる.

対策▶予防として大量輸液による十分な尿量の確保を行い，出血性膀胱炎に対してはさらにメスナ（ウロミテキサン®）の投与が有効である．投与前より十分な経口水分摂取を行い，特に投与翌日までの尿量は十分に確保する（3,000 mL／日以上が推奨されている）．

■シクロホスファミド

シクロホスファミドは（大量投与によって）出血性膀胱炎，尿細管障害の程度を増す．

対策▶イホスファミドの対策と同じ.

■マイトマイシンC

マイトマイシンCによる腎障害には，腎小動脈および糸球体毛細血管の内皮細胞傷害と，これに続発する血小板の活性化により腎障害を呈する溶血性尿毒症症候群（hemolytic uremic syndrome：HUS）がある．突然の血尿に続く腎機能低下，血小板減少をきたす．発赤，発熱，高血圧，肺水腫などの症状を呈する．

対策▶血液透析，血漿交換を行う.

そのほかの腎障害

■腫瘍崩壊症候群（tumor lysis syndrome：TLS）

大量の腫瘍細胞の破壊によって起こり，カリウム，リン酸など細胞内物質の放出の結果，代謝異常をきたす（バーキットリンパ腫と未分化なリンパ腫，急性リンパ芽球白血病などで起こりやすく，固形腫瘍ではまれである）．腎機能低下と高尿酸血症がある場合はリスクが高い（尿酸性腎症）．症状は，化学療法24〜48時間後に，高尿酸血症，高カリウム血症，高リン酸血症，低カルシウム血症をきたし，その結果，急性腎不全，不整脈，筋痙攣，テタニーなどが現れる．

対策▶予防が重要であり，輸液，利尿薬による十分な尿量を確保する（100 mL/時以上）．炭酸水素ナトリウム（メイロン®），アロプリノールの投与で尿のアルカリ化を保つ．

▶▶ 化学療法前・中・後のアセスメント

化学療法前のアセスメント

■危険因子の把握
① 腎機能障害を起こしやすい抗がん薬の使用の有無.
② 腎機能障害の有無，程度の把握.
③ ほかの薬剤性腎障害の可能性がある薬剤の併用の有無：抗生物質（アミノグリコシド系，バンコマイシンなどのグリコペプチド系,アムホテリシンBなどの抗

真菌薬），非ステロイド性抗炎症薬（NSAIDs），ビスホスホネート製剤，造影剤などの使用の有無.

化学療法中・後のアセスメント

■症状の観察
以下の項目を注意深く観察し，早期に腎障害の出現を発見し，予防的に介入する.
① 尿量，排尿回数.
② 尿の性状の変化（色，比重，pH，血尿・

表2 有害事象共通用語規準 v5.0 日本語訳 JCOG 版—臨床検査，腎および尿路障害

	Grade 1	Grade 2	Grade 3	Grade 4	Grade 5	定義
CPK 増加	>ULN-2.5×ULN	>2.5×ULN-5×ULN	>5×ULN-10×ULN	>10×ULN	—	臨床検査にて血中クレアチンホスホキナーゼ（CPK）レベルが上昇
急性腎障害	—	—	入院を要する	生命を脅かす；人工透析を要する	死亡	急性（2週間以内）の腎機能低下であり，伝統的に，腎前性（腎臓への血流減少），腎性（腎障害），腎後性（尿管/膀胱流出路の閉塞）に分類される
血尿	症状がない；臨床所見または検査所見のみ；治療を要さない	症状がある；尿路カテーテル留置/膀胱洗浄を要する；身の回り以外の日常生活動作の制限	肉眼的血尿；輸血/薬剤の静脈内投与/入院を要する；待機的侵襲的治療を要する；身の回りの日常生活動作の制限	生命を脅かす；緊急の侵襲的治療を要する	死亡	臨床検査で尿中に血液が認められる状態
蛋白尿	蛋白尿 1+；尿蛋白≧ULN-<1.0 g/24 時間	成人：蛋白尿 2+〜3+；尿蛋白 1.0-<3.5 g/24 時間；小児：尿蛋白/クレアチニン比 0.5-1.9	成人：尿蛋白≧3.5 g/24 時間；蛋白尿 4+ 小児：尿蛋白/クレアチニン比>1.9	—	—	臨床検査で尿中に過剰に蛋白が認められる状態．主にアルブミンであるが，グロブリンも含まれる

（有害事象共通用語規準 v5.0 日本語訳 JCOG 版〈CTCAE v5.0-JCOG〉. http://www.jcog.jp/ より引用）

蛋白尿の有無）.
③尿素窒素，血清クレアチニン，ナトリウム，カリウム，リン，クレアチニンクリアランス.
④水分バランス（in-out）.
⑤体重の変化（同一時間，同一体重計，同一着衣で測定），浮腫の有無.
⑥バイタルサイン（循環動態）の変化.
⑦症状の変化：電解質不均衡による意識レベルの変化，悪心・嘔吐，下痢，頭痛，脱力感，筋痙攣，循環動態変化による胸部症状（動悸，息苦しさなど）.

■腎障害の評価

腎障害の症状を把握し，有害事象共通用語規準による評価を行う（表2）. 検査データや自覚症状などの変化を注意深く観察し，繰り返し評価する.

腎障害に対する看護ケア

がんの進行によって低栄養，脱水，出血などに伴う腎機能低下のリスクが高くなり，また補助療法で投与するほかの薬剤によっても腎障害が強くなるため，注意が必要である．

化学療法前の十分なアセスメント

- がんの進行による身体所見の変化（低栄養，脱水，出血などに伴う腎機能低下）
- 治療内容の変更や腎障害のあるほかの薬剤の使用（NSAIDs，抗生物質，ビスホスホネート製剤）

大量輸液・利尿薬投与へのケア

■確実な輸液管理

腎障害は予防が重要である．予防策として大量輸液が行われるため，治療計画どおりに実施できるよう看護師による管理の重要性は高い．治療前に患者へ輸液の必要性について説明し，患者の理解を得る．また，血管確保が困難な患者には特に注意して観察・ケアを行う．

■排泄行動へのケア

大量輸液，利尿薬の使用により，トイレへ移動する回数が増加する．さらに悪心・嘔吐，倦怠感などの副作用の出現が加わったり，持続点滴による動作困難により疲労感の増強，ふらつき，転倒のリスクが増加したりする．特に高齢者の場合は注意し，トイレまでの距離を含めた療養環境の整備，尿量測定の介助や工夫の必要性などを治療前から検討しておく．加えて，睡眠薬や，がん疼痛に対するオピオイドなどの鎮痛薬を使用している場合は，さらに転倒のリスクが高くなるため注意する．

■疲労感の軽減

頻回のトイレ歩行，悪心・嘔吐など副作用による苦痛，尿量測定や持続点滴のストレスなどにより疲労感や苦痛が増強する．また，副作用の出現や倦怠感の程度は日によって変化するため注意深く観察し，セルフケア能力を日々アセスメントし，疲労感や苦痛を軽減できるよう日常生活の介助を行う．頻回のトイレ歩行による苦痛が強い時期には，尿管留置を検討する．

患者のセルフケア支援

治療前にオリエンテーションを行い，以下の点についてセルフケア教育を行う．

1) 腎障害が予測される治療薬を使用することの理解
2) セルフモニタリングの方法[1]
   ① 十分な水分摂取の必要性の理解．
   ② 尿量観察（測定），体重測定の必要性の理解．
   ③ 予防法を守る重要性の理解（治療の中止などや重篤になる可能性）．
   ④ 尿のアルカリ化，ホリナートカルシウム（ロイコボリン®），アロプリノールの投与がある場合は必要性の理解．

⑤腎障害を高める可能性のある薬剤の使用を避ける（**表1**）.

⑥医療者へ報告すべき状態の理解.
- 12時間以上排尿がない.
- 尿の色調が非常に濃い，濃縮.
- 尿量が非常に少ない.

3）医療者への相談方法・報告方法

相談窓口，緊急時連絡方法，診察の受け方.

4）副作用対策を普段の生活に取り入れる具体的方法について

経口による水分摂取について

飲水を促す場合，「食事時以外に湯のみに○杯くらいを目安に」などと，具体的に説明する．また，口頭説明だけでなく，パンフレットや記録用紙などでセルフケアを促す工夫をすることは，視覚的な情報が継続的に与えられるため効果的である.

特に高齢者では夜間トイレに行くことを避けるために，できるだけ水分摂取をしないという習慣をもっている人もいる．トイレの習慣（回数），普段の水分摂取量や水分摂取についての考え，普段心がけていることなどをできるだけ具体的に聞き取り，指導に活かすことが重要となる.

排尿について

夜間のみポータブルトイレを使用するなどの工夫をはじめとした，排尿行動の安全確保や環境整備を行う．また，「就寝前に排尿する」「尿意があったら我慢せず早めにトイレに行くようにする」など，具体的にセルフケアの指導を行う．排尿の環境整備（ポータブルトイレの使用など）は羞恥心が伴うため，十分な配慮が必要である.

症状について

オリエンテーションやパンフレットを活用し，浮腫や頭痛，尿の色などの症状変化に注意することの重要性を説明し，症状出現時には速やかに医師や看護師へ伝えるよう促す．患者は「大げさではないか」と過小評価したり，伝えるのを遠慮したりする傾向がある．あらかじめ，副作用の早期発見の重要性や，患者自身からの情報提供の大切さを伝え，遠慮なく相談できるような工夫や言葉がけが重要である.

◉**文献**
1) Polovich M, Whitford JM, Kelleher LO, editors. Chemotherapy and Biotherapy Guidelines and Recommendations for Practice 2nd ed. Oncology Nursing Society；2005. 佐藤禮子, 監訳. がん化学療法・バイオセラピー看護実践ガイドライン. 医学書院；2009. p.251-260.

◉**参考文献**
- 西條長宏, 監. がん化学療法の副作用と対策. 中外医学社；1998. p.132-213.
- 林千鶴子, ほか. 抗がん剤の毒性対策. 最新医学 2001；56（3月増刊号）：289-290.
- Barton-Burke M. Cancer Chemotherapy: A Nursing Process Approach. 2nd ed. Jones & Bartlett；1996. p.161-169.
- 砂田麻奈美. 腎毒性と症状マネジメント. がん看護 2006；11（2）：198-200.
- 田村和夫, 編. がん治療副作用マニュアル. 南江堂；2003.
- 吉田清一, 監. がん化学療法の有害反応ハンドブック 第4版. 先端医学社；2005.

16 肺障害

本山清美

　間質性肺炎をはじめとする肺障害は，発症すると死に至る可能性がある重篤な副作用の一つである．近年，分子標的治療薬の肺障害によって死亡者が出たという報道が続いている．いくつかの薬剤の添付文書の警告欄には，治療開始前のインフォームド・コンセントとして，致命的となる症例があることを説明し，患者の同意を得ることが記載されている．また，肺障害の発症リスク因子として，既存の肺病変（特に間質性肺疾患）の確認は重要になっている．

　治療を受ける患者自身も，肺障害の知識をもち，初期症状を自覚したときには医療者にすぐに報告するという早期対処の行動が必要になる．また，看護師は，肺障害に対する患者教育とともに，治療中断や死に至るかもしれないという恐怖・不安に対する精神面のケアを，治療前から行っていくことが重要である．

key words　死に至る可能性，間質性肺疾患，分子標的治療薬

化学療法で肺障害が起こるメカニズム

　化学療法で肺障害が起こるメカニズムは十分解明されていないが，2つの機序が考えられている．1つは，細胞傷害性薬剤によるⅡ型肺胞上皮細胞，気道上皮細胞あるいは血管内皮細胞に対する直接毒性である．2つめは，免疫系細胞の活性化（おそらくはハプテン作用あるいは抗原 mimicking 作用）である．これらは，多様な宿主因子と環境因子で修飾され，① 遺伝性素因（薬剤代謝系遺伝子，免疫関連遺伝子など），② 個体の年齢的背景（加齢現象），③ 肺における先行病態（特に既存の肺線維症や慢性炎症性肺疾患），④ 併用薬剤との相互作用など，が挙げられる[1]．

発現頻度が高い代表的な薬剤

　肺障害の発現頻度について，国内外でさまざまな調査が進んでおり結果が随時報告されている．薬剤添付文書に記載されている肺障害の出現頻度で，1% 以上の記載が

ある薬剤をまとめ，表1に示した．また，以下に代表的な薬剤を紹介する．

表1 肺毒性の発現頻度の高い抗がん薬

抗がん薬の種類		一般名	商品名	肺毒性の発現率
分子標的治療薬	mTOR 阻害薬	エベロリムス	アフィニトール®	間質性肺疾患（15.1%）
		テムシロリムス	トーリセル®	間質性肺疾患（6.2%）
	上皮成長因子受容体（EGFR）チロシンキナーゼ阻害薬	ゲフィチニブ	イレッサ®	急性肺障害，間質性肺炎（1～10% 未満）
		エルロチニブ	タルセバ®＊	間質性肺疾患（小細胞肺がん 4.4%，膵がん 6.4%）
	モノクローナル抗体 抗 PD-L1（ヒト型）	デュルバルマブ★	イミフィンジ®	間質性肺疾患（13.9%）（放射線性肺臓炎を含む）
		ニボルマブ★	オプジーボ®	間質性肺疾患（単独 3.0%，イピリムマブ併用 6.9%）
	抗 CTLA-4（ヒト型）	イピリムマブ★	ヤーボイ®	間質性肺疾患（単独：頻度不明，ニボルマブ併用：0.7%），肺臓炎（単独 1% 未満，ニボルマブ併用 6.1%）
	抗 PD-1（ヒト化）	ペムブロリズマブ★	キイトルーダ®	間質性肺疾患 4.0%
	抗 PD-L1（ヒト化）	アテゾリズマブ★	テセントリク®	間質性肺疾患 2.0%
	抗 CCR4（ヒト化）	モガムリズマブ	ポテリジオ®	間質性肺疾患（単独：0.4%，VCAP/AMP/VECP 療法併用：10.3%，肺臓炎（単独 0.4%，VCAP/AMP/VECP 療法併用 3.4%）
	抗 EGFR（ヒト型）	パニツムマブ	ベクティビックス®	間質性肺炎 1.3%
	抗 VEGF（ヒト化）	ベバシズマブ	アバスチン®	肺出血（血痰・喀血 1.2%）
	ALK 阻害薬	アレクチニブ	アレセンサ®	間質性肺疾患 5.6%
	チロシンキナーゼ阻害薬	イマチニブ	グリベック®	間質性肺炎 5% 未満
		オシメルチニブ	タグリッソ®	間質性肺疾患 3.6%
		アファチニブ	ジオトリフ®	間質性肺疾患 3.1%
		クリゾチニブ	ザーコリ®	間質性肺疾患 2.1%
	プロテアソーム阻害薬	ボルテゾミブ	ベルケイド®	間質性肺炎（0.1%，日本人のみ 2.6%），胸水（0.2%，日本人のみ 1.7%）
	CDK4 および 6 阻害薬	アベマシクリブ	ベージニオ®	間質性肺炎 2.7%
	キナーゼ阻害薬	スニチニブ	スーテント®	間質性肺炎 2.2%
	抗 HER2 抗体チューブリン重合阻害薬	トラスツズマブエムタンシン	カドサイラ®	間質性肺疾患 1.1%
抗がん性抗生物質		ブレオマイシン	ブレオ®＊＊	間質性肺炎，肺線維症（10%）
		ペプロマイシン	ペプレオ®	間質性肺疾患，肺線維症（7%）
		アムルビシン	カルセド®	間質性肺炎（0.1～5% 未満）
		ドキソルビシン	ドキシル®	間質性肺疾患（1.4%），肺臓炎（1.4%）
アルキル化薬		ブスルファン	ブスルフェクス®	肺胞出血，喀血，間質性肺炎，呼吸不全，急性呼吸窮迫症候群（5% 未満）
		イホスファミド	イホマイド®	間質性肺炎（0.1～5% 未満）
		ベンダムスチン	トレアキシン®	間質性肺炎（1.3%）
代謝拮抗薬		ペメトレキセド	アリムタ®	間質性肺炎（3.6%）
		ゲムシタビン	ジェムザール®	間質性肺炎（1%）
微小管阻害薬		ビンデシン	フィルデシン®	間質性肺炎（0.1～5% 未満）
		ビノレルビン	ナベルビン®	間質性肺炎（1.4%），肺水腫（0.1% 未満）
		エリブリン	ハラヴェン®	間質性肺炎（1.5%）

（薬剤添付文書より抜粋〈2019 年 8 月現在〉，発現率 1% 以上のもの）

＊：錠 250 mg，100 mg の場合，＊＊：注射用 5 mg，15 mg の場合，★：免疫チェックポイント阻害薬

分子標的治療薬

■上皮成長因子受容体（EGFR）チロシンキナーゼ阻害薬

上皮成長因子受容体（EGFR）チロシンキナーゼを選択的に阻害し，腫瘍細胞の増殖能力を低下させる作用をもっている．代表的な薬剤は，ゲフィチニブ（イレッサ®）とエルロチニブ（タルセバ®）である．肺障害が起こるメカニズムは明らかにされていないが，上皮成長因子（EGF）は本来，気道上皮の維持・修復作用に寄与していることから，気道上皮傷害が発生しやすくなる可能性があるといわれている[2]．

ゲフィチニブは，2002 年に，手術不能または再発非小細胞肺がんを適応疾患として，世界で初めて日本が輸入承認をして販売されたが，急性肺障害や間質性肺炎の報告が相次ぎ，大きな社会問題となった．一方，2007 年に日本で販売が開始されたエルロチニブは，非小細胞肺がんに加えて，2011 年に治癒切除不能な膵がんでも適応になった．

ゲフィチニブの肺障害の発現率は 1〜10 ％であり，薬剤の添付文書の警告欄には，「急性肺障害や間質性肺炎が本剤の投与初期に発生し，致死的な転帰をたどる例が多いため，少なくとも投与開始後 4 週間は入院またはそれに準ずる管理の下で，間質性肺炎などの重篤な副作用発現に関する観察を十分に行うこと」[3]と記載されている．

エルロチニブの肺障害の発現率は 4.4 ％であるが，膵がんを対象にしたゲムシタビンとの併用療法ではその発現率が 8.5 ％と上がるため，慎重に投与することが警告されている[4]．ゲフィチニブ服用中に肺障害がみられなくても，エルロチニブへの変更後に肺障害がみられることがあるため，一方の薬剤のみに肺障害の増強を示す場合があることを十分注意しなければならない．ゲフィチニブとエルロチニブは，間質性肺疾患が発症すると，どちらも死亡率は 30 ％ を超えるため，特に注意が必要である．

■mTOR阻害薬

mTOR（哺乳類ラパマイシン標的蛋白質）を持続的に阻害することにより，抗腫瘍効果を発揮する．代表的な薬剤は，エベロリムス（アフィニトール®）とテムシロリムス（トーリセル®）である．肺障害が起こるメカニズムは，用量依存性に肺胞上皮や血管内皮を直接障害する機序と免疫反応による機序の双方の可能性が考えられている[5]．

エベロリムスとテムシロリムスは，それぞれ 2010 年 4 月と 9 月に日本で販売され，根治切除不能または転移性の腎細胞がんを適応疾患としている．エベロリムスは，スニチニブやソラフェニブで効果がみられなかった場合に選択する薬剤として位置づけられ，その効果が期待されている．また，神経内分泌腫瘍や手術不能または再発乳がんなどにも適応が拡大している．

肺障害（間質性肺疾患）の発現率はエベロリムスで 15.1 ％，テムシロリムスで 6.2 ％ と，2 つの薬剤ともに高頻度となっている[6,7]．発現率は高いが，臨床試験時の医師報告とその後の専門家による画像解析結果とで発現頻度に大きな隔たりがあるのも特徴とされている．また，両薬剤ともに，免疫抑制作用を有することから，ニューモシスチス肺炎などの日和見感染症がまれながら認められている．画像所見は間質性肺炎と区別が難しい場合があり，注意を要する．mTOR阻害薬による間質性肺炎は，無症候性のものも多く，ステロイドの治療反応性がよいことも特徴である[8]．

■免疫チェックポイント阻害薬

イピリムマブ（ヤーボイ®）は初期免疫段階で作用する抗CTLA-4抗体，ニボルマブ（オプジーボ®）は末梢での腫瘍対面段階で作用する抗PD-1抗体であるが，いずれも腫瘍抗原特異的なT細胞リンパ球を増殖および活性化させ，腫瘍増殖を抑制するもので，T細胞リンパ球を介した治療である[9]．肺障害が起こるメカニズムは，免疫系細胞の賦活化によると考えられる[10]．

ニボルマブは2014年に日本で開発された抗PD-1製剤であり，現在，悪性黒色腫をはじめ，非小細胞肺がんや腎細胞がん，ホジキンリンパ腫，頭頸部がん，胃がん，悪性胸膜中皮腫に適応がある．間質性肺疾患の発現率は3.0%である．イピリムマブは，悪性黒色腫と腎細胞がんに適応があり，肺臓炎の発現率は1%未満である．ニボルマブとイピリムマブを併用することで，間質性肺疾患や肺臓炎の副作用が6%以上に上昇すると報告されており，注意を要する[11,12]．

デュルバルマブ（イミフィンジ®）は，非小細胞肺がんにおける根治的化学放射線療法後の維持療法で適応がある．間質性肺疾患の発現率は13.9%と高く，日本人の発症率が高いことも報告されている．ただし，放射線治療後の投与のため，放射線性肺臓炎が含まれた値になっている[13]．

抗がん性抗生物質

肺障害を発症する代表的な薬剤は，ブレオマイシン（ブレオ®）である．DNA合成阻害およびDNA鎖切断作用をもっている．肺障害が用量制限毒性（DLT）になっている．肺障害が起こるメカニズムは，詳しくは明らかにされていないが，フリーラジカル，スーパーオキサイド，プロテアーゼ，トランスフォーミング増殖因子β（TGF-β）などの産生により肺障害が惹起されると考えられている[14]．

間質性肺炎や肺線維症の発現率は10%で，総投与量が300mg（力価）を超えないように注意することが薬剤の添付文書に記載されており，総投与量の増加に伴い発現率は増加する．また，肺に基礎疾患のある場合や，60歳以上の高齢者の場合は，総投与量が150mg以下でも発症率が高くなるため十分に注意することが必要である[15]．

▶▶ 化学療法前・中・後のアセスメント

化学療法前のアセスメント

■抗がん薬の種類，投与量，投与方法の確認

肺障害の発現頻度が高い抗がん薬を**表1**に示したが，1%以下の抗がん薬でも肺障害が発生した後に死亡した報告がある．そのため，薬剤添付文書に1%以下や頻度不明と記載されているものでも，肺障害が起こり得ることを前提に，治療開始前からアセスメントや患者指導を行っていくことが必要である．前述のブレオマイシンのように，総投与量と発現率が相関する場合があるため，治療歴も含めて総投与量を注意深くアセスメントする．また，同じ静脈内注射でもワンショットで注入するか，持続点滴で注入するかで血中濃度が変化するため，

正しい投与方法や投与時間になっているかを確認することが重要である.

■**リスク因子の確認**

化学療法前には,肺障害のリスク評価が必要である.患者側のリスク因子として,60歳以上,既往の肺病変(特に間質性肺炎),肺手術後,呼吸器機能の低下,酸素投与,肺への放射線照射,抗悪性腫瘍薬の多剤併用療法,腎障害の存在などがあげられる[16].

基礎疾患として間質性肺炎あるいは肺線維症がある場合には,間質性肺疾患の発現および増悪の頻度が高くなり,死亡例がみられていることから,肺障害の重要なリスク因子である.薬剤添付文書で投与禁忌となっていない場合でも,肺障害で死亡に至る場合があるため,基礎疾患に間質性肺疾患がないか十分に確認することが重要である[17].また,胸部およびその周辺部への放射線照射は,間質性肺炎や肺線維症などを誘発するため,併用禁忌とする抗がん薬もある.併用禁忌とされていない薬剤でも,併用することで肺障害の発現頻度が増加するリスクはあるため,注意が必要である.

喫煙は,非小細胞肺がんの肺障害発症のリスク因子の一つといわれている[18].喫煙歴が長い患者のなかには,禁煙できず医療者に黙って喫煙している患者もいる.喫煙歴を確認するときには,喫煙の危険性を伝え,喫煙状態を医療者が正しく把握する必要性を説明する.また,呼吸機能の状態では,検査所見(胸部X線,胸部CT,肺機能検査など)に加えて,咳嗽や喀痰,労作時の息切れなどの症状があるか,体温は何℃か,日内変動があるかなどを詳細にアセスメントし,リスク因子を確認する.

また,既に内服している薬で肺障害を起こす可能性があるものがあるため,関節リウマチ治療薬や漢方薬(小柴胡湯など),

サイトカイン製剤,サプリメントなどの内服状況を確認する.

■**全身状態の確認**

患者の全身状態として,PS(performance status)や栄養状態,各臓器機能,合併症などをアセスメントして,異常がないかを確認する.腎機能や肝機能に障害がみられる場合,障害が悪化することに加えて,薬剤の血中濃度を高め,副作用の発現にも影響を与えるため,特に注意が必要である.

■**患者の理解度や治療に対する受け止め方**

肺障害が起こる可能性について,患者がどのように理解しているか確認する.患者によっては,過度の不安や恐怖感をもっていたり,反対に全く頭に入っていなかったりするなど,さまざまである.肺障害は,患者が症状の有無を毎日観察し,異常に早く気づくことが非常に重要になるため,患者の理解度とともに副作用の自己管理に対する意識やセルフケア能力をアセスメントする.

肺障害が起きた場合は,治療の中断を余儀なくされることもある.治療前から患者が化学療法に対してどのような受け止め方をしているかについて確認しておくことが必要である.また,家族に対しても,治療や肺障害についての理解度や受け止め方を確認する.

化学療法中・後のアセスメント

■**肺障害の早期発見**

臨床症状として肺障害に特異的なものはない.急性型では発熱,咳嗽,呼吸困難などが主たる症状で,時に急速に呼吸困難に陥る.慢性型では,乾性咳嗽,労作時呼吸困難あるいは微熱が認められ,数週から数か月を経て進行していく[19].特に,急性型では,急速に症状が悪化し,呼吸不全に進

表2 有害事象共通用語規準 v5.0 日本語訳 JCOG 版─呼吸器，胸郭および縦隔障害

	Grade 1	Grade 2	Grade 3	Grade 4	Grade 5	定義
肺臓炎	症状がない；臨床所見または検査所見のみ；治療を要さない	症状がある；内科的治療を要する；身の回り以外の日常生活動作の制限	高度の症状；身の回りの日常生活動作の制限；酸素投与を要する	生命を脅かす；緊急処置を要する（例：気管切開や気管内挿管）	死亡	肺実質の局所性またはびまん性の炎症
肺線維症	画像所見上の線維化が総肺容量の<25％ で低酸素症を伴う	肺高血圧症；画像所見上の線維化が25-50％ で低酸素症を伴う	高度の低酸素症；右心不全；画像所見上の線維化が>50-75％	生命を脅かす（例：循環動態/肺合併症）；気管内挿管と人工呼吸を要する；画像所見上の線維化が>75％ であり，高度な蜂巣状変化を伴う	死亡	結合組織による肺組織の置換．進行性の呼吸困難，呼吸不全，右心不全の原因となる
気管支肺出血	軽度の症状；治療を要さない	中等度の症状；侵襲的治療を要さない	輸血を要する；侵襲的治療を要する；入院を要する	生命を脅かす；気管内挿管や緊急処置を要する	死亡	死亡気管支壁および/または肺実質からの出血
呼吸困難	中等度の労作に伴う息切れ	極めて軽度の労作に伴う息切れ；身の回り以外の日常生活動作の制限	安静時の息切れ；身の回りの日常生活動作の制限	生命を脅かす；緊急処置を要する	死亡	息苦しい不快な感覚
低酸素症	─	労作時の酸素飽和度の低下（例：パルスオキシメーターで<88％）；間欠的な酸素投与を要する	安静時の酸素飽和度の低下（例：パルスオキシメーターで<88％ または $PaO_2 \leqq 55$ mmHg）	生命を脅かす気道障害；緊急処置を要する（例：気管切開や気管内挿管）	死亡	体内酸素レベルの低下

（JCOG. 有害事象共通用語規準 v5.0 日本語訳 JCOG 版〈CTCAE v5.0-JCOG〉. http://www.jcog.jp/ より引用）

行する場合があるため，治療中から注意深く観察し，異常の早期発見に努める．

症状は，有害事象共通用語規準に沿って評価する（表2）．ベバシズマブ（アバスチン®）やブスルファン（ブスルフェクス®）は，肺障害として肺出血（肺胞出血，喀血）が発現するため，注意深く観察する．ゲフィチニブ（イレッサ®）は，急性肺障害や間質性肺炎が投与初期に発生し，致死的な転帰をたどることが多いため，少なくとも投与開始後4週間は入院またはそれに準ずる管理下で観察を十分行うように，薬剤添付文書で警告されている．

■肺障害の診断に必要な検査

肺障害の診断は，抗がん薬の投与歴や，臨床検査，画像検査，病理学的検査などの所見から行われる．診断に必要とされる検査を図1に示す．肺障害の臨床像や病理所見は多彩であり，画像所見や病理所見は非特異的であるため，確定診断を下すことは困難であることが多い．そのため，まずは呼吸器感染症や腫瘍浸潤，ほかの薬剤による肺障害など，びまん性間質性陰影を呈するほかの疾患を除外する必要がある[20]．特に，呼吸器感染症やうっ血性心不全，肺血栓塞栓症などは緊急に治療が必要な疾患

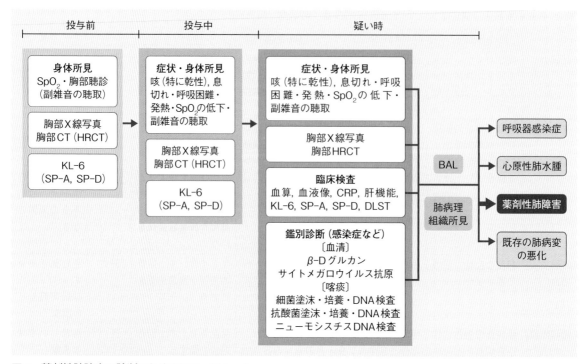

図1 薬剤性肺障害の診断のためのフローチャート
(日本呼吸器学会薬剤性肺障害の診断・治療の手引き第2版作成委員会，編．薬剤性肺障害の診断・治療の手引き 第2版 2018．メディカルレビュー社；2018．p.15 より引用)
HRCT：high-resolution CT（胸部高分解能CT），KL-6，SP-A，SP-D：間質性肺炎の血清バイオマーカー，CRP：C-reactive protein（C反応性蛋白），DLST：drug-induced lymphocyte stimulation test（薬剤によるリンパ球刺激試験），BAL：broncho-alveolar lavage（気管支肺胞洗浄）

であるため，迅速な鑑別が求められる[21]．

mTOR阻害薬では，臨床症状が軽微あるいは無症候性であることが多く，胸部CT検査などで発見されることもある．薬剤添付文書では定期的な胸部CT検査を実施するように警告されている．

■患者の理解度や治療に対する受け止め方

治療前のアセスメントと同様に，患者の肺障害に対する理解度や治療に対する受け止め方を確認する．治療中は，発症に対する過度の不安や恐怖感をもっていないかについても確認することが必要である．

肺障害に対する看護ケア

肺障害に対する治療

肺障害は，早期に発見して抗がん薬投与を中止することが重要である．抗がん薬の投与を中止しても症状が改善しない場合は，副腎皮質ステロイドが投与される．副腎皮質ステロイドの投与が禁忌でなければ，軽症・中等症例にはプレドニゾロンの内服，重症例にはメチルプレドニゾロンによるステロイド・パルス療法が行われることが多い．また，必要に応じて酸素療法が行われ，

呼吸状態が悪化する場合には人工呼吸器管理となることもある．副腎皮質ステロイドの効果が乏しい場合，免疫抑制薬の追加投与なども行われる．

mTOR阻害薬は，症状がなく画像所見の異常のみを認める症例については，治療を継続できる．薬剤添付文書には，間質性肺疾患に対する治療指針（フローチャート）があり，Gradeに合わせた観察や診断，治療について明記されている．治療を継続する場合には，厳重な経過観察や定期的な検査が必要となっている．ほかの薬剤でも，薬剤添付文書や適正使用ガイドでGrade別の対応について明記されたものがあるため確認する．

肺障害に対する看護ケア

■化学療法開始前の患者指導

担当医が治療の説明をした後に，治療に関するオリエンテーションを行う．患者が肺障害の起こる可能性について心構えをもち，早期発見・対処の行動がとれるように，その根拠とともに説明する．また，肺障害の理解度を確認しながら，異常を感じたときの医療者への報告・相談方法，日常生活での注意事項，精神面のコントロール方法などについて説明する．特に，患者が高齢の場合は，家族に対して，食欲や活気，活動性の低下なども含めて，患者を観察することも必要になることを伝える．

■化学療法中の症状や検査結果のモニタリング

患者が自覚症状として医療者に訴えない場合でも，咳嗽や喀痰，呼吸状態などに異常がみられる場合には，患者に症状の出現状況を確認して，バイタルサイン（経皮的動脈血酸素飽和度〈SpO_2〉を含む）の測定を行い，呼吸音を聴取して担当医に報告する．また，頻脈や動悸，胸痛，喘鳴，体重減少，皮疹などの症状を示すことがあるため，全身状態を注意深く観察する．治療中は，定期的に胸部X線やCT検査，採血検査などが実施される．毎回検査結果にも着目して，異常がないかを確認する．

■肺障害の治療に関するケア

肺障害の症状を発見したら，すぐに医師に報告し，肺障害に対する治療が安全・確実に実施できるようにする．あらかじめ，肺障害が急激に起こることを想定し，VS測定セット（SpO_2測定を含む）や酸素吸入セット，副腎皮質ステロイドなどの必要物品を準備しておく．呼吸困難や咳嗽は，患者の苦痛も強いため，症状の評価を丁寧かつ迅速に行い適切な薬剤の使用や処置ができるようにしておくとともに，安静かつ安楽に過ごせるように，体位や寝衣，寝具，室温・湿度，面会人などの調整を行う．また，栄養と水分摂取が不足しないように，患者の状況に合わせた調整を行う．高齢者の場合には，誤嚥や感染のリスクが高まるため，特に注意する．

■精神面の支援

治療開始前は，肺障害は致死的となる可能性があると説明されるため，患者が強い不安や恐怖感をもつことがある．患者の思いを受け止めながら，肺障害はすべての患者に出現するわけではないことを説明して，楽に構える部分も必要になることを伝える．また，副作用に対する不安や心配を，心構えをもつというプラス面に変えることによって，治療に主体的に取り組む姿勢にもつながることを説明する．また，医療者も患者とともに異常の早期発見と対処に全力を尽くすことを話し，患者の精神面を含めてサポートしていくことを伝える．

治療中は患者とともに副作用を評価しながら，異常がないことを一つ一つ確認して患者が安心感をもてるようにする．患者が行っているセルフケアを評価し，継続して自己管理できるように支援することが必要である．また，患者が適度に気分転換できるように，症状をみながら声をかけていく．

肺障害が起きた場合は，患者のさまざまな思いを支持的に傾聴しながら，その思いを受け止める．治療を中断する場合には，患者が治療継続のリスクを理解して，肺障害の治療に専念することが自分にとって最善と思えるように支援することが必要である．

患者のセルフケア支援

肺障害に対して，治療開始前から行うセルフケア支援について述べる．

異常の早期発見と医療者への報告

異常を早期に発見するためには，患者が毎日症状を観察することが不可欠である．肺障害の症状である発熱や咳嗽，息切れ，呼吸困難がないかを毎日観察し，体温は，できるだけ毎日定時に測定するように伝える．息切れの評価は，歩行時や階段昇降時，日常生活動作のなかでつらさを感じるようになったかという点からも確認する．そのほかの症状については，症状があるかないか，症状がある場合は程度（強さ）や持続期間などを毎日記録するように説明する．抗がん薬の服薬手帳などがある場合には活用できるように指導する．

肺障害の症状が出る時期は，治療開始数日後から数か月後と幅がある．治療終了後にも症状を継続して観察し，症状が出たとき，あるいは疑わしい症状があるときには，すぐに医療者に報告するように説明する．特に，外来で化学療法を受けている患者には，受診日以外でも異常を感じたら早めに病院に連絡するように必ず伝えておく．

経口抗がん薬の自己管理

経口抗がん薬の場合には，「1日に1回（朝）1錠，食後」など医師の指示通りに内服する必要がある．自宅で患者が自己管理するため，飲み忘れや，飲み間違い（1日1回1錠のところを，朝夕に1錠ずつ内服するなど）が起こる可能性がある．過量投与は副作用にも影響するため，患者が適切に内服管理できるように治療開始前から患者の理解度や自己管理する力をアセスメントし，必要な支援をしていく必要がある．

エルロチニブの場合は，高脂肪，高カロリーの食後に内服した場合，AUC（血中濃度－時間曲線下面積）が増加するため，食事の1時間以上前または食後2時間以降に内服するように薬剤添付文書に記載されている．副作用を最小限にして，安全に治療を受けるためには，内服方法（内服回数，内服時間，薬剤の1回量，食事時間との調整など）を正確に理解し，実践する必要がある．飲み間違いがある場合には，服薬手帳や副作用評価の記録用紙などを活用して内服期間や内服方法を赤字で記載したり，薬を内服したというチェックを入れてから，副作用を記録するようにしたり，1日分の

薬を飲み間違わないように区切られたケースに入れたりするなどの対策をとる.

患者が高齢で内服介助や内服確認が必要な場合には，治療開始前にサポート体制を整備して，患者が安心して治療を受けられるようにしていくことが大切である.

併用注意の薬と食品

抗がん薬は，肝臓にある薬物代謝酵素のチトクロム P450（CYP3A4）によって代謝される場合，その活性を阻害する薬や食品を併用すると，抗がん薬の代謝が阻害され，血中濃度が上昇する可能性がある. 併用注意の薬は，アゾール系抗真菌薬やマクロライド系抗生物質，カルシウム拮抗薬などであり，食品ではグレープフルーツ（ジュース）などがある. 治療開始前に，副作用の

発現に影響することを説明して，注意喚起することが必要である.

禁煙と感染対策

喫煙は呼吸器疾患の危険因子であり，肺の機能にも影響を与えるため，禁煙することが不可欠である. 治療開始前に，患者に禁煙の必要性を説明する.

手洗いやうがいの励行，体温調整，過労を避ける，十分な栄養と睡眠をとるなどは感染対策として重要である. 特に手洗いやうがいは，治療前から習慣化できるように指導する. また，室内を清潔に保つように環境整備を心がけ，乾燥する季節には，飲水やうがいをまめに行ったり，部屋に加湿器などを設置したりすることも必要になることを説明しておく.

◉文献
1) 日本呼吸器学会 薬剤性肺障害の診断・治療の手引き第2版作成委員会，編. 薬剤性肺障害の診断・治療の手引き 第2版 2018. メディカルレビュー社；2018. p.5.
2) 清水俊雄. 肺毒性・心毒性と症状マネジメント（がん化学療法看護）. がん看護 2006；11（2）：216-217.
3) ゲフィチニブ錠（イレッサ錠® 250）添付文書. アストラゼネカ；2015.1改訂.
4) エルロチニブ塩酸塩錠（タルセバ® 25mg, 100mg）錠治癒切除不能な膵癌に用いる際に 適正使用ガイド. 中外製薬；2019.6改訂.
5) 會田有香, 関根郁夫. 分子標的薬による肺障害. 日本臨牀 2017；75（9）：1421.
6) エベロリムス錠（アフィニトール®錠2.5mg, 5mg）添付文書. ノバルティスファーマ；2019.7改訂.
7) テムシロリムス（トーリセル®点滴静注液25mg）添付文書. ファイザー；2019.4改訂.
8) 齋藤好信, 弦間昭彦. 分子標的治療薬による肺毒性とその対策. 臨床外科 2012；67（7）：898.
9) 清原祥夫. 免疫チェックポイント阻害薬―悪性黒色腫を中心に. 遠藤久美, 本山清美, 編. 分子標的治療薬とケア. 医学書院；2016. p.11.
10) 前掲書1）. p.6.
11) ニボルマブ（オプジーボ®点滴静注20mg, 100mg, 240mg）添付文書. 小野薬品工業；2019.7改訂
12) イピリムマブ（ヤーボイ®点滴静注液50mg）添付文書. ブリストル・マイヤーズスクイブ；2018.8改訂.
13) デュルバルマブ（イミフィンジ®点滴静注120mg, 500mg）添付文書. アストラゼネカ；2019.1改訂.
14) 山本 昇. 肺毒性. 西條長宏, 監. がん化学療法の副作用と対策. 中外医学社；1998. p.117.
15) ブレオマイシン塩酸塩製剤（ブレオ®注射用5mg, 15mg）添付文書. 日本化薬；2015.8改訂.
16) 前掲書1）. p.3.
17) 齋藤好信, 弦間昭彦. 肺毒性. 日本胸部臨床 2011；70（7）：711.
18) 非小細胞肺癌におけるゲフィチニブ投与及び非投与での急性肺障害・間質性肺炎の相対リスク及び危険因子を検討するためのコホート内ケースコントロールスタディ結果報告書. アストラゼネカ；2006.
19) 吉村明修, 工藤翔二. 肺傷害とその対策. 吉田清一, 監. がん化学療法の有害反応対策ハンドブック 第3版. 先端医学社；2002. p.228.
20) 工藤翔二, 吉村明修. 抗癌剤による肺障害―その現状と問題点. 癌と化学療法2006；33（7）：884-885.
21) 前掲書17）. p.715.

17

分子標的治療薬の新たな副作用

長崎礼子

　がん化学療法における分子標的治療薬の開発は著しく，年々新たな治療薬が臨床導入され，患者の予後改善に大きく貢献している．正常細胞とがん細胞の区別なく作用する従来の細胞傷害性の抗がん薬の機序とは異なり，分子標的治療薬は体内におけるある特定の蛋白分子を標的としているため，効果的にがん細胞の増殖を抑制できる．分子標的治療薬は，作用機序で特異的な副作用を生じることが明らかとなっており，分子標的治療薬を含む化学療法を安全・安楽に施行するために特異的な副作用を理解してマネジメントすることが重要である．

　近年，特に開発が著しい免疫チェックポイント阻害薬は，がん細胞を攻撃する自己のT細胞の働きにブレーキをかけている蛋白質の結合を阻止し，自己のT細胞の働きを活性化することで抗腫瘍効果を発揮させる薬である．なかでも免疫チェックポイント阻害薬の免疫関連副作用のirAE（immune-related adverse events）は，細胞傷害性抗がん薬や1999年以降に開発された分子標的治療薬とも大きく異なる．その点で，従来の分子標的治療薬とは別の配慮も必要である．

key words　irAE，特異的な有害事象

主な分子標的治療薬の作用機序と副作用症状

　近年臨床導入されている主な分子標的治療薬の作用機序と副作用症状は**2章2**を参照いただきたい．

化学療法前・中・後のアセスメントと看護ケア

化学療法前のアセスメント

　通常の細胞傷害性の抗がん薬を使用する化学療法前の情報収集に加えて，注意しておくべき確認事項を示す．

　化学療法全般について情報収集する際に専用シートなどがあると，効率的な継続情報としてつながる（**図1**）．近年開発された免疫チェックポイント阻害薬では，特有な症状を事前に把握して慎重に観察する．看護師は化学療法開始前に得た情報をもと

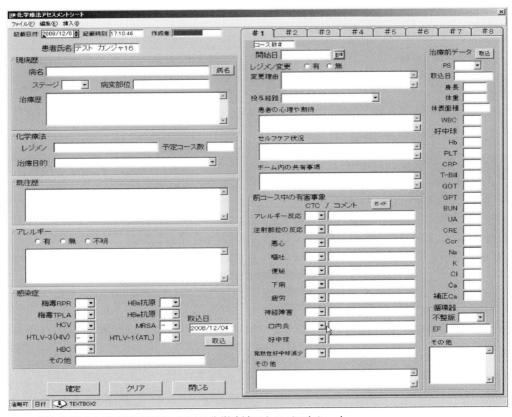

図1　がん研究会有明病院で使用している化学療法アセスメントシート

に，治療中や治療後の経過において，既往疾患の症状の増悪や治療歴と既往歴（**表1**）から予測される副作用の発現を患者の個別性を踏まえて注意深く観察する．たとえば肺の手術や放射線療法歴のある患者であれば，薬剤による間質性肺疾患が発現した際，早期に重症化する可能性が高くなることが予測され，重点的に呼吸器症状に注意する必要がある．同時に，得られた情報の個別性を踏まえて，患者自身による長期的なセルフモニタリングが行われるように支援していく．

化学療法中・後のアセスメントと看護ケア

　抗体薬の副作用の一つにインフュージョンリアクションがある（**5章1**参照）．特に初回・2回目投与時と投与間隔が空いた際の投与に注意を要する．投与中のインフュージョンリアクションの発現に備えて，救急カートや除細動器などの緊急対応の準備，医療者の緊急時の訓練が必要である．また投与は，インラインフィルター（0.2 または 0.22 μm）を使用する場合が多い．投与経験のない医療者にも理解しやすいよう必要器材一覧（**表2**）を点滴準備コーナーに貼付するなどの工夫を行い，安全に投与する．投与時間は初回投与と2回目以降の投与で異なる抗体薬が多いため，事前に確認する．

表1 分子標的治療薬において治療前に確認すべき事項と注意すべき副作用など

確認すべき事項	注意すべき副作用など
間質性肺疾患，肺感染症，COPD の既往や合併	・間質性肺疾患では死亡例の報告がある ・息切れ，呼吸困難感，咳嗽，肺音などの臨床症状の確認と胸部 X 線や SpO$_2$ のモニタリングが重要
肺手術や胸部放射線療法歴	・肺機能の予備力低下が予想され，間質性肺疾患が早期に重症化する可能性がある ・注意深い呼吸器症状のモニタリングと早期発見が重要
橋本病，バセドウ病などの甲状腺機能障害の既往や合併	・TSH，FT3，FT4 などの検査データの定期的なモニタリングを実施する ・必要に応じて ACTH，コルチゾールを測定する
レボチロキシン，抗甲状腺薬などの内服	・高齢者は服用していることが多いため，確認しておく ・自己判断による断薬などで甲状腺機能に影響が出ないように，薬剤師と協働して服薬管理する
肝炎，肝硬変，肝がん，胆嚢／胆管炎・胆石症，胆嚢がんなどの既往や合併	・疲労感や倦怠感などの臨床症状は，治療前からよくモニタリングして把握し，治療後に比較しやすいようにしておく ・GOT，GPT，γGTP，ALP などの肝機能を示す検査データのモニタリングが必須である
自己免疫疾患の既往や合併，家族歴	・関節リウマチや全身性エリテマトーデスなどに代表される自己免疫疾患の既往がある場合も病勢コントロールされている患者には，分子標的治療薬を投与することが多い．特に免疫チェックポイント阻害薬を投与する際には，既往を把握しておき，症状が再燃したり増悪したりするタイミングを逃さない慎重なモニタリングが有用である
手術歴	・術式を確認し，より注意して観察すべき項目を事前に把握しておく ・肺手術後であれば呼吸器関連の観察項目が重要となり，消化器手術後であれば消化管の炎症や穿孔を示す症状が観察項目となる

COPD（慢性閉塞性肺疾患），TSH（甲状腺刺激ホルモン），FT3（遊離トリヨードサイロニン），FT4（遊離サイロキシン），ACTH（副腎皮質刺激ホルモン），GOT（グルタミン酸オキサロ酢酸トランスアミナーゼ），GPT（グルタミン酸ピルビン酸トランスアミナーゼ），γGTP（γ グルタミルトランスペプチダーゼ），ALP（アルカリホスファターゼ）

表2 主な分子標的治療薬の投与時の必要器材一覧表の例

一般名	商品名	血管外漏出リスク	遮光	フィルター
ニボルマブ	オプジーボ®	non-vesicant（非壊死性）	不要	必須
オビヌツズマブ	ガザイバ®	non-vesicant（非壊死性）	不要	必須
ベバシズマブ	アバスチン®	non-vesicant（非壊死性）	不要	不要

患者のセルフケア支援

予測的な情報提供

分子標的治療薬では，細胞傷害性抗がん薬とは異なる副作用が出現するため，患者にその可能性を事前に説明しておく．インフュージョンリアクションに限っては出現が投与中から投与後 24 時間までと具体的

表3　症状に対する，がん研究会有明病院の患者対応（電話応対）基準の例

	電話のあった日に来院を促す症状	緊急性の高い症状： 電話直後に救急搬送を促す症状
下痢	4回/日以上	タール便，血便
腹痛	排便に関係なく持続する腹痛	腹部の激痛
発熱	38℃以上	意識障害を伴う
息切れ		普段の生活で息切れが増悪
麻痺		麻痺のなかった状態で麻痺が発症
倦怠感や 感冒症状	普段の生活で倦怠感が増悪，感冒症状を発症した場合は1型糖尿病，甲状腺機能障害，過度の免疫反応を否定するために軽度の症状であっても臨時受診を促す	

に予測できるが，ほかの副作用の発現時期に関しては，細胞傷害性抗がん薬のように明確ではなく，化学療法開始直後から終了後まで可能性がある．長期にわたって出現する可能性があること，症状の起こり方などを事前に説明する．

分子標的治療薬の血管新生阻害薬であるベバシズマブやラムシルマブでは，血管新生阻害に関連した特徴的な副作用が明確である．そのため，高血圧や尿蛋白，出血，穿孔など特異的な症状は確実に説明する．特に手術歴のある患者に対しては，出血や穿孔のリスクが高まるためいっそうの注意が必要である．分子標的治療薬と細胞傷害性抗がん薬の併用療法の場合は，当然，細胞傷害性抗がん薬の副作用の情報提供も必要になる．また免疫チェックポイント阻害薬のirAEは出現そのものの有無や出現時期が特定できず，症状も多岐にわたる．治療開始前，患者がどのような病状のときに病院へ相談したらよいのかを理解できるように，表3のような内容を説明しておくことが必要である．出現したら病院に連絡してほしい症状を事前に説明しておき，必ず実行できるように患者背景の個別性を踏まえて家族などを巻き込み支援していく．

日常生活のなかでの体調管理の重要性

患者が日常生活のなかで少しでも体調変化があれば報告できるように準備しておくことが重要である．自宅で日々体調を記載できるような日誌（図2）を用意して，自己チェックできるように指導する．患者自身による体調管理が重症な副作用の早期発見につながることを患者に理解してもらう．早期発見できれば，生命予後に直接影響する重症化を防ぐことができること，軽症でコントロール可能であれば，現在の効果のある治療薬の継続投与ができること，この2つの重要性の説明と患者の理解が不可欠である．

血管新生阻害薬のベバシズマブやラムシルマブの副作用である高血圧は，降圧薬などにより良好な血圧コントロールができれば，治療薬の継続が可能である．患者自身が白宅で確実に血圧を測定することが，高血圧の早期発見につながり，高血圧による脳血管障害などの重篤な二次障害の予防につながる．患者の生活のなかでどのタイミングで血圧を測定することができるのか，日常生活を振り返りながら患者・家族とともに検討していくことが有効である．

投与　　　回目　　　　　　　　　　　　　　　　　　　　　　　　　　　担当医師確認印 □

	1日目	2日目	3日目	4日目	5日目	6日目	7日目	8日目	9日目	10日目	11日目	12日目	13日目	14日目
	月 日	月 日	月 日	月 日	月 日	月 日	月 日	月 日	月 日	月 日	月 日	月 日	月 日	月 日
体重（朝食前）	kg	kg	kg	kg	kg	kg	kg	kg	kg	kg	kg	kg	kg	kg
体温	℃	℃	℃	℃	℃	℃	℃	℃	℃	℃	℃	℃	℃	℃
血圧	/	/	/	/	/	/	/	/	/	/	/	/	/	/
痰が絡まない乾いた咳がでる	はい いいえ	不変 悪化	不変 悪化	不変 悪化	不変 悪化	不変 悪化	不変 悪化	不変 悪化	不変 悪化	不変 悪化	不変 悪化	不変 悪化	不変 悪化	不変 悪化
息切れがする	はい いいえ	不変 悪化	不変 悪化	不変 悪化	不変 悪化	不変 悪化	不変 悪化	不変 悪化	不変 悪化	不変 悪化	不変 悪化	不変 悪化	不変 悪化	不変 悪化
足・腕に力が入らない	はい いいえ	不変 悪化	不変 悪化	不変 悪化	不変 悪化	不変 悪化	不変 悪化	不変 悪化	不変 悪化	不変 悪化	不変 悪化	不変 悪化	不変 悪化	不変 悪化
ものが二重に見える	はい いいえ	不変 悪化	不変 悪化	不変 悪化	不変 悪化	不変 悪化	不変 悪化	不変 悪化	不変 悪化	不変 悪化	不変 悪化	不変 悪化	不変 悪化	不変 悪化
1日4回以上の下痢がある	はい いいえ	不変 悪化	不変 悪化	不変 悪化	不変 悪化	不変 悪化	不変 悪化	不変 悪化	不変 悪化	不変 悪化	不変 悪化	不変 悪化	不変 悪化	不変 悪化
腹痛が持続している	はい いいえ	不変 悪化	不変 悪化	不変 悪化	不変 悪化	不変 悪化	不変 悪化	不変 悪化	不変 悪化	不変 悪化	不変 悪化	不変 悪化	不変 悪化	不変 悪化
便に血が混じるまたは黒い便がでる	はい いいえ	不変 悪化	不変 悪化	不変 悪化	不変 悪化	不変 悪化	不変 悪化	不変 悪化	不変 悪化	不変 悪化	不変 悪化	不変 悪化	不変 悪化	不変 悪化
口が渇く	はい いいえ	不変 悪化	不変 悪化	不変 悪化	不変 悪化	不変 悪化	不変 悪化	不変 悪化	不変 悪化	不変 悪化	不変 悪化	不変 悪化	不変 悪化	不変 悪化
水分摂取量が多くなった	はい いいえ	不変 悪化	不変 悪化	不変 悪化	不変 悪化	不変 悪化	不変 悪化	不変 悪化	不変 悪化	不変 悪化	不変 悪化	不変 悪化	不変 悪化	不変 悪化
尿量が多くなった	はい いいえ	不変 悪化	不変 悪化	不変 悪化	不変 悪化	不変 悪化	不変 悪化	不変 悪化	不変 悪化	不変 悪化	不変 悪化	不変 悪化	不変 悪化	不変 悪化
日常生活に影響がでるほどだるい	はい いいえ	不変 悪化	不変 悪化	不変 悪化	不変 悪化	不変 悪化	不変 悪化	不変 悪化	不変 悪化	不変 悪化	不変 悪化	不変 悪化	不変 悪化	不変 悪化
手足のしびれや痛み，感覚の麻痺がある	はい いいえ	不変 悪化	不変 悪化	不変 悪化	不変 悪化	不変 悪化	不変 悪化	不変 悪化	不変 悪化	不変 悪化	不変 悪化	不変 悪化	不変 悪化	不変 悪化
尿量が減っている	はい いいえ	不変 悪化	不変 悪化	不変 悪化	不変 悪化	不変 悪化	不変 悪化	不変 悪化	不変 悪化	不変 悪化	不変 悪化	不変 悪化	不変 悪化	不変 悪化
血尿がでる	はい いいえ	不変 悪化	不変 悪化	不変 悪化	不変 悪化	不変 悪化	不変 悪化	不変 悪化	不変 悪化	不変 悪化	不変 悪化	不変 悪化	不変 悪化	不変 悪化
浮腫がある	はい いいえ	不変 悪化	不変 悪化	不変 悪化	不変 悪化	不変 悪化	不変 悪化	不変 悪化	不変 悪化	不変 悪化	不変 悪化	不変 悪化	不変 悪化	不変 悪化
嘔吐がある	はい いいえ	不変 悪化	不変 悪化	不変 悪化	不変 悪化	不変 悪化	不変 悪化	不変 悪化	不変 悪化	不変 悪化	不変 悪化	不変 悪化	不変 悪化	不変 悪化
皮膚に水ぶくれができた	はい いいえ	不変 悪化	不変 悪化	不変 悪化	不変 悪化	不変 悪化	不変 悪化	不変 悪化	不変 悪化	不変 悪化	不変 悪化	不変 悪化	不変 悪化	不変 悪化
口内炎で食事がとれない	はい いいえ	不変 悪化	不変 悪化	不変 悪化	不変 悪化	不変 悪化	不変 悪化	不変 悪化	不変 悪化	不変 悪化	不変 悪化	不変 悪化	不変 悪化	不変 悪化
その他気になること														

図2　がん研究会有明病院で使用している免疫チェックポイント阻害薬の治療日誌

　各症状がどのような有害事象を示しているのか看護師は熟知したうえで，患者指導時に説明し理解を得ておくことが重要である．

　たとえば，**図2**で示した治療日誌の項目の「痰が絡まない乾いた咳がでる」「息切れがする」などは間質性肺炎の可能性を示唆する症状であり，「口が渇く」「水分摂取量が多くなった」「尿量が多くなった」などは1型糖尿病の可能性を示唆する症状である．軽度の倦怠感であっても重症なirAEが潜んでいないか，がんそのものの症状やほかの副作用に付随する症状なのか，細かく観察して早期に重症irAEと判別することが大事であり，それが患者の予後に直接影響する．

　生体における免疫機構には，免疫を活性化するアクセルとブレーキが存在しており，特にブレーキは免疫チェックポイントとして，不適切な免疫応答を抑制している．この免疫チェックポイントを阻害してがんの増殖を抑制する免疫チェックポイント阻害薬は，患者のがん腫や既往歴，治療時期を問わず，さまざまなirAEを起こす可能性がある．注意すべき副作用と特徴を（**表4**）にあげるが，その副作用の初期症状を見逃さずに早期発見するためには患者自身のセルフモニタリングが重要となる．患者が適切に長期的にセルフモニタリングできるように，具体的な症状をわかりやすく説明し，

表 4　免疫チェックポイント阻害薬の注意すべき副作用と特徴

有害事象	特徴
インフュージョンリアクション	・投与中を含め 24 時間以内に出現することが多い．特に投与初回の開始 30 分以内に発現する場合があり，注意が必要 ・発現した場合，投与を中止し，医師に報告して対症療法を行う（5 章 1 参照）
間質性肺炎	・肺の間質に特異的な炎症が起こり，血中に酸素が取り込めずに低酸素状態になる．急激に呼吸不全となり，生命の危険が伴うこともあり，最も注意が必要な毒性の一つである ・治療は，ステロイド，インフリキシマブ，シクロホスファミドによる薬物療法が行われる
1 型糖尿病	・まれではあるが重症化，劇症化する場合もある．治療開始前の糖代謝検査は必須であり，治療経過で比較できるようにしておく．前駆症状として，上気道炎症状（発熱，頭痛，倦怠感など），消化器症状（上腹部痛，悪心・嘔吐など）を認めることが多い ・治療は，脱水・電解質の補正，インスリンの補充が行われる
重症筋無力症，筋炎	・まれではあるが，クリーゼを伴う重篤例の報告もある．多くが投与初期に発生している ・治療は，ステロイドによる薬物療法が行われる
肝機能障害	・症状は倦怠感，眼球・皮膚黄染，食欲不振，掻痒感，ビリルビン尿，悪心・嘔吐などがある．検査値のモニタリングと同時に全身症状の観察が必要である ・治療は，ウルソデオキシコール酸，グリチルリチン製剤（配合剤），ステロイドによる薬物療法が行われる
甲状腺機能障害	・甲状腺機能低下症は，投与の 5〜6 か月後に出現しやすく，長期的な観察が必要である．症状は，眠気，抑うつ，無気力，皮膚乾燥，脱毛，便秘，疲労感などである．症状が軽度の場合は見逃されることもあり，定期的に甲状腺ホルモンなどのモニタリングをする必要がある ・治療は，亢進時はプロプラノロール，低下時はレボチロキシンナトリウム，ステロイドの薬物療法が行われる
下垂体機能障害	・症状は頭痛，倦怠感，視野障害，無月経，乳汁分泌，皮膚乾燥，便秘，頻尿，多飲，口喝などである ・無症候性の検査値異常では，ACTH，コルチゾール，TSH，FT3，FT4 をモニタリングして経過観察が行われるが，症候性の下垂体障害，副腎障害の際は，ステロイド投与やホルモン補充療法が適応される
副腎障害	・症状は倦怠感，意識障害，思考散乱，悪心，嘔吐，食欲不振，低血圧，判断力の低下などである ・治療法は下垂体機能障害同様であるが，副腎クリーゼが疑われる場合は十分な補液と即効性のステロイド投与が行われる
過度の免疫反応	・自己免疫反応が過剰に誘発された場合は免疫性の副作用を引き起こす可能性がある．自己免疫疾患の既往や合併のある患者では，特に慎重に症状を観察する必要がある ・各有害事象の対処法を参考に，症状に応じたステロイド投与，ホルモン補充療法などの治療が必要となる
皮膚障害	・乾燥や白斑，乾癬，掻痒症などがある．対応は，細胞傷害性抗がん薬やほかの抗体薬と同様，日常生活におけるスキンケアの指導が大切である ・治療は，ステロイドを中心とした薬物療法が行われる
ブドウ膜炎	・まれな副作用であるが，重篤になると失明に至る可能性がある．充血，羞明，眼痛，視力低下，飛蚊症などの症状をきたし，早期に専門医の診察を要する ・ブドウ膜炎が疑われる場合は投与を中止する
胃腸障害	・大腸に炎症が起こり，下痢や血便をもたらし，頻回の下痢など重症化することもある．細胞傷害性抗がん薬による下痢とは異なり，感染性の腸炎との鑑別も難しい ・重症化した場合，ステロイド，インフリキシマブによる薬物療法が行われる
倦怠感	・がんそのものが原因であったり，薬剤の副作用であったりするなど，多種多様な症状が絡み合っていることが多い ・疲労感や倦怠感がある場合は，甲状腺ホルモンなどの検査データを確認し，ほかの全身状態を観察したうえで経過観察すべき症状なのか，ほかの副作用の初発症状なのかの判断が必要である

患者が生活のなかで異変に気づくことができるように支援していくことが効果的である.

患者支援の具体的な準備

　患者がセルフケアを行っていくと同時に，医療者側は患者からの報告に適切に対応できるように準備しておく必要がある．症状の相談窓口を決めておくこと，対応の基準を設定しておくことは必須である（**表3**）．症状出現時に窓口に電話連絡してもらう場合は，夜間・休日を含め具体的な症状に対してどのように対応するのか，明確に決めておくことが患者のセルフケアを支援していく経過で重要である．また，可能な限り患者本人と電話で話し，正確に症状をとらえることが重要となる．家族が代わりに電話をしてきた場合は，電話で話すこともできないような状況で，すぐに救急車での搬送が必要な状態かもしれないため，まずは本人が電話で話すことが可能かどうかを確認することは遠く離れた状況での判断基準となる．また頭頸部領域の手術歴のある患者など，発声によるコミュニケーション障害のある場合は連絡手段をあらかじめ定めたうえで，すぐに来院する状況を確認しておく．

●参考文献
• 日本臨床腫瘍学会, 編. 新臨床腫瘍学―がん薬物療法専門医のために 改訂第5版. 南江堂；2018.
• 日本臨床腫瘍学会, 編. がん免疫療法ガイドライン. 金原出版；2016.
• 国立がん研究センター内科レジデント, 編. がん診療レジデントマニュアル 第7版. 医学書院；2016.
• 林　秀敏, 長崎礼子, 中川和彦. 肺がんの治療法を知る―免疫療法. がん看護 2015；20（6）：619-622.
• がん研有明病院 TEAM IT（Immunotherapy）マニュアル；2018.

6章

副作用以外の
症状マネジメント

痛み

渡壁晃子

　がんの痛みは，生活全般に影響を及ぼし，患者の「その人らしさ」を脅かす最大の要因となる．痛みの持続・増強は死への恐怖や絶望感につながり，患者は気力も衰え，治療への意欲も減退してしまうことが予測される．看護師は，痛みが患者に及ぼす影響について理解を深め，痛みに対して予防的に，そして早期にマネジメントする必要がある．

がん疼痛の発生状況

　がん疼痛は，がんの診断時に 20〜50%，進行がん患者全体では 70〜80% に存在する．痛みのあるがん患者の 8 割は身体の 2 か所以上に痛みがあり，6 割の患者は痛みの原因が複数であるといわれている[1]．

　がん疼痛の国際治療ガイドラインとして 1986 年に世界保健機関から公表された「WHO 方式がん疼痛治療法」（**表1**）[2]に沿った治療を行うことで，多くの患者において良好な疼痛コントロールが得られるといわれている[3]．日本においては，2007 年に施行された「がん対策基本法」において，がん医療の早期から緩和ケアが適切に導入されることの重要性が述べられ，「がん診療に携わる全ての医療従事者が基本的な緩和ケアを理解し，知識と技術を習得する」ことが目標として掲げられ，全国各地で緩和ケア研修会が開催されるようになった．しかし，遺族による緩和ケアの評価では「痛みが少なく過ごせた」と評価した遺族は 6 割に満たず[4]，痛みの緩和治療はいまだに十分とはいえない．緩和的化学療法の発展がみられるなか，痛みによる苦痛を抱えながら化学療法を受けている患者は少なくないと推察される．

表1　WHO 方式の鎮痛薬投与の基本原則

1. by mouth（経口的に）
患者の QOL を考慮し簡便な経路で
2. by the clock（時間を決めて規則正しく）
がんの痛みはずっと続くものであり，予防的な鎮痛が必要．頓用方式にしない
3. by the ladder（除痛ラダーに沿って効力の順に）
同じ強さの鎮痛薬に変更しない．病状で使用する薬剤を選択しない
4. by the individual（患者ごとの個別的な量で）
オピオイドに上限量はない．眠気が最小限で，痛みがない状態が適量
5. attention to detail（そのうえで細かい配慮を）
副作用やほかの症状，心理社会面にも目を向けなければ痛みはとれない

（世界保健機関，編〈武田文和，訳〉．がんの痛みからの解放— WHO 方式がん疼痛治療法 第 2 版．金原出版；1996．p.16-19 より一部改変）

がん疼痛のアセスメント

痛みは目に見えず，測定できない非常に曖昧なものである．国際疼痛学会は「痛みとは，実質的・潜在的な傷害と関連した，あるいはこのような傷害と関連して述べられる不快な感覚的・情動的体験であり，常に主観的なものである」と定義している[5]．患者が痛みを訴えたとき，痛みが存在することを信じ，肯定的・共感的態度で対応するように，チーム全体で意識の統一を図ることが，痛みのマネジメントを行ううえでの大前提となる．がんの痛みは全人的苦痛（図1）[6]といわれており，患者の痛みを多角的にとらえ，多職種で対応方法を検討することが重要である．

初期アセスメント

主観的な体験である痛みを客観的なものにし，患者と医療者で疼痛緩和治療の共通目標を設定するには，CT や MRI，骨シンチグラフィなどの画像診断のデータと併せて，詳細に系統立ったアセスメントを行う必要がある．アセスメントにあたっては，患者が自身で体験している痛みについて表現できるように，コミュニケーションを図りながら進め，患者の意思を尊重しながら症状や病態に応じた治療方法を選択し，治療目標を設定する．以下にアセスメントのポイントについて説明する．

■痛みによる日常生活への影響

痛みは，生活全般に影響を及ぼし，その

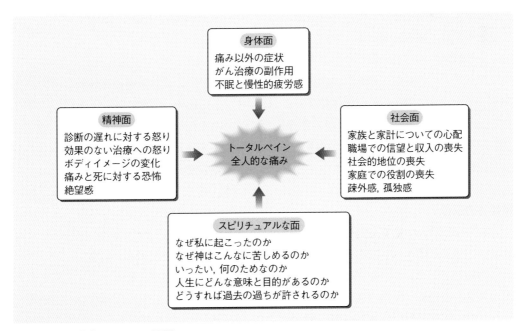

図1　痛みを構成する4つの因子
（Twycross R, Wilcock A, Toller CS〈武田文和, 監訳〉. トワイクロス先生のがん患者の症状マネジメント 第2版. 医学書院；2010. p.14 より引用）

表2 痛みの神経学的分類

分類	侵害受容性疼痛		神経障害性疼痛
	体性痛	内臓痛	
障害部位	皮膚，骨，関節，筋肉，結合組織などの体性組織	食道，胃，小腸，大腸などの管腔臓器 肝臓，腎臓などの被膜をもつ固形臓器	末梢神経，脊髄神経，視床，大脳などの痛みの伝達路
痛みを起こす刺激	切る，刺す，叩くなどの機械的刺激	管腔臓器の内圧上昇 臓器被膜の急激な伸展 臓器局所および周囲組織の炎症	神経の圧迫，断裂
例	骨転移局所の痛み 術後早期の創部痛 筋や筋骨格炎症に伴う痛み	消化管閉塞に伴う腹痛 肝臓腫瘍内出血に伴う上腹部，側腹部痛 膵臓がんに伴う上腹部，背部痛	がんの腕神経叢浸潤に伴う上肢のしびれ感を伴う痛み 脊椎転移の硬膜外浸潤，脊髄圧迫症候群に伴う背部痛 化学療法後の手・足の痛み
痛みの特徴	局在が明瞭な持続痛が体動に伴って増悪する	深く絞られるような，押されるような痛み 局在が不明瞭	障害神経支配領域のしびれ感を伴う痛み 電気が走るような痛み
治療における特徴	突出痛に対するレスキュー薬の使用が重要	オピオイドが有効なことが多い	難治性で鎮痛補助薬が必要になることが多い

（日本緩和医療学会緩和医療ガイドライン作成委員会，編．がん疼痛の薬物療法に関するガイドライン2014年度版 第2版．金原出版；2014．p.18から「痛みを起こす刺激」「随伴症状」の項目を割愛して引用）

人らしい生活を続けるうえで大きな支障となる．まずは，痛みによって，睡眠，食事，排泄など日常生活にどのような影響が生じ，何に困っているのかを尋ねることが大切である．また同時に患者の希望を確認することで，「痛みがなく夜間眠ることができる」「ポータブルトイレへ痛みがなく移動できる」など，疼痛緩和治療の具体的な目標を立てることに役立つ．

■ **痛みの部位**

患者自身に痛みの部位を指し示してもらうほか，ボディチャートに記入してもらい，画像診断のデータと照合して痛みの原因をアセスメントする．がんの進行が早い場合などでは，画像所見に先行して痛みが出現することもある．原因がはっきりしないからといって，痛みを「精神的なもの」と決めつけて鎮痛薬の使用を制限するのではなく，継続的にアセスメントしていくことを忘れてはならない．

がん患者は複数の痛みを体験している場合が多いため，体験しているすべての痛みについて尋ね，それぞれの痛みを区別してアセスメントを行う．

■ **痛みの性質**

「鈍い感じ」「ずきずきする感じ」「びりびりする」など痛みの性質を知ることで，痛みの種類を予測でき，有効な鎮痛薬を検討することが可能となる（**表2**）[7]．神経障害性疼痛の場合では，痛みとして認識されず，患者も表現することに困難を感じていることが多い．「びりびりしたり，電気が走ったりするような感じはありませんか？」など，医療者側から具体例をあげて尋ねるこ

とも有効である.

■痛みの強さ

患者と医療者で痛みについて共通認識をもつために，ペインスケールを用いて痛みの強さを客観的に評価することは有効である．フェイススケールや，0〜10 の 11 段階で評価する Numeric Rating Scale（NRS）などさまざまなスケールがあるが，患者がスケールを使用する必要性について理解していること，患者が表現しやすいスケールを選択すること，鎮痛薬の効果発現時間に評価すること，スケールでの目標を患者と共有することが重要である．ペインスケールは，あくまでも痛みの強さという一側面を評価するものにすぎないため，スケールだけの評価に終わると，患者とのコミュニケーションを狭めることにもなりかねない．患者の表情や言動，生活行動を含めた評価が大切なことを心えておく．

■1 日のなかでの痛みの変化

1 日のなかで痛みが増強する時間，軽減する時間，痛みの持続時間など痛みの変化を知ることで，鎮痛薬の量や内服時間の検討，レスキュードーズ（基本処方の不足を補う目的で，即効性の鎮痛薬を臨時に追加投与すること）の活用方法を検討する目安となる．1 日の痛みの変化と生活行動を照らし合わせ，突出痛の出現パターンを把握することで，体位の調整や気分転換など薬物療法以外のケアの工夫を見出すことにつながる．

■痛みの感じ方に影響を与える因子

どうすれば，もしくはどのようなときに痛みが強くなるのか，楽になるのか，痛みの感じ方に影響を与える因子をアセスメントする．表3[8]は一般的なものであるが，個々の患者で異なるため，個別のアセスメントが重要である．化学療法中の患者の場

表3　痛みの感じ方に影響を与える因子

痛みの感じ方を増強する因子	痛みの感じ方を軽減する因子
怒り	受容
不安	不安の減退，緊張感の緩和
倦怠	創造的な活動
抑うつ	気分の高揚
不快感	ほかの症状の緩和
深い悲しみ	感情の発散，同情的な支援（カウンセリング）
不眠→疲労感	
痛みについての理解不足	睡眠
孤独感，社会的地位の喪失	説明
	人とのふれあい

（Twycross R, Wilcock A, Toller CS〈武田文和，監訳〉. トワイクロス先生のがん患者の症状マネジメント. 医学書院；2010. p.13 より引用）

合，副作用による悪心や神経障害など新たに生じた苦痛，治療効果に対する不安，経済的な心配は，痛みの感じ方を増強する因子になりうる．痛みの感じ方を軽減する因子を積極的に取り入れ，増加させる因子を取り除けるようにケアを工夫していく．

■痛みや鎮痛薬に対する認識

「痛みはどうすることもできないもの」「痛みどめは身体によくない」など，痛みや鎮痛薬に対する認識は患者の疼痛マネジメントへの姿勢に大きな影響を与える．これには，これまでの疼痛緩和治療の効果や医療者とのかかわり，家族の考えが影響していることが多い．患者の認識をまずは否定せずに傾聴したうえで，疼痛緩和治療の妨げになっていることがないかをアセスメントする．

▶継続アセスメント

初期アセスメントにより導き出された疼痛緩和治療の開始後も，継続的に疼痛緩和の効果を評価していくことが重要である．初期アセスメントの項目について継続的に

アセスメントを行い，痛みや日常生活の変化を評価し，疼痛緩和治療，ケアの妥当性を判断していく．それとともに，以下の項目についてもアセスメントを行い，患者にとっての最善の方法を繰り返し検討する．

■オピオイドの副作用

オピオイドは，オピオイド受容体に結合し痛みを和らげる一方，さまざまな副作用を起こす薬剤である．便秘，悪心・嘔吐，排尿障害，痒み，眠気などの副作用は鎮痛に必要な量の範囲でも生じうる[9]．これらの副作用に十分な対策が立てられていないと，痛みが緩和されても新たに生じた苦痛が倍増することも多い．副作用による苦痛はオピオイドへの抵抗感につながりやすいため，副作用の有無・程度，患者の苦痛の程度を経時的に観察し，副作用対策を行っていく必要がある（表4）．

■疼痛緩和治療の満足度

客観的に日常生活動作の改善がみられても，ペインスケールの値が変化しないことはたびたびみられる．その背景には，医療者が考えている目標と患者が希望している目標にずれがあり，医療者からみればうまくいっている治療であっても患者の満足が得られていないことが考えられる．疼痛緩和治療の満足度には，患者の心理社会的・スピリチュアルな側面が及ぼす影響が大きいことを理解しておき，全人的な側面でアセスメントを行い，患者の思いを傾聴し，目標を再確認することが必要である．

■疼痛緩和治療に対する理解度

疼痛緩和治療の薬物療法においては，定時の薬剤の内服やレスキュードーズの活用，オピオイドの副作用対策など，患者が習得しなければならない知識が多い．特に外来通院患者の場合，患者自身が薬物療法について理解し自己管理できることが，疼痛緩和治療を成功させる鍵となる．患者の理解度とともに，サポートできる家族の有無についても確認し，習得しなければならない知識のアセスメントを行う．

▶ 痛みに対する看護ケア

患者の痛みの体験の理解

痛みのある患者の看護の土台となるのは，患者の痛みの体験にしっかりと耳を傾け，理解していくことに尽きる．自分一人で抱えている苦痛を，他者に受け止めてもらえた，理解してもらえたということで得られる安心感は大きい．患者の痛みの体験を聴くには，「あなたの痛みを理解し，よりよい疼痛緩和治療について考えたい」というメッセージを伝えていくことが大切である．

疼痛閾値を高めるためのケア

痛みの増強は，身体機能の低下や役割喪失に対する危機感，先行きへの不安の増大などをまねき，患者はコントロール不全感を抱きやすい．痛みの緩和を行う際には，薬物療法だけに頼らず，患者が心身の安楽を保つことにどのように取り組んでいるかを理解し，サポートすることも大きなポイントとなる．

患者にとって「痛みを軽減させる因子」をともに振り返り，これらの取り組みにつ

表4 オピオイドの副作用と対応策

副作用	発生機序と特徴	対応
悪心・嘔吐	• ① CTZ*への直接刺激，② 前庭神経への刺激，③ 消化管蠕動運動の抑制などにより起こる • 約30%の患者で投与初期，増量時に出現するが，数日以内に耐性が形成される	• 悪心・嘔吐の病態生理に応じた制吐薬を使用 　① CTZへの作用薬：プロクロルペラジン，ハロペリドール 　② 前庭器への作用薬：ジフェンヒドラミン/ジプロフィリン，クロルフェニラミンマレイン酸塩 　③ 消化管運動亢進薬：メトクロプラミド，ドンペリドン • 上記制吐薬で無効な場合は，非定型抗精神病薬（オランザピン，リスペリドン）で軽快することがある • 制吐薬の予防的併用は，すでに悪心の強い患者など選択的に検討し，開始後1週間前後で継続か中止かを検討する • 制吐薬が無効な場合，悪心・嘔吐が持続する場合は投与経路の変更，オピオイドスイッチングを考慮
便秘	• ① 消化酵素の分泌抑制，② 消化管運動抑制，③ 大腸における水分吸収抑制，④ 肛門括約筋の緊張亢進などで生じる • 高頻度に起こり，耐性が形成されにくく投与量と相関して増強する	• オピオイド開始と同時に予防的に下剤の内服を開始することが原則 • 浸透圧性下剤（酸化マグネシウム）と刺激性下剤（センノシド，ピコスルファートナトリウム）の併用で効果が不十分な場合はナルデメジンの使用を検討[10] • 内服薬でコントロール困難な場合は坐薬や浣腸も使用する • 薬物療法とあわせて水分摂取，運動も促す
眠気	• 中枢神経系機能抑制によって起こるとされているが機序は明確でない • 投与初期，増量時にみられることが多いが，数日以内に自然に軽減ないし消失することが多い	• 浅く気持ちがいい眠気なら耐性が生じるまで待つ • 痛みがなく強度の眠気がある場合はオピオイドの減量，痛みがある場合はオピオイドスイッチングや非オピオイド薬の追加を検討
せん妄・幻覚	• 中枢神経系機能抑制によって気分の変化，精神機能の低下が起こるとされているが機序は明確でない • 投与初期，特に重度の痛みに対する急速増量の際に起こりやすい	• オピオイド以外にほかの原因がないか，鑑別する • オピオイドによる可能性がある場合は，オピオイドの減量やオピオイドスイッチングを検討 • せん妄に対する抗精神病薬や環境調整を行う
呼吸抑制	• 延髄の呼吸中枢抑制により起こる • オピオイドの血中濃度を急速に増量させた場合や疼痛治療に必要な量を大きく上回る過量投与を行った場合に起こりうる	• 呼吸抑制が生じる前には眠気が生じるため，眠気が生じた段階で鎮痛手段の見直しと評価を行う • 重篤な場合（呼吸回数6回/分以下）はオピオイド拮抗薬のナロキソンを使用
口内乾燥	• 唾液の分泌が抑制されることで口渇が生じる	• 氷片や水分のこまめな摂取，湿度の調整，人工唾液や口腔内保湿剤の使用などの対症療法を行う
掻痒感	• ヒスタミン遊離作用による皮下血管拡張により起こる	• オピオイドスイッチングを検討する（ヒスタミン遊離作用はモルヒネ＞オキシコドン＞フェンタニルの順） • 抗ヒスタミン薬の投与が一般的に行われるが，無効なことも多い • 皮膚の清潔，保湿に努める．冷却が有効なこともある
排尿障害	• 尿管の緊張や収縮の増加作用，排尿反射の抑制，外尿道括約筋の緊張亢進，膀胱容量増大作用により生じる • 硬膜外投与では高頻度に出現	• 排尿困難が続くと尿閉に進展するため，排尿筋の収縮を高めるコリン作動薬や膀胱括約筋を弛緩させるα_1受容体遮断薬の使用を検討

（日本緩和医療学会緩和医療ガイドライン作成委員会，編．がん疼痛の薬物療法に関するガイドライン 2014年版．金原出版；2014．p.57-62/余宮きのみ．がん疼痛緩和の薬がわかる本 第2版．医学書院；2016．p.57-71 をもとに作成）

＊ CTZ：chemoreceptor trigger zone

表5 痛みがある患者への教育のポイント

- 自分の痛みを医療者に伝える必要性
- 痛みを緩和することの重要性
- 痛みを緩和するための鎮痛薬の必要性
- 鎮痛薬の管理方法（定時内服の必要性，鎮痛薬の管理方法，レスキュードーズの活用方法など）
- 痛みの評価方法（ペインスケールの使用方法，鎮痛薬の効果判定方法，痛み日記の活用方法など）
- オピオイドの副作用対策（起こりうる副作用とその対策，耐性の有無など）
- 痛み増強時の対処方法（レスキュードーズの活用方法，医療者への連絡方法など）

いて意識的に行えるようにサポートすることで，痛みに対するコントロール感覚を高めることができる．

また，先行きの不確かさや死に対する恐怖で不安定になっている患者には，心地よさを実感できるケアも有効である．風呂に入る，音楽を聴くなど，少しのあいだでも心地よい時間が過ごせるように，患者にとっての「心地よさ」を追求することは，患者の心身の安定につながる．

患者教育

痛みのある患者への教育のポイントについて表5に示す．痛みのマネジメントを成功させるには，医師に治療を任せるのではなく，患者が主体的に疼痛緩和治療に参加し，患者自身が納得した方法を選択していくことが重要である．痛みのマネジメントにあたっては，「医療者に痛みを伝えることの必要性」「痛みを緩和することの重要性」を患者がどのように解釈しているのかを押さえておかなければ，教育の効果も期待できない．患者自身が痛みをマネジメントする意欲がある状態なのかを，まずアセスメントすることが重要である．

化学療法中の患者における疼痛マネジメントの注意点

化学療法中にオピオイド導入する場合の注意点と指導のポイント

がん対策基本法の制定以降，がんと診断されたときから緩和ケアを適切に行うことが重要視されるようになったが，「緩和ケア＝終末期ケア」の認識をもつ患者，家族はいまだに多い．特にオピオイドの使用に関しては，最後の手段という認識や麻薬中毒に対する恐怖感から使用を躊躇し，導入がスムーズにいかないことも少なくない．

「今は治療中なのでもう少し様子をみたい」と患者から希望が聞かれることもあるが，痛みの持続で気力，体力ともに消耗し治療の継続に支障を与える可能性もあることを伝え，治療の継続のためにも疼痛コントロールは重要であることを患者自身が気づけるように働きかける必要がある．そのためには，オピオイドへの否定感情のもとになっている事柄に焦点をあて，患者の思いを傾聴し，不安や恐怖などの気持ちを明らかにし，患者がその気持ちに向き合えるよう

表6 換算表

経口	モルヒネ (mg/day)	10	20	30	60	90	120	180	240
	オキシコドン (mg/day)		10	20	40	60	80	120	160
	ヒドロモルフォン (mg/day)	2	4	6	12	18	24	36	48
	タペンタドール (mg/day)			100	200	300	400	600	800
	トラマドール (mg/day)			150	300	400 mg 以上は強オピオイドへ置換			
	リン酸コデイン (mg/day)			300					
貼付剤	フェンタニル浸透速度 (mg/day)	0.15	0.3		0.6	0.9	1.2	1.8	2.4
	フェントス®		1		2	3	4	6	8
	フェンタニル® 3日用テープ		2.1		4.2	6.3	8.4	12.6	16.8
注射	モルヒネ (mg/day)			10 (～15)	20 (～30)	30 (～45)	40 (～60)	60 (～90)	90 (～120)
	オキシコドン (mg/day)			15	30	45	60	90	120
	ヒドロモルフォン (mg/day)	0.4	0.8	1.2	2.4	3.6	4.8	7.2	9.6
	フェンタニル® (mg/day)			0.3	0.6	0.9	1.2	1.8	2.4
坐薬	モルヒネ (mg/分 2～3)			20	40	60	80	120	160

（彩都友紘会病院 薬剤部. 2018年8月作成より引用）

にしていくことが前提となる. 無理に知識を提供しようとしても, 感情が受けつけなければ, 行動は変容しないので, 注意が必要である.

鎮痛薬の投与経路の工夫

オピオイドの基本的な投与経路は経口であるが, 抗がん薬の副作用による悪心・嘔吐や口内炎により経口投与の継続が困難になることや, 下痢により内服薬の吸収が不安定になることがある. オピオイドの急な使用の中断や減量は, 退薬症状（頻脈, 頻呼吸, 異常発汗, 嘔気, イライラ感, 意識混濁, 唾液分泌亢進, 腹痛, 下痢など）をもたらす. 退薬症状により患者にさらに不快な症状を与えないように, 経口摂取が困難になることが予測される場合は, 投与経路の変更をあらかじめ検討しておくことが必要である. 痛みが安定している場合は, 内服から貼付剤, 痛みが不安定でレスキュ

ードーズを頻回に必要とする場合は, 静脈内もしくは皮下投与へ変更することが多い. 投与経路を変更する際は, 換算表（表6）をもとに投与量を設定するが, 換算比に関しては多くの報告がなされており, その数値にはばらつきがある. 個人差も大きいため患者の痛みや副作用を観察したうえで, きめ細かい調節が必要である.

副作用症状の鑑別

■悪心・嘔吐

悪心・嘔吐は抗がん薬の副作用で高頻度に出現する症状である. オピオイド開始と治療開始が重なったケースにおいて悪心・嘔吐が出現した場合, 原因の判別が困難になる. 悪心の出現時期・持続時間, 抗がん薬・オピオイド投与時間との関連などについてアセスメントを行い, 対応策を検討する必要があるが, 複数の制吐薬を併用し効果を判定したり, 食事の形態を工夫したり

するなど，不快な症状である悪心・嘔吐を
いかに緩和するかが重要である．

■神経障害

　抗がん薬のタキサン系やビンカアルカロ
イド系，白金製剤などでは，副作用として
末梢神経障害に伴って神経障害性疼痛が生
じることがある．腫瘍の神経浸潤により神
経障害性疼痛が生じている場合，治療効果
が得られれば症状の軽減や消失が期待でき
るが，治療の副作用としての神経障害の場
合，いったん神経障害が生じると痛みやし
びれを消失させることは困難である．神経
障害が生じるリスクが高い抗がん薬治療を
受ける患者が神経障害性疼痛を訴える場合
は，症状の出現の時期や腫瘍の進展，転移
を把握し，原因を見極めることが重要であ
る．

オピオイドの過量投与に対する注意

　化学療法による腫瘍縮小効果がみられる
と，痛みが軽減し鎮痛薬が過量になること
がある．痛みの程度を継続的にアセスメン
トし，呼吸抑制や昏睡に至る前にオピオイ
ドの過量投与の徴候がないか注意を払う．
痛みがなく眠気が出現してきた場合は，オ
ピオイドの過量投与を疑い，減量を検討す
る．しかし，痛みの原因となる腫瘍の縮小
や，口内炎など痛みの原因となっている症
状の改善がみられたにもかかわらず，レス
キュードーズの使用回数が減らないことも
時折みられる．レスキュードーズは「我慢
せずに」「早めに」タイミングよく使えるよ
う指導することがポイントであるが，痛み
に対して使用することが大前提である．痛
みが落ち着いているにもかかわらず，痛み
の出現に対する不安の解消などのため不適
切にレスキュードーズを用いていることが

ないか鑑別することは重要である．鎮痛薬
の減量は患者にとって不安を伴うものであ
る．患者の気がかりがどこにあるのか患者
が抱えるつらさを全人的に評価し，オピオ
イド鎮痛薬の不適切使用へ「疑いの目をも
ちつつ，患者に寄り添う気持ち」が重要で
ある[11]．

腎機能障害への注意

　抗がん薬のなかでもシスプラチンやメト
トレキサートなどは，腎機能障害を起こす
頻度が高い薬剤である．モルヒネの代謝産
物は，ほとんどが腎臓から排泄されるため，
腎機能障害患者にモルヒネを使用すると代
謝産物が蓄積しオピオイドが相対的に過量
となり，鎮静やせん妄などの副作用への対
応が困難となる．高度な腎機能障害を有す
る患者の場合は，モルヒネを使用すべきで
はない．オキシコドン，ヒドロモルフォン，
トラマドールは過量投与にならないように
注意して使用する．フェンタニル，タペン
タドールは腎機能障害患者でも比較的安全
に使用可能である[12]．

　また，非ステロイド性抗炎症薬（non-
steroidal anti-inflammatory drugs：
NSAIDs）は，骨転移をはじめ多くのがん
疼痛に有効な薬剤であるが，腎臓のホメオ
スタシスの維持に重要な役割を果たしてい
るプロスタグランジンの産生を低下させる
ことで，血管系の収縮作用，抗利尿作用，
抗ナトリウム利尿作用などを誘導すること
になり，糸球体濾過量の低下を介した腎前
性腎不全，乳頭壊死，ナトリウム貯留や水
貯留，高カリウム血症などの障害をもたら
す[13]可能性がある．抗がん薬により腎機能
障害を起こす可能性が高い場合には，
NSAIDsを一時的に中止するのが無難であ

腹部膨満感

渡壁晃子

「痛くはないがとにかくお腹が張って苦しい」と訴えるがん患者は少なくない．腹部膨満感は，腫瘍の増大，腹水，腸閉塞，便秘，腸管ガスの貯留などさまざまな原因が重なり合って起こることが多い．腹部膨満感は食欲不振につながりやすく，また「まっすぐに寝れない」など安楽な姿勢が定まらないため睡眠にも大きな影響を与える．患者の気力，体力を維持するために，抗がん薬の治療効果が出現する

までのあいだに積極的な緩和を行うことが大切である．腹水が原因の場合は，利尿薬やステロイドで対応することが一般的であるが，強い緊満の場合は腹水穿刺が早急な症状緩和につながる．また，オピオイドやアセトアミノフェンの使用も腹部膨満感の軽減につながることが臨床的に経験されており，試してみる価値はあるだろう．

る[14]．NSAIDs の中止により痛みが増強する可能性が高いため，腎機能障害がほとんどみられないアセトアミノフェンを代替薬として使用することもある．アセトアミノ

フェンは，血液凝固障害もほとんどみられないため，血小板が減少している患者に対しても使用が可能である．

●文献

1) 厚生労働省医薬・生活衛生局 監視指導・麻薬対策課．医療用麻薬適正使用ガイダンス．2017．p.2．https://www.mhlw.go.jp/bunya/iyakuhin/yakubuturanyou/other/iryo_tekisei_guide.html
2) 世界保健機関，編（武田文和，訳）．がんの痛みからの解放—WHO 方式がん疼痛治療法 第2版．金原出版；1996．p.16-19.
3) Jadad AR, Browman GP. The WHO analgesic ladder for cancer pain management. Stepping up the quality of its evaluation. JAMA 1995；274(23)：1870-1873.
4) 青山真帆．遺族によるホスピス・緩和ケアの構造・プロセス・アウトカムの評価．日本ホスピス・緩和ケア研究振興財団「遺族によるホスピス・緩和ケアの質の評価に関する研究」運営委員会，編．遺族によるホスピス・緩和ケアの質の評価に関する研究 3．日本ホスピス・緩和ケア研究振興財団；2016．p.18-28.
5) International Association for the Study of Pain. Subcommittee on taxonomy of pain terms：a list with definitions and notes on usage. Pain 1979；6(3)：249-252.
6) Twycross R, Wilcock A, Toller CS（武田文和，監訳）．トワイクロス先生のがん患者の症状マネジメント 第2版．医学書院；2010．p.14.
7) 日本緩和医療学会緩和医療ガイドライン作成委員会，編．がん疼痛の薬物療法に関するガイドライン 2014年版．金原出版；2014．p.18.
8) 前掲書6)．p.13.
9) 余宮きのみ．がん疼痛緩和の薬がわかる本 第2版．医学書院；2016．p.58.
10) 森田達也．PAMORA 時代の便秘治療—オーバービュー．緩和ケア 2018；28(4)：245-249.
11) 山口重樹，Taylor DR．オピオイド鎮痛薬に依存しているんじゃないの？ 偽依存とケミカルコーピングを鑑別する．がん看護 2018；23(2)：272-277.
12) 前掲書6)．p.173-175.
13) 秋元 哲，草野英二．NSAID による薬物性腎障害．医学のあゆみ 2005；215(6)：519-522.
14) 前掲書9)．p.33.

2 呼吸困難

横井麻珠美

　がん患者の呼吸困難（dyspnea）には，身体的苦痛にとどまらず，心理的苦痛，社会的苦痛，スピリチュアルペインが含まれる場合が多い．呼吸困難の程度はどうかという視点だけではなく，呼吸困難がその人の生活や人生に与える影響はなにかという「total dyspnea」としてとらえ，かかわることが重要といわれている[1]．呼吸困難は主観的な症状であるため，看護の果たす役割は大きい．

　本稿では，化学療法や病態に関連して起こる呼吸困難のマネジメントと，呼吸困難を呈している患者への日常生活のケア，最後にケアを提供する際に考慮しておきたい看護師のストレスマネジメントについて述べる．

呼吸困難とは

　呼吸困難とは，呼吸時の不快な感覚[1]であり，「息苦しさ」「胸部の締めつけ感」「窒息しそう」などの主観的な症状で表現される．重要なポイントは，呼吸困難が「主観的な体験」であり，必ずしも異常所見を伴わないという点である[2]．つまり，がん患者の呼吸困難には，がんに直接関連した原因，がん治療に関連した原因，がんとは関連しない原因など，複数の因子が相互的な影響を及ぼすため，その重症度と低酸素の程度，身体所見などの異常所見が伴わない場合があることを十分に理解し評価することが重要となる．

　一方，呼吸不全とは，呼吸機能障害のために動脈血液ガス（特に O_2 と CO_2）が異常値を示し，そのために正常な機能を営むことができない状態[3]をいう．呼吸不全の基準は，室内空気呼吸時の動脈血酸素分圧（PaO_2）が 60 Torr 以下である．

呼吸困難のアセスメント

　抗がん薬による重大な副作用に間質性肺炎があり，重篤化すると致死的な経過をたどる場合もある．

　最近では，免疫チェックポイント阻害薬であるニボルマブ（オプジーボ®），ペムブロリズマブ（キイトルーダ®），イピリムマブ（ヤーボイ®）などの重篤な免疫関連有害事象のうち，最も多いものが間質性肺炎であり，死亡例も報告されている[4]．

　また，がん患者において呼吸困難の発生

表1 呼吸困難の原因

	局所における原因	全身状態による原因
がんに直接関連した原因	・肺実質への浸潤：肺がん，肺転移 ・胸壁への浸潤：胸壁の腫瘍，中皮腫，悪性胸水 ・心囊：悪性心囊水 ・主要気道閉塞（MAO）：気道の圧迫，上気道（咽頭，喉頭，鼻腔，口腔）での圧迫 ・血管性：上大静脈症候群，腫瘍塞栓 ・リンパ管性：がん性リンパ管症 ・気胸 ・肺炎：閉塞性肺炎，気管食道瘻による肺炎，日和見感染	・全身衰弱に伴う呼吸筋疲労：がん悪液質症候群，腫瘍随伴症候群 ・血液：貧血，過粘稠症候群 ・横隔膜の挙上：横隔膜麻痺，大量腹水，肝腫大 ・発熱
がん治療に関連した原因	・外科治療：片肺切除，肺葉切除 ・化学療法：薬剤性肺障害，心毒性 ・放射線治療：放射線性肺臓炎，放射線心膜炎	・貧血 ・ステロイドミオパチー（筋症）
がんとは関連しない原因	・基礎肺疾患：慢性閉塞性肺疾患（COPD），気管支喘息，間質性肺炎 ・心疾患：うっ血性心不全，不整脈，肺塞栓	・不安，抑うつ，精神的ストレス ・パニック発作 ・神経筋疾患

（日本緩和医療学会緩和医療ガイドライン委員会，編. がん患者の呼吸器症状の緩和に関するガイドライン 2016 年版. 金原出版；2016. p.24 より引用）

する頻度は 45～59％，肺がんだけに限るとその頻度は増加し 75～87％ となる[5]. 肺がん終末期患者の予後 10 日の予測項目は「安静時の呼吸困難」との報告もある[6]. 特に終末期における呼吸困難は，厳しい予後予測のサインとなりうることを理解しておく必要がある.

患者はさまざまな病期のなかで抗がん薬治療を継続しており，呼吸困難，咳嗽，発熱などの症状が現れた場合に，抗がん薬治療による副作用なのか原病の悪化によるものなのかなどを常に念頭におき，アセスメントすることが求められる.

呼吸困難の原因

原因の分類を，表1 にまとめる.
がん患者の呼吸困難の原因として，がんの進行による悪性胸水は頻度が高く，がん性リンパ管症，上大静脈症候群，悪性心囊水（心タンポナーデ），肺塞栓症などは緊急性が高いため特に注意が必要である.

呼吸困難がある患者の状況

呼吸困難は，生命維持に直結する呼吸機能の障害であることから，生命に対する危機感を抱きやすい[7]. 特に，がん患者の場合，呼吸困難が出現することで死んでしまうのではないかと死への恐怖を連想する. 症状によってはパニック状態に陥り，頻回にナースコールを押し，看護師にそばにいてほしいと懇願する患者も少なくない. また，治療継続への不安や，日常生活そのものが制限されることへの抑うつ，不眠など，さまざまな要因により孤独を感じやすくなるとともに，QOL を低下させる.

呼吸困難はさまざまな不安と密接に関係しており，呼吸困難のある患者の理解には，身体的側面だけではなく，精神的・社会

的・スピリチュアルな側面から包括的にとらえることが重要である.

呼吸困難の評価

緩和ケアにおける呼吸困難症状への介入は,自覚的な症状の改善を主たる目的とするため,評価では,痛みなどと同様に患者の主観性が重視されている.Bausewein らは,呼吸困難の尺度として,① 呼吸困難の量を測定する尺度,② 呼吸困難の質を測定する尺度,③ 呼吸困難による機能的な影響を測定する尺度に分類することを提唱している[8]が,本稿ではこのうち ① と ② を下記で紹介する.

■量を測定する尺度

呼吸困難の主観的な量(程度/重症度)を測定する代表的な尺度に,NRS(numerical rating scale)や VAS(visual analogue scale,**5章9**「**図2**」参照)がある.NRSは,「息苦しさの症状がない:0」「最もひどい息苦しさ:10」とした 11 段階の数値を表現し評価する.VAS は,100 mm の直線上で,「息苦しさはまったくない」と「想像しうる最もひどい息苦しさ」をマークしてもらい,左端からの長さを測定し評価する.

■質を測定する尺度

呼吸困難の質を測定する尺度では,日本で開発された CDS(cancer dyspnea scale,**表2**)の使用が推奨されている.CDS は,呼吸努力感に関する5項目の質問,呼吸不快感に関する3項目,呼吸不安感に関する4項目の合計 12 項目の質問から構成される.

主な観察項目

■身体所見

問診

まず,現病歴を聴取する.呼吸困難の性状,時間的経過,呼吸困難以外の痛みなどの随伴症状を確認する.突然発症した呼吸困難の場合,気道閉塞や気胸,肺血栓塞栓症などでみられることが多く,一方で,がんの進行に伴う呼吸困難の多くは,徐々に出現する.次に,増悪因子・軽快因子を聞き,呼吸困難の出現時の生活環境,体勢,体動時または安静時なのか,入眠時または起床時なのかといった時間帯,誘因および服薬状況について確認する.

視診

呼吸数と深さ,呼吸のリズムについて観察をする.呼吸数や深さには,頻呼吸(24/分以上),徐呼吸(12/分以下),過呼吸(1回換気量の深さが増加),浅呼吸(1回換気量が減少)などがあり,呼吸のリズムでは,チェーンストークス呼吸,ビオー呼吸などがある.

触診

気胸,無気肺,胸水貯留があると声音振盪の減弱を認める.

打診

胸水や腫瘍などにより,空気を含んでいる肺や胸膜腔の含気が減少した場合は濁音,COPD や気胸などで胸腔内の含気量が増加した場合は鼓音となる.

聴診

呼吸音と副雑音を診る.肺炎,胸水貯留,気胸などで呼吸音は減弱し,聴こえにくくなる.間質性肺炎では,細かい断続性副雑音(捻髪音),肺水腫では,粗い断続性副雑音(水泡音)が聴取されることが多く,気道の閉塞性疾患では呼気延長がみられる.

■検査所見

経皮的動脈血酸素飽和度(SpO_2)からPaO_2の測定値が推定される.SpO_2 が 90 % 未満のときに PaO_2 は 60 Torr に該当するため注意が必要となる.血液検査では,

表2 Cancer Dyspnoea Scale —マニュアル

ID						CDS
氏名＿＿＿＿＿＿＿＿様			記入日＿＿＿年＿＿月＿＿日＿＿時			

あなたの息切れ感，息苦しさについておたずねします．
この数日間に感じられた息苦しさの状態にもっともあてはまる番号に各々一つだけ○をつけてください．感じたまま第一印象でお答えください．

		いいえ	少し	まあまあ	かなり	とても
1	らくに息を吸い込めますか？	1	2	3	4	5
2	らくに息をはき出せますか？	1	2	3	4	5
3	ゆっくり呼吸ができますか？	1	2	3	4	5
4	息切れを感じますか？	1	2	3	4	5
5	ドキドキして汗が出るような息苦しさを感じますか？	1	2	3	4	5
6	「はあはあ」する感じがしますか？	1	2	3	4	5
7	身のおきどころのないような息苦しさを感じますか？	1	2	3	4	5
8	呼吸が浅い感じがしますか？	1	2	3	4	5
9	息が止まってしまいそうな感じがしますか？	1	2	3	4	5
10	空気の通り道がせまくなったような感じがしますか？	1	2	3	4	5
11	おぼれるような感じがしますか？	1	2	3	4	5
12	空気の通り道に，何かひっかかっているような感じがしますか？	1	2	3	4	5

【点数計算方法】

Cancer Dyspnoea Scale は，呼吸努力感・呼吸不快感・呼吸不安感という3つの下位尺度から構成されています．各下位尺度とも呼吸困難が全くない状態が0点となるように補正するために，各質問項目の得点を加算後，引き算が必要となります．また，呼吸不快感の項目が全て逆転項目となっていますので，この部分のみは，15から項目の合計点数を引いて下さい（下記参照）．高得点ほど強い呼吸困難を表します．最高得点は，呼吸努力感：20点，呼吸不快感：12点，呼吸不安感：16点，総合的呼吸困難：48点です．

各下位尺度ごとに，回答された得点を加算：
- 呼吸努力感＝（項目4＋項目6＋項目8＋項目10＋項目12）－5＝□点
- 呼吸不快感＝15－（項目1＋項目2＋項目3）＝□点
- 呼吸不安感＝（項目5＋項目7＋項目9＋項目11）－4＝□点

各下位尺度の得点を加算：
- 総合的呼吸困難＝□点

（Tanaka K, Akechi T, Okuyama T, Nishiwaki Y, Uchitomi Y. Development and validation of the Cancer Dyspnoea Scale: a multidimensional, brief, self-rating scale. British Journal of Cancer 2000; 82: 800-805 より引用）

肺炎，貧血の有無を確認する．肺炎では，C反応性蛋白（CRP），白血球数の増加がみられ，貧血ではヘモグロビン値，ヘマトクリット値，赤血球数が減少する．心不全では脳性ナトリウム利尿ペプチド（BNP）が上昇し，肺血栓塞栓症などではDダイマーやフィブリノゲン・フィブリン分解産物（FDP）が上昇する．

■画像

胸部X線，胸部CT，超音波検査などを参考にする．

化学療法や病態に関連して起こる呼吸困難マネジメント

副作用としての呼吸困難症状

■アナフィラキシーショック

抗がん薬投与後5〜10分以内に出現する．顔面紅潮，蕁麻疹，咽頭部違和感などの症状から呼吸困難，血圧低下などの症状へ進展する．すぐにステロイドまたは救急蘇生法に則った対処が必要になることがあり，投与開始直後からの観察が重要である．また速やかに対応できるよう，事前に必要物品を準備しておく（**5章1**参照）．

■貧血

症状が進行すると，息切れ・動悸・呼吸困難などが出現する．抗がん薬投与後12週目以降に発現することが多く，症状とヘモグロビン値などの把握は重要となる．赤血球輸血などが施行される（**5章3**参照）．

■心障害

抗がん薬による心障害出現時の症状の一つに，息切れや呼吸困難などがある．心障害の特徴として，その多くが不可逆性の変化であるため，異常の早期発見に努めることが重要となる．安静，利尿薬や強心薬の投与，酸素投与，水分や塩分コントロールなどが行われる（**5章14**参照）．

■薬剤性間質性肺炎

抗がん薬に起因する薬剤性間質性肺炎は，肺胞壁など肺の間質の炎症をいう．間質性肺炎の徴候として息切れ，呼吸困難感，乾性咳嗽，発熱などの症状が現れる．重篤化すると致死的な経過をたどる場合もあるため，症状の早期発見・早期対処が患者の予後を左右する．軽症例では，薬剤を中止し経過観察とする．重症例では副腎皮質ステロイドが投与される（**5章16**参照）．

■放射線肺臓炎

放射線肺臓炎は，放射線の照射によって引き起こされる間質性肺炎のことである．肺は，放射線感受性が高いため，肺がんや乳がん，食道がんなどの悪性腫瘍に対する治療（化学療法との併用含む）で，胸部に大量の放射線が照射されたときに発症することがある．放射線療法後，1〜6か月のあいだに，乾性咳嗽，発熱，呼吸困難の症状で発症するが，定期検査で見つかることや，無症状のまま経過することもある．治療は，対症療法のみで対応できることが多く，副腎皮質ステロイドが用いられる．

胸水・腹水

がんの悪液質による胸・腹水貯留に伴い，呼吸困難をきたす．治療は，胸水・腹水穿刺，蛋白製剤や利尿薬の投与，胸膜癒着術（抗悪性腫瘍溶連菌製剤〈ピシバニール®〉，滅菌調整タルク〈ユニタルク®〉）などを行うことがある．処置には不安を伴うため，処置中の体勢の保持で苦痛がないかの声かけや環境整備など，配慮を行う．

がんの進行に伴う呼吸困難

■気道閉塞

腫瘍による気道閉塞がある場合，気道ステント留置が行われることがある．ただし，適応に関しては，全身状態，予後，病変部の位置などについて各専門家との十分な相談が必要である．また，原因となる腫瘍病変に対する化学療法や放射線療法の適応を

チームで検討する.

■がん性リンパ管症

腫瘍による気道閉塞やがん性リンパ管症の薬物療法としては，コルチコステロイドが使用される.

上大静脈症候群

上大静脈症候群とは，腫瘍や血栓により上大静脈の閉塞・狭窄によって生じる上半身の静脈圧上昇で，頸部，顔面，上半身のうっ血をきたす症候群のことをいう. オンコロジック・エマージェンシーの一つとされ，それ自体で致死的になることはほとんどないが，静脈還流の障害に伴い，気道気管の浮腫による狭窄や脳浮腫を伴う場合は致死的になりえる. 症状として，初期には，眼瞼浮腫，顔面・頸部・上肢の腫脹，頸部〜胸壁の静脈の怒張などがみられる. 進行すると，頭蓋内圧亢進症状や喘鳴，頻脈，血圧低下，意識障害などが出現するため，注意が必要である. 治療は，化学療法，放射線療法，コルチコステロイド投与，ステント留置などが検討される.

ケアでは，日常生活に対する支援が重要となる. 仰臥位ではうっ血が強くなるため，坐位・ファーラー位など頭が高い姿勢で安楽な体位を工夫する. 血圧測定や衣服による締めつけなど，上肢の圧迫を避ける. 便秘などによる怒責は症状の増強につながるため排便コントロールを行う. 嚥下困難が出現している場合は食事の形態を工夫する.

ボディイメージの変化，苦痛症状などにより不安が増強するため，患者の不安の表出を促し，治療に安心して臨めるよう支援する.

心タンポナーデ

心タンポナーデとは，心臓の周囲を覆う心外膜のあいだ（心膜腔）に液体が大量に貯留することによって心臓の拍動が阻害された状態をいう. がんの場合，悪性腫瘍の心膜転移または心膜浸潤によるがん性心膜炎などにより，心タンポナーデの状況に陥る. 心タンポナーデもオンコロジック・エマージェンシーの一つである. 胸部苦悶，呼吸困難，吸気時に頸静脈の怒張が強くなるクスマウル徴候，Beck の 3 徴候（頸静脈怒張，心音減弱，血圧低下）などの症状に注意する. 心囊穿刺によるドレナージ，心囊内への抗がん薬注入，全身化学療法などが検討される. 心タンポナーデを伴うがん患者は肺がんや乳がんに多く，病状の進行により慢性的に呼吸困難を有していることも多い. そのため，労作時に呼吸困難感を訴えているが酸素飽和度の減少がないなどの特徴がみられる場合には，心タンポナーデに伴う症状との鑑別が必要である. 心囊穿刺を行う場合，その必要性や具体的な処置の方法，治療後の安静の必要性などを患者・家族に十分に説明し協力を得る. 心囊穿刺によるドレナージは，恐怖心を感じることが多く，精神的な不安も増強するため，精神的支援が必要となる.

肺血栓塞栓症（PTE）

静脈血中に入った塞栓子（血栓，腫瘍など）が血流に乗って肺動脈でつまり，低酸素血症をきたした状態を肺塞栓症という. 塞栓子は深部静脈血栓症（DVT）が大半であり，この場合を特に肺血栓塞栓症（PTE）という. がん患者の 1〜8% が静脈血栓塞

栓症（DVTとPTEを併せてよぶ）を発症し，その発症率は健常人に比べて4〜7倍といわれている．また，静脈血栓塞栓症の発症原因のなかで最も多いのは，がんに関連するものであり，20〜30％を占めることが明らかとなっている．呼吸困難や胸痛を主訴とすることが多いため，心筋梗塞や狭心症などの心疾患，気胸などの疾患との鑑別が必要である．

まずは，酸素投与を優先し，次いで抗凝固療法や血栓溶解療法などが行われる．

抗凝固療法では，ヘパリンの静脈注射から開始することが多く，状態の改善に合わせワルファリンへの経口内服へと移行する．ワルファリンは，納豆やクロレラ，ビタミンKが豊富な野菜を多く摂取すると作用が減弱するため，患者指導が必要となる．また，出血傾向にも注意が必要なため，凝固機能などの血液データを適宜確認する．

PTEにはDVTの症状が併存している可能性が高い．下肢の腫脹，発赤，熱感，疼痛に注意する．PTEの代表的な症状として，呼吸困難，咳，胸痛などがあり，より重症の場合では高頻度に意識障害を伴う．自覚症状がなくても外来通院中の検査で発見されたり，主に片側の下肢の腫脹と疼痛などで発見されたりする．

診断，治療の遅れは予後に直結するため，日常における観察，アセスメントにおいて，常に静脈血栓塞栓症を念頭におくことが重要である．また，発症時には早急な対応が求められるため，呼吸困難，血圧低下の有無など症状の変動がないか全身状態の観察を十分に行う．DVTは適切な予防対策で発症を防ぐことができる．下肢を動かすことで静脈血うっ滞を防ぐため，臥床時間の長い患者には自動運動を促す．弾性ストッキングは，表在静脈を圧迫し，交通枝から深部静脈に血流を集めることにより血流の改善を図る．患者に適正なサイズを選び，血流のうっ滞を防ぐため，しわのないように着用する．着用後は圧迫がきつすぎないか，皮膚の色，爪の色などを観察する．

心因性の呼吸困難

心因性の呼吸困難は過換気症候群が代表的で，数時間で症状は改善する．精神的不安や極度の緊張などにより過呼吸の状態となり，二酸化炭素を多く排出することが原因である．紙袋を口にあてて吐いた息を再度吸い込むことにより呼吸性アルカローシスを改善できる．

過換気に至らないまでも，患者が一人になったときや夜間に不安が増強して呼吸困難を訴える場合がある．その場合は，落ち着くまでそばにいて背中をさするなどのタッチングや口すぼめ呼吸（後述），リラックスできる音楽を聴く，抗不安薬の投与などを行う．

呼吸困難を呈している患者への日常生活ケア

体位の工夫

呼吸法のトレーニングでは，呼気時に口をすぼめながらゆっくりと吐き出す口すぼめ呼吸によって，呼吸数の減少と1回換気量の増大による換気効率が改善する．口唇を軽く閉じながら息を吐き，吸気と呼気の

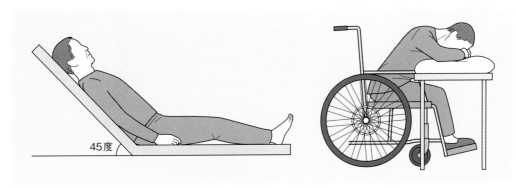

図1 リラックスしやすい姿勢例
ファーラー位（左）と椅子に座ってクッションを抱えている坐位の姿勢（右）

比が1：2〜1：5，呼吸数5〜10回/分になるようにゆっくり呼吸を行う．30 cm 程度離した位置の手に息が感じ取れる程度がよい[9]．

また，呼吸困難時の体位として，ファーラー位（**図1 左**）など横隔膜が下がることで換気量が増加し，呼吸の負担を軽くする姿勢がよい．体幹筋がリラックスしやすいようクッションなどを利用し楽な坐位の姿勢（**図1 右**）を勧める．呼吸困難時は，姿勢を変えることを拒否し，同じ姿勢で長時間過ごすこともあるため，褥瘡予防を念頭におき，患者と相談しながら体位変換をしたり，除圧を行ったりすることを忘れない．

環境調整

適度な室温と湿度を保ち，患者の適温となる環境調整に配慮する．ME 機器を多く使用する場合，室温が高くならないよう涼しめに調整する．窓を開けて換気をすることで，風を感じ心地よくなれる．うちわや小型扇風機などを用いて，患者の顔に冷気をあてる送風の支援も有効である[10]．頻繁に使用する日用品は，患者の手の届く位置に患者と相談しながら置くようにする．また，ADL において呼吸困難を誘発しやすい動作があるため，動線を短くするなど，楽な動作となるように工夫をする．一方で酸素療法をしながらでもトイレやお風呂に行けるように，酸素のチューブは長めにする．ただし，転倒などしないようルート類はできるかぎり整理し，ベッドや車椅子の位置など周囲の環境調整を行い，酸素の消費量を最小限にする．

リラクセーション

フットリフレクソロジーも，施術による気持ちよさが呼吸困難感の低減に有効である[11]．

リラクセーション法として，肩や頸部周囲・背部・側胸部のマッサージは肋間筋や補助筋である胸鎖乳突筋・斜角筋の緊張を改善するだけではなく，タッチングによる信頼関係を得ることにもつながる．

排痰の援助

体位排痰法により，喀痰の排出を促す．うまく排出できない場合は，吸気時に胸郭の動きに合わせて痰の溜まっている部位を軽く圧迫し，排痰を促進するスクイージングも有効である．口腔内が乾燥しやすいた

め，適宜うがいをすることも効果的である．

日常生活の援助

■清潔の援助

呼吸困難を呈している患者は，治療に用いられる薬剤や酸素吸入，頻回な呼吸回数，水分摂取量の低下，唾液分泌の低下などさまざまな要因が影響し，口腔内や鼻腔内が乾燥しやすい．そのため，適度な水分摂取（コップやストローの使用，吸い飲み，小さな氷片を口の中に入れるなど患者の呼吸状態に合わせて行う），うがい，マウスウォッシュ，水などを入れたスプレータイプの噴霧できる容器に入れるなどの工夫をする．また，呼吸困難の状態に合わせて，シャワー，部分清拭，足浴，手浴，洗髪など患者と相談しながら行っていくとよい．

■食事の工夫

呼吸困難時は，食欲が低下している患者は多い．そのため，栄養士や家族とも相談しながら，高カロリーで患者が食べやすいものを見つけて準備するとよい．栄養補助食品の飲むタイプのゼリーなどは，薬を内服するときにも使用できる．食事が誤嚥性肺炎のリスクを増大させることもあるため，とろみをつけるなどの食事の工夫をし，患者や家族とともによく話し合い，食事に対する価値観や認識を確認しつつ無理のないよう配慮する．

■排泄の援助

呼吸困難を呈している患者は，ADL の低下，食事・水分摂取量の低下，使用している薬剤の影響などにより便秘傾向になりやすい．排便時の努責やトイレ移動そのものが呼吸困難を増強させることがあるため，必要時，便秘治療薬の内服や，腹部マッサージを行い，定期的に排便がみられるように援助する．

■睡眠の援助

呼吸困難のために十分な睡眠が得られないことは，体力の消耗にもつながり，不安が増し呼吸困難の増強の要因となる．咳嗽や痛みなどの苦痛症状が原因であれば，症状の緩和を行う．特に夜間帯は，孤独に陥りやすく「眠ったら目が覚めないのではないか」という不安も増強し，ナースコールが頻回に鳴ることがある．患者の不安に対しては傾聴し，患者の思いを受け止めることが大切である．不安を軽減できるように，必要に応じて家族に付き添いを依頼する．

■体力を温存する工夫

呼吸困難が強いときには，コミュニケーションが妨げられる．自分の意思や思いが伝わらないと，患者はますます焦燥感を強くする．「はい」「いいえ」だけで答えられるような会話の工夫や手の動きなど簡単な合図を決めておく．または，付き添いしている家族から情報を得るなどの配慮をする．

入浴や洗髪，散歩などを計画する際は，1日のなかで体調の良い時間帯をみながら，かつ1日1つ実施できるよう患者とともに計画をし体力を温存する工夫をする．

呼吸困難がある患者へのケアで大切にしたいこと

達成可能な看護目標を設定し多職種で支援する

前述してきたケアを実践しつつ，患者自身が最期までその人らしくいられるために，チームで達成可能な看護目標を計画し支援してくことが重要である．この場合，呼吸困難があるなかで患者・家族が何を大切にしているかをチームで考えながらそれらを達成できるような目標を検討する．たとえば，できる限り自宅で過ごしたいという希望があれば，在宅酸素を導入し，訪問看護や訪問診療を必要に応じて調整する．車椅子や介護用ベッドの準備，場合によってはポータブルトイレを設置するなど，患者が可能な限り自分で身のまわりの日常生活行動ができ，他者のサポートを受けて自宅で過ごせるように調整する．緩和ケアチームや栄養士，理学療法士，医療ソーシャルワーカー（MSW）など，多職種にも積極的に相談し介入を依頼する．そしてカンファレンスで情報提供をし，方向性をともに考えていくことが重要である．さまざまなサポートを得られることで患者・家族の満足感にもつながり，患者がめざす一つ一つの小さな目標達成にもつながっていく．

患者ケアについて看護チーム内で共有し，統一したケアを提供する

呼吸困難の悪化に伴い，患者は「こうしてくれないと苦しくなる」「苦しいからこうしてほしい」と看護師に伝えたことが，どの看護師でも同じように希望通りに行われないと，説明したことが伝わっていない，苦しいのに毎回説明しなければならないと負担が大きくなり，呼吸困難を増強させることにつながる．また，看護師の対応に苛立ちをみせる患者もいる．一方で，患者自身ができない自分を責めたりする．担当看護師一人の判断に任せるのではなく，看護チーム内で情報共有し，または緩和ケアチームなどにも相談しながら，評価・修正し，患者にとって何が重要なのかを常に念頭におきながら，患者に統一したケアを提供していく必要がある．治療方針を十分に理解したうえで，患者・家族の意思決定の過程に寄り添い，看護ケアを計画することが重要である．

● 文献
1) 日本緩和医療学会緩和医療ガイドライン委員会，編．がん患者の呼吸器症状の緩和に関するガイドライン 2016年版．金原出版；2016．p.14.
2) 田中桂子．なぜ，呼吸器症状のケアが重要なのか？ がん看護 2017；22（5）：479-482.
3) 前掲書1）．p.11.
4) ヒト型抗ヒトPD-1モノクロナール抗体（オプジーボ®）．添付文書．小野薬品工業；2019年7月改訂．
5) 前掲書1）．p.23.
6) 熊谷有記，前川厚子，阿部まゆみ，ほか．終末期がん患者の予後予測項目の検討．日本がん看護学会誌 2012；26（1）：62-67.
7) 橋本晴美，吉田久美子，神田清子．「がん患者の呼吸困難感」の概念分析．日本看護研究学会雑誌 2017；40（1）：45-56.
8) 前掲書1）．p.25.
9) 前掲書1）．p.51.
10) 山本敬子，前田節子．呼吸困難感のある終末期がん患者へのタッチ療法の意義—フットリフレクソロジーに

おける予備的研究. 昭和大学保健医療学雑誌 2014；12：63-72.
11）山本敬子，前田節子. 呼吸困難感のある終末期がん患者へのタッチ療法の意義—フットリフレソロジーにおける予備的研究. 昭和大学保健医療学雑誌 2014；12：63-72.

◉参考文献
・横井麻珠美. 2章4-②インフュージョンリアクションのマネジメント，2章4-⑤ヘモグロビン減少（貧血）のマネジメント. 見てできる臨床ケア図鑑 がん看護ビジュアルナーシング. 学研メディカル秀潤社；2015. p.94-96, 101.
・小泉智子，ほか. 肺障害（間質性肺疾患）・心障害. 鈴木美穂，濱 敏弘，編. がん化学療法看護 はじめの一歩. 照林社；2016. p.137-143.
・Galbraith S, Fagan P, Perkins P, et al. Does the use of a handheld fan improve chronic dyspnea? A randomized, controlled, crossover trial. J Pain Symptom Manage 2010；39(5)：831-838.
・宮坂仁美，石井三由紀，池田奈保，ほか. 呼吸困難がある肺がん患者と関わる看護師の苦悩. 長野赤十字病院医誌 2013；27：61-65.
・巽 浩一郎，監. 肺血栓塞栓症・肺梗塞. 医療情報科学研究所. 病気がみえる vol.4 呼吸器 第3版. MEDIC MEDIA；2018. p.208-213.
・角甲 純. 呼吸器症状を正確に判断できるアセスメントのコツ. がん看護 2017；22(5)：483.
・上杉英生. 病態の進展に伴う症状—心タンポナーデ. がん看護 2009；14(1)：13-14.
・守屋奈々. 病態の進展に伴う症状—静脈血栓塞栓症. がん看護 2009；14(1)：36-38.
・渡部浩子，﨑山夏実，川野和恵. 病態の進展に伴う症状—上大静脈症候群. がん看護 2009；14(1)：34-35.

抑うつ

福嶋好重

　がんになって，健康を失う，仕事や社会的役割を失う，男性性・女性性を失う，将来の計画を失うなど，患者は治療過程のなかでさまざまな喪失体験を繰り返す．がん患者のうつはそうした喪失体験に関連して生じることの多い精神的反応である．患者が抑うつ状態にあると，患者自らが苦痛を訴えることが少ないため，医療者から見すごされやすい．目立たない反面，抑うつ状態にさいなまれている患者は，内面的に苦悩していることが多い．抑うつの早期発見と適切な対応は，患者の QOL を維持するうえでも重要である．

▶ 化学療法の体験がもつ意味

　化学療法は，がん細胞だけでなく，正常細胞にも大きな影響を与えるため，副作用による心身の苦痛を伴うことが多い．数回にわたる入院や長期にわたる抗がん薬の投与が必要とされ，外来における治療が考慮されるようになったとはいえ，治療期間が長いことに加え，必ずしも十分な効果が期待できるとは限らず，治療に対する不安を募らせたり，効果が得られなかったりするときは悲嘆に暮れることが少なくない．

　化学療法における心理行動学的な問題は，治療の前後をとおしてみられる．通常，化学療法に同意する要因には医師への信頼感などが関与し，その後のアドヒアランスを左右する要因としては，前向きなコーピングスタイルやがんに関連した恐怖・不安などの存在が示唆されている[1]．

　化学療法はその治療効果をはじめ，抗がん薬の副作用などが患者ごとで非常に異なっている．そのため，「はたして自分の場合はどうなのか」という一人一人の患者の疑問にあらかじめ的確に答えることはできない．患者は，常に不確かさのなかにいるといってもいいだろう．したがって，化学療法の途中で不安と迷いを募らせている患者と医療者が，十分話し合う機会と場を設けて，患者を支えていくことが大切である．

　治療中は，副作用はもちろんつらいものの，「この点滴をしているあいだは，がんをやっつけてくれている」と思うことで，精神的安寧が図られていることがある．その一方で，治療を繰り返すたびに体力は落ち，「治療をしても一向によくなっているという実感がもてないのがむなしい」と話す患者がいる．「主治医から受けている今の治療は正しいのだろうか」「今受けている治療はいつまで続けるのだろうか．どこまでやればいいのだろうか」．自慢の髪を失い，体調は悪くなるいっぽうで，よくなっている実感がもてず，抑うつ感が強まる．

さらに，副作用のため休薬したり治療を中断したりしているときには，薬効がなくなるのではないかとおびえ，化学療法終了後には「がんが増殖するのではないか」「いつ治療の効果がなくなるのか」という不安にさいなまれることも多い．「がんに対して何もしていない」という思いが焦りとなり，不安を強める．がんの進行，あるいは再発に不安を募らせ，抑うつ的になる．

たとえば，治療を繰り返すなかで，患者は化学療法の効果を実感できない場合，「もうこれ以上がんばれない」「もうそろそろやめたい」と思っているものの，治療の継続を強く願う家族の手前，それを言い出せないことが起こりうる．一方，家族も内心は「もう抗がん薬は苦痛を与えるだけだ」と考えていても，患者の希望を奪ってしまうのではないかとおそれて，化学療法を中止してほしいと言えない．主治医は，効果の期待できるほかの抗がん薬が見あたらないため，これまでと同じ化学療法を続けるしかないといった状況である．こんな三すくみの状況に陥ったとき，患者の生活の質（QOL）が損なわれていることに気づきやすいのは，看護師であろう．状況の改善に取り組もうとするとき，患者自身の精神状態，意思決定能力は重要な要素となる．患者が一人で抱え込むことがないようにサポートする必要がある．もうどうすることもできない八方ふさがりのように思え，気力を失い，思考力も低下してどうしていいかわからず身動きできないでいるようなとき，患者自身が意思決定できるように精神症状を緩和することが，問題状況を改善する糸口につながりうる．

抑うつの発見の仕方

化学療法で患者が最も悩むのは，抗がん薬による悪心・嘔吐，脱毛などの副作用であろう．しかし，「このような病気だから落ち込んでいても当然」「こんなにつらい状態だから元気がないのは仕方がない」などと，早わかりしすぎるのは危険である．表情がさえない，不眠が続いている，などの変化がみられたら，身体症状も含めて抑うつかどうかを評価することが大切である．抑うつに影響すると思われる身体疾患，治療薬の影響などを検討し，影響要因を可能な限り除去・緩和することを並行して進めていく必要がある（**表1**）[2]．

表2[2] にうつ病の診断基準を示した．日

表1 がん患者の抑うつの臨床的な危険因子

要因	危険因子
身体および医学的要因	痛み，進行・再発がん，身体機能低下，電解質異常，内分泌疾患など
薬剤性要因	ステロイド，インターフェロンなど
心理および精神医学的要因	神経症的性格，悲観的なコーピング，うつ病の既往，アルコール依存など
社会的要因	乏しいソーシャルサポートなど
そのほか	若年，経済的問題，家族の問題など

（明智龍男．がん患者の精神症状の診断と治療．がん看護 2002；7（6）：475-481 より改変）

表2 うつ病診断基準（米国精神医学会DSM-V）

診断基準	具体的な症状
1. 抑うつ気分	気分が沈んで憂うつだ，落ち込む
2. 興味・喜びの低下	何をしてもつまらない，興味がもてない
3. 易疲労性，気力減退	疲れやすい，だるい，気力が出ない
4. 精神運動興奮，制止	いらいらしてじっとしていられない，何かをしようと思っても身体が動かない
5. 睡眠障害	夜眠れない，朝早く目が覚め，その後眠れない
6. 食欲低下	食欲がない，何を食べてもおいしくない
7. 思考・集中力低下	決断できない，物事に集中できない
8. 罪責感，無価値感	周りに迷惑をかけている，人生には意味がない
9. 自殺念慮，自殺企図	早く逝ってしまいたい，死について何度も考えるようになっている

（明智龍男. がん患者の精神症状の診断と治療. がん看護 2002；7（6）：475-481 より改変）

常生活や社会生活上の問題となる「抑うつ気分」，または「興味・喜びの低下」が必須症状であり，5項目以上の症状が2週間以上継続した場合に診断される.

診断基準項目の3，および5~7は，がんそのものによる身体症状としても出現しうるので，現実的にはがんによるものか，うつ病によるものか診断が容易でないことが多い. したがって，うつ病を見すごさないためにも，臨床的には病因を問わず診断基準に算入する方法が推奨されている[2].

患者の個別性や病状によって，診断基準だけで判断するのは困難な場合もあるが，看護師が的確に情報を得るために，9つの診断項目を観察ポイントとして活用することは有用である.

また，家族などのキーパーソンから，入院前の患者の様子・活動状況，家族からみた現在の患者の状況（入院前と比べてどのような点で違っていると感じるのか），などの情報を得ることは，入院後の患者の状態を理解，アセスメントするうえで役立つ. また，患者が訴える身体症状と治療に伴う副作用の一般的な出現時期や程度を比べてみることも参考になる.

事例 問診の一例

看護師：こんにちは. 治療が終わって○日経過していますが，最近も調子が悪そうな様子が見受けられるので心配しています. 何だか気分が滅入って憂うつな感じがしますか？〈抑うつ気分〉

患者：ええ，そうなんです. 吐き気はようやく治まってきたのですが，この治療をしていても，一向によくなっている感じがしなくて，気が滅入ってしまうんです.

看護師：ずっと，気持ちの落ち込みが続いている感じですか？

患者：はあ，そうですね. 何もしたくないし….

看護師：何もしたくない感じなんですね. これまで，好きだったこと，楽しんでやっていたことをしても，楽しめない感じですか？〈興味・喜びの低下〉

患者：前はテレビが好きでよく見ていたんですけど，今はつけてはいますが，ただつけているだけっていう感じです．

看護師：売店までよく買い求めに行っていた新聞は読んでいらっしゃいますか？

患者：今は，新聞を買いに行く気にもならないし，顔を洗うのもおっくうです．

看護師：これまで，楽にできていたことまでおっくうになっているということですか…〈易疲労性・気力減退〉．何か興味をもてるものはありますか？

患者：いえ，疲れてしまってそんなことはとても…．

看護師：そうですか．エネルギーが切れてしまったような感じなのですね．1日のなかで，少し調子がよいとか，とても調子が悪いといった波がありますか？

患者：夕方のほうが朝よりはよいような気がします．朝は起きようと思っても身体が動かないですね．でも，横になっていても何だかイライラして休めないときも多くて．

看護師：何だか落ち着かない感じで，横になっても休まらないということですね〈精神運動の問題〉．夜はぐっすり眠れていますか？〈睡眠障害〉

患者：夜中に目が覚めてしまって．

看護師：夜中に目が覚めるとそれからは，眠れないようなことは多いですか？

患者：このところ，夜中の2時くらいに目が覚めて，それからは眠れないですね．

看護師：お食事も進まないようですが〈食欲低下〉．

患者：はい，治療が終わっても食欲が全くなくて．体力が落ちちゃうから，とにかく食べなくてはと口に入れてみるのですが，砂をかむようで…．

看護師：そうですか．それはつらいですね．

患者：ええ，いっそ，ここからすーっといなくなれるといいのにと思ったりします．

看護師：自分がいなくなったほうがいいような気持ちになると？

患者：ええ，楽になれるんじゃないかって思うんです．

看護師：楽になりたいと思うのですね．自分は価値がないと感じることもありますか？〈無価値感，罪責感〉

患者：ずっと，感じています．寝ているばかりで，ずっと家族に迷惑をかけてばかりです．何の役にも立たないので，治療費もかさむし，家族にも申し訳なくて．

看護師：みんなに迷惑をかけているような気持ちなんですね．

患者：ええ，生きていてもいいことなんてないんだろうなあと…．治療を繰り返し受け続けているけれども，どんどん体力が落ちてしまって，痛みも強くなってきているように思うし，治療を受けてもよくなっている感じは全然もてなくて…．治療費がかさむばかりで，いっそ，自分がいなくなったほうが，皆も楽になるんじゃないかって考えてしまって．

看護師：死んで，楽になりたいということですか〈自殺念慮〉．

患者：ええ…．

看護師：そうですか…．ずっと治療をがんばり続けてきて，疲れきってしまわれたのですね．心のエネルギーが低下している状態で，痛みもあるので，悪いほうにばかり考えてしまうのだろうと思います．今はエネルギーの低下が原因で，憂うつな気分が死にたい気持ちを

もたらしていると思います．それだけ，つらいのだと思いますが，自らは死なないでほしいのです（自殺に関して話すことは医療者にとっては不安に思うことがあるが，自殺について尋ねることで患者に新しい考えを引き起こし，自殺行動を引き起こす可能性があるという報告はない．自殺念慮のある人の多くは，自殺について語ることをおそれてはいない．自殺について誰かに話すことで孤独感が軽減されるので，誰かに話を聞いてほしいと思っている．患者に話す機会を提供するという意味でも医療者が自殺念慮について尋ねることは重要である）．

患者：…．

看護師：死にたい気持ちになったら必ず私たちに話をしてください．○○さんにとっていい道を一緒に考えていきたいと思います．約束していただけますか？（患者の手を握る）

患者：（手を握り返してくる）．

看護師：エネルギーの補給のために，まず，○○さんの痛みを和らげ，夜眠れるようになれるといいかなと思っているのですが．

患者：ええ，夜，眠れるようになると，あれこれ考えなくてすみますね．

看護師：そうですね．痛みのコントロールを図りながら，気分については専門の精神科医に相談していきましょう．

患者：楽になるのなら，お願いします．

上記のようなやり取りを一度に全部しなければならないわけではない．臨床現場では，日常会話のなかに盛り込みながら，何回かに分けて行うというのが実際的であろう．問診では特に，患者自身に「気持ちの落ち込み」が続くことはないか尋ねることが重要だといわれている[3,4]．日本人には，「興味の喪失」を尋ねることがいいという研究結果もある[5]．いずれにしても，直接，患者に尋ねることが肝要である．

たとえ診断基準を満たさなくても，「これまでの患者さんと違う」「表情が硬く，心配な感じがする」など，何か気になることがあったら，カンファレンスやチームのミーティングの際に話題にして，経過をフォローしていくことが大切である．

前述のうつ病の診断基準を用いることは，多忙な臨床では負担が大きく，ある程度トレーニングを受けないと難しいかもしれない．その点，「ワンクエスチョンインタビュー」や，「つらさと支障の寒暖計」（国立がんセンター先端医療開発センターのホームページ[6]よりダウンロード可能）などは，妥当性が示されているうえに，短時間で試行可能であるので，より臨床現場で活用しやすいかもしれない．

繰り返しになるが，がんそのものの症状か治療の副作用として出現しているのかの判断は容易ではない．主治医や看護師が精神症状を見落としやすいことが指摘されている[7]ので，多職種チームで気にかけて継続してフォローしていくことが求められる．

また，うつの臨床的な危険因子としては，前述の**表1**が知られている．なかでもコントロールされていない痛みはうつ病の最大の原因の一つであるといわれているので，まず，適切な疼痛コントロールを図ることが優先される．

抑うつに対する治療および看護ケア

支持的精神療法的アプローチ

支持的精神療法は，がんになって生じた役割変化，喪失感や不安感，抑うつ感をはじめとした情緒的な苦痛を，支持的な医療者との関係，コミュニケーションをとおして軽減することを目標とする[2]．意識するしないにかかわらず，看護師の「共感的に聴く」という態度は，支持的な精神療法に通じるものがあるだろう．これを，個別の患者に意識的に実践していくことが望まれる．

実際には「病気を受容すること」を目標にするのではなく，その人なりの方法で病気や治療を理解し，適応していくことを支援する．そのために看護師はまず，患者に関心を寄せ，病気とその影響について患者が抱いている感情や無力感を表現できるように促し，それを理解していることを伝えていく．患者が理解されていると感じていることがわかったら，ほかの見方を提案する．患者が自分で認めていない患者の強みとなる特性や強さについて示し，それを強めるように保証していく．患者にとって，自分の思いを常に受け止め，支持してくれる医療者に接することは自己評価を高め，対処能力を強化することにつながる．

ただ，留意することとしては，看護師はカウンセラーではないという役割の違いを認識することである．感情のみに焦点があてられて会話が進むことは，逆に患者にとっては苦痛なものである．患者にとっての困りごと，気がかりなことなど，日常生活に密着した部分に即して，話の内容と感情の両方の訴えにバランスよく呼応していくことが大切である．

看護ケアとしては，セルフケアを継続，拡大できるように援助することが大切である．医療者側が「します，します」というのではなく，セルフケアのどこに援助が必要かアセスメントして，「こういうことができます」「こういった方法があります」と選択肢を示して，意思決定は可能であれば患者本人にしてもらう．患者も看護師もゆっくりと時間をかけるつもりで，せかさないようにかかわっていく．そうすることが患者の尊厳を保ち，その人らしさを支えることにつながる．患者の具体的な困りごとが少しでも解決できるように，ともに考えていく姿勢が大きな支援となりうる．

治療の過程では，感染予防のために個室のなかだけでの生活を余儀なくされ，マスクをして目だけしか見えない医療者が出入りするようになることもある．拘禁的な環境が抑うつ感を強めることがあるので，環境についての配慮も必要となるだろう．

リラクセーション法

リラクセーション法は不安や緊張感が強い患者に，短期効果としては交感神経優位の状態から副交感神経優位の状態をもたらし，生理的に好ましい変化が起こることが認められている[8]．長期的効果としては，自己コントロール感を再獲得したり高めたりする効果がある[8]．

化学療法を繰り返し受けるうちに，治療のことを考えたり，治療室に入ったり，アルコール消毒をされたりしただけで悪心・

嘔吐をきたす患者がいる．これは，副作用としての悪心・嘔吐が条件づけられ，もともとは意味をもたなかった病院内の環境や医療者の行為などが合図となって症状が発現されると考えられている[1]．こうした予期性悪心・嘔吐には，行動療法的治療の一つとしてリラクセーション法の有効性が報告されている[8, 9]．

がんの治療過程で患者がさまざまな喪失体験をするのは前述のとおりである．リラクセーション法は病床のなかでも患者が自分のために行え，コントロールすることができる手立てとなりうるものである．

リラクセーション法には，呼吸法，イメージ法，漸進的筋弛緩法などがある．患者の病態と好みなどを考慮して，呼吸法とイメージ法などを組み合わせて行うこともできる．イメージのなかに，患者の思い出の場所やナチュラルキラー細胞ががん細胞を攻撃しているイメージなど，患者の好みを考慮し患者と話し合って，一つのイメージを繰り返し活用するとよい．リラクセーションの詳細は専門書を参照し[8, 10]，ケアの一つに組み入れることを検討されるといいだろう．

マインドフルネス

マインドフルネスは，"今，この瞬間の体験に意図的に意識を向け，評価をせずに，とらわれのない状態で，ただ観ること"である[11]．

マインドフルネスは医療現場でも応用されており，その効果がエビデンスとして示されてきている．特に不安や抑うつ症状においては大きな効果が認められている．ストレス軽減，慢性疼痛やうつ病の再発予防，がん患者へのケアにも有効であることが実証されている[12, 13]．

医療において応用されている主なプログラムは，マインドフルネスストレス低減法（mindfulness-based stress reduction：MBSR），マインドフルネス認知療法（mindfulness-based cognitive therapy：MBCT）である．瞑想やヨガなどを，8週間実践するプログラムで，注意を呼吸や身体などの一点に集中する瞑想（集中瞑想）を通じて集中力や観察力が高まり，今この瞬間に生じている経験を判断せず観察する瞑想（観察瞑想）で平静さが高まる[14]．情動制御力の向上，認知的・行動的な柔軟性の向上，人生における価値観や優先事項の明確化などが可能になり，身体，精神の両方に効果が示されている[13]．

マインドフルネスは，実践することによりその意味が理解され，深まり，育まれるものである．プログラムとして提供する場合は，はじめに一定期間練習を続けることが定説であり，医療者もマインドフルネスなあり方を身につけていることが必要である．

薬物療法

投与される抗うつ薬は通常，患者の症状によって少量から開始され，状態をみながら漸増されていく．効果が現れるまでに少なくとも2週間程度を要するため，効果が出ないからといってすぐにやめてしまうことがないように，患者教育をしながら，看護師も「ゆっくりよくしていこう」といったゆったりした心がまえで付き合っていくことが必要になる．

軽症の大うつ病や，適応障害で薬物療法が必要となる場合には，即効性があるアルプラゾラムの使用が推奨されている[15]．ア

表3 主な抗うつ薬などと副作用

種類	薬剤名（商品名）	副作用
SSRI	パロキセチン（パキシル®） フルボキサミン（デプロメール®，ルボックス®） セルトラリン（ジェイゾロフト®） エスシタロプラム（レクサプロ®）	嘔気，薬物代謝酵素阻害
SNRI	ミルナシプラン（トレドミン®），デュロキセチン（サインバルタ®）	嘔気，口渇，便秘，尿閉
NaSSA*	ミルタザピン（リフレックス®，レメロン®）	眠気，倦怠感
三環系抗うつ薬	イミプラミン（トフラニール®） ノルトリプチリン（ノリトレン®） クロミプラミン（アナフラニール®）	口渇，便秘，尿閉，せん妄 起立性低血圧
四環系抗うつ薬	ミアンセリン（テトラミド®）	眠気，口渇，便秘
抗不安薬	アルプラゾラム（ソラナックス®，コンスタン®） エチゾラム（デパス®） ロラゼパム（ワイパックス®）	眠気，ふらつき，せん妄（高齢者や衰弱した患者は特に注意が必要）

＊NaSSA（noradrenergic and specific serotonergic antidepressant：ノルアドレナリン・セロトニン作動性抗うつ薬）

（小川朝生，内富庸介，編．緩和ケアチームのための精神腫瘍学入門．医薬ジャーナル社；2009．p.228 より一部改変）

ルプラゾラムが無効な場合は，一般的な抗うつ薬の投与が行われる．効果に関しては，抗うつ薬の薬剤間で差がないという知見が多く，副作用プロフィールを考えながら投与が行われる．比較的副作用が少ないSSRI（セロトニン再取り込み阻害薬）やSNRI（セロトニン・ノルアドレナリン再取り込み阻害薬）が使用されることが多いが，そのうちパロキセチンやフルボキサミンは肝臓の代謝酵素を強く阻害するため，化学療法，ホルモン療法施行中の患者には使用しにくい[16]．また，悪心が出現する可能性がある．SNRIは鎮痛補助薬を兼ねて検討される場合がある一方で，悪心・嘔吐や排尿障害に注意する必要がある．ミルタザピンは夜間の睡眠を促進し，悪心を生じないためにSSRIやSNRIが使用しにくい患者への適応を考慮するが，倦怠感が強くなる場合がある[16]．抗うつ薬の副作用は早期に出現する．出現する可能性が高い症状については事前に説明したうえで，早い段階で副作用の評価を行う．

ケアに際して重要な抗うつ薬とその副作用を表3に示した．

抑うつ気分が強い場合には，患者が抗うつ薬の効果を自覚できないときがある．自覚症状に加えて，表情，活気，睡眠時間，食欲，活動性，悲観的な思考などを他覚的に評価することも大切である．変化はわかりづらいものなので，生活状況を記録に残して経過を追うことが必要である．

高齢者では加齢により薬物代謝が低下するため，副作用に十分注意する必要がある．

ほとんどすべてのがん患者はがんとともに歩む過程のなかで，さまざまな精神的動揺を経験しているといえる．また，その経験は，患者一人一人違うものである．病を得た後にも，一度限りの人生を，その人らしく歩んでいけるように，病気がこれまで

の患者の生きてきた歩み，生活史に与える衝撃の意味を理解しようと心を寄り添わせていくことである．その過程に寄り添っていく看護師の役割は大きいといえるだろう．

◉文献

1) 山脇成人，監. サイコオンコロジー　がん医療における心の医学. 診療新社；1997. p.148-162.
2) 明智龍男. がん患者の精神症状の診断と治療. がん看護 2002；7(6)：475-481.
3) Chochinov HM, Wilson KG, Enns M, et al. "Are You Depressed？"screening for depression in the terminally ill. Am J Psychiatry 1997；154(5)：675.
4) Chochinov HM, Breitbart W，編(内富庸介，訳). 緩和医療における精神医学ハンドブック. 星和書店；2001. p.35.
5) 明智龍男，奥山　徹，ほか. 終末期がん患者の抑うつ状態のスクリーニング―簡易面接法の有用性. 総合病院精神医学 2006；18：S-89.
6) 国立がん研究センター先端医療開発センター. https://www.ncc.go.jp/jp/epoc/division/psycho_oncology/kashiwa/020/030/DIT_manual.pdf
7) Passik SD, Dugan W, McDonald MV, et al. Oncologists' recognition of depression in their patients with cancer. J Clin Oncol 1998；16(4)：1594-600.
8) 荒川唱子，小板橋喜久代，編. 看護にいかすリラクセーション技法. 医学書院；2001. p.147-152.
9) Holland JC, Rowland JH(河野博臣，濃沼信夫，神代尚芳，監訳). サイコオンコロジー①. メディサイエンス社；1990. p.201-213.
10) 五十嵐透子. リラクセーション法の理論と実際. ヘルスケアワーカーのための行動療法入門. 医歯薬出版；2001.
11) 日本マインドフルネス学会. http://mindfulness.jp.net/
12) 林　紀行. 日本における"マインドフルネス"の展望. 人間福祉学研 究2014；7(1)：63-79.
13) 藤野正寛. マインドフルネスとコンパッションの神経科学. Cancer Board Square 2018；4(1)：22-28.
14) マーク・ウィリアムズ，ダニー・ペンマン. 佐渡充洋，大野　裕，監訳. 自分でできるマインドフルネス. 創元社；2016.
15) 精神科薬物療法研究会，編. 気分障害の薬物治療アルゴリズム. じほう；2003. p.83-99.
16) 日本緩和医療学会，編. 専門家をめざす人のための緩和医療学. 南江堂；2014. p.239.

7章

外来がん化学療法に
おける看護

1 外来治療における情報提供とセルフケア

田中登美

外来で化学療法を受けながら，長い治療期間を住み慣れた自宅で過ごす患者は増加し続けている．患者は，がんによる症状や化学療法による副作用に起因する体調の変化に気を配りながら，がんとうまくつき合う，つまり自分で日常生活上の制限を守りセルフケアを行っている．また外来での治療においては，患者が治療期間中においても，従来担っていた家庭や職場での社会的役割を遂行できることが治療継続の原動力になっていると知られており，患者が主体的に治療に取り組むことを目標とした看護の教育的アプローチが重要である．

本稿では，まず外来化学療法を受ける患者が抱える諸問題を述べたうえで，治療開始前・治療開始後の患者のアセスメントおよび情報提供のポイント，患者への支援について記したい．

外来化学療法を受ける患者が抱える諸問題[1-3]

外来化学療法を受ける患者の諸問題として，化学療法を受ける患者全般が抱える身体的，心理・社会的な問題に加え，長い治療期間中，自宅での日常生活を継続しながら，従来担ってきた社会的役割を遂行していくなかで生じるさまざまな苦痛がある（表1）．

外来化学療法を受ける患者は，「家事さえできない疲れ」「だるくて寝るしかない生活」という倦怠感により，動きたくても動けない現実を一人で抱えている．また，脱毛や色素沈着によるボディイメージの変容，末梢神経障害による日常生活上の支障，易感染や出血傾向による活動範囲の制限などによって生じる役割遂行上の困難も予測される．患者は，このようなさまざまな副作用を経験することになるが，治療を受け

た後は帰宅して，治療期間のほとんどの時間を自宅や地域社会で過ごすことになる．患者のそばには医療者がおらず，自分で副作用をモニタリングしながらセルフケアをしていく必要がある．患者が抗がん薬により起こりうる副作用に対して自己管理をしながら，安心して自分らしく生活を送ることができるようかかわることが看護師の役割である．

外来化学療法を受ける患者は，副作用である悪心・嘔吐，下痢，倦怠感を経験したり，治療後に不眠や突然の高熱などに悩まされていたりすることがわかっている．また，このような経験をした患者は，「治療に関する情報が欲しい」と望み，「療養生活に関するコツを知りたい」「おおまかな見通しを知りたい」と希望している．この

表1　外来化学療法を受ける患者が抱える苦痛

身体的苦痛	• がんの症状によるもの • 化学療法の副作用によるもの • 通院治療形態によるもの：通院することの労作，通院所要時間，待ち時間など • 治療中も社会的役割を遂行することにより生じるもの
心理・社会的苦痛	• 孤独感：一人で治療に臨む心細さ，他者に理解してもらえないつらさなど • 先の見通しが立たないことへの不安：時間的な見通しが立たない，体力的な不安，先が見えないため目標設定ができないなど • 治療の影響で自己コントロール感が低下することへの苦痛：副作用の心配やつらさに振り回される，思うようにいかないはがゆさ，今までの生活スタイルや人生設計などを変更せざるを得ない悔しさなど • がんとともに生きていくことへの脅威：がんであることの脅威，再発・転移への構え，がんから逃れられないつらさなど • 他者からの援助を受けながら生きていくことへの負担や落胆 • 医療者への不満や遠慮：医師から説明を得られないことへの不満，医師に対する遠慮，医師に質問することへの困惑，看護師の誠実ではない態度など • 経済的負担：治療費用の負担，治療費用の家計への圧迫など • 社会的役割の喪失に伴うおそれや苦痛：仕事を失うのではないか，家事や育児などの家庭内での役割遂行に支障をきたす，家族に迷惑をかけるなど

ことからも，外来化学療法を受ける患者は，抗がん薬の副作用に苦しみながらも自分らしく生活するために，治療に関する情報や対処方法を求めていると考えられる．

患者にとって，治療前の生活を維持しながら，役割を遂行していくことが治療や生きる支えになっている場合は多いが，役割を遂行する際の困難が患者を苦しめているのも現状である．患者は，予測される副作用やセルフケアのイメージがつかめず，先の見えないこと，つまり「役割の見通しがつかない」不安を抱えながら治療を受ける覚悟をして開始することもある．患者が治療を受けると決定する際にも，仕事を継続しながら治療を受けるか，休職や退職をするのか，意思決定していくことになるが，職場の理解を得て配慮をしてもらうことができるのか，同僚に迷惑をかけたり，人間関係が崩れたりしないのかと「まわりとの関係・他者とのかかわり」に悩むこともある（表2）．複数の社会的役割を担いながら患者が安心して主体的に治療に取り組むためには，患者の抱える心配やつらさに対して，他者からの支援を受けながらセルフケアができることが重要である．

治療中も仕事を継続する場合は，副作用をアセスメントしながら体力に合わせて役割をこなしたり，周りの人との調整や交代，手伝ってもらう交渉をしたりすることが必要になり，うまくいかないと心理・社会的苦痛の原因にもなりうる．また，患者が育児や介護などの役割を担っている場合は，治療を受けながらも途切れることもなく身体を動かして世話をする必要があるため，悪心・嘔吐や倦怠感などの自覚症状により大きな負担になっていることも多い．

表2 仕事上の役割を遂行する際に患者が抱える困難

役割の見通しがつかない ことに関する困難	• 体力的に役割をこなしていけるのかが心配 • 病気や治療が役割に及ぼす影響がわからない，予測がつかないので不安
役割を果たしていくこと に関する困難	• 仕事を継続する時間を確保するやりくりが大変 • 役割を他者に任せられない，代行してくれる人がいない • 仕事を継続したいが，迷惑をかけるのでしたくてもできない • 役割に伴う責任が果たせるかどうかを悩む • 治療を優先すると，役割が制限されてしまい，両立できない • 治療を受けると仕事が十分できず，役割を失ってしまうことがこわい • 今まで仕事上の役割を最重要視していた価値観が揺らぐ
まわりとの関係・他者と のかかわりに関する困難	• 家族や職場の同僚などとの人間関係に悩む • 病気のことを伝えるのを躊躇する • つらさを共有できない，わかってもらえない

▶ 治療開始前の患者のアセスメントおよび情報提供のポイント

　患者は，「先生は大丈夫と言ったが…」「外来治療を受ける患者はほかにいるのか」「遠方からの通院だが，治療当日，自宅まで無事戻ることができるのか」という不安を抱えている．また患者は，「調子が悪いときには，誰にどのように相談したらいいのか」「体調が悪くなったら，緊急入院することができるのか」という質問をしたり，家族は「患者とどのようにかかわればいいのか」という相談をしたりする．

　外来治療を受けるかどうかを決める際には，「外来化学療法センター」を家族とともに訪ねることで，ほかの患者の治療の様子や帰宅する際の様子を知ることができ，どのような場所・設備で自分が治療を受け

るのかについての理解を助けることができる．訪問時に看護師が患者・家族の質問に答えながら不安を聴くことで，今後かかわる看護師と顔見知りになり，治療を受けると決めた患者が安心して治療を開始できるようになる配慮を心がけたい．

　化学療法を受ける患者が主体的に治療に取り組みながら治療を継続していくには，治療の目的や内容などを理解し納得したうえで，治療を受けることを決めていくプロセスが必要である．また，医師や看護師，薬剤師がきちんと治療期間中のサポートをしていくことを伝えて安心感を与え，まずは患者との信頼関係を築くことも重要である．

▶ 治療開始後の患者のアセスメントおよび情報提供のポイント

▶ 初回治療当日

　初回治療日は，抗がん薬投与開始までに

患者が投与可能な状態であるかどうかを総合的にアセスメントすることが必要である．具体的には，① 身体的状態，② 心理・社会的状態，③ 治療に関する理解状態・セルフ

表3　外来化学療法を受ける患者に対するアセスメント

① 身体的状態	・バイタルサイン（体温，脈拍数，呼吸数，血圧） ・血球成分（白血球数，好中球数，血小板数，ヘモグロビン値など） ・肝・腎機能（AST，ALT，ビリルビン，BUN，クレアチニンなど） ・体重（増減に注意する） ・食欲，食事摂取量（食事摂取量が回復しているか） ・排尿・排便状態（下痢・便秘の有無） ・睡眠状態（熟睡感があるか，疲労感がないか） ・ほかの疾患（例：糖尿病，高血圧，他臓器がん）に罹患していないか ・Performance Status（PS） ・ADL に支障はないか（治療開始前の状態が維持できているか）
② 心理・社会的状態	・落ち込みや多幸感がないか ・治療開始前の社会的役割（仕事，家庭，地域での活動）が維持できているか ・サポートしてくれる人はいるか
③ 治療に関する理解状態・セルフケア能力	・治療目的，具体的治療方法（化学療法薬の名前と特徴なども含む）と期間 ・予測される具体的な副作用の内容と発現時期 ・具体的な対処方法と生活上の工夫 ・治療期間中の仕事を継続するための方策 ・緊急受診のタイミングの見極めと具体的方法 ・治療効果（画像上の腫瘍サイズの変化，腫瘍マーカー値の変化など）

ケア能力をアセスメントする（表3）．看護師は，患者のレジメンの内容から予測される副作用をアセスメントし，副作用の出現時期に応じた自己モニタリングと具体的なセルフケアについて指導する．

　特に①は治療の継続や薬剤投与量にかかわる情報であるため，医師の診察前に行う．治療開始後は，治療のサイクルに合わせて自覚症状の有無と変化を評価することで，治療中の患者の状態を予測しながらモニタリングしていく．

　治療日のみ来院する外来において，患者と看護師がかかわることができる時間は限られている．そのため，抗がん薬投与中は患者が安心して治療を受けられるように，看護師がモニタリングしながら，計画的に支持療法薬を投与し，その効果を判定することが重要である．

　モニタリングの際に，予測以上に強い副作用が出現して追加処方や持ち帰り薬剤が必要になったり，患者の状態に異常徴候が出現したりした場合は，速やかに医師にフィードバックして，帰宅後に患者が自己モニタリング，効果的なセルフケアができるように，患者の在宅生活をサポートすることが大切である．

　初回の外来化学療法終了後の帰宅時には，患者が化学療法全体の治療内容の流れと副作用の全般が理解できるように指導することが重要である．そのためには，抗がん薬の投与が無事終了し，患者が安心して会話できる状態であることを確認してから，ゆっくりと話せる場所で個別に行うと効果的である．

　看護師は副作用のメカニズム，発現時期，セルフモニタリング・セルフケア方法に加え，起こりうる副作用は見通しが立ち対応できることを患者に説明し，安心して自宅

で生活できるよう支援する．また医療機関に速やかに受診する必要があるような症状については，あらかじめその症状・徴候と程度を伝えて患者自身が判断できるようにすること，受診時の具体的連絡方法を知らせておくことが重要である．また，治療翌日に看護師から自宅で生活する患者に電話をして相談できる方法をとったことで，患者の不安が軽減したという報告もある．自宅で心配なことや不安なことがあるときの連絡窓口や救急時の受診方法を具体的に伝えると，患者は「何かあっても対応してもらえる」という安心感を得られて前向きに治療を受けることにつながる．

患者が自宅に戻ってから再確認できるような視覚教材（パンフレットやリーフレット）を用いたり，「治療経過日記」を患者に記載してもらったりするような工夫も有効である．起こる可能性のある副作用に関して，あらかじめ対策を伝えることは，患者の不安をあおることなく日常生活を送ってもらうために重要である．

2回目以降の治療日

外来を含め初めて化学療法を受ける患者は，すべてが未知の経験であり，緊張も強く，自分がどのような経過をたどり，副作用をどのように克服したかをきちんと認識できていない場合も多い．2回目以降の化学療法を受けに来た患者に対しては，自分の受けた治療経過に沿って出現した副作用とそのセルフケアの内容を看護師とともに振り返ると，自分の身に起こったことを客観的に見つめ，セルフケアについて評価することができ，セルフケアへの動機づけになる．自分の軌跡をなぞることは，がんと共存していく援助にもなる．また，患者は，

次の治療を受ける際の攻略方法や留意点を考えられ，準備を整えることができる．加えて，患者に自分をサポートしてくれる存在を見つけることを勧め，治療が継続できるようなソーシャルサポート（家族，友人，職場の仲間，患者会，地域でのつながりなど）を強化する．

患者が自宅で副作用に関して自己モニタリングをしながらセルフケアを行うことで快適に生活し，社会的役割を遂行するためには，**表3**の②と③をアセスメントすることが必要である．看護師が患者の理解状態やセルフケア能力をアセスメントし，正確な情報提供を行いながら相談にのることは，患者が治療期間中の生活を振り返り，自分に合ったセルフケアの方法を考えることにつながる．

治療終了時

患者にとって外来を含む予定された全スケジュールの化学療法の終了は，長い治療による苦痛からの解放である反面，頼ってきた医療機関と距離をおくことにもなり，不安が出現するきっかけになる場合もある．治療終了時には，治療を無事乗り越えられたことをねぎらい，患者自身が自分のがんばりを認められるように支援をすることが重要である．治療にかかわった看護師は，治療中に患者が行ったセルフケアの内容やその反応を患者に伝えて，そのセルフケアにより「治療を乗り越えることができた」と感じてもらえるようにする．また，治療終了後も医療者は継続して患者を支援していくと伝えることは，孤独感や不安の軽減につながる．患者は，治療後に副作用がどのくらい続くか，日常生活上の注意点，治療のない生活に戻していくペースなどにつ

いて不安をもっていることが多い. そのため, 治療終了時も今後の生活のなかでの不安について, 医療者から尋ねていくことが重要である. また, 患者と話し合い, 患者のニーズを知るとともに, 今後に備えた情報を提供することも重要である.

また, 二次発がんや性機能障害など治療終了後に出現する可能性がある副作用についても情報提供する. 患者は, 治療終了後もがんと共存していかなければならない. そのため, 治療終了時に, 定期検診の必要性や今後起こりうる症状について知ったうえで, 医師に報告できるように, 看護師が患者に情報提供していくことも重要である.

外来化学療法を受ける患者への支援

治療開始前の情報提供とセルフケア支援

化学療法を始める際, 患者は「期待やためらいの狭間で化学療法を始める」ことが報告されており, その内面には, 医師からの説明を受けて心理・社会的苦痛を感じながらも化学療法に生きる希望を託して「がんとの闘いを決心」しつつも, 治療開始を躊躇するという心の揺れが潜んでいる. 患者が初めて経験する化学療法という未知の治療や, 治療に伴う副作用の出現は, 患者にとって脅威となりうると考えられる. そのため, 患者が遭遇した際に脅威やショックが少なくてすむように, 予測される副作用について, あらかじめ情報を提供することが重要である. 患者の理解や思いをアセスメントしながら情報提供し, 患者が少しずつ心の準備を整え, 治療に前向きになり, 治療を受けられるように, 看護師は援助していく.

外来化学療法を受ける患者に対し, 治療期間中にどのようなことが起こるのかを理解してもらうためには, 化学療法の副作用の全般を示した資料（図1）を使用するとよい. 副作用はそのメカニズムに合わせて予防できる対処方法（効果が期待できる薬剤の使用や生活上の工夫など）があること, 副作用は一過性であること, 心配ごとがあるときや救急時には対応するシステムが整っていることなども記載する. このような説明内容が記載されたパンフレットなどの視覚教材を渡せば, 繰り返し患者が見ることができるため有効である. また, 指導する際に同席していない家族に対しても同じ内容の情報を伝達できるため, 患者のもつソーシャルサポートを強化することにもつながる.

さらに, 治療を受けるまでに準備しておくことを看護師とともに確認し, 治療日に来院してからの「採血, 担当医による診察や治療まで」の流れをシミュレーションすることで, 当日はスムーズに治療を受けることができる.

治療の当日, 患者は緊張し, 担当医や看護師からの説明内容をほとんど覚えていないことも多い. そのため, 治療導入までに時間がある場合は, 治療当日の診療の流れや治療スケジュール, 副作用の指導を行っていくことも重要である. また, 指導の時間が十分に取れない場合には, ポイントを絞り指導することと, 指導は何度も段階を踏んで行っていくことを伝え, 患者自身が知りたいと思ったときに, 誰からどのよう

化学療法を受ける方へ【副作用について】

☆副作用には個人差がありますので，みなさんに同じように症状があるわけではありません.
副作用が出現した際に，不要な不安を抱くことがないように，あらかじめ説明させていただきます.

治療当日	1日目	2日目	3日目	4日目	5日目	6日目	7日目以降	相談の目安

吐き気（治療当日〜6日目）

《予防策》
- 吐き気止めの薬は我慢せずに定期的に服用する
- 食後は頭を高くして横になる
- 熱い食品や脂肪の多い食品は避け，食べすぎない
- 無理せず口あたりのよいものを食べる

《対策》
- 飴やガム（口内炎のない人）
- 嘔吐時には無理に食べずに水分補給
- リラクセーション（音楽，会話，指圧など）

相談の目安：嘔吐が続き，24時間何も胃に入らなかったとき

倦怠感（身体のだるさ）

《予防策》
- 活動後に休息時間をとる

《対策》
- 治療3日目頃から軽い運動（散歩など）をする
- リラクセーションや自分の好きなことをして気を紛らす

相談の目安：自分の必要な活動ができていないとき

下痢

《予防策》
- 自分のパターンがわかったら，早めに下痢止めを服用する

《対策》
- 肛門部の清潔を保つ
- 水分補給

相談の目安：1日5回以上のひどい下痢

口内炎

《予防策》
- うがい
- 柔らかい歯ブラシを使う
- 口内を刺激する香辛料や極端に熱いもの，冷たいものを避ける

《対策》
- 水分を多く含む食品を食べる

相談の目安：口内炎の痛みが強くて，食事が摂りにくいとき

白血球減少（感染しやすい）

《予防策》
- 手洗い・うがいの励行
- 1日2回の体温測定
- 日焼けや切り傷，やけどに注意

《対策》
- 発熱時の水分補給
- 発熱時には安静を保つ

相談の目安：38℃以上の発熱　感染の徴候
※シプロキサン®を内服（最後まで飲みきる）してください
※服用してもどんどん熱が出るようならば受診してください

脱毛（10日目以降）

《予防策》
- 毛染め，パーマは避ける
- 柔らかいブラシを使う

《対策》
- かつら，帽子，スカーフなどの準備

＊このほかに，以下の副作用があります.
便秘，頭痛，めまい，動悸，血圧の変化，生理不順，関節痛，末梢神経障害，手足の色の黒ずみ，お酒に酔った感じなど
＊平日は，各科の外来で相談をしてください.
＊休日・夜間は，TEL ＊＊-＊＊＊＊-＊＊＊＊（夜間受付）

○○○○年○月
○○医療センター

図1 副作用についての患者用パンフレット例

に情報を得たらよいのかを知らせておくことが重要である.

治療中の情報提供とセルフケア支援

治療が始まると副作用が出現し, 心身の苦痛を伴い, 患者は生活上の制限を負担に感じるようになる. そこで, 副作用の状態をアセスメントしながらQOLを維持できるように, 安楽に過ごせる方法は何なのかを考え, 指導内容と副作用について患者とともに振り返り, 不足している情報を補ったり, 誤った理解がないかを確認したりしながら, 正しい情報を提供することが重要である.

化学療法は治療期間が数か月に及ぶ治療であり, 患者は長い治療期間を, 治療や副作用, がんと共存しながら日常生活を送っていくため, 継続的な励ましと支援が重要である (日常生活を送るには忍耐力が必要である). 患者や家族にとって, 医療者がともにあると感じられ, 患者にとって励ましとなるよう, 患者の思いを聴き, コミュニケーションを図っていくことが重要である.

また, 看護師は患者が自分の言葉で表現した情報のなかから, 誤った情報はないかを見極め, 情報の修正や新たな情報提供を行っていく. 患者がどのような情報を欲しているか, 患者とのコミュニケーションのなかからきちんと情報提供できるようにしていくことが必要である.

患者にとって, 自分と同じような治療を受けている患者との情報交換は孤独感を癒し, ともにがんばっている人の存在が闘病意欲の向上につながることはいうまでもない. しかし, 副作用が強い患者やその苦痛が強い時期にある患者を目のあたりにする

と, かえって化学療法に対するマイナスイメージにつながってしまうこともある. 患者同士の情報交換を有効に活用するためには, 正しい情報を共有できるように看護師の配慮やかかわりも必要である.

患者の病期および治療目的に応じた支援

外来で化学療法を受ける患者の治療目的は, ① 集学的治療の一環としての根治を目的 (術野の縮小, 機能の温存, 再発予防など) とする場合と, ② 緩和目的 (腫瘍の縮小, 症状緩和, QOLの維持) の場合とがある. 看護師は, 個々の患者の治療目的に沿って目標を立て, 患者と教育目標を共有し, 教育的支援および心理・社会的なサポートをする役割が求められている.

■根治を目的とした集学的治療の一環として行われる場合

がんの根治を目的として行われる化学療法は, 手術や放射線療法との組み合わせで治療計画が立てられる. その治療目標は, 上記のように術野の縮小や機能の温存, がんの再発予防などである. 患者は, 必要な集学的治療を適切な期間内に受けることで, がんの根治をめざしている. たとえば, 多くの乳がん患者は, 手術, 放射線療法とともに化学療法を受けるが, 患者に説明される治療効果 (奏効率) は, 予定されている集学的治療の内容を一定期間内に受けることができた患者のデータがもとになっている.

集学的治療の一環として化学療法を受ける患者は, 前治療の手術時の外科的侵襲による創痛, 臓器機能障害などを抱えていることが報告されている. また「手術〜化学療法〜放射線療法」と治療期間が数か月〜1年に及ぶ場合もあり, いくら根治をめざ

していても治療中心の生活による患者の心理的負担は計り知れない．このような患者に対しては，前治療の影響も考慮した身体的苦痛や日常生活上の苦痛，心理・社会的苦痛のアセスメントを行いながらセルフケア教育を実施することが重要である．

放射線療法を同時併用している患者の場合は，局所の副作用症状による身体的苦痛が出現したり，同時併用により倦怠感が増強し日常生活に支障をきたしたりしていることも予測される．このような患者に対してもセルフケア教育を行うことが重要である．

■再発がんや進行がん患者の緩和を目的とした化学療法の場合

再発がん患者や進行がん患者に対しても，緩和を目的とした化学療法が外来で多く行われている．現在では，多くのがん腫に対してガイドラインが整備され，数種類の標準治療が確立し，生存期間が延長しているがんも増えつつある．たとえば，大腸がんの術後再発患者は，ここ数年間で外来において受けることのできる治療が複数開発されたために選択肢が増え，余命が2年以上に延びた．緩和的化学療法を受けている患者は，治療の効果と副作用の判定について定期的に評価を繰り返しながら，治療の継続，もしくは内容変更が行われていく．

緩和的化学療法は，その治療目的が「腫瘍の縮小」「症状緩和」「QOLの維持」であることが多いため，画像や血液での治療評価に加えて，患者の身体的，心理・社会的苦痛をアセスメントしていくことが必要である．

再発もしくは進行がんの場合，すでに病巣が広がり，血行性・リンパ行性の遠隔転移をきたしている．そのため患者は，治療を受けながらも，原発病巣や転移巣の悪化による症状の出現および増悪，新たな転移という危険にさらされている．特に，多くの抗がん薬は，「血液脳関門」を通過しないため，原発病巣や肺・肝・骨などの転移巣には治療効果がありながらも，脳への血行性転移が見つかることがある．患者は，化学療法に対する腫瘍評価で縮小効果があるにもかかわらず，脳転移が起こっていることに対してなかなか理解できなかったり，今までの治療そのものを疑問視したり否定したりしてしまうことがある．また，患者は検査結果に一喜一憂し，決して治癒することがなく徐々に悪化する病状に対して不安や脅威を感じている．先の見えない不確かさ，長期間の緊張感に対して，精神的な疲労を感じる患者もいる．また，そのような患者の繊細な心の変化が，いつもと違う行動や奇異な行動を引き起こすこともまれではない．患者の緊張感や心の揺れが，身近に暮らす家族に対しても悪影響を及ぼしていることもある．

このような患者や家族に対して，感情の表出を促し，心の整理をするのを助けることは看護師の役割である．刻々と変化する病状を抱え，さまざまな心理的苦痛・苦悩をもつ患者に対して，可能な限りその苦痛を解決するようにかかわること，がんという側面だけにとらわれないように，気分転換を図ることを勧める必要がある．

長期間継続する化学療法においても，生命危機につながるような副作用が起こりうる時期と比較的安定する時期がある．日常生活上の制限を守りながらセルフケアを行う必要のある時期と，自分の生活を楽しむ余裕をもち，自分らしく生活してもよい時期を，患者・家族に知らせることも重要である．「外来なので時間がない」「患者とゆっくりとかかわれない」と看護師があきら

めるのではなく，患者・家族の心を理解し
ようとする看護師の姿勢と患者の小さな変
化にも気づく感性を養い，適応障害や抑う
つを予防・早期発見し，対処していく．予
定されている治療を患者が順調に受けられ
るように，副作用を最小限にすることを目
標に，患者のセルフケアを支援するために
は，患者の心の変化やソーシャルサポート
を強化するような支援が重要になる．

●文献
1) 林田裕美，岡光京子，三牧好子．外来で化学療法を受けながら生活するがん患者の困難と対処．広島県立保健福祉大学誌人間と科学 2005；5(1)：67-76.
2) 齋田菜穂子，森山美知子．外来で化学療法を受けるがん患者が知覚している苦痛．日本がん看護学会誌 2009；23(1)：53-60.
3) 武田貴美子，田村正枝，小林理恵子，ほか．外来化学療法を受けながら生活しているがん患者のニーズ．長野県看護大学紀要 2004；6：73-85.

●参考文献
• 米田美和，福田敦子，矢田眞美子，ほか．外来化学療法を受ける患者の意思決定への関わり―消化器癌患者の抱えるジレンマに焦点をあてて．神戸大学医学部保健学科紀要 2002；18：123-130.
• 瀬山留香，神田清子．化学療法を受けながら転移や増悪を体験したがん患者の治療継続過程における情緒的反応と看護支援の検討．日本がん看護学会誌 2007；21(1)：31-39.
• 光井綾子，山内栄子，陶山啓子．外来化学療法を受けている患者のQOLに影響を及ぼす要因．日本がん看護学会誌 2009；23(2)：13-22.
• 石田和子，石田順子，中村真美，ほか．外来で化学療法を受ける再発乳がん患者の日常生活上の気がかりと治療継続要因．群馬保健学紀要 2005；25：53-61.
• 反町真由，石田和子，石田順子，ほか．外来で化学療法を受けている乳がん患者の食欲不振の要因とセルフケア行動の分析．群馬保健学紀要 2005；25：33-40.
• 田中登美，田中京子．初めて化学療法を受ける就労がん患者の役割遂行上の困難と対処．日本がん看護学会誌 2012；26(2)：62-75.

内服抗がん薬治療に対するケア

田中登美

外来化学療法で用いられる内服抗がん薬は多種多彩であり，一般臨床においても，カペシタビン（ゼローダ®）やテガフール・ギメラシル・オテラシルカリウム（ティーエスワン®），ゲフィチニブ（イレッサ®），エルロチニブ（タルセバ®）などの内服抗がん薬治療を受ける患者は増加している．多くの内服抗がん薬は在宅治療で使用されるため，患者がセルフモニタリング・セルフケアすることで，安全・安楽な治療を受けることにつながり，服薬管理が治療成績を左右するともいわれている．患者がセルフモニタリング・セルフケアをしながら，決められた時間に決められた量の薬剤をきちんと服用するために看護師が果たす役割は非常に重要である．

そこで本稿では，内服抗がん薬治療の特徴と看護の役割，治療を開始する前のアセスメントとケアのポイント，治療中のアドヒアランスを保つための支援について述べたい．

内服抗がん薬治療の特徴と看護の役割

外来化学療法における内服抗がん薬治療は，患者が自宅で生活をしながら受けるため，患者が治療内容・服用方法を理解し服用することで治療効果が得られ，治療が継続可能となる特徴がある．また内服中は，患者が有害事象のモニタリングを行いながらセルフケアすることが重要となる．そのため，安全・確実・安楽な治療のために看護師が果たす役割は，「患者に対して治療に関する情報を提供し，患者が自分の受けている治療内容や留意点を理解しながらセルフモニタリングおよびセルフケアができるよう支援する」ことである．

内服抗がん薬が使用される主な場面とその特徴（**表1**）を理解することも重要である．

治療を開始する前のアセスメントとケアのポイント

医師，看護師，薬剤師などによるチームで，患者が内服抗がん薬治療の適応か否かを検討する（**表2**）．長期にわたる治療期間中，服薬アドヒアランスを良好に維持するには，患者の生活全体をアセスメントして，内服治療が患者にとって適切か，服薬を妨げる因子があるとすれば何か，それを解決するためには何が必要かを医療者が患

表1 内服抗がん薬の種類，特徴，使用される場面

内服抗がん薬の種類	特徴・使用される場面
内服細胞傷害性抗がん薬 　例 • カペシタビン（ゼローダ®） 　　• テガフール・ギメラシル・オテラシルカリウム（ティーエスワン®）	• 集学的治療の一部として使用される 　　例 • 点滴抗がん薬と併用，分子標的治療薬と併用 • 抗がん薬の時間依存性（低濃度でも長時間接触することで効果がある）という特性をもつ注射薬フルオロウラシル（5-FU®）と同じような薬剤効果をもつカペシタビンやテガフール・ギメラシル・オテラシルカリウムを用いることで，1日数回の服用で安定した血中濃度が確保される • 内服抗がん薬をレジメンに組み込むことで，点滴による患者の拘束時間が短縮できる点から繁用されている • 自宅で内服しながら治療を継続できることから，再発がんや進行がんで用いられることも多い
内服分子標的治療薬 　例 • EGFR 阻害薬： 　　• ゲフィチニブ（イレッサ®） 　　• エルロチニブ（タルセバ®） 　• BCR-ABL，KIT，FIP1L1-PDGFRα阻害薬：イマチニブ（グリベック®） 　• 血管新生阻害薬（VEGF・PDGF阻害薬）：スニチニブ（スーテント®） 　• 血管新生阻害薬（RAF・VEGF阻害薬）：ソラフェニブ（ネクサバール®） 　• mTOR 阻害薬：エベロリムス（アフィニトール®） 　• ALK・ROS1 阻害薬：クリゾチニブ（ザーコリ®）	• がん発生メカニズムに関する遺伝子診断を基にして使用される • 治療標的によって異なる副作用が出現する 　　例 • ゲフィチニブ・エルロチニブ：皮膚乾燥・痤瘡様皮疹，急性肺障害，間質性肺炎，下痢など 　　• イマチニブ：嘔気・嘔吐，下痢，食欲不振，発疹，表在性浮腫，貧血，倦怠感，筋痙攣，発熱など 　　• スニチニブ・ソラフェニブ：肝機能障害，血清アミラーゼやリパーゼの上昇，手足症候群，甲状腺機能障害など 　　• エベロリムス：間質性肺炎，感染症，口内炎，高血糖，高脂血症など 　　• クリゾチニブ：視覚障害，悪心・嘔吐，下痢，浮腫，間質性肺炎など • 内服分子標的治療を受ける患者は増加している • 治療期間が数か月〜数年にわたる患者もいる

表2 内服抗がん薬治療を受ける患者のアセスメントのポイント

アセスメント項目	具体的内容
治療の目的と適応	• ガイドラインを参考に，患者の病期により治療方法を判断する • 治療方法は，セルフケア能力から内服が適当であるかを検討する
予測される副作用	• 適応されるレジメン内容から，副作用の内容と程度，好発時期，回復時期を予測する（表1参照）
セルフケア能力	内服アドヒアランス：自分で内服することができるか 　• 決められた時間に，決められた量の薬を内服できるか 　• 適切な抗がん薬の取り扱い，管理方法を守ることができるか 副作用のチェック（セルフモニタリング）ができるか 副作用に対するセルフケアができるか 　• 副作用の予防的ケア（感染予防行動，食事の工夫など）ができるか 　• 体調が悪いときには服用を中止して，医療者に連絡ができるか 　• 緊急受診が必要な場合，自分で判断できるか
ソーシャル・サポート	治療期間中，セルフケアを支えてくれる存在の有無を確認する 　• 内服を支援してくれる家族（友人）などがいるか 　• 相談する家族（友人）などがいるか

者とともに考え，相談のうえ決定していく必要がある．特に看護師には，セルフケア能力やソーシャル・サポートなど，患者に

ついての情報をチームに提供する役割が求められる．

治療中のアドヒアランスを保つための支援

集学的治療や点滴と組み合わせた内服抗がん薬治療は，服薬スケジュールが複雑なものもある．そのなかで患者はその目的を理解して，医療者の指導を守り，きちんと服用していることが多い．自ら「お薬内服チェックリスト」をつくり，飲み忘れがないかと記録したものを受診時に持参する場面によく出会う．また，時に患者は「毎日薬を飲んでいると薬を飲み忘れることはあまりない．それより，飲んだことをついうっかり忘れ，きちんと飲んだのかが心配になる」と話すことがあるが，むしろ服薬管理をしながら生活できていることがわかる．患者の日常の苦労や努力に対して「ご自分できちんと管理されているんですね」「あなたが自宅で管理しながら服用されていることで，治療が円滑に行えています」と，敬意をもってフィードバックすることで，患者が自己効力感を得ることにつながる．

内服抗がん薬は，注射薬の抗がん薬と同様の有害事象が出現する．服薬期間中の抗がん薬の血中濃度は持続するため，急激に症状が出現する注射薬と比べ，慢性症状として自覚することが多い．長期間内服するために慢性の貧血（赤血球減少）や倦怠感を引き起こして日常生活行動を低下させることもあるため，悩まされる患者も少なくない．患者の治療意欲を維持するためにも，疲労の少ない生活上の工夫をともに考えることも必要である．また口内炎や食思不振により食事時間が不規則になり，内服する

タイミングに悩んだり，苦痛になったりすることも予測して指導する．また，内服抗がん薬には，「投与期間と休薬期間」が計画されているため，次の治療サイクルの開始にあたっては，休薬期間を確認することも大切となる．

服用を始めると血液毒性，皮膚粘膜毒性，消化器毒性というような副作用が起こることがあり，重症化する場合もある．患者に起こりうる副作用が ① いつ，② どのように，出現する可能性が高いのか，そして出現した場合に行う ③ セルフケア内容と，④ 緊急受診の基準を看護師が指導することが重要となる．患者に起こっている副作用はがんの進行による症状の悪化徴候ではないこと，また内服抗がん薬によるトラブルで症状が出現しているのではないことを，判断できることが大切である．また，治療開始時から出現が予測されている副作用は，モニタリングしながらコントロールできることを認識してもらうと，安心して治療を受けることができる．患者は，「副作用で服薬を中断すると，がんが進行するのではないか」という心配をもっていることがある．そのような患者とかかわるうえで，患者の気持ちに対して「あなたのお気持ちはわかります」と受け止めることが大切となる．強い副作用が出現した場合，服薬を続けることでさらに副作用が増強し，治療の中断期間の延長や治療を中止せざるを得ない場合があることを患者にわかってもらう

必要がある.

内服抗がん薬の一般的な留意点・取り扱い・服薬方法などの情報を理解し，患者自身がセルフモニタリング・セルフケアしながら日常生活を送ることできるよう，看護師がともに考えることが大切である. また，患者が自宅でいつでも確認でき，日常生活のなかで実践・工夫ができるような，視覚教材（パンフレット・リーフレットなど）を用いることも有効である（表3）.

▶ 内服抗がん薬服用時の注意点

テガフール・ギメラシル・オテラシルカリウムの場合

薬の抗悪性腫瘍効果から食後に服用することが決められている. 食欲がないときは，あっさりとした香りの強くない食事など献立を工夫して，少量でもかまわないので必ず食事を摂り，食後に服用するよう指導する. また，どうしても食事が摂れない場合は，服用していいのかどうかを，医師に相談するよう指導をする. 消化器系のがん患者の場合は，食事摂取状態や消化・吸収機能，排便状態に関する問題を抱えていることも予測される. 服薬指導を行う際には，患者の病態の理解と症状や悩みを把握しながら，患者が自分のライフサイクルに合わせて確実に服薬できるようにかかわることが大切となる.

ゲフィチニブ，エルロチニブ，イマチニブの場合

薬物代謝酵素チトクローム P450（CYP3A4）で代謝されることが示唆されているため，CYP3A4 誘導薬（フェニトイン，カルバマゼピン，リファンピシン，バルビツール酸系薬剤などが臨床で併用される可能性が高い），CYP3A4 阻害薬（アゾール系抗真菌薬〈イトラコナゾール〉，マクロライド系抗生物質〈エリスロマイシン〉），ワルファリンなどの同時摂取に留意する必要がある. 健康食品として市販されているセイヨウオトギリソウ（セント・ジョーンズ・ワート）含有食品と一緒に摂取すると薬の作用が弱くなること，グレープフルーツジュースと一緒に摂取すると薬の作用が強くなり副作用を起こす場合があることを伝える.

またゲフィチニブは溶解度 pH に依存することが示唆されているため，著しい胃酸状態を持続させるおそれのある薬剤（プロトンポンプ阻害薬〈オメプラゾール®〉，H_2受容体拮抗薬〈ラニチジン〉など）を併用しないよう指導する.

看護師のかかわり

内服抗がん薬による治療は，その簡便性と自宅で治療が受けられるという点から臨床で急激に増加しており，手術不適応もしくは再発期の患者も多い. 不安を抱えながら内服抗がん薬の効果に期待して服薬している患者に対して，看護師は自宅で工夫しながら服薬管理をする患者の言葉に耳を傾けながらともに工夫をしたり，看護ケアを開発していく姿勢が大切である.

表3　抗がん薬を服用する患者指導のポイント

定期受診の必要性を説明し，治療を自己中断しないことを理解してもらう
・定期的に主治医の診察を受けましょう
・主治医と相談しながら，定期的に血液検査やX線検査を受けましょう
・勝手に自己判断で薬をやめてはいけません
・自分の体調は自分で観察して，主治医に相談しましょう

セルフモニタリングの必要性を説明し，患者と具体的な方法を相談する
・毎日，服薬記録をつけましょう
・服用状況や身体の状態，気づいた症状は必ずメモをしておき，診察時に主治医や薬剤師，看護師に見せて相談しましょう
・症状の記録は薬の量を決めるときの参考になりますので，診察時に主治医に見せましょう
・診察時には，「服用を忘れたこと」「いつまで服用していたか」「何日間休薬（お休み）していたか」などを伝えましょう

既往歴やその治療歴，民間療法などの状況や認識について確認する
・抗がん薬を服用すると，現在かかっているがん以外の病気が悪くなることがあります
・血液の病気，腎臓の病気，肝臓の病気，感染症，糖尿病，肺の病気，心臓の病気，胃潰瘍や十二指腸潰瘍などで治療を受けたことがある人，または現在治療中の人は，主治医に忘れずに伝えてください
・治療開始時，他院で処方してもらっている薬を主治医や薬剤師，看護師に見せて問題がないか確認してください
・ほかの診療科や病院を受診する場合は，受診前に，主治医や薬剤師，看護師にそのことを相談してください
・他院の医師または薬剤師，看護師に「抗がん薬の投薬記録」を見せて，抗がん薬を服用していることを伝えてください
・漢方薬や健康食品を飲んでいたり，民間療法などを受けていたりする場合は，主治医にそのことを伝えて相談してください
・新たに漢方薬や健康食品，民間療法などを始めようと考えている場合や中止する場合は，必ず主治医に相談してください
・ほかの病院に移ることになった場合，転院先の医師または薬剤師，看護師に「抗がん薬の投薬記録」を見せて，これまでの治療状況を確認してもらい，指導を受けてください

抗がん薬の内服方法について具体的に説明する
・決められた用量を毎日服用するよう心がけてください
・薬によって，食前に飲むもの，食後に飲むものなどが決まっていますので，確認して守りましょう 　　例　・テガフール・ギメラシル・オテラシルカリウム：食後 　　　　・ゲフィチニブ：できるだけ食後 　　　　・エルロチニブ：食事の1時間前，あるいは食後2時間以上が経過した空腹時 　　　　・イマチニブ：食後
・高齢者は胃酸が多いことが報告されています．胃酸の影響を和らげるために，抗がん薬は，コップ1杯の水で服用してください
・疑問点や不明な点があれば，必ず確認してから薬を服用してください
・絶対に2回分を一度に飲んではいけません．誤って多く飲んでしまった場合はすぐに主治医に連絡してください
・薬の休薬期間，減量について 　・内服抗がん薬は，一定期間毎日続けて飲み，その後，数日間のお休みがあります（休薬期間） 　・検査結果や副作用が問題にならなければ，上記を繰り返します 　・主治医が，あなたの症状や副作用の様子をみて投与量を減らしたり（減量），休薬期間を変更したりすることがあります

表 3　抗がん薬を服用する患者指導のポイント（続き）

• 飲み忘れたとき，後で飲み忘れたことに気づいたときの対応 　• 飲み忘れてもすぐに薬の効果がなくなるわけではありません 　• 自己判断で決められた時間以外に飲んだり，1 回に飲む量を勝手に変えたりしないでください 　• あらかじめ指示されたように対応してください 　　例　• 次の分から服用してください 　　　　• ○時間までなら，そのまま服用する，など • 以前に処方してもらった内服抗がん薬が残っていても，自己判断で飲んではいけません

抗がん薬の保管・管理方法について説明する

- こどもの手の届かないところに保管してください
- 包装から出したまま保管しないでください
- 服薬前後には手洗いをし，なるべく素手で薬に触れないようにしてください
- 脱カプセルや粉砕などで剤型を変更しないでください
- 直射日光や湿気を避け，室温にて保管してください．車の中など高温になるところには保管しないでください
- ほかの人には絶対に渡さないでください

副作用が出たときの対応について確認する

- 目的の効果以外に，望ましくない作用が出ることを「副作用」といいます．多くの薬と同じように内服抗がん薬にも副作用が現れます
- 副作用の出現は人によりさまざまですが，早い段階で発見するためや，症状が出たときに落ちついて対処するためにも，副作用を知っておくことは大切です
- 副作用の種類・現れやすい時期の目安に関する情報について伝えます
- わからないことや疑問点があれば，必ず主治医や薬剤師，看護師に質問・相談をしてください
- 副作用は薬の服用をやめれば軽減します
- 副作用で服用を中断すると，がんが進行するのではないかと不安になり，自分の判断で服薬を続けたり，減量したりすることでよくないことが生じる可能性があります
- 副作用が疑われる症状が現れた場合には，主治医に伝え適切な指示を受けることが大切です
- 症状がひどい場合は，速やかに病院に電話をしてください．連絡が取れないときはいったん飲むのをやめてください

抗がん薬の胎児への影響について情報を提供し，避妊することを説明する

- 内服抗がん薬のうち，動物実験で胎児に影響が出たり，母乳に移行したりすることがわかっているものもあります
- 内服抗がん薬が精子に影響を及ぼす可能性もあります
- 抗がん薬を服用しているあいだは，必ず避妊をしてください
- 抗がん薬を服用しているあいだは，授乳をしていいかどうかを主治医に確認してください
- こどもが欲しい場合は，主治医や看護師に相談してください
- 抗がん薬服用中に妊娠したら，すぐに主治医や看護師に相談してください

◉ 参考文献

- 田中登美，樋口順一．経口抗がん剤の理解と服薬指導．飯野京子，森　文子，編．JNN スペシャル　安全・確実・安楽ながん化学療法ナーシングマニュアル　2009；85.
- 矢ケ崎　香．経口抗がん薬治療を受ける再発・転移性乳がん患者の服薬に関する経験．日本がん看護学会誌 2016；30（2）：81-89.
- テガフール・ギメラシル・オテラシルカリウム（ティーエスワン®配合）医薬品インタビューフォーム．大鵬薬品工業；2017. 10.
- ゲフィチニブ（イレッサ®錠）医薬品インタビューフォーム．アストラゼネカ；2015. 1.
- エルロチニブ（タルセバ®錠）医薬品インタビューフォーム．中外製薬；2019. 4.
- イマチニブ（グリベック®錠）医薬品インタビューフォーム．ノルバティス　ファーマ；2018. 5.

3 在宅療法に関する支援

濵本千春

外来でがん化学療法を受ける患者が増え，入院から在宅への連携よりも，外来から在宅への連携が上回る病院も増えてきている．外来は医療機関の窓口であり，鏡である．外来で活動する人材の能力や質はその医療機関の医療・ケアの質である．外来と在宅の連携には診療報酬などの加算はないが，地域の大切な資源として互いが有機的に機能することを求められている．

在宅で活用できる資源

支援には医療系支援と介護・福祉系支援がある．医療系支援には訪問診療・訪問看護などがあり，介護系支援では65歳以上の場合は介護支援専門員を中心とした介護保険制度，障害者手帳などを取得している場合は相談支援専門員を中心とした障害福祉制度が主導となる．

医療支援

一般的に患者が通院困難な場合，訪問診療が保険適用となる．訪問診療は16 km圏内の診療が対象となる．外来化学療法の進歩に伴い，亡くなる数日前でも症状緩和を目的とした化学療法が実施されることがある．そのため，痛みや食欲不振などの緩和ケアを目的に訪問診療医が介入するケースも増えている．

しかし，保険適用や複数の医療機関の介入により患者の自己負担額の増加が予測されることから，がん患者の在宅療養支援のきっかけとして，最も早く，保険に縛られ

ることなく活動できる地域資源は訪問看護であるといえる．

訪問看護は年齢・疾患の種類とその状態・特別な管理を必要とする医療的ケアなどによって活用できる制度は異なるが，医師からの「訪問看護指示書」が発行されれば，自宅を訪問し，状態観察・疾病管理・家族への支援などを行うことができる．

介護・福祉支援

■介護保険制度

40〜64歳（第2号被保険者）のがん患者の場合，がん末期などで利用できる．介護保険制度の認定は認知症状とADLで評価されるため，がん患者は全身状態が適切にマネジメントされていれば，死亡2週間前まで自立・自律できていることが多くみられるので，効果的に活用できないことがある．

65歳以上（第1号被保険者）の場合，原因を問わず認定されれば誰でも利用できる．

がん末期に限らず利用できるため，主治医の判断によっては，訪問看護も介護保険での利用となるケースもある.

また，自治体による差（地元ルール）が大きい．たとえば，がん末期と明記されていれば要介護度を高めに認める，自治体の条例で40歳未満でも福祉用具や訪問介護を利用できる制度を設けているなどがある.

いずれにしても，何の目的で利用するのかを明確にしてからの申請が望ましい．たとえば，福祉用具のレンタルだけの利用の場合，一般レンタルのほうが患者の負担が少ない場合もある．介護保険の認定結果が出るまでには約1か月かかり，制度利用は認定されれば申請日まで遡ることはできるが，「非該当」となった場合は再申請となり，さらに1か月かかるため，本当に必要なときに利用できない可能性がある．申請時期に注意が必要である.

■障害福祉制度

障害福祉サービスは，障害者手帳の取得者または厚生労働省の指定する特定疾患患者の一部などで適用される．疾患の重篤さに関係なく，あくまで障害に伴う生活のし難さへの評価に基づいた支援である.

がん患者の場合，ストーマ造設や尿路変更，気管切開などで身体障害者手帳を，てんかん（脳腫瘍に起因したものを含む）などで精神障害者手帳を取得することができる．ただし，制度上は介護保険が優先されるため，障害福祉サービスを同時に利用できないこともあるので，十分な配慮が必要である.

障害福祉サービスの利用には相談支援専門員によるケアプランの作成が必須であるため，自治体によって格差が大きい（都市部であるほど申請・利用者数が増えるため相談支援専門員が不足している．利用者側の代弁者となる相談支援専門員がいないケースでは，サービスが適正利用されていない場合もある）.

そのため看護師は，① 地域のサービスの利用方法を熟知して連携を図る，② 福祉サービスの利用目的を見立てる，③ 退院調整などでルーティンにサービスの申請をするのではなく，患者の生活能力を査定し，自己負担の可能な範囲を確認してから申請する，④ 患者自身がセルフケアを維持できるようなケアの方法やリハビリテーションを展開する.

早期からのアプローチの必要性

「早期」とは

いまだに，在宅医療関係者への紹介は，「終末期の自宅での看取りや緩和ケア病棟に入院するまでのつなぎ」として考えられていることもある.

しかし，診断時，治療中，慢性期への移行などの場面で在宅医療関係者が早期に介入すると，患者の疾患に伴う生活上の不安，患者と生活をともにすることや予後に対する家族ならではの不安など，さまざまな問題に遭遇することがある．適時・適材・適所での対応は，迅速な問題解決や適切な関係機関への連絡調整につながることが多々ある.

そのため，患者の選択肢をともに考え，ともに支援の輪を広げる一資源として，で

きるだけ早期に地域医療および福祉に連携することが患者や家族にとって有益である.

アプローチが必要な具体的な時期や場面は以下のとおりである.

① 診断時,病状説明後の患者または家族への衝撃が大きかったとき.
② 家族背景が複雑・多様なとき.
③ 若年者または高齢家族のとき.
④ オピオイド投与が始まるとき,または内服で化学療法が始まるとき.
⑤ 患者または家族の感情の揺れ・動きが大きなとき,トラブルが多いとき.

最もスピーディーな支援となる資源へつなぐ

がん患者の在宅療養支援としていちばん早く動けるのは,訪問看護であろう.医師が「訪問看護指示書」を作成した日から介入は可能となる.実際に,がん専門病院での外来治療中から,在宅療養支援として訪問看護を導入し,月1〜4回程度の精神的支援と24時間緊急対応(電話相談)などを提供することが多い.その後の経過から,通院困難が予測されれば,外来担当医から訪問診療医へ紹介,訪問診療医による在宅看取りや緩和ケア病棟または地域包括ケア病棟への紹介などに展開する.訪問看護師が中心となり医療・介護を橋渡ししながら,「ときどき病院,ほとんど在宅」というスタイルをともにつくっていく.

病院側も在宅からの情報を収集する場を明確にする.特に,外来看護師−病棟・退院調整看護師−医療ソーシャルワーカー(MSW)−在宅支援室看護師など,院内の連携を図り,外部(在宅)からみて相談窓口がわかり,責任をもって調整およびケアについて連携することが求められる.

早期に介入するとなぜ良いのか?

■患者とともに人生設計を考える

がん治療の進歩とともにサバイバーも増え,たとえ再発しても治療を駆使し,慢性疾患としてつき合いながら生活できるようになった.一方で,外来などの治療の期間は長くなった.患者からすれば,長すぎると感じ,出口が見えそうで見えにくく,どこまで頑張ればいいのかわからず,心が折れそうになる.その長い経過のなかで家族のありようが変化・多様化する.

早朝から俯瞰的・長期的な視野で患者の全体像や患者を支える人々の背景を理解することで,患者の価値観に触れることができ,意思決定支援につなげることができる.

■「患者および家族の意向は変わる場合がある」ことを理解する

患者と家族は近しい関係であり,気がかり,不安など同じ思いを抱えているようにみえることも多いが,実際には大きく異なる.そもそも,それぞれの意向は異なり,そして時間経過とともに変化する.特に,経済的問題や役割変化に伴う負担は個々の意向を大きく変える要因となる.そして,がんをきっかけに変わってしまう自分たちの生活や環境などに対し,責めてしまう患者・家族もいる.だからこそ,個々の歩みに合わせて寄り添い,時に伴走する支援者が早朝から必要である.

■治療専門医一人が一生かかわれるとは限らない,一人では支えきれない

患者・家族とも医療機関,担当医師との信頼関係を大切にしたいと切願している.ある患者は担当医師に「先生,健康でいてね,死なないでね.ちゃんと,休暇をとってね.頼めることはほかの人に頼ってね.もし,

先生が診れなくなったら，どうしたらいいのかちゃんと私に説明しておいてね」と語っていた．切実な思いである．しかし，担当医師が一生かかわれるとは限らない．そのため，早期から複数の医療関係者（多職種）で連携し，支えることで，それぞれの専門特化した支援を組み立てることができる．

■ **新たな身体感覚の獲得，社会復帰への準備や経済的問題に対する早期支援**

治療後に発症前と同じ身体に戻ることはない．変化した自分の身体を受け入れて生きていくためにも，新たな身体感覚を獲得するためにも，早期のリハビリテーションが必須である．理学・作業療法士などと協働して，がん腫や治療経過から影響を受けた日常生活動作を見直すことが求められる．日常生活が安定することは自信につながり，社会復帰への足がかりになる．

また，治療への不安を軽減するためにも，経済的支援や就労環境の整備などへの早めの介入が必要である．たとえば，勤務先の管理者との労働条件や治療に伴う勤務時間・休暇の調整，産業医との連携，社会保険労務士への相談，また不当解雇や不適切な待遇があった場合は司法関係者への相談などを検討する．

地域の資源と有機的につながるために

がん患者は自宅（居宅）だけでなく，特別養護老人ホームや介護老人保健施設のような公的な高齢者施設，民間経営の施設，障害者施設などにも生活拠点がある．自宅であっても，独居や老々世帯（老夫婦，老いた親と子，老いたきょうだい，老いた仲間同士），家庭のなかに複数の要介護者がいるなど，さまざまなケースがある．そして，医療機関と異なり地域ではいろいろな背景の支援者がいる．全員が国家資格や認定資格をもっているわけではなく，言語や文化が異なったり，教育背景が違ったりする．だからこそ，支援者の能力を均一にすることは一筋縄ではいかない．そもそも，均等にすることはデメリットで，違いを活かすほうがメリットになることも多い．

さまざまな患者および家族の事例を通じて，地域でも多職種でも「顔が見える関係から，仕事が見える役割を期待しあえる関係へ」発展することが求められる．

医療機関の外来も在宅医療関係者も地域の歯車の一つにすぎない．地域にはほかにもいろいろな歯車がある．各々が絡みながら，互いの役割と能力を学び，各種制度や社会資源を理解し，裾野を広げていくことが望まれる．

コーディネートの実際と注意点

餅屋は餅屋に任せる

医療者だけで抱えこまない．できるだけ，多職種・他部門・他施設の多様な人材を巻き込み，可能な限りの選択肢を検討する．医療者は患者が自立・自律できるような身体マネジメントを行う．そのために適宜必

要な専門家につなげる（任せる）ようにする．

患者と家族の意向は異なるもの，よく変わるものである

患者と家族の意向は異なり，また変わる場合があることを自覚して，介入する．医療者は意思決定支援をするのであって，決定権はない．だからこそ，支援者や特定の人の意見を押しつけず，患者および家族の話を聴き，答えは患者および家族のなかにあることを自覚しておく．決定権は患者にあり，その決定を支援する．決定がくつがえることもあるが，それも含めて見捨てることなく，悩む経過も支援する．

「誰の言葉」に動かされるのかを考える

一般的に患者は医師の言葉に動かされることが多いが，それは医師以外の場合もある．患者が誰から大切な話を聞きたいか，誰と一緒に聴きたいか，など調整が不可欠である．

一方で，医療者は患者の言葉のみで動くことが原則である．

答えは一つではない，必ず複数の選択肢を提示する

患者と家族，患者を支援する人々が納得できる「落としどころ」を探せるように調整するために，選択肢は必ず複数提示する．答えは100人100通りである．

ちなみに，在宅の症状マネジメントにお

いても同様で，苦痛の緩和のための方略は必ず2つ以上準備しておく．「○○しか効かない」「医療者しか対応できない」は対応したうちに入らない．

どの場面でも，患者が自立・自律する機会を奪ってはいけない．

災害時のことも考える

極論をいうと，在宅では医療者は1/24時間しか介入できない．つまり，残りの23時間は患者自身の力とネットワークで対応してもらわなければならない．つまり，常に災害や事故など最悪な事態を想定して管理を行う必要がある．最小限の資源で最大限の効果を生める準備をする．

患者・家族のペースを守る，相手はそう簡単には変わらない

他者から意見されても，自分が変わろうと思わない限り人は変わらない．いくら周りが患者・家族のためにと真剣に地域資源を紹介しようとしても，患者または家族に全く聞く気がなく必要性を感じないときには何も届かない．

そのときに，「どうしたら届くのか？」という小手先の技術を考えるよりも，「なぜ，届かないのか？」という背後にある問題に焦点を当てて考えることが効果的である．そして，患者または家族が変わりたい・知りたい・困ったと思う場面を見逃さず，適材適所でかかわることが大切である．

索引

数字・欧文

中山書店の出版物に関する情報は,小社サポートページを御覧ください.
https://www.nakayamashoten.jp/support.html

ベスト・プラクティス コレクション

がん化学療法ケアガイド 第3版

2007年 2 月23日　　初版第1刷発行
2010年 9 月10日　　　第7刷発行
2012年 2 月23日 改訂版第1刷発行
2017年12月20日　　　第4刷発行
2020年 2 月10日 第 3 版第1刷発行 ©　　　　〔検印省略〕

編集 ⋯⋯⋯⋯⋯⋯⋯⋯ 濱口恵子, 本山清美

発行者 ⋯⋯⋯⋯⋯⋯ 平田　直

発行所 ⋯⋯⋯⋯⋯⋯ 株式会社 中山書店
　　　　　　　　〒112-0006　東京都文京区小日向 4-2-6
　　　　　　　　TEL 03-3813-1100 (代表)　振替 00130-5-196565
　　　　　　　　https://www.nakayamashoten.jp/

本文デザイン・装丁 ⋯⋯ 臼井弘志 (公和図書 株式会社 デザイン室)

印刷・製本 ⋯⋯⋯⋯⋯ 株式会社シナノ

Published by Nakayama Shoten. Co., Ltd.　　　　　　　Printed in Japan
ISBN978-4-521-74770-5
落丁・乱丁の場合はお取り替え致します

本書の複製権・上映権・譲渡権・公衆送信権 (送信可能化権を含む) は株式会社中山書店が保有します.

JCOPY <(社)出版者著作権管理機構 委託出版物>

本書の無断複写は著作権法上での例外を除き禁じられています. 複写される場合は, そのつど事前に, (社) 出版者著作権管理機構 (電話03-5244-5088, FAX 03-5244-5089, e-mail: info@jcopy.or.jp) の許諾を得てください.

本書をスキャン・デジタルデータ化するなどの複製を無許諾で行う行為は, 著作権法上での限られた例外 (「私的使用のための複製」など) を除き著作権法違反となります. なお, 大学・病院・企業などにおいて, 内部的に業務上使用する目的で上記の行為を行うことは, 私的使用には該当せず違法です. また私的使用のためであっても, 代行業者等の第三者に依頼して使用する本人以外の者が上記の行為を行うことは違法です.

これからのナースに実践してほしいこと

日野原重明から医療者へのメッセージ

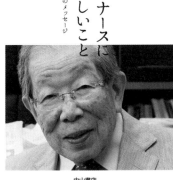

これからのナースに実践してほしいこと
日野原重明から医療者へのメッセージ
日野原重明
中山書店

全国約30か所で開催された中山書店CNEセミナーでの日野原先生講演の記録。看護の話にとどまらず、日野原先生の幅広い知識・蘊蓄も披露しており、講演の雰囲気そのままの優しい語り口調で、読みやすい。

著●**日野原重明**

四六判／並製／192頁
定価（本体2,200円＋税）

ISBN978-4-521-74574-9

◀本文より

血圧を測るのは医学だと思うのは間違いです。体温は患者さんが測っているじゃないですか。そしてお医者さんが患者さんに「熱は何度ありました？」と訊きますよね。体温は測ってなぜ血圧は測らないのでしょう？

熱がある患者というのは、熱を大切にしてほしいんです。「熱なんかありません」と言ったら捨てるような言い方でしょう。せめて「熱はありませんよ」とやさしく言ってほしいですね。

案外最新情報が漏れている研修医もいますから、皆さんが間違いに気づいた際には「先生、そうではないようですよ」と、勇気を持って言えばいいんです。遠慮する必要はありません。

命というのは長さではないんです。がんであと1週間しか生きられないターミナルなときでも、「今日をどうよく生きるか」ということは必要であって、決して長さではありません。クオリティを高くするために、医学や看護は何をすべきか。私たちみんなが問われています。

CONTENTS

中山書店　〒112-0006 東京都文京区小日向4-2-6　TEL 03-3813-1100　FAX 03-3816-1015
https://www.nakayamashoten.jp/

緩和医療

がんの痛みは必ずとれる

在宅緩和ケアの現場から

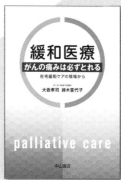

◎著
大岩孝司・鈴木喜代子
（さくさべ坂通り診療所）

がんの緩和ケアで重要な「トータルペイン」「全人的ケア」という考え方について，在宅でこれまで1,200人以上を看取った著者が，豊富な経験と照らし合わせてわかりやすく解説．

ISBN978-4-521-74738-5

B5判／並製／2色刷／228頁／定価（本体4,000円＋税）

Contents

中山書店　〒112-0006 東京都文京区小日向4-2-6　TEL 03-3813-1100　FAX 03-3816-1015
https://www.nakayamashoten.jp/

Best Practice Collection

時間軸に沿って,有害事象が生じる時期,必要となるケアを示した「ケアマップ」も掲載

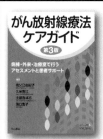

がん放射線療法ケアガイド 第3版

病棟・外来・治療室で行うアセスメントと患者サポート

◉編集

祖父江由紀子
(東邦大学医療センター大森病院)

久米恵江
(北里大学北里研究所病院)

土器屋卓志
(元 埼玉医科大学国際医療センター)

濱口恵子
(新東京病院)

B5変型判／並製／328頁
定価(本体3,100円+税)
ISBN 978-4-521-74769-9

Contents

1章 がん放射線療法の看護	5章 全身管理とケア
2章 がん放射線療法の原理と実際	6章 照射部位・対象に応じたケア
3章 放射線治療技術と照射装置	7章 心理・社会的サポート
4章 主な有害事象とケア	付録

第3版改訂ポイント

最新の放射線医療機器・技術,チーム連携などを紹介しつつ,長期がんサバイバー,妊孕性,高齢化などの新たな問題にも焦点を当てた.

副作用ごとに,治療開始前から治療終了後まで時間軸に沿ったケアのポイントを解説

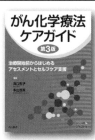

がん化学療法ケアガイド 第3版

治療開始前からはじめるアセスメントとセルフケア支援

◉編集

濱口恵子
(新東京病院)

本山清美
(静岡県立静岡がんセンター)

B5変型判／並製／392頁
定価(本体3,100円+税)
ISBN 978-4-521-74770-5

Contents

1章 がん化学療法看護の重要性	5章 がん化学療法の副作用とケア
2章 がん化学療法の理解	6章 副作用以外の症状マネジメント
3章 患者の意思決定に対する支援	7章 外来がん化学療法における看護
4章 がん化学療法を安全・確実・安楽に行うためのポイント	

第3版改訂ポイント

新薬を加え,メカニズムや薬効,副作用を説明.増加する外来治療・在宅治療のアプローチ法,経口抗がん薬に対するケアなども収載.

がん患者が抱えるさまざま痛みの原因を読み解き,苦痛を和らげる

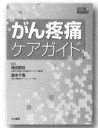

がん疼痛ケアガイド

◉編集

角田直枝
(茨木県立中央病院・茨城地域がんセンター)

濵本千春
(YMCA訪問看護ステーション・ピース)

B5変型判／並製／240頁
定価(本体3,000円+税)
ISBN 978-4-521-73493-4

Contents

1章 総論	5章 痛みの治療・ケア
2章 身体部位別疼痛アセスメント	6章 精神的な痛み・スピリチュアルペインへの理解
3章 病態別疼痛アセスメント	付録
4章 患者・家族のセルフケア支援	

🍃 **中山書店** 〒112-0006 東京都文京区小日向4-2-6 TEL 03-3813-1100 FAX 03-3816-1015
https://www.nakayamashoten.jp/